图说国学养生

王翰林说养生

解读神医的养生智慧

宋书功 主编

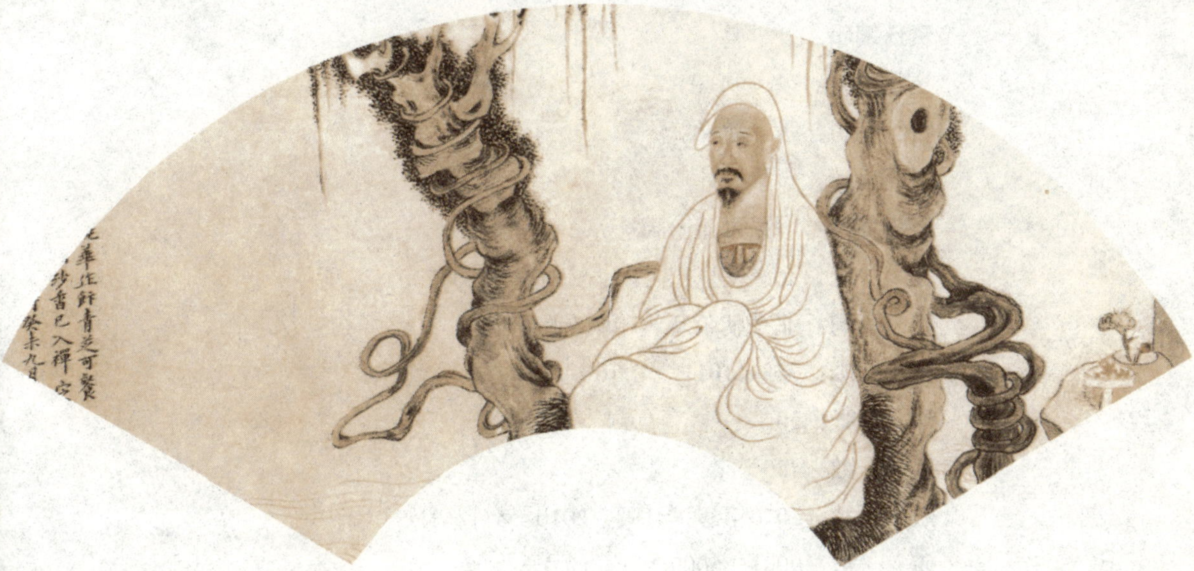

中医古籍出版社

图书在版编目（CIP）数据

王瀚林说养生／宋书功主编．—北京：
中医古籍出版社，2010.5
（图说国学养生）
ISBN 978-7-80174-845-4

Ⅰ．①王… Ⅱ．①宋… Ⅲ．①养生（中医）—基本知识 Ⅳ．①R212

中国版本图书馆CIP数据核字（2010）第067939号

图说国学养生（第一辑）

王翰林说养生

宋书功◎主编

责任编辑：刘　婷
执行主编：窦广利
特约编辑：张　鹏
封面设计：大象设计
出版发行：中医古籍出版社
社　　址：北京东直门内南小街16号（100700）
印　　刷：北京朝阳新艺印刷有限公司
开　　本：725×1011　1/16
印　　张：20
字　　数：250千字
版　　次：2010年5月第1版　2010年5月第1次印刷
印　　数：0001－5000册
书　　号：ISBN 978-7-80174-845-4
定　　价：39.8元（全五册：199元）

序

医家圭臬
——《六科证治准绳》

《证治准绳》说些什么

明代是中国历史上政治比较稳定，封建经济高度发展的王朝，在中后期的时候出现了资本主义萌芽。经济的发展推动了科学技术的进步，科学技术的发展从理论观点、方法、技术以至资料上都为对医学的发展奠定了坚实基础。

明代官方尊崇儒学，倡导孝悌，在“不为良相，便为良医”的社会大背景下，大批知识分子由儒入医，在很大程度上改善了医生的文化素质和知识结构，使医生的社会地位相应提高。医学知识的普及，推动了养生思想的发展。明代从医家到普通百姓都很重视养生保健，出现了不少关于养生方法的专著，《证治准绳》便是其中极为有影响的一部。

《证治准绳》又名《六科证治准绳》或《六科准绳》，共四十四卷，全四十册，约成书于万历三十六年（1608），分为《女科证治准绳》、《疡医证治准绳》、《幼科证治准绳》、《类方证治准绳》、《杂病证治准绳》和《伤寒证治准绳》。

王肯堂广泛收集历代医药文献，结合临床经验，以10年时间编著成《六科证治准绳》，是集明代以前名医方论融合而成的代表作，以“列证最详、论治最精”而著称，对各种疾病的证候和治法叙述“博而不杂，详而又要”。书中往往是先述名医治验，后阐己见，条理清晰，持论公允，以证辨治，为历代医家所宗。

《证治准绳》内容丰富，论证详明，选方精当，附图明了，歌诀易记，成为17世纪流传最广的医学著作之一，也是外科学中出色的著作。在养生保健话题日益为人们所津津乐道的今天，我们更应该从优秀的古典医学书籍中汲取有益的养分，真正将健康、长寿进行到底。

一代神医王肯堂

王肯堂（1552～1638），字宇泰，一字损仲，别号损庵，自号念西居士，江苏金坛人。出身官宦世家，祖父王皋，父王樵，均进士。

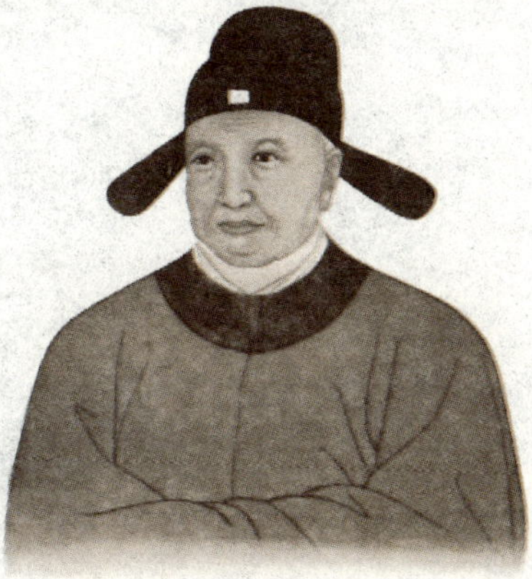

王肯堂像

王皋任过知府，迁山东按察副使，王樵官至刑部侍郎，右都御使。

王肯堂起初不是医生，小时候因为母亲有病，才开始立志从医，攻读医书，后来妹妹病危，他将其治好，从此之后名声大噪乡里，许多人生了病就会向他求医问药。但是由于出身仕宦，所以父母仍然想让他去博取功名。他于明万历十七年（1589）中进士，同年选

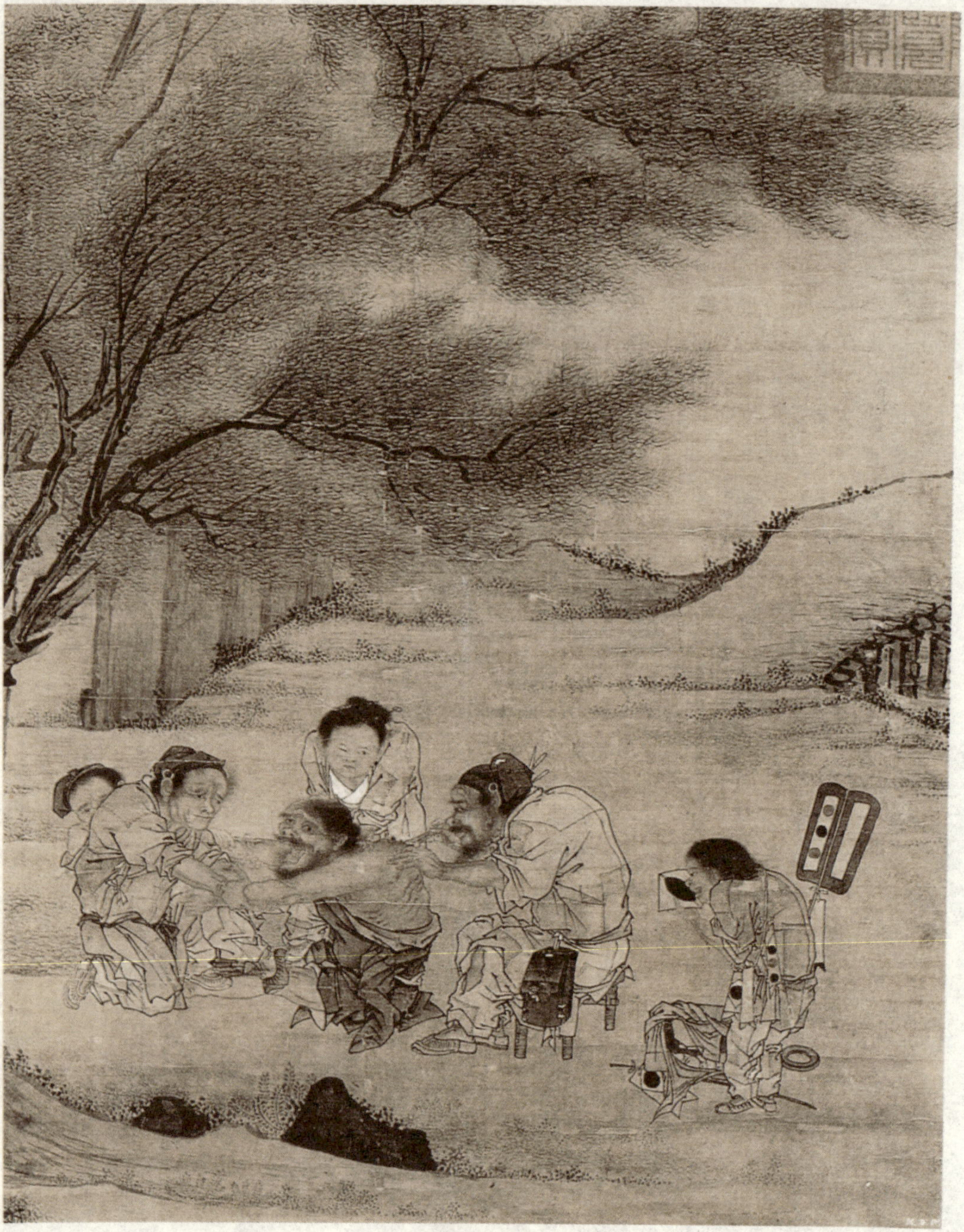

村医图

为翰林检讨，官至福建参政。在任翰林院检讨期间，参与国史编修，著有《尚书要旨》、《论语义府》等。

由于朝廷不纳他的抗倭疏议，他愤然称病辞职回乡，从此重操少时喜爱的医学，一边为当地百姓治疗疾病，一边撰写医书。在此期间他曾成功的为一位眼窝边生毒瘤的患者进行过切除手术，还用“以惊驱惊”的疗法治愈了一位富家子弟因科举得中惊喜过度而得的精神病，更为人所称奇的是他还为一位掉了耳朵的人成功的进行了再植手术，在当时的医学界可是一位响当当的名人。

王肯堂一生最大的成就莫过于他编纂的《六科证治准绳》。这部巨著为我国中医临床之重要文献，自明代刊行以来，影响甚大，为历代医家所推崇。

万病不求人——“不知医不能脉者，因证检书而得治法”

在本书中一代神医王肯堂向我们阐述了他自己关于养生和治病方面的见解。我们一般人大都对一些普通疾病缺少必要的认识与了解，一旦有些头疼脑热之类的小病就慌了神，急急忙忙的跑医院，向医生求医问药去。然而早在四百多年前的明代，一位名叫王肯堂的医生就已经向我们提供了很好的关于养生保健方面的建议。他认为：“不知医不能脉者，因证检书而得治法”。

这句话的大意就是说：作为不懂医术，不知医理的普通人，只要我们根据自己的症状去寻求对应的治疗方法，许多小病还是可以“自治”的。

现代社会竞争日益激烈，人们的身心都承受着前所未有的压力，许多人的身体长期处于“亚健康”状态，有些人甚至生了小病也不去看，怕浪费时间，耽误工作。因此，掌握一些必要的医疗常识和健康保健知识就显得尤为重要。因为只有这样，才能真正做到“无病防病，没病健身”，当疾病来临的时候我们也不至于手忙脚乱。在王翰林的指导下相信我们每个人都能成为自己的医生。

自宋代以后，看病除了看大夫以外，还出现了药店，一般的方剂多制成丸、散、膏、丹等成药出售，老百姓可以按病求药，可以“自治”许多小病。

怎样阅读这本书

健康长寿是全人类永恒的探索和追求。自人类诞生以来，从生活环境、居住方位到风、雨、雷、电等自然现象，再到季节、时辰、食物等与人类身体健康的关系，进行了长期的研究，积累了丰富的经验，并用精妙的文字记载下来，形成了内容浩繁的医学宝库。尤其在中国，更是取得了令世人瞩目的成就。

历史对于整个人类，就像记忆对于我们每个人一样，告诉我们现在做的是什么，为什么我们这样做，以及我们过去是怎样做的。因此，谁要想了解古人在健康长寿方面所取得成就，就必须知道古人当时是怎么做。

《图说国学养生》是这样一套丛书，我们希望通过通俗的语言，对中国古代最经典的养生方法和养生典籍进行了详尽的阐述。不过，这套书中只讲述最重要的养生方法，而且选择了一种通俗易懂的简明形式。其原因很简单，鼓励一个人充满兴趣地去阅读一本生动的书，比沉闷枯燥的文字吓跑一个读者对文化的意义更大。这套书可以作为医学专著的补充读物，你可以用非常休闲的方式去阅读它，读读停停，相信你在古人简单易行的养生方法中，可以对照自己的身体轻松地学习简单的养生方法而不感到乏味。当然，本书无意于去取代那些最经典的医学专著。如果你对某一个细节有特殊的兴趣，总还可以参考其他详尽的资料进行深入的研究和学习。

关于语言和内容

丛书所选内容全为中国几千年来的医学经典，原著文言表述。由于阅读习惯不同，现代人对古代枯涩难懂的文字往往存在模糊的印象，从而为自己的健康感到不安。经查证资料，仔细订正，用浅显通俗的语言进行表述，更加符合现代人的阅读习惯。

关于图片

“读图”是这个时代的阅读主流
严的名子。其实，文字是符号，
排斥谁。我们在诠释图片的时候
正文内容呼应补充。细心的读者
多许多用文字无法表述清楚的故

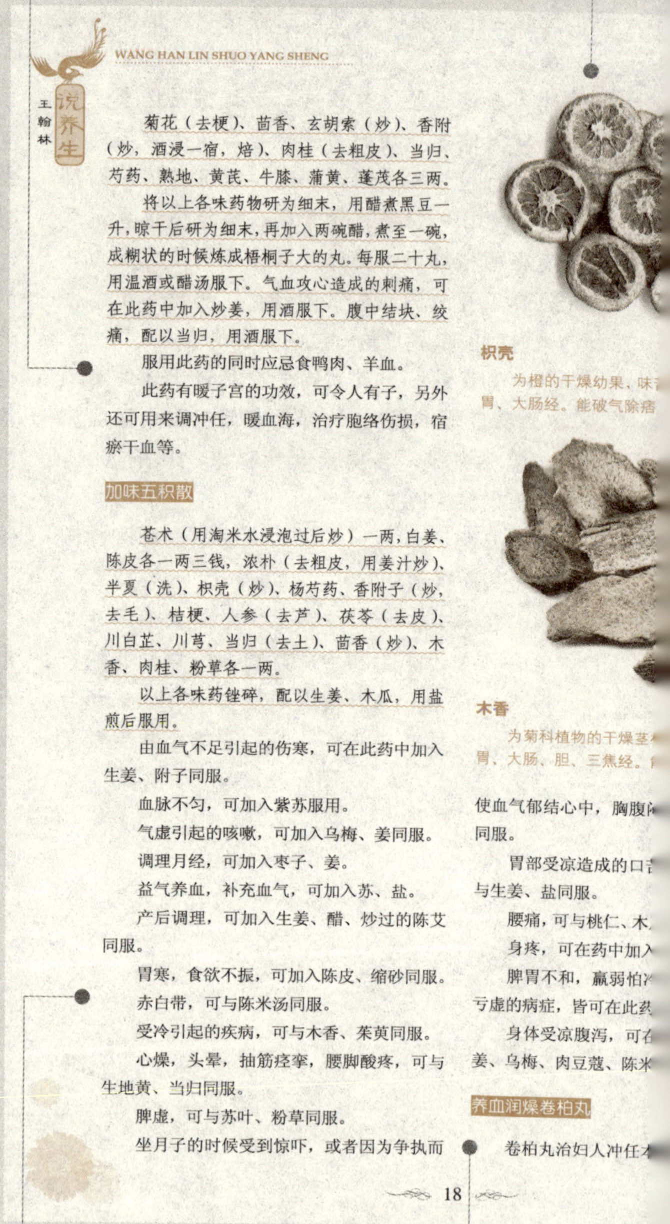

关于方剂和方法

对现代人来说，原著中某些方剂和方法不容易在现实生活中实践，缺乏可操作性。这里精选最常见的材料和简单易行的方法，使你在阅读过程中不仅增长知识，且能使自己在卧室、厨房中、庭院里、客厅里进行操作，达到养生的目的。

字体的选用

为了方便阅读，也为了版面的
的内容要素采用了不同的字
别、正文和方剂的差别等，愿
生保健的目的驱动下，达到轻

以"读图时代"这个庄
两者相得益彰，谁也不
种崭新的角度，使其和
实在图片中还隐藏了许
的神奇魅力了。

醒目的标题

我们在整理中医经典时，在遵从原著编排体例与内容的基础上，结合现代人的阅读习惯，摒弃了不符合现代的认知观念，对原标题进行了改变，以更加通俗引人的语言来表述和概括正文内容，尽可能帮助读者理清楚内容的脉络。

舒适的版面安排

现代人读书时，能够比从前的读书人享受更多的人性化照顾，这是阅读革命和读图时代给您的奉献。充满美学细节的版式设计，使读者不知疲倦地从每一页的细节单元中轻松获得更多的信息。

不流通，月经不调，赤白带下，三十六疾都可治愈。常期服用此药可以和经络，暖五脏，润肌肤，除风，令人有子。

卷柏（去根）、当归（洗，焙）、艾叶（炒）各二两，熟地黄（洗，焙）、川芎、白芷、柏子仁（微炒）、肉苁蓉、牡丹皮各一两。

将以上各味药物研为细末，炼蜜和丸，如梧桐子大，每服五十丸，用温酒或米饮送下，空腹服下。

▶ 温经养血妙法

神妙的乌鸡煎丸

乌鸡煎丸用于治疗妇女胎前产后诸种疾患，而且都能治愈。

乌雄鸡（一只），乌药、石床、牡丹皮、人参、白术、黄芪各一两，苍术（淘米水浸泡，切，焙）一两半，海桐皮、肉桂（去粗皮）、附子（炮，去皮脐）、白芍药、蓬莪术、川乌（炮）、红花、陈皮各二两，玄胡索、肉豆蔻、木香、琥珀、熟地黄（洗，焙）、草果各半两。

将以上各味药物细锉后，用雄乌鸡一只，去毛及肠肚，洗剖干净，将药物放入鸡肚中，用新瓷瓶装上，倒入好酒一斗同煮至干，然后去掉鸡骨，将肉单独盛出，放油焙干，研为细末，炼蜜成丸，如梧桐子大，每服三十丸。

胎前产后受了伤寒，可用此药与蜜糖同服，用酒送下。

怀孕期间气闷燥热，可用此药与炒姜同服，用酒送下。

赤白带下，可与生姜、地黄同服，用酒送下。

产后瘀血冲心，可与童子尿、炒姜同服，用酒送下。

产后血块淤积不下，心腹疼痛，可与玄胡索同服，用酒送下。

怀孕后呕吐，可用姜汤送服此药。

催生，可与炒蜀葵子同服，用酒送下。

安胎，可用此药与盐、酒同服。

未婚女性经脉当通不通，四肢疼痛，可与煎红花同服，以酒送下。

血气攻心造成的心腹疼痛，可与煎当归同服，以酒送下。

血晕，可与烧成灰的棕榈用酒调和后服下。

血邪，可与研为细末的朱砂、麝香同服，以酒送下。

血闷，可与煎乌梅汤、研朱砂一同服下。

子宫长期虚冷，可用此药与温酒或枣汤同服，空腹，每日一次。

经血不足，脏器亏损，可用此药与人参同服，用酒送下。

小腹疼痛，可与炒茴香同服，盐、酒送下。

遍身虚浮黄肿，可与赤小豆同服，用酒送下。宜经常服用，温酒或醋汤送下皆可，应空腹服用。

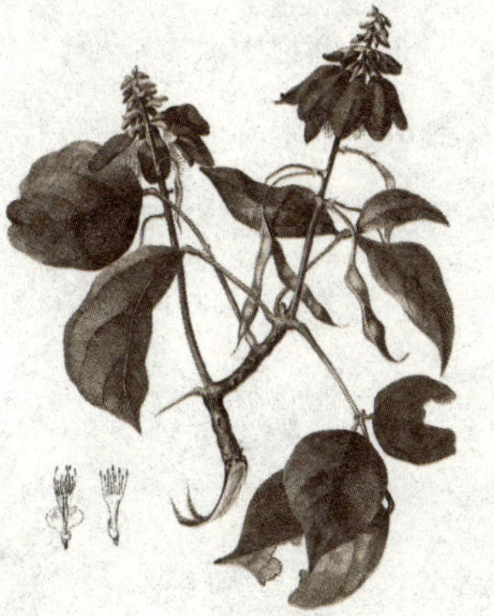

刺桐

海桐皮为其干燥树皮，味苦、辛，性平。入足太阴、阳明经。可祛风湿，通经络，杀虫。治风湿痹痛、痢疾、牙痛、疥癣。

关于图注

既为了美化版面，也为了方便阅读，我们将图注分为两部分：一部分为图注标题，指明图片内容，以和正文呼应；一部分为对图片的阐述，告知读者正文中未能显示出的知识。若是药物图片的话，方便人们认识这种药材，增长知识。

目录 Contents

一 做最好的女人

二 呵护你的宝宝

三 做自己的医生

Contents 目录

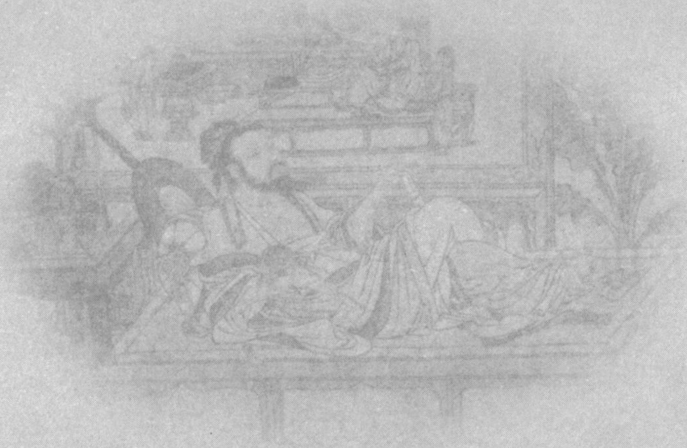

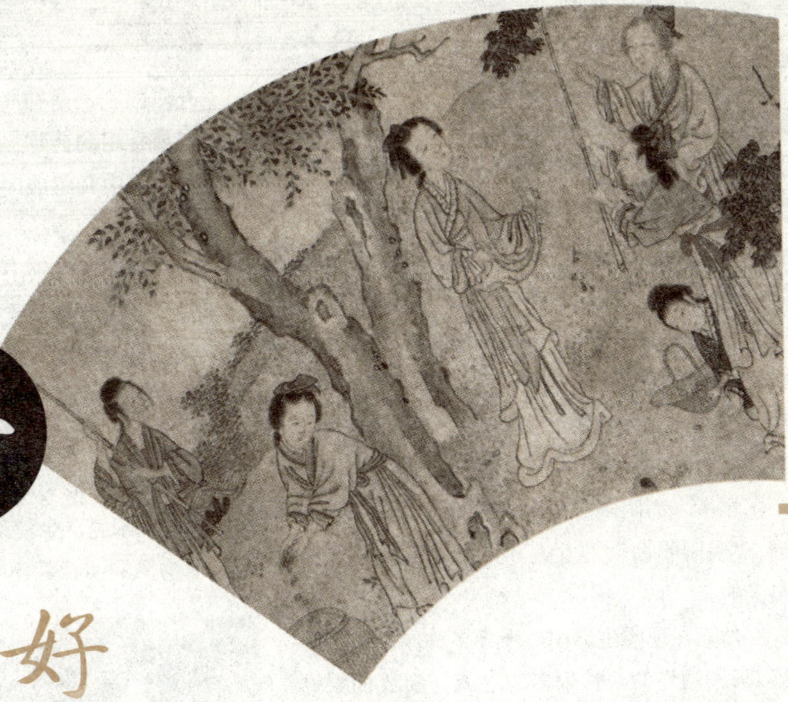

一 做最好的女人

《内经》上讲:“夫自古通天者，生之本，本于阴阳。”大约在两千多年前，阴阳五行学说就被引用于医学领域。在中医学理论体系中，对人体的组织结构、功能活动、疾病的发生、发展以及药物治疗等研究，经常用到阴阳五行学说。

天、地、人以及万物都是由阴阳而产生的。天地的变化、气候的变化、人体的生长都由阴阳的变化而决定的。其中，天为阳，地为阴；男人为阳，女人为阴。就一个人来说，身体的各个部位和经络中，也有阴阳之分。中医讲究阴阳平衡，而阴阳平衡追求的目标是健康、和谐，“阴阳平衡”的女人才可能漂亮，才会是最美的。

然而在现实生活中，由于多种原因引起的“阴阳失调”的病症很多，这就需要我们根据女性特殊的生理特点和自身的实际情况，判断准确后对症下药。

《内经》上讲："夫自古通天者，生之本，本于阴阳。"大约在两千多年前，阴阳五行学说就被引用于医学领域。在中医学理论体系中，对人体的组织结构、功能活动、疾病的发生、发展以及药物治疗等研究，经常用到阴阳五行学说。

天、地、人以及万物都是由阴阳而产生的。天地的变化、气候的变化、人体的生长都由阴阳的变化而决定的。其中，天为阳，地为阴；男人为阳，女人为阴。就一个人来说，身体的各个部位和经络中，也有阴阳之分。中医讲究阴阳平衡，而阴阳平衡追求的目标是健康、和谐，"阴阳平衡"的女人才可能漂亮，才会是最美的。

然而在现实生活中，由于多种原因引起的"阴阳失调"的病症很多，这就需要我们根据女性特殊的生理特点和自身的实际情况，判断准确后对症下药。

要想身体好，养血益气离不了

▶ 养血须养肝

中医认为，补血四物汤主要调理肝血，而女性血虚，应该注重调肝，因为肝和血密切相关：肝脏具有贮藏血液和调节血量的功能，就像一个人体"血库"一样，当人体因为疾病或者其他生理活动，需血量增加时，这时肝脏就把贮藏的血液排出来，以供机体活动的需要。

如果肝脏有病，藏血的功能失常，就等于"血库"枯竭了一样，根本不能满足人体的需求。若是肝失于疏泄，就像"血库"漏水一样，则藏血不固，易引起出血病变，如衄血、妇女月经过多或崩漏等。

神奇的四物汤

补血四物汤是补血、养血的经典方剂，也是妇科最常用的药物，由当归、川芎、芍药和熟地黄四味中药组成，其中又以当归、熟地黄为主药。

四物汤调理血气，滋养身体。治疗妇女月经疼痛，月经不调，或前或后，或多或少，以及所引起的腰足痛，腹中痛，或崩中漏下，或半产恶露过多，或停留不出等。此外，对妊娠期间腹痛下血、胎儿不安、产后出血过多、恶露不止等症也有很好的疗效。使用时，加茱萸煎服。若入阳脏，少使茱萸，阴脏多使茱萸。

四物汤的四种药物中，熟地黄主要用来补

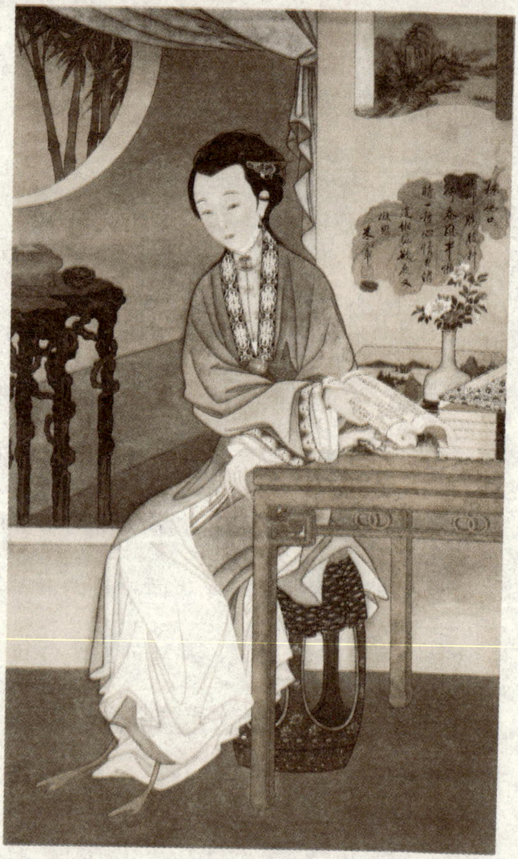

妃子行乐图

此画详尽写实地描绘了清宫美妃的肖像，代表了古人对妇女雍容端庄和明清秀气形象定位。

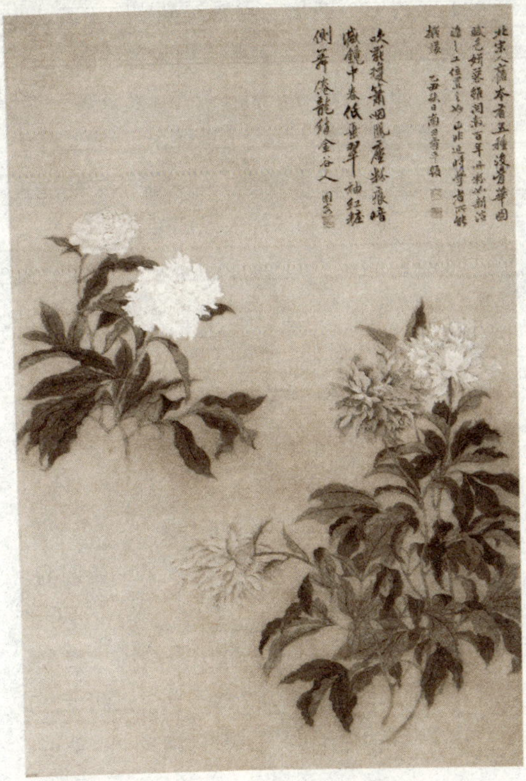

芍药图

芍药的干燥根可入药，且赤芍和白芍之分，前者能清热凉血，散瘀止痛；后者则可以养血敛阴，柔肝止痛，平抑肝阳。

血，肚脐下面疼痛可用此药，乃通肾经之药也；川芎治风，泄肝气郁结，血虚头痛可用此药，乃通肝经之药也；芍药和血理脾，腹中虚痛可用此药，乃通脾经之药也；当归和血，腹中刺痛，刺如刀割可用此药，乃通心经之药也。

以上四味药为粗末，水煎服。

四物汤有一个很大的特点，随着4味药物的比例不同，可以发挥广泛的功能。如重用熟地黄、当归，轻用川芎，则是补血良方；当归、川芎轻用或不用时，可以保胎养胎；重用当归、川芎，轻用芍药，则能治疗月经量少、血淤型闭经等等。

不同的季节，四物汤的应用也有原则。春季川芎加倍，治脉弦而头痛；夏季芍药加倍，治脉洪而飧泄；秋季地黄加倍，治脉涩而血虚；冬季当归加倍，治脉沉且寒而不食。

春季最好加入防风，防风的量倍川芎；夏季加入黄芩，黄芩的量倍芍药；秋季加入麦门冬，麦门冬倍地黄；冬季加入桂枝，桂枝倍当归。

如遇下列症状者，可在四物汤的基础上加入几味药物以取得更好疗效。

血气亏损，腰腹疼痛，微汗而怕风，白术、桂枝辅之，称之为“腹痛六合”；中风眩晕，秦艽、羌活辅之，谓之“风六合”；气息虚弱，身体无力，突然跌倒，浓朴、陈皮辅之，称之为“气六合”；发热烦躁，不能入睡，黄连、栀子辅之，称之为“热六合”；虚寒脉微，自汗气弱，清便自调，干姜、附子辅之，称之为“寒六合”；中湿，身体沉重，发冷出汗，白术、茯苓辅之，称之为“湿六合”。

如果妇人筋骨及四肢的关节疼、头痛、脉弦，憎寒如疟，宜用治疗风六合的方法治疗。

气血伤损，体虚发晕，四物汤四两，羌活、防风各一两。

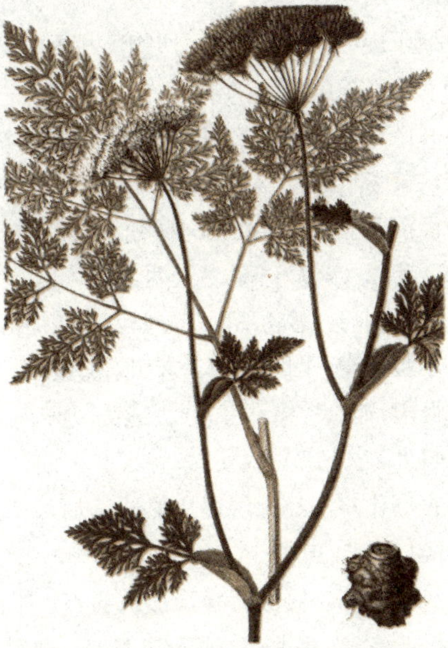

川芎植株

其干燥根茎可入药，味辛，性温，能活血行气，祛风止痛。

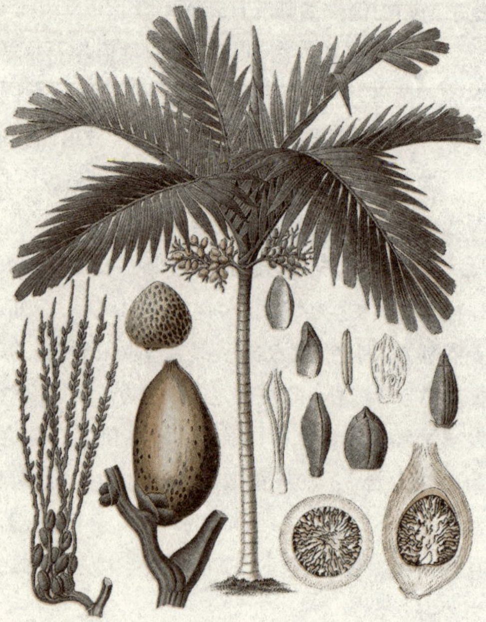

槟榔植株

其干燥成熟种子可入药，味苦、辛，性温。入脾、胃、大肠经。可杀虫，破积，下气，行水。

血气上冲，腹胁闷胀，四物汤四两，木香、槟榔各一两。

脐下虚冷，腰脊闷痛，四物汤四两，玄胡、苦楝（碎，炒焦）各一两。

月经频繁，脐下疼痛，四物汤四两，芍药加倍，黄芩一两。

经前腹痛，脐腹绞痛，四物汤四两，玄胡、槟榔、苦楝（碎）、木香各一两。

腹中刺痛，恶物不下，当归、芍药加倍。

小腹疼痛，四物汤加入玄胡索煎服。

血虚、心腹疼痛不可忍，去地黄，加入干姜，名字叫“四神汤”。

腹痛作声，经脉缓慢，熟地黄加入一倍，添加桂心一半，煎服。

经期腹痛，腰酸背痛，加入芸苔、牛膝、红花、吴茱萸、炙甘草、银器、灯心，热服。

月经量少，四物汤加入热地黄、当归各一两。

月经过多，四物汤内加入黄芩，或服黄芩六合汤：四物汤四两，黄芩、白术各一两。

月经如黑豆汁者，加入黄芩、黄连各一两。

经血淋漓不断，加入干瑞莲房，炒后入药。

经期不准，时来时断，可先服小柴胡汤去寒热，之后服用四物汤加入以调理。

月经期间出血过多且淋沥不止（即“血崩”），加入生地黄、蒲黄。补血止崩，加入百草霜、棕灰、首绵灰、蒲黄（炒）、龙骨、白姜。如果血脏虚冷，崩中失血过多，可加入阿胶、艾辅之。

月经不调（或前或后），血崩（或多或少），腹胀呕吐，可用陈艾、黄芩辅之。

赤白带下，宜用香桂六合汤：四物汤四两，桂枝、香附各五钱。

中老年妇女赤白带下宜用四物汤（细末）炼蜜丸（如梧子大），空腹，就米饮下三四十丸。

妇女白带过多，可服肉桂、蒲黄、百草霜、甘草、黑豆、白术、玄胡索、白姜、龙骨，空腹，

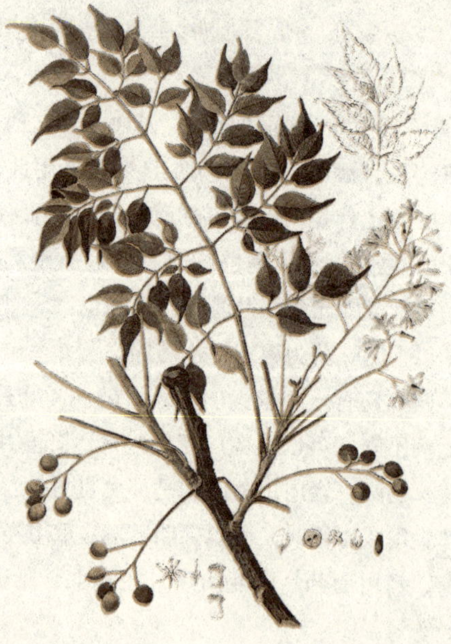

苦楝植株

其干燥树皮及根皮可入药，味苦，性寒。归肝、脾、胃经。能杀虫，疗癣。

就盐、酒饮下。

经血凝滞，腹内血气作疼，加入广术、官桂，等份用之。

月经期间腹胀，经血不下，可以加入桃仁、红花各二钱半。

闭经，可以加入枳壳、大黄、荆芥、黄芩、青皮、滑石、木通、瞿麦、海金沙、山栀子、车前子。

由于寒气内侵导致的月经过少可以加入甘草、乌梅、柴胡、桃柳枝。

长时间闭经，可以加入肉桂、甘草、黄芩、姜钱、枣子、木通、红花。

月水不通，加入野苎根、牛膝、红花、苏木，旧酒、水同煎。

血气不调，加入吴茱萸一两、甘草半两。

四物汤加入甘草半两，研为细末，炼蜜丸，每两作八丸，酒、醋共半盏，煎汤同化调下，名当归煎。可以用来去败血，生好血。

因体内阴阳气血虚亏引起的发热症状，可服用四物汤与参苏饮相合而做成的补心汤，或服用四物汤与柴胡一起做的五神汤，皆能起到很好的滋补身体、消退虚热的功效。

潮热可在四物汤中加入黄芩、地骨皮、柴胡一起服用，或者在汤中添加入柴胡、干葛、黄芪、人参一同饮下。

虚热口干，可在汤中加入麦门冬、黄芩。

虚渴，可在汤中加入人参、干葛、乌梅、瓜蒌根。

虚而多汗，可在汤中加入牡蛎、麻黄根各半两。

虚寒潮热，可在汤中加入柴胡、地骨皮、白术、茯苓、甘草、秦艽、知母、黄芩、麦芽、贝母、人参、乌梅、枣子。

如果四肢肿痛，不能举动，最好用四物汤与等份苍术，煮后服用。

四物汤中加入缩砂仁有助怀孕、保胎气的功效。如果体内过热，可在四物汤中加入黄芩。

如果因为体内燥热而伤风，可在四物汤中加入川芎、柴胡、防风进行治疗。

由血气亏损引起的劳伤，可在四物汤中加入荆芥、柴胡一起服用。

由血气不足导致中风而引起的胁部疼痛，或盘肠拧结，可在四物汤中加入大黄、荜茇、乳香服用。

由血气不足引起的伤风，四肢麻痹、疼痛，行走艰难，可在四物汤中加入人参，乳香、没药、麝香、甘草、五灵脂、羌独活、防风、荆芥、地龙、南星、白附子、泽兰，研为细末后做成蜜丸，再配以咸木瓜汤一同服下。

血风而胸腹部胀痛，可在四物汤中加入甘草、木香、枳壳、马兜铃、葶苈、紫苏、藿香、地黄，空腹服下。

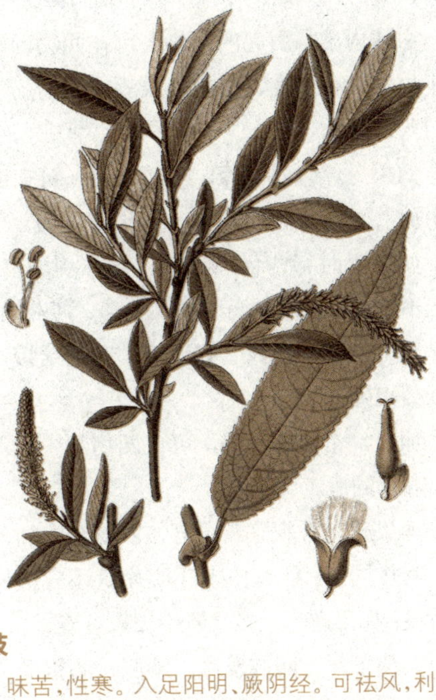

柳枝

味苦，性寒。入足阳明、厥阴经。可祛风，利尿，止痛，消肿。治风湿痹痛，淋病，白浊，小便不通，传染性肝炎，风肿，疔疮，丹毒，齿龋，龈肿。

脏腑郁结，可在四物汤中加入大黄、桃仁一起服下。

滑泄，可在四物汤中加入官桂、附子。

由血气不足，身体虚弱引起的腹泻，可在四物中加入人参、川芎、白芷、蒲黄、阿胶、白术、茱萸、续断、干姜、附子、肉桂、黄芪、赤石脂、甘草，做成蜜丸，配以咸梅汤服下。

呕吐，可在四物汤中加入白术、人参，或者在四物汤中加入生姜服下。

呕吐不止，可在四物汤中加入藿香、白术各半两，人参二钱半。

呕吐不能进食，或者吃些东西就吐，可在四物汤中加入白术、乳香、甘草、人参、缩砂、益智仁、胡椒。

如果咳嗽，可在四物汤中加入桑白皮、半夏、人参、生姜、北五味子、甘草同服。

伤风引起的咳嗽，可在四物汤中加入款冬花，知母、阿胶、半夏、麻黄、甘草、马兜铃、黄芩、杏仁、柴胡、姜钱、诃子、乌梅。

由体内虚寒引起的发热，可在四物汤中加入干生姜、牡丹皮、柴胡。或者在四物汤中加入芍药。

如果身体时而发冷，时而发热，可在四物汤中加入干姜（炮）、牡丹皮各一份同服。

如果平时有些体虚眩晕，身体瘦弱易倦，月经不来，可在四物汤中加入生姜、薄荷同服。这是女人的常用药，气味清淡，药性缓慢，但是功效很强。

如果经常口感易渴，可在四物汤中加入知母、石膏同服。

如果感到心腹胀满，可在四物汤中加入枳壳、青皮同服；伴有出虚汗的症状还应再加入麻黄根；如果虚汗过多，还应加入浮麦。

大便下血，四肢发冷，膨胀，肠胃受了风寒，可在四物汤中加入槐花、积壳、漏芦、荆芥、木香、白鸡冠花、木通、红内消、紫草、石榴皮、陈皮、青皮、黄芩、甘草、白茅根、槐角同服。

肠风下血，可在四物汤中加入槐角、槐花、枳壳、荆芥、黄芩、大腹皮、红内消、地榆、石楠叶、白鸡冠花、研成粉末状，煎后与盐水、老酒调和，空腹服下。

如果流鼻血、吐血，可在四物汤中加入竹青、蒲黄、藕节、半夏、丁香、诃子、桂花、红枣、

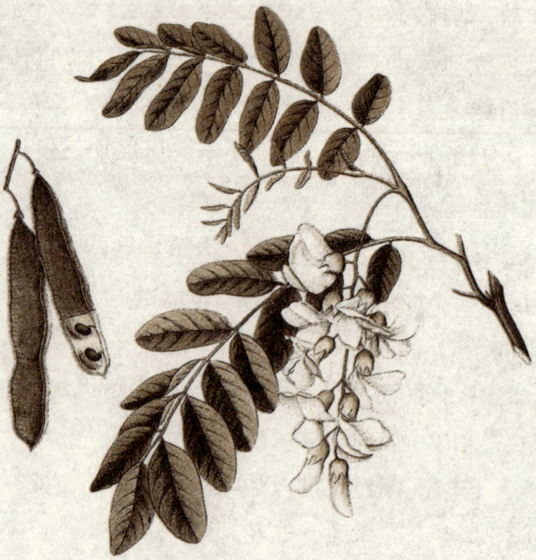

槐枝

味苦，性平，无毒。入心、肝经。可治崩漏带下，心痛，目赤，痔疮，疥疮。

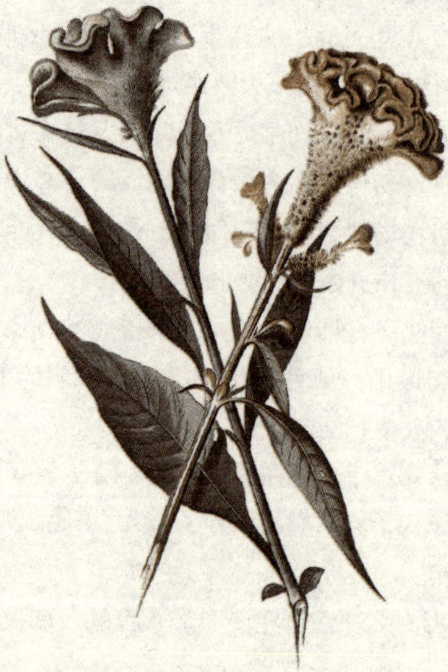

鸡冠花

味甘，性凉。入足厥阴肝经。可凉血，止血。治痔漏下血，赤白下痢，吐血，咳血，血淋，妇女崩中，赤白带下。

飞罗面、白茅根、蚌粉同服。

如果头晕，脖子僵硬，可在四物汤中加入人参、黄芩同服。

如果是由体虚引起的类似伤寒的症状，可在四物汤中加入人参、柴胡、防风同服。

如果体虚烦闷，不得安睡，可在四物汤中加入竹叶、人参服用。如果是由受寒引起的上述症状，可取四物与白术各半，再加入天麻、茯苓、穿山甲，用酒煎服。治疗老人因风邪而出现的大便秘结并伴有眩晕、腹胀、风热感冒等症状，可在四物中加入等份的青皮，煎服。

乳房上生痈疮，可在四物汤中加入连翘、茨菰子、红内消、白芷、菰片、荆芥、牛膝，山蜈蚣、乳香、没药、漏芦、生地黄同服。

眼睛发红，头部受风疼痛，可在四物汤中加入薄荷、清茶同服。

眼睛发红，体内生风寒，可在四物汤中加入防风、黄芩同服。

风疮赤红肿痛，可在四物汤中加入荆芥、牛蒡子、何首乌、甘草、防风、羌活、地黄、盐、酒同服。

脚肿，可在四物汤中加入大腹皮、赤小豆、茯苓皮、生姜皮同服。

如果感染了伤寒，汗下之后饮食减少，气血亏虚，宜服用八物汤：四物汤四两，黄芪、白术、茯苓、甘草各一两。

如果在妊娠期间感染伤寒，身体受风，体虚出汗，头痛颈僵，身体发热却感觉寒冷，脉象微弱，宜服用表虚六合汤：四物汤四两，桂枝、地骨皮各七钱。

如果在妊娠期间感染伤寒，头痛，身体发热却无汗，脉搏跳动过快，宜服用表实六合汤：四物汤四两、麻黄、细辛各半两。

如果在妊娠期间感染伤寒，受到风湿的侵害，骨关节疼痛，脉浮，发热，头痛，宜服用风湿六合汤：四物汤四两，防风、苍术各七钱。

如果在妊娠期间感染伤寒，病愈后当再次来月经时复发，身体由于受毒气侵害出现像锦纹般的斑迹，宜服用升麻六合汤：四物汤四两、升麻、连翘各七钱。

如果在妊娠期间感染伤寒，胸腹疼痛，头昏，颈僵，宜服用柴胡六合汤：四物汤四两、柴胡、黄芩各七钱。

如果在妊娠期间感染伤寒，大便干硬，小便呈红色，应及时排毒，宜服用大黄六合汤：

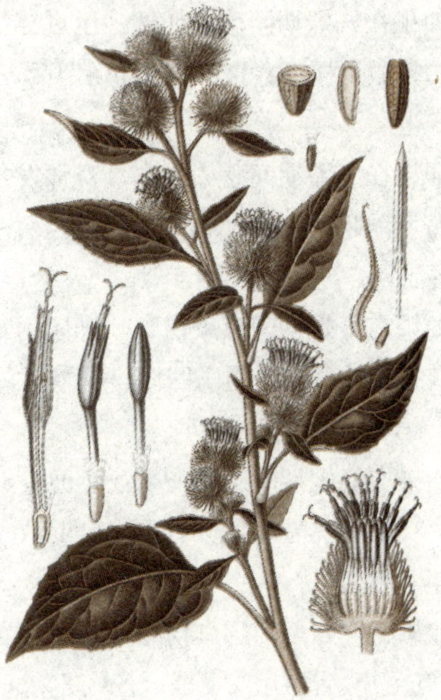

牛蒡植株

成熟干燥种子入药，味辛、苦，性寒，疏散风热，宣肺透疹，散结解毒。根，味苦、辛，性寒，清热解毒，疏风利咽。

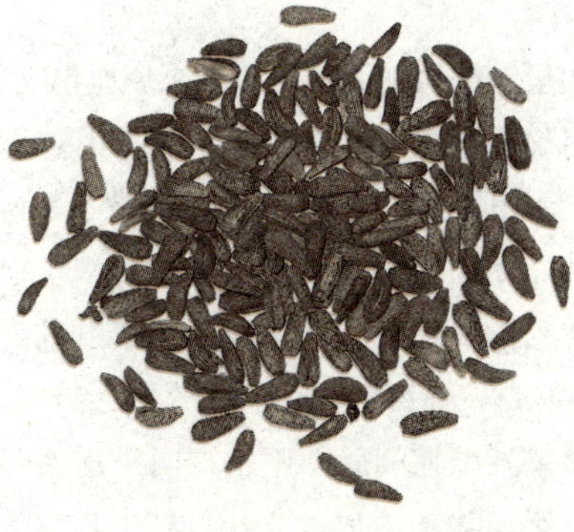

牛蒡子

四物汤四两，大黄半两，桃仁（十个，去皮、尖，用麸炒）。

如果在妊娠期间感染伤寒，出过汗后不停的咳嗽，宜服用人参六合汤：四物汤四两、人参、五味子各半两。

如果在妊娠期间感染伤寒，出过汗后体内虚空却感到胀满，宜服用浓朴六合汤：四物汤四两、浓朴、枳实麸炒，各半两。此方同样适用于咳嗽，气喘。

如果在妊娠期间感染伤寒，出过汗后不能入睡，宜服用栀子六合汤：四物汤四两、栀子、黄芩各半两。

如果在妊娠期间感染伤寒，身体发热，口内干渴，宜服用石膏六合汤：四物汤四两，石膏、知母各半两。

如果在妊娠期间感染伤寒，排尿困难，宜服用茯苓六合汤：四物汤四两、茯苓，泽泻各半两。

如果在妊娠期间感染伤寒，小便发红如同血样，宜服用琥珀六合汤：四物汤四两、琥珀、茯苓各半两。

如果在妊娠期间感染伤寒，出汗后血漏不止，胎气受损，宜服用胶艾六合汤：四物汤四两、阿胶、艾各半两。

如果在妊娠期间感染伤寒，四肢拘挛收紧，难以屈伸，身体发凉出汗，腹内疼痛，宜服用附子六合汤：四物汤四两、附子（炮，去皮脐），桂各半两。

如果在妊娠期间感染伤寒，瘀血内蓄，不宜服用堕胎药排除体内瘀血，宜服用四物大黄汤：四物汤四两，生地黄、大黄（酒浸）各半两。

妊娠期间从阴道中流出暗红或褐色血液，需要安胎的，宜在四物汤中加入炒过的阿胶、大艾、甘草、蒲黄同服。

如果妊娠期间胎动不安，阴道出血不止，可在每服四物汤中加入艾叶五到七片，葱白、阿胶末、黄芪的总量为四物的一半，当归只用小半。如果症状严重，用四物各半两，细锉，水四盏，一块鸡蛋大小的熟艾，阿胶五或七片，同煎至水剩二盏半时，沥去渣滓，分四回服用，一天之内服完。

还有一个药方，就是在四物汤中加入粉草、干姜、黄芪，每日吃二到三服，连吃一月。妊娠前后每天可服一到二服。如果伴有便血不止、腹痛难忍等症状，可在其中加入阿胶、艾叶一同煎服。

如果是由气虚引起的经血不调，可用四物加黄芪、柏叶、阿胶、甘草同服。

若是平常经血淋漓不断，或多或少，或赤或白，不定时的漏下，四物加黄芪、柏叶、阿胶、甘草长时间服用，有效。

若是怀孕后小肠疼痛，可在此方中加入木香、茴香。

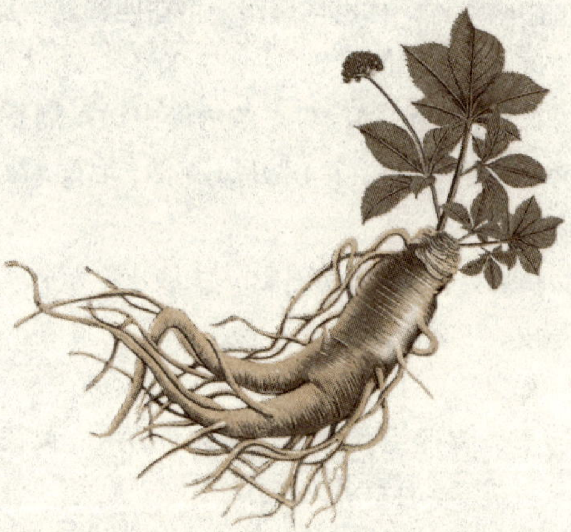

人参

味甘、微苦，性温。入脾、肺经。大补元气，固脱生津，安神。

妊娠期间咳嗽，可在四物汤中加入枳壳，甘草、款冬、知母、马兜铃、半夏、木通、葶苈、人参、苦梗、麦门冬同服。

妊娠期间胎气上行至肝引起的腰脚麻痹，行动不便，可在四物汤中加入枳壳、木通、连翘、荆芥、地黄、羌、独、山栀、甘草、灯心，空腹服下。

妊娠期间心烦意乱，可在四物汤中加入竹茹一块服用。分娩后恶露不下或下而不畅，以致恶血随气上冲，扰乱心神，在调配四物汤时最好选用近上节的当归和红芍药、生地黄。

妊娠期间恶心呕吐，身体寒冷，面色发青，不思饮食，憔悴不堪，可在四物汤中加入陈皮、枳壳、白术、茯苓、甘草同服。

怀孕期间由于气血劳伤而引起的流血不止，头痛、寒热、耳鸣，可在四物汤中加入黄芩、荆芥、生地黄、赤芍药、生姜同服。

临产之前小腹疼痛，可在四物汤中加入红花、滑石、甘草、灯心、葵子同服。

产后恶露，腹痛不止，可在四物汤中加入桃仁、苏木、牛膝同服。产后腹痛，血块攻入肠中，可在四物汤中加入大艾、没药、好酒。

如果产后想要排除体内毒素，补血气，治疗各种不适，应在四物汤中加入生姜，同煎后服用。

如果产后受到惊吓，导致气血不畅，积滞败血，腹痛腹胀，胸膈痞闷，或者身体发寒热，四肢疼痛，取玄胡索、没药、香白芷，与四物等份研为细末，用淡醋汤、童子尿或酒调和后服下。

如果产后伤风，血风乘虚发作，头疼发热，骨关节疼痛，每次用四物汤一两，加入荆芥穗、天麻、香附子、石膏、藿香各二钱五分，每服三钱，水一盏，煎至七分服用。

产后伤风头痛，可在四物汤中加入石膏一两，甘草半两同服。

如果产后身体虚劳，长时间的有脉浮疾的症状，宜用柴胡四物汤。

如果产后出现与六经有关的疾患，可用四物汤与仲景药各半服用，效果甚佳。

产后身体疲惫，发热烦闷，可在四物汤中加入生地黄服用。产后腹胀，可在四物汤中加入枳壳、肉桂各三钱同服。

产后忽冷忽热，可在四物汤中加入柴胡、

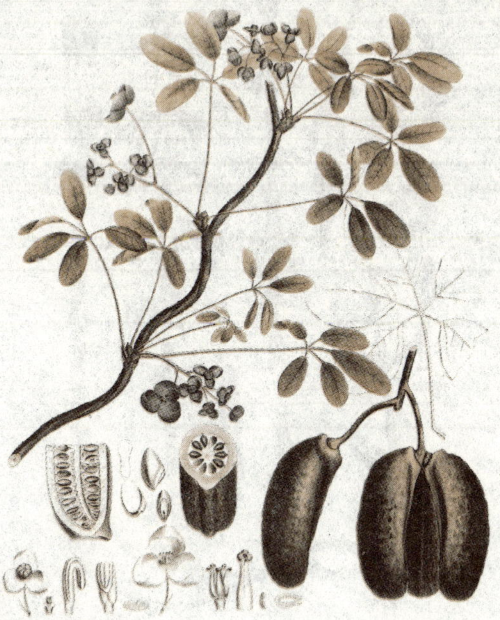

木通植株

干燥藤茎入药，味苦，性寒。归心、小肠、膀胱经。能利尿通淋，清心火，通经下乳。

麦门冬各半两同服。

产后恶露不下或下而不畅，以致恶血随气上冲，扰乱心神，可在四物汤中加入地骨皮、芍药同服。产后潮热，可在四物汤中加入白术、北柴胡、甘草、牡丹皮、地骨皮同服。

产后不慎患上眼病，可在四物汤中加入北细辛、羌活、荆芥、菊花、甘草、木贼、石决明、草决明同服。

产后浮肿，气急时腹部胀大，喉中发出像水鸡一样的声音，有此症状者可在四物汤中加入牡丹皮、荆芥、白术、桑白皮、赤小豆、大腹皮、杏仁、半夏、马兜铃、生姜、葱白、薄荷同服。

产后发不出声音，不能说话，可在四物汤中加入诃子、人参、沙蜜、百药煎同服。

产后胸闷，心烦意乱，可在四物汤中加入茯苓、远志各半两同服。

妊娠前后痢疾，受风，可在四物中加入乳香、龙骨、茱萸、木香、肉桂、苍术、牡丹皮、

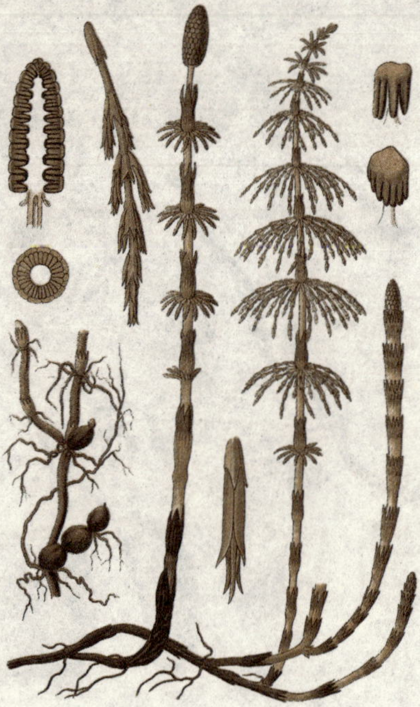

木贼植株

干燥地上部分入药，味甘、苦，性平。归肺、肝经。能疏散风热，明目退翳。

白薇、人参、甘草、泽兰、大椒、茴香，炼蜜为丸，配以木瓜酒服下。或者等份为粗末，每服四钱，水一盏半，煎至八分，除去渣滓，取六厘清者，趁热饭前服下。

如果平常血气不调且经常服用此方，只需每日吃二三服即可。可以将药物研成细末，用酒调成汤状服下。或者以醋调成糊状，炼蜜为丸服下。如果想用此方治疗带下、赤白痢，则用陈米服下。心腹胀则需和姜一同炒过后用酒服下。补血气可配艾与醋一同饮下。浑身疲倦可将药物研末，然后与炒姜、陈青蒿、盐、酒调和后服下。

由体虚引起的四肢发黄，可用四物汤配以甘草、牡丹皮、泽兰、白薇、苍术、桂心、茴香、蜜丸，盐汤、温酒服下。

妇科圣药——芎归汤

当归、川芎各等份，治疗一切因血流过多、眩晕、气闷、动了胎气失血、产后流血不止，拔牙失血、受到金属利器的创伤后流血不止、抬头头晕欲倒等，皆可治愈。

当归、川芎各五钱，用水煎过后，不定时服用。

治疗产后眩晕，可在川芎归汤中加入芍药。

治疗产后腹部疼痛难忍，可在川芎归汤中加入官桂、童子尿，用酒浸泡过后服用。

治疗妊娠期间胎儿死亡，或者是胎动，芎归汤用酒水合煎后服用即下死胎，胎儿未死者即安。

如果身体虚弱腹痛气短，头晕目眩，身体出汗，可在川芎归汤中加入羊肉一两，生姜十片，水煎服。

如果是在快要生产的时候服用芎归汤，有下胎的作用。

如果少女、妇女心腹疼痛，月经不调，可用水煎服。

如果妊娠期间胎气不安，产后有疾患，可

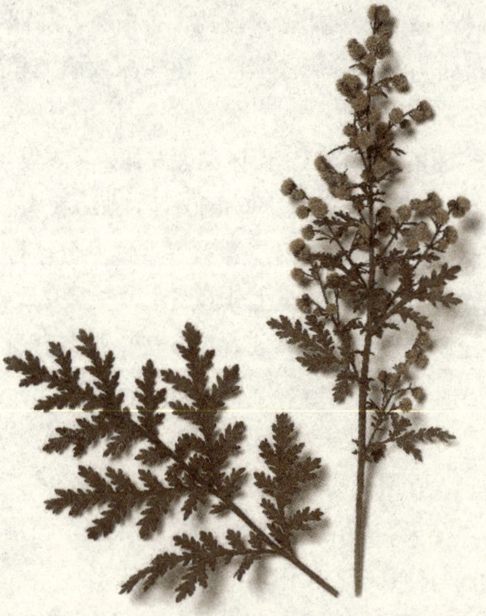

青蒿

味苦，微辛，性寒。入肝、胆经。可清热，解暑，除蒸。治温病，暑热，骨蒸劳热，疟疾，痢疾，黄疸，疥疮，瘙痒。

用酒煎服。

如果难产，可用百草霜、香白芷等份，童子尿、好醋各一盏，煮沸，将药物放入其中浸泡，之后服下。如果情况严重可以再次服用，自然会顺利分娩。

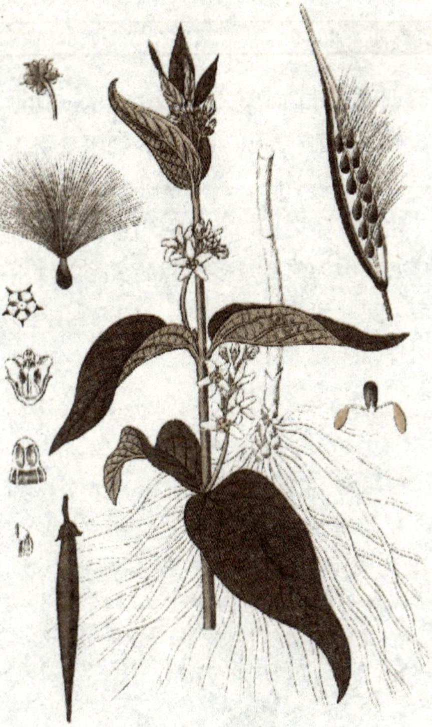

白薇

其干燥茎根入药，味苦、咸，性寒。归胃、肝、肾经。能清热凉血，利尿通淋，解毒疗疮。

如果是五脏六腑中有伤，可在川芎归汤中加入槐花末五分，三日左右血块排出即愈。如果是吐血，也是同样用法。

如果是由血气不畅引起的上喘下肿，可用川芎归汤煎艾叶，空腹服下。

如果产后郁积的血上注入心，引起腹痛、喘急、头晕胸闷，可用黑豆加入生姜汁煎服。

如果产后感到头痛，可在川芎归汤中加入荆芥同服。

如果不在行经期，阴道大量出血，或持续下血，淋漓不断，可加入炒香附，每两中加入一钱甘草，煮沸后按时服下。

如果有白带，可在川芎归汤中加入芍药半两，干姜等份，用米汤服下。

异香四神散

异香四神散又被称为“四神汤”，专门用来调理女性血气不调，胎前产后的诸种疾病均能治疗。大家都知道，女人以气血为主，却不太清楚女性的许多疾病是因为气先不调，然后导致血脉不顺而引起的。治疗由此类原因引起的妇科诸证，这个药方有非常神奇的功效。

香附子（去毛，炒）半斤，乌药（炒）四两，甘草（炙）一两。

以上各味药捣碎，每服五钱重，配水一盏，生姜三片，枣一个，煎至七分后沥去渣滓，空腹温服。

如果是治疗其他妇科疾病，可根据实际情况适量添加或减少，功效立见。

妇女气血不顺，胸腹胀满，加入紫苏叶同煎后服用。

惊忧闷气，喜怒伤神，心满腹痛，面目虚浮及一切气疾，可一并加入石菖蒲同煎后服下。

血脉不调，瘀血阻滞胸中引起的反胃、呕吐，可用老姜一块，烧到发黑的时候，切成五片，加入少许的盐，同煎后服用。

脾胃感到寒冷也用此方。

血积、血晕、闷血，将以上几味药煎好后放入醋中，慢慢服下。

月经期间受到风吹雨打或是惊扰而造成的月经不调，被称之为搐脉，症状表现为腹痛、腹胀，腰腿疼痛，可在每服药中加入炒茴香一撮，同煎后服用。

血气不顺，气急咳喘，面目浮肿，可加入生姜、紫苏叶同煎后服用。

唾血，咯红痰，喉咙中有腥气，可在异香四神散中加入黄桑叶三四片，皮花桑尤佳。

血气不畅，大便结滞不同，宜在汤中加入

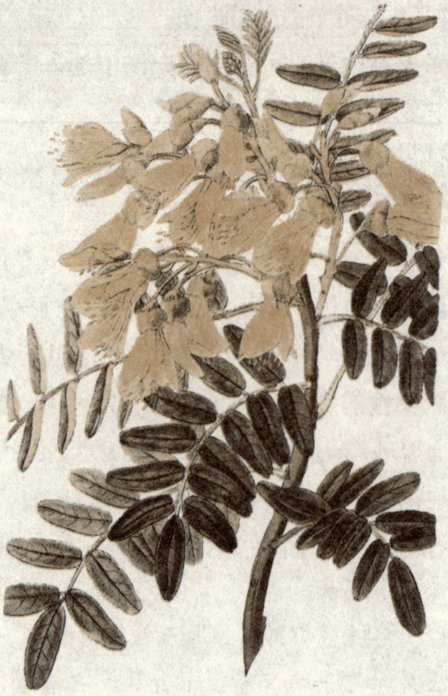

槐花

苦，微寒。归肝、大肠经。能凉血止血，清肝泻火。

枳壳数片，或者去白的青皮也可。

凡是血脏虚冷、血涩腹痛、血海久冷，血崩、赤白带下，小便次数多，还有血脉紊乱，渗入大肠（肠风）等症状，都可以将异香四神散与炒吴茱萸一匕同煎，此方也被称作温经汤。

经络受热，经血因热而不断流出，血脉紊乱，这种病被称作热崩，可加入生地黄同服。

体内瘀血攻至脾胃，血噎、气血、咳逆，可加入生姜三片、柿蒂五个。

血气不畅导致的头晕胸闷，心腹刺痛，可加入良姜、赤芍药，用水、酒各半盏同煎后服下。

妊娠期间伤食，胸膈憋闷，心腹胀满，噎气口臭，可加入南木香或缩砂仁同煎服用。临近生产，孕妇感到胸胁胀满，喘急、烦躁不安，可加入姜片与紫苏同煎后服用。

有些产后疾病，不明血脉去留，不辨虚实冷热，皆宜先用此药通顺气血，然后根据具体症状对症下药。

产后因受寒腹部疼痛，肚脐下方刺痛，皆是因为寒气进入腹中的原因，这种病症又被称作“寒疝”，可加入吴茱萸同煎后服用。

因为在生产过程中用力过大，造成子宫脱垂，可先用四神汤顺气安肠，然后再用樗树根或枝梗，同葱白、花椒煎汤，用其热气熏洗私处。

蒲黄黑神散

调理女性由于风寒劳累引起的一切血气之疾，以及胎前产后血行滞涩、经水受阻不得下行、恶露淋漓不快、瘀血等症状均宜服用。

生过孩子之后，首先应当进食乌金散，以治疗妇女因为失血过多引起的头晕。排出瘀血之后，第二天便可吃此药，去瘀血，生新血，自然身体健康，百病不生。

乌金散

麒麟竭、百草霜、男子乱发（烧灰）、松墨（煅，醋淬）、鲤鱼鳞（烧，为末）、玄胡索、当归（去芦）、肉桂（去粗皮）赤芍药各等份。

粉碎为末，温酒调服。

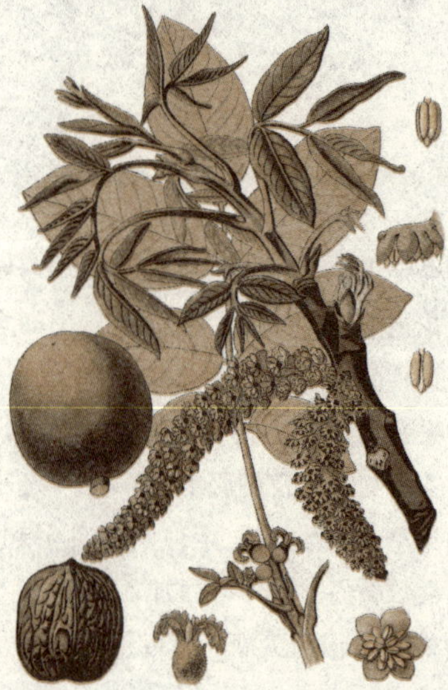

胡桃

即核桃，味甘、性温，入肾、肺、大肠经。可补肾、固精强腰、温肺定喘、润肠通便。

这个方子非常灵验，疗效很好。如果用此药来调理妇科疾病，炼蜜为剂，每个一两三钱重，分作十丸服用。也可以用酒加入面糊同煮，制成梧桐子般大小的药丸，每服三十到五十丸，根据不同的病症配以不同的汤服下。随着治疗病症的变化，此种药丸的名字也跟着不断变化，比如益阴丹，通真丸，金钗煎，保生丸，四顺理中散等。

黑豆（炒热去皮）一升，香附子（末）四两，干姜（炮）、生姜、蒲黄各一两。

上为末，每服二钱，用温酒调过后饭前服下。也可用酒加入面糊同煮，制成梧桐子般大小的药丸，用温酒，米汤服下。

临产之时，小儿胞衣不下，可用童子尿与此药同煎后用酒调和服下。产后体内坏死蜕膜等无法排出体外或者排出不畅，瘀血上攻导致双眼昏黑，头晕胸闷，无法开口说话，不省人事，可用温酒调和此药后服下。

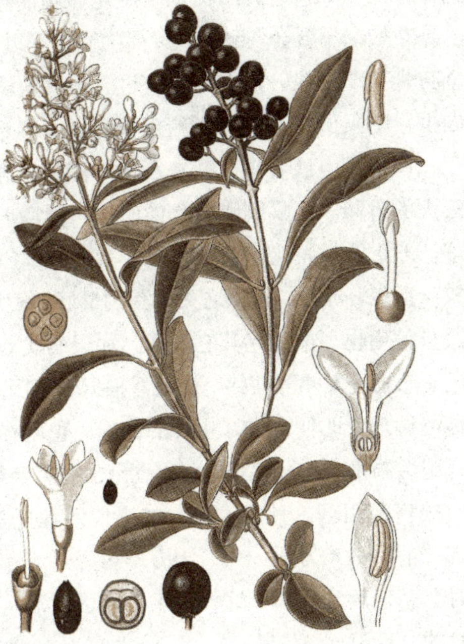

女贞

干燥的成熟果实入药，味苦、甘，性平。入肝、肾经。可补肝肾，强腰膝。治阴虚内热，头晕，目花，耳鸣，腰膝酸软，须发早白。

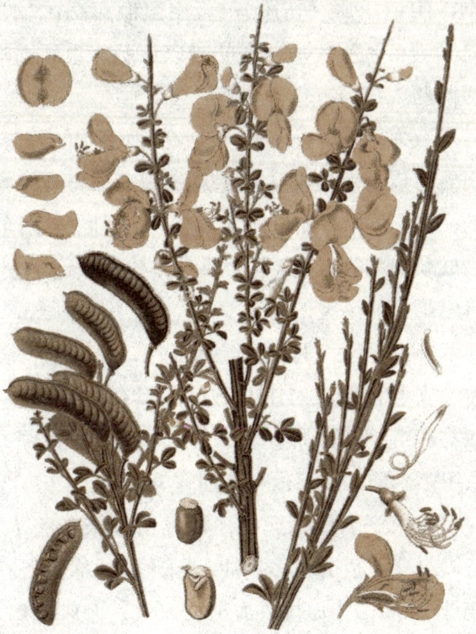

金雀花

性微温，味甜。入肝、脾二经。滋阴，和血，健脾。治劳热咳嗽，头晕腰酸，妇女气虚白带，小儿疳积，乳痈，跌扑损伤。

如果症状比较严重，可将秤锤烧红之后立即放入酒中，之后用此酒服药即可。

前面所说的黑神散，又叫四顺理中丸，炼成梧桐子大的蜜丸，主要用于治疗以下症状：刚生过孩子以后身体虚弱，血气不足，经常出汗，可空腹，用米汤服下三十丸。如果炼成弹子般大小的蜜丸，又被称作保生丸，主要用来治疗产前的一些病患，比如妇女刚受孕后胎气不安，喜卧懒起，不思饮食等症。可以每日服用一丸。服用时捣碎，并与苎根、糯米同煎后服下，或者是与秦艽、糯米同煎后共服亦可。

孕后气血虚弱，或肾虚，血热等因素导致冲任不固，不能摄血养胎，常见阴道不时下血，量少或按月来血，并伴有腰酸腹痛及小腹下坠等症，可用温酒服此药。

刚受孕时有气盛心烦、胸闷呕吐、腹内膨胀、不思饮食、多痰等症状的，可用淡竹青同橘皮煎汤后服下。如果因为房事原因引起的胎动，阴道出血（伤胎），可用温酒服药。如果是因为多次堕胎而导致的难以保胎，也用温酒服此药。

气血顺畅，母体能够吸收到血液中的养分，自然可以补胎安胎，使胎息安固。如果有早产的征兆，可用真知母煎汤服药。如果胎气上逆，造成孕妇胸腹胀满，甚至喘急疼痛，烦躁不安，可用川芎煎汤服下。

怀孕至七八月时宜常服此药，可以益气养血，安胎保胎，对胎儿五脏的发育很有好处。如与枳壳、糯米煎汤饮下，还可使孕妇易产，只用糯米煎汤饮下也可达到同等效果。

如果产后服用此药，以温酒或米汤服下，可以治疗产后的许多病症，因此又被称作“胜金丹”，如治疗血虚、血劳、血气、血风等病，也可用温酒或米汤服下，此药被称作益阴丹。

如果女人因为气血虚寒造成的面白脱色，青筋突出，用酒服此药效果甚佳。

如果女性想要调理经期，滋养身体，也可用酒服此药，可以治疗月经不调、经水浑浊、腹部刺痛以及阴虚血弱，经脉不匀。

有一些少女，月经已经来过一两次，此后过了一两年又不来月经，还有的一年来一次，之后又三五个月一次，这些大都是因为血脉柔弱，血气不足，月水时断时续，宜服用此药顺气润血，血气旺后月经自通。

女性经漏下血，杂见五色，血少气寒，面色青白，也可服用此药。以温酒或米汤饮下还可益气补虚，有助于产后百日内生养新血，有效的预防疾病。

诸上所说，蒲黄黑神散中的药物品性温和，看上去毫不起眼，却自有妙理，与普通的一些药方不同，对症下药能取得很好的疗效。《黄帝内经》上讲，用一些秘方滋养子宫，从而使妇女受孕的，稍微受些寒温身体就会不适，容易造成流产。就此种情况，《黄帝内经》上又说，稍微受些风寒就感到身体疼痛，受些燥热就感到惊悸的孕妇，有许多汤剂是不能够随便服用的。孕妇动怒就会伤到胎气，待生过孩子以后，全身骨关节都张开，血气损失过多，体内津液燥少，阴阳俱虚，五脏六腑也很脆弱，偶尔的生一些小病，或者受了一点小伤，都可能导致很大的危险。疾病刚刚发作的时候可能微若秋毫，严重的时候就重于嵩岳了。

所以，凉冷、刚燥之类的药剂最好不要用，微量使用也可能引起其它疾病。如果确实有伤风、感冒、发热等症状，也最好根据轻度用药，慢慢调理。即便有虚寒极冷的证候，也同样适合用性温平和的药疗救，可以逐渐加大用药量，切戒盲目用药，疏忽大意。如果能照此用药，则产前胎后，万无一失。千万不可为了治疗一时之急，胡乱用药，这样不仅不能达到治病的目的，反而会深受其害，这一点一定要牢记。

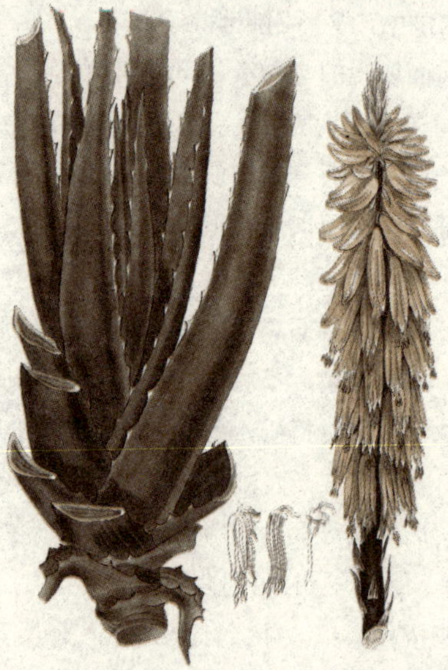

芦荟

味苦，性寒。入肝、心、脾经。清热，通便，杀虫。治热结便秘，妇女经闭，小儿惊痫，疳热虫积，癣疮，痔瘘，萎缩性鼻炎，瘰疬。

妇女养生蓬莪术散

使用蓬莪术散时，要根据病症酌量加大。

蓬莪术（煨）、川芎、当归（去泥）、熟地黄（酒蒸，洗）、白芷、茴香、杨芍药、甘草各一两。

将以上各味药物均研为细末，每服二钱，用盐、酒调和后服下。

治疗月经不调，此药方加入灯芯，在银器中熬制后服下。

安胎可在此方中加入黄芪、生地黄。补虚调气可加入生姜、红枣。

治疗遍身虚肿可加入当归，以酒送服。小便不通可加入滑石末。

治疗心虚，可将朱砂研末，与此药调匀后同服。

瘀血上行，郁结胸腹，腹部疼痛如刀刺，可将秤锤烧红淬酒后用此酒服下药物。如果症状仍未减轻，可与五灵脂同服，用酒送下。

全身血流不畅，身体疼痛，可与炒姜一起用酒送服。

吐酸水，用丁香七粒煎汤同服。

血风上攻引起的眼目浮肿，可在此方中加入荆芥同服。

小腹疼痛，加入木瓜同服。

浑身浮肿，配以姜汤或者葱汤服用。

胃虚恶心，配以藿香同服。

头脸面目肿胀，配以赤豆，用荆芥汤送服。

流血不止，配以木瓜汤服下。

受冷咳嗽，可与桑白皮、干柿同服。头痛，可加入川芎、细辛同服。

血风潮热，加入生姜、红枣同服。

出虚汗，加入麻黄根同服。

呕吐不止，加入青、陈皮同服。

血风腰痛，加入砸碎的芸苔子同服。

女性血结不通，双手痉挛，可用荠菜一撮，取其汁后与此方同服。

血崩，赤白带下，可用真龙骨末与上好的红酒调过之后配以此药服下。

血气上行，攻入心中，导致狂言乱语，浑身发热，可用桃柳枝七寸，与此药同服。

妇女有虚热、伤风、潮热、憎寒等症状，都可先服此药三服，然后根据具体的病症辅以其他药物进行调理，效果都很好。

受冷咳嗽，可用猪血与此药同服。

心内烦躁，宜用猪肝与此药同服，用酒送下。

催生，可将顺流水、滑石、禹余粮、榆白皮、坯子、乳香、葵子、酸车草汁，黄柞叶垂下者煎汤，与此药同服。

胎衣不下，可再加蓬莪术、地黄、竹青同服。

畅通血气，可用生地黄、红花、苏木、陈艾、赤芍药梢与此药同服。

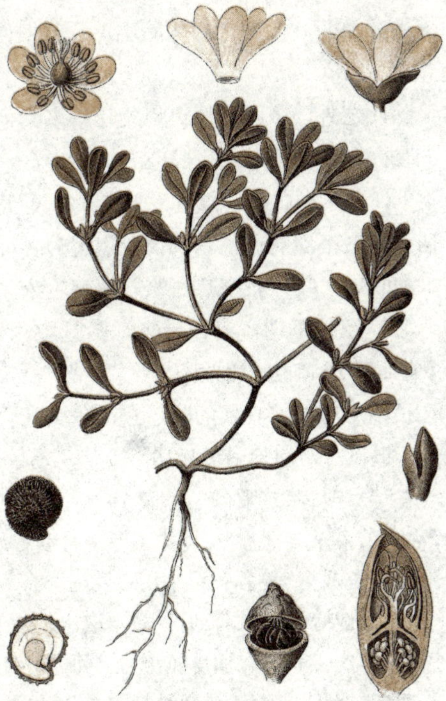

马齿苋

性寒，味甘、酸。用于痢疾，痈肿恶疮，肠痈，热淋，小便不利，妇女湿热带下、月经过多、产后出血、便血。

止血圣药玉仙散

玉仙散治疗妇女各种疾病。

香附子（瓦器炒黑色，勿焦）、白芍药各

一两，甘草一钱。

以上各种药材研为细末，每服三钱，开水服下。

血崩不止，用竹叶煎汤服下。

女性月经不来，手足发热，在药物中加生姜、炒当归，同木通煎汤服下。月经不调，在药物中加当归，用酒送服。

频频下血，难以止住，玉仙散配米汤服下即可。气血不通引起的经期疼痛或是绝经妇女忽下血，可在药物中加入炒姜黄，并用炒过的陈皮汤服下。

▶ 理气活血消积法

养颜济阴丹

治疗妇女血气不足，身虚发冷，长时间不

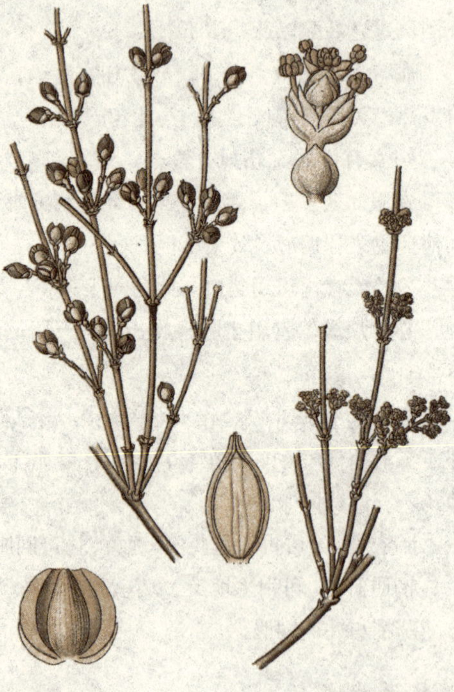

麻黄植株

干燥草质茎入药，味辛、微苦，温。归肺、膀胱经。能发汗解表，宣肺平喘，利水消肿。

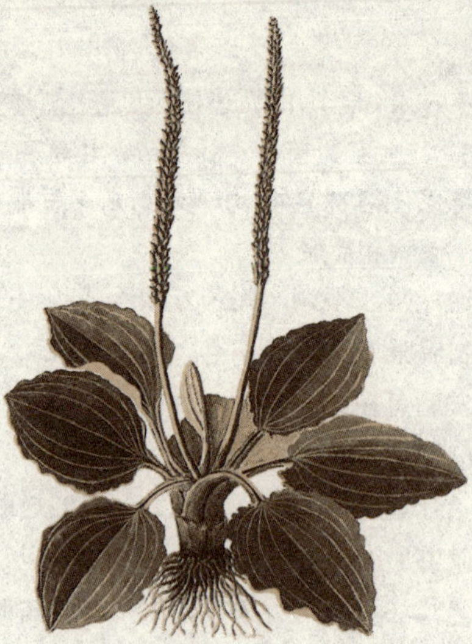

车前

性甘，微寒。清热利尿，渗湿通淋，明目，祛痰。用于水肿胀满，热淋涩痛，暑湿泄泻，目赤肿痛，痰热咳嗽。

怀孕，以及产后瘀血上行攻心，受风不语，皆可用此药。如果胎儿死于腹中，可以撑开孕妇的嘴进行灌药，片刻之后死胎生下，孕妇便得无恙。

除此之外，济阴丹还可以治疗许多其他疾病：堕胎的时候腹中刺痛，或者横生逆产，胞衣不下，血晕、血癖、血崩、血滞、血入四肢，一切因血气不通病患，以及伤风引起的各种疾病，如吐逆、咳嗽、寒热往来，遍身生疮，头痛恶心，经脉不调，赤白带下，胎脏虚冷等。少女经脉不通者也宜服此药。

长期服用能够有效的暖子宫，和血气，悦颜色，退风冷，消除诸多疾病。

三棱二两，蓬莪术（切片，煨）一两，苍术（泔浸，去皮）、枳壳（去穰）、大艾（去梗）、刘寄奴、香附子（净）、败姜各一两半，乌豆三合。

以上九味，以谷醋三升，煮干取出，焙干。

当归身（酒蒸）、橘皮（去白，细红者佳）、白芍药各一两半，蒲黄（隔纸炒）、牡丹皮（去骨）、官桂（去粗皮）、赤芍药、片姜、黄芪、青皮（去白）各一两，生地黄（酒浸）、熟地黄（酒浸）、川芎各七钱半，玄胡索（炒）、五灵脂（酒

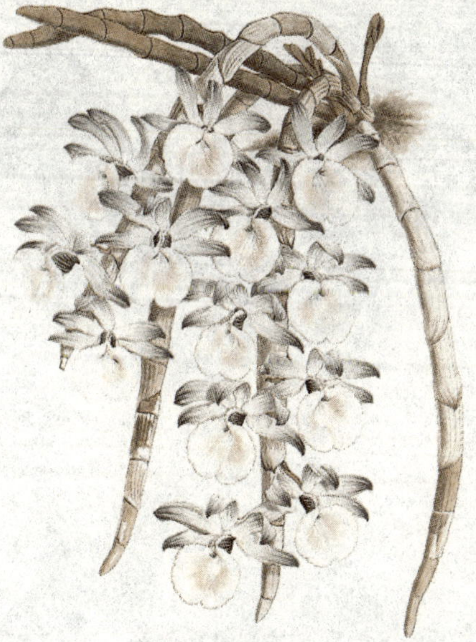

石斛

味甘、淡、微咸，性寒。入胃、肺，肾经。可生津益胃，清热养阴。治热病伤津，口干烦渴，病后虚热，阴伤目暗。

煮）、白术（煨）各半两。

以上各味药研为细末，以糯米粉、谷醋打糊为丸，如梧桐子大，每服五十丸，空腹，沉香汤送下。或者用茅苏汤、盐水送下亦可。

南岳魏夫人济阴丹

妇女血气寒而导致的不孕、多次堕胎，这些都是因为冲、任之脉虚损，子宫染有多种旧疾，月经不调，月经过多，月内再行，血下入注或淋漓不断，妇女三十六疾，腹内血积成块，受冷后肚脐下疼痛，小便白浊等诸多疾病皆可造成不孕。此药还可治疗产后百病，百日内常服此药可以除宿血，生新血，可以使人受孕。对于已经怀孕的人来说，吃此药可以让胎儿更加健康。另外此方还可用来治疗男子血气亏损诸证。

木香（炮）、京墨（煨）、茯苓、桃仁（去皮尖，麸炒）各一两，蚕布（烧）、藁本、秦艽、石斛（酒浸，炒）、桔梗（炒）、人参、甘草各二两，牡丹皮（去心）、干姜（炮）、细辛、桂心、当归、川芎各半两，苍术（米泔浸）八两、大豆卷（炒）半升，川椒（去目并合口，炒出汗）、山药各三两，泽兰叶、熟地黄（酒浸蒸焙）、香附子（炒）各四两，糯米（炒）一升。

将以上各味药物研成细末，炼蜜和丸，每一两做六丸，如弹子般大小，每服一丸，切片后捣碎后用温酒送下，或者用淡醋汤服下亦可，应空腹、饭前服用。还可以用醋调糊，做成梧桐子大的丸，每服五十丸，服用方法同前。

理气行血皱血丸

治疗妇女因阳气不足、血海虚冷导致的气血不调，时冷时热，或者下血过多，或者久闭不通、血崩不止、带下赤白、腹内结块、疼痛难忍、胁肋胀痛、腰重脚弱、面黄体虚、饮食减少，以及经脉不调、胎气多损，产前产后一切病患，皆可治疗。

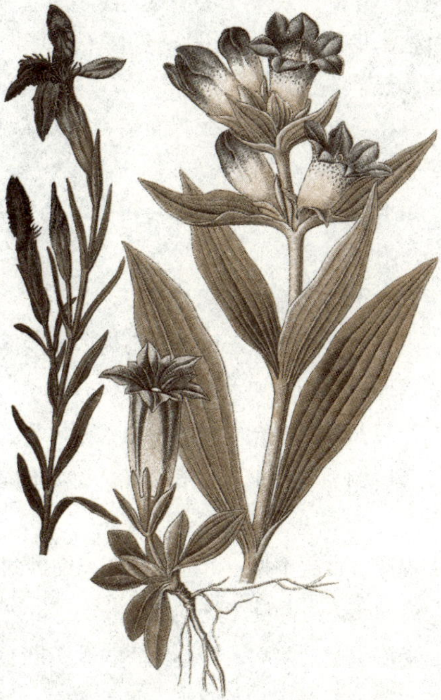

秦艽

干燥根入药，味辛、苦，性平。归胃、肝、胆经。能祛风湿，通络止痛，退虚热，清湿热。

菊花（去梗）、茴香、玄胡索（炒）、香附（炒，酒浸一宿，焙）、肉桂（去粗皮）、当归、芍药、熟地、黄芪、牛膝、蒲黄、蓬茂各三两。

将以上各味药物研为细末，用醋煮黑豆一升，晾干后研为细末，再加入两碗醋，煮至一碗，成糊状的时候炼成梧桐子大的丸。每服二十丸，用温酒或醋汤服下。气血攻心造成的刺痛，可在此药中加入炒姜，用酒服下。腹中结块、绞痛，配以当归，用酒服下。

服用此药的同时应忌食鸭肉、羊血。

此药有暖子宫的功效，可令人有子，另外还可用来调冲任，暖血海，治疗胞络伤损，宿瘀干血等。

加味五积散

苍术（用淘米水浸泡过后炒）一两，白姜、陈皮各一两三钱，浓朴（去粗皮，用姜汁炒）、半夏（洗）、枳壳（炒）、杨芍药、香附子（炒，去毛）、桔梗、人参（去芦）、茯苓（去皮）、川白芷、川芎、当归（去土）、茴香（炒）、木香、肉桂、粉草各一两。

以上各味药锉碎，配以生姜、木瓜，用盐煎后服用。

由血气不足引起的伤寒，可在此药中加入生姜、附子同服。

血脉不匀，可加入紫苏服用。

气虚引起的咳嗽，可加入乌梅、姜同服。

调理月经，可加入枣子、姜。

益气养血，补充血气，可加入苏、盐。

产后调理，可加入生姜、醋、炒过的陈艾同服。

胃寒，食欲不振，可加入陈皮、缩砂同服。

赤白带，可与陈米汤同服。

受冷引起的疾病，可与木香、茱萸同服。

心燥，头晕，抽筋痉挛，腰脚酸疼，可与生地黄、当归同服。

脾虚，可与苏叶、粉草同服。

坐月子的时候受到惊吓，或者因为争执而使血气郁结心中，胸腹闷胀，可与茴香、枣子同服。

胃部受凉造成的口苦舌干，吞酸噫气，可与生姜、盐同服。

腰痛，可与桃仁、木瓜、杜仲、川续断同服。

身疼，可在药中加入秦艽同服。

脾胃不和，羸弱怕冷，以及其他一切气血亏虚的病症，皆可在此药物中加入苏、盐同服。

身体受凉腹泻，可在此药中加入炒过的生姜、乌梅、肉豆蔻、陈米，煎汤同服。

养血润燥卷柏丸

卷柏丸治妇人冲任本虚，血海不足，经络

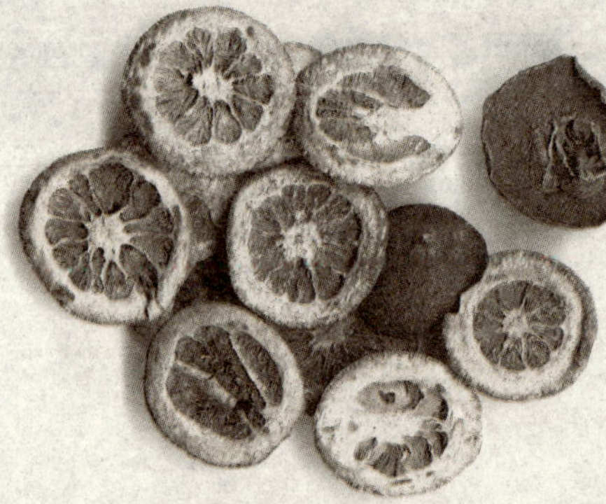

枳壳

为橙的干燥幼果，味苦、辛、酸，性温。归脾、胃、大肠经。能破气除痞，化痰消积。

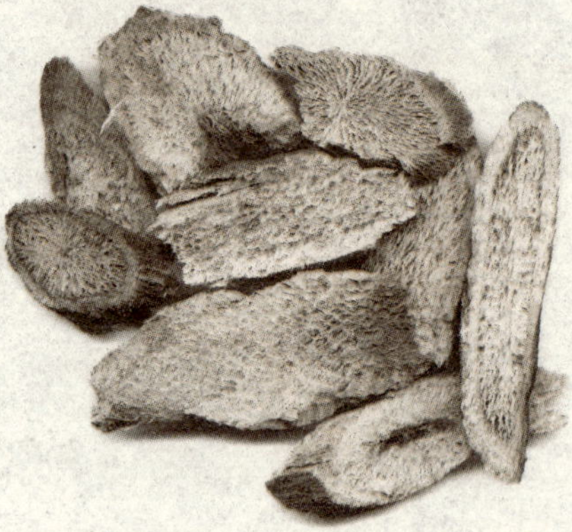

木香

为菊科植物的干燥茎根，味辛、苦，温。归脾、胃、大肠、胆、三焦经。能行气止痛，健脾消食。

不流通，月经不调，赤白带下，三十六疾都可治愈。常期服用此药可以和经络，暖五脏，润肌肤，除风，令人有子。

卷柏（去根）、当归（洗，焙）、艾叶（炒）各二两，熟地黄（洗，焙）、川芎、白芷、柏子仁（微炒）、肉苁蓉、牡丹皮各一两。

将以上各味药物研为细末，炼蜜和丸，如梧桐子大，每服五十丸，用温酒或米饮送下，空腹服下。

▶ 温经养血妙法

神妙的乌鸡煎丸

乌鸡煎丸用于治疗妇女胎前产后诸种疾患，而且都能治愈。

乌雄鸡一只，乌药、石床、牡丹皮、人参、白术、黄芪各一两，苍术（淘米水浸泡，切，焙）一两半，海桐皮、肉桂（去粗皮）、附子（炮，去皮脐）、白芍药、蓬莪术、川乌（炮）、红花、陈皮各二两，玄胡索、肉豆蔻、木香、琥珀、熟地黄（洗，焙）、草果各半两。

将以上各味药物细锉后，用雄乌鸡一只，去毛及肠肚，洗剖干净，将药物放入鸡肚中，用新瓷瓶装上，倒入好酒一斗同煮至干，然后去掉鸡骨，将肉单独盛出，放油焙干，研为细末，炼蜜成丸，如梧桐子大，每服三十丸。

胎前产后受了伤寒，可用此药与蜜糖同服，用酒送下。

怀孕期间气闷燥热，可用此药与炒姜同服，用酒送下。

赤白带下，可与生姜、地黄同服，用酒送下。

产后瘀血冲心，可与童子尿、炒姜同服，用酒送下。

产后血块淤积不下，心腹疼痛，可与玄胡索同服，用酒送下。

怀孕后呕吐，可用姜汤送服此药。

催生，可与炒蜀葵子同服，用酒送下。

安胎，可用此药与盐、酒同服。

未婚女性经脉当通不通，四肢疼痛，可与煎红花同服，以酒送下。

血气攻心造成的心腹疼痛，可与煎当归同服，以酒送下。

血晕，可与烧成灰的棕榈用酒调和后服下。

血邪，可与研为细末的朱砂、麝香同服，以酒送下。

血闷，可与煎乌梅汤、研朱砂一同服下。

子宫长期虚冷，可用此药与温酒或枣汤同服，空腹，每日一次。

经血不足，脏器亏损，可用此药与人参同服，用酒送下。

小腹疼痛，可与炒茴香同服，盐、酒送下。

遍身虚浮黄肿，可与赤小豆同服，用酒送下。宜经常服用，温酒或醋汤送下皆可，应空腹服用。

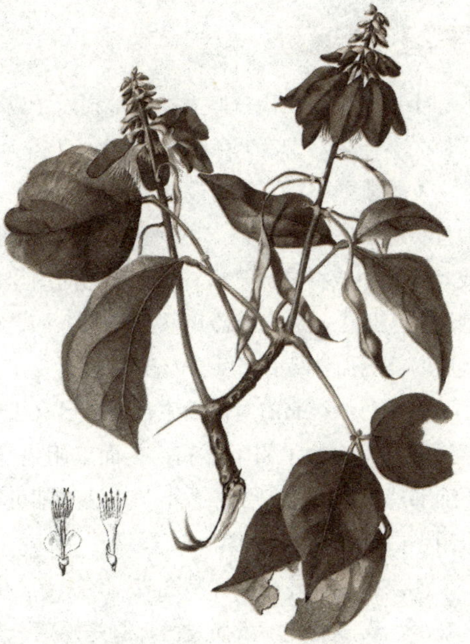

刺桐

海桐皮为其干燥树皮，味苦、辛，性平。入足太阴、阳明经。可祛风湿，通经络，杀虫。治风湿痹痛，痢疾，牙痛，疥癣。

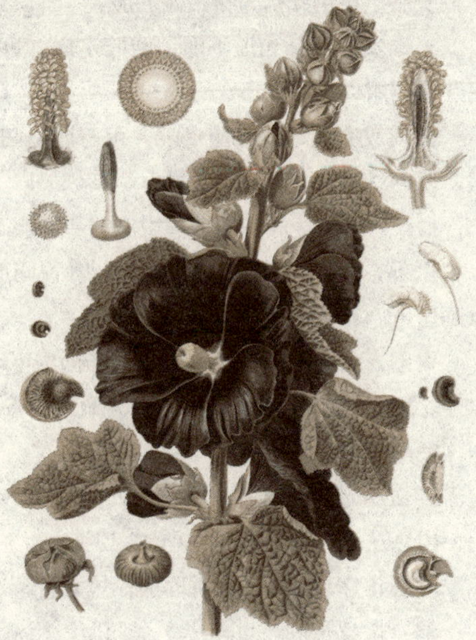

蜀葵

根入药能清热，解毒，排脓，利尿；种子入药能利尿通淋；花则可以通利大小便，解毒散结。

温经涩脱小白薇丸

小白薇丸用于治疗妇女冲任虚损，子宫受寒，久不怀孕，或者生育后无法再次怀孕。

女性上热下冷，就容易患上多种疾病，比如月经过多，杂见五色，腰腹疼痛，面黄肌瘦。或者产乳不能将护，尿频。或者长时间的坐在潮湿的土地上，就会有冷风从下侵入，加之血气虚弱就更加容易引起风邪内侵。

如果月经该来的时候没来，而自己又失于调摄，伤动血脉，阴阳不和，上面虚阳内燥，下面邪冷结伏，就容易导致不孕。这些都可以服用小白薇丸进行调理。

如果极度受冷，就容易造成月经不调，饮食减少，夜多盗汗，齿摇发落，脚膝疼痛，行动无力，上述症状都宜用小白薇丸调理。其具体配方如下：

覆盆子（去梗）、菖蒲（微炒）、远志（去心）、桃仁（去皮尖，麸炒黄）、白茯苓（去皮）、藁本（去苗）、卷柏（去根）、肉桂（去粗皮）、人参、白芷各三分，白龙骨、川椒（去目并合口者，炒出汗）、白薇（去苗）各一两，干姜（炮）、细辛（去苗）、蛇床子（炒）、当归（去芦）、车前子、川芎各半两，熟地黄、麦门冬（去心）各一两半。

以上几味药物研成细末，炼蜜和丸，如梧桐子大，每服三十丸，空腹，用温酒或米汤送下。此药常服可以壮筋骨，益血气，暖子宫，除风冷，令人有子。

琥珀泽兰煎

琥珀泽兰煎治疗妇女三十六种血气，八风、五痹、七八瘕，受风瘫痪、手足酸疼、乳中结瘀、妊娠胎动、胎死不出、产衣不下、瘀血攻

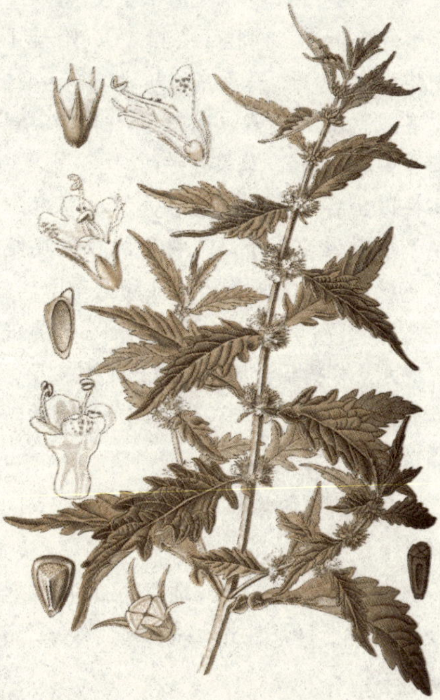

泽兰

干燥的地上部分皆可入药，味苦、辛，性微温。入肝、脾经。可活血祛瘀，行水消肿。治经闭，癥瘕，产后瘀滞腹痛，身面浮肿，跌扑损伤，金疮，痈肿。

心、头旋眼花、血疰四肢、浑身浮肿、冲任久虚、绝产无嗣，早晚服食。或因有子，经脉不调，赤白带下，恶心呕逆，身体瘦倦，怀孕之后，一日一服，滑胎易产。

琥珀、泽兰叶（去梗）、牡丹皮（去心）、紫巴戟（去心，糯米炒）、茴香、五味子（去梗）、五加皮、刘寄奴草（去枝）、白芷、川当归（酒浸）、赤芍药、金钗石斛（去根，酒浸）、川芎、白芍药、生地黄（洗，焙）、熟地黄（洗，焙）、人参、白术、附子、艾叶（醋炒，糯米糊调成饼，焙干为末）各一两。

将以上各味药物研为细末，炼蜜和丸如弹子大小，每服一丸，饭前用温酒磨化开服用。

孕后气血虚弱，或肾虚，血热等因素导致冲任不固，不能摄血养胎，阴道不时下血，可用此药煮糯米一同服下。

恶寒与发热交替发作，四肢胀痛，可与煎青蒿同服，以酒送下。

闭经，与煎红花同服，以酒送下。

产后败血流入肝脏，不省人事，可用此药与童子尿和暖酒一同服下。

催生，可用此药与鸡蛋清同服，酒送下。

瘀血积块攻心，心腹刺痛，可用此药与酒（淬过烧红的秤锤）同服。

伤寒及受风，不能言语，可用此药与煎麻黄汤同服，之后盖上被子发汗，汗出即愈。

惊悸及头痛，可用薄荷酒送服此药。

咳嗽，可与煎桑白皮汤同服。

血气虚弱，身体受风导致的头面麻痹，浑身瘙痒，可用此药与浸泡过炒黑豆的酒同服。

产后产前常服此药，可以预防多种疾病，效果甚佳。

男女均可使用的内灸散

治疗妇人产前产后的一切血气方面的疾病，均可服用此药。诸如：血崩虚惫，腹胁胀痛，气逆呕吐，冷血、冷气凝积，块硬刺痛、月经杂见五色，腹中虚鸣，气满胸胀，沥血腰疼，口吐清水，频产血衰，颜色青黄，劳伤虚弱，月经不调，下血堕胎，血积成块，时发疼痛，头晕目眩，瘀血攻心，气闷昏厥，恶露不干，体虚多汗，手足发冷等症。

茴香、藿香、丁皮、熟地黄（洗，焙）、肉桂（去皮）各一两半，川芎、藁本、黄芪（去芦）、干姜（炮）各二两，木香一两，陈皮（去白）四两，白芍药十两，当归（去芦）、山药、白术、白芷、甘草（炙赤）各八两。

将以上各味药物研为细末，每服三钱，水一大盏，加入生姜五片，艾一团，同煎至七分，空腹，热服。用温酒调和后服用亦可。如是产后出血过多，可在药物中加蒲黄同煎后服用。

恶露不下，可在药物中加入当归、红花同煎后服用。

腹泻如水，可在药物中加肉豆蔻末同煎后服用。

呕吐，可在药物中加入藿香、生姜同煎后服用。

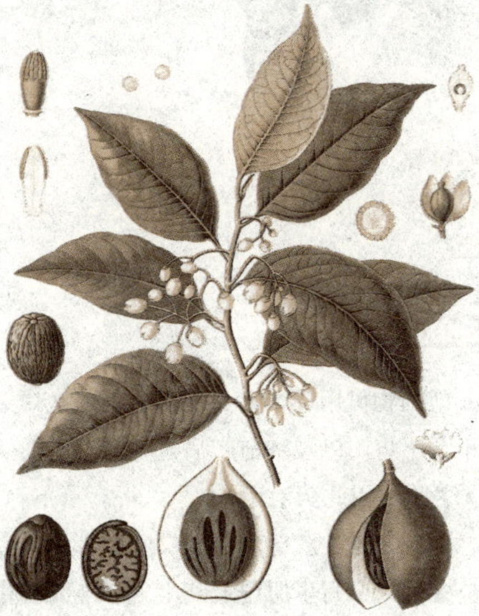

肉豆蔻

成熟种仁入药，味辛，性温。归脾、胃、大肠经。能涩肠止泻，温中行气。

上热下冷，可在药物中加入荆芥同煎后服用。

如果有腹中虚冷，血气不和的症状也可一并服用此药。

产后每日一服，可预防及治疗多种疾患。男性气血亏虚，冷气刺痛心腹，也非常适合服用此药。

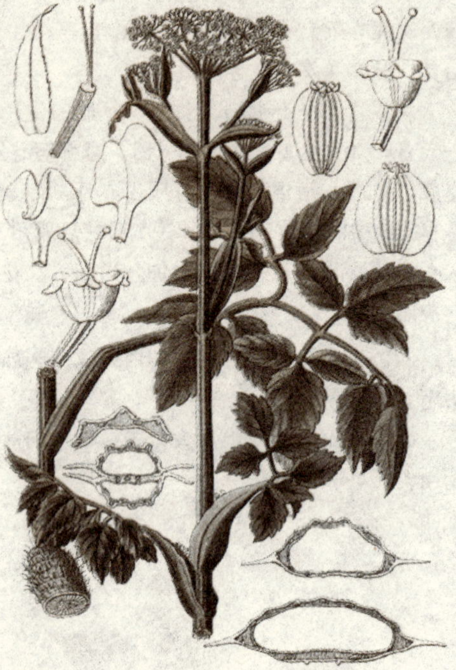

当归植株

干燥根入药，能补血调经，活血止痛，润肠通便。

和血温经胜金丸

此药物可用于治疗女性由于气血久虚造成的不孕不育，以及产前产后一切疾患。男子体虚无力也可用此药治疗。

除此之外，胜金丸还能够安胎催生，在将即分娩的一个月里服用五到七丸，能减轻生产时的痛苦。

女性不孕不育大都是因为子宫冷，如果连服此药二十丸，便可受孕。

由于长年血气不足，体虚受风引起的手脚麻痹、半身不遂、赤白带下、血如山崩，也可用此药物治疗。

对于产后腹中结块疼痛、瘀血上攻、呕吐心痛、胎死腹中、气满胸闷、有汗不出、月经不来、四肢浮肿无力、血劳虚劳、小便不禁、伤风不语、产后痢疾，多饮、多食、多尿身体消瘦，败血攻心、寒热头痛、面色痿黄、淋沥诸疾、血下无度、血痢不止、饮食无味、产后伤寒、虚烦劳闷、产后羸瘦等病症均有很好疗效。

凡是妇科疾病，不管年深日久，都宜服用。此丸又被称作不换金丸，可以用来治疗妇女诸虚不足，心腹疼痛。

藁本、当归、石脂（赤白皆可）、白芍药、人参、白薇、川芎（不见火）、牡丹皮、桂心、白芷、白术（用淘米水浸泡）、白茯苓、玄胡、甘草（炙）、没药各一两。

以上各位药物研为细末，炼成弹子般大小的蜜丸，每服一丸，温酒化下。

刚生过孩子的妇女服用此药需要用热醋汤送下，空腹服用。

这个药方是王承祖上宣德年间流传下来的，他们家的妇女，凡是有了身孕便会服用此药，效果非凡，长期服用效果更佳。有的配方中有沉香而无没药，有的则是有附子而无沉香。

温中龙骨散

用于治疗以下导致不能生育的十二种病症：白带、赤带、月经不调、阴胎、子脏坚、子宫肿瘤、性交疼痛、腹内坚硬疼痛、腹部发冷、宫颈口窄小、五脏酸痛、梦与鬼交。

龙骨三两、半夏、黄柏、灶中黄土、桂心、干姜各二两、石韦、滑石各一两，乌贼鱼骨、代赭各四两，白僵蚕五枚。

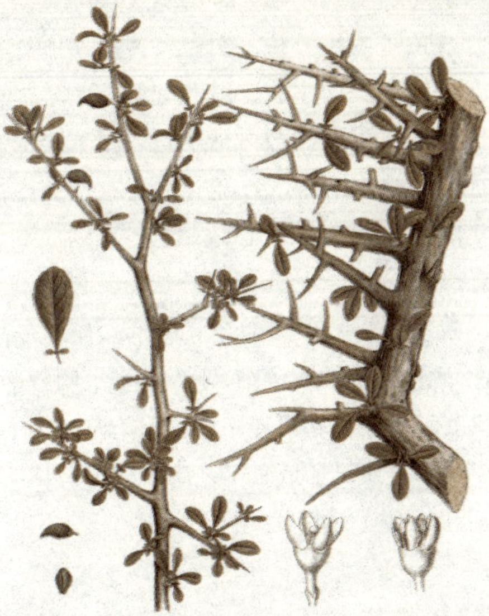

没药树

其皮部渗出的油胶树脂即为“没药”，味辛、苦，性平。归心、肝、脾经。能活血止痛，消肿生肌。

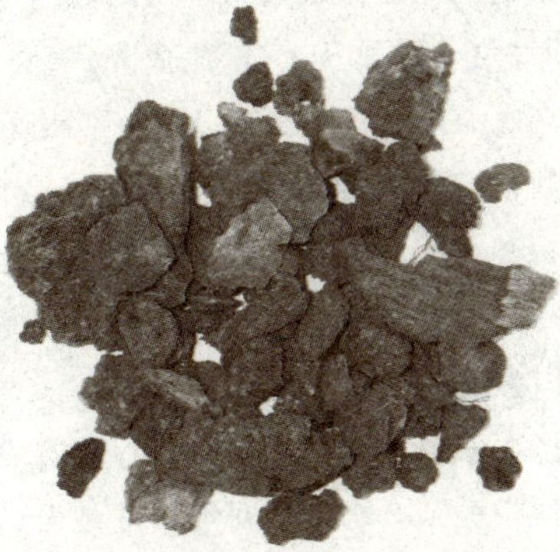

没药

以上几味药物先焙干、碾细，再用筛子筛出细面，每次取方寸匕用酒服下，每日三次。白带多的女性可在药物中加入乌贼骨、僵蚕各二两。赤带多的女性可在药物中加入代赭五两。小腹冷可在药物中加黄柏二两。子宫中有硬块，加干姜、官桂各二两。

以上各味药物，随病症的轻重酌量增减，连服三月之后怀孕者即可保胎。服药太多有生两子的可能，应当根据病情慎重服药。寡妇、幼女忌服。

妙用温白丸

温白丸可以用来治疗妇女多种疾病反复发作。带下淋沥；脏腑经络及精气血、津液的功能失常所引起的饮食无味，月经失调；有似怀孕，连年累月，身体羸弱，时哭时歌，如鬼神附体。

桔梗、柴胡、菖蒲、吴茱萸（汤泡七次，焙干）、紫菀（去苗土）、黄连（去毛）、肉桂（去粗皮）、浓朴（去粗皮，姜汁炙）、人参（去芦）、茯苓（去皮）、皂角（去皮子，炙）蜀椒（去目并合口，炒出汗）、巴豆（去皮心膜，出油炒，细研）各半两，川乌（炮，去皮脐）二两半。

将以上各味药物研为细末，研匀后炼成蜜丸，如梧桐子般大小，每服三丸，渐渐加大用药量至五到七丸，饭后睡前用姜汤送服。

调经养生悄悄话

血液是食物中的营养物质和存在于自然界的精华通过心、肝、脾胃和肾等脏腑的生理功能的综合作用而形成的。在男子体内，血液精华化为精子；在女子体内，上化为乳汁，下化为经血。所以说，虽然心主导全身的血液，肝脏贮藏血液，两者皆统摄于脾胃。补脾和胃，血液自生。妇女月经将来之时，禁食苦寒、辛散之药，饮食上也是如此。

妇女月经不调，是由于风邪内侵于子宫，伤了冲脉、任脉、手太阳、少阴之经的缘故。

人体的冲任之脉，起于子宫之中，是一切经络的源泉，与手太阳小肠经、手少阴心经互为表里，上走成为乳汁，下行成为经血。经血受经络掌控，倘若能够调摄得宜，那么月经自然会应时而至。

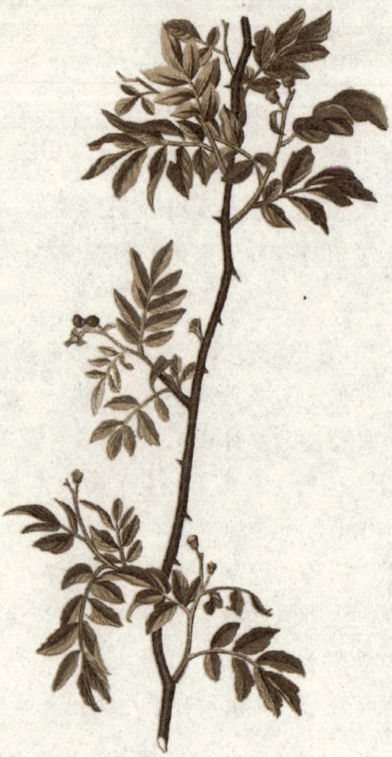

花椒植株

蜀椒为产于四川的花椒，味辛、性温。归脾、胃、肾经。能温中止痛，杀虫止痒。

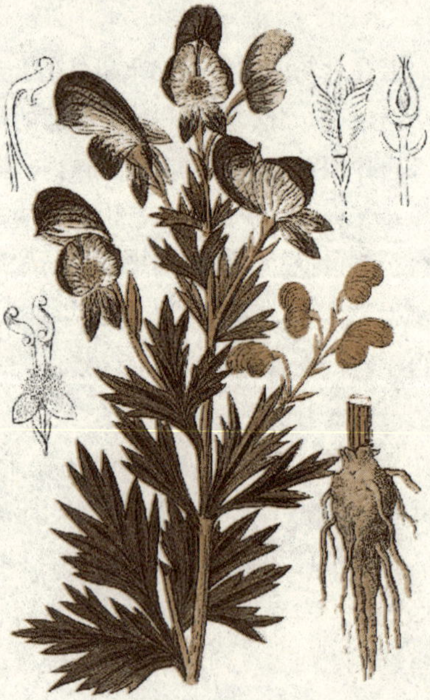

乌头

母根入药成为“乌头”，味辛，性热，有毒。入肝、脾、肺经。可搜风胜湿，散寒止痛，开痰，消肿。

《黄帝内经》说：饮食入胃后所产生的精气向上输送到脾中去，脾气可以散精；游溢于肺里的精气可以调节血液循环；向下输入到膀胱之后则精气四布，五经并行。东垣先生所说的“脾为生化之源，心统诸经之血”，也是这个意思。

我认为心脾平和则经候如常，如果七情内伤，六淫外侵，饮食失节，起居失宜，脾胃虚损，心火妄动就会引起月经不调。因为血液生于脾，所以说脾统血。凡是血气之病都宜用苦甘之剂，以起到助阳气而生阴血的作用。

▶ 辨色疗病法

月经属于阴血，阴附属于阳，所以经血的颜色是红的。血附属于气，气热则血热，气寒则血寒，气升则血升，气降则血降，气凝则血凝，气滞则血滞，气清则血清，气浊则血浊。

我们平常所见到的经血凝结成块的现象，通常也都是因为气流不畅所造成的。行经之前肚子疼痛，是气滞所致。月经之中疼痛是因为气血俱虚造成的。

经血颜色谈也是因为气血亏虚造成的，而且经血中混杂有水分。月经紊乱是由于气乱造成的。经血呈紫者，是气热造成的；呈黑色，是气太热的原因。

现在某些人不管是经血呈紫色、黑色、结块还是经期疼痛，统一归结为伤风受冷所致，遍用温热之剂，结果病患非但没好转，其他病反而接踵而至。众人持这种观点是有其理由的，最好的理由在于《病源》这本书。在这本书中作者把有关月经期间各种病症的原因都归结为伤风受冷所致，人们以此为参照，长期以来就用此学说解释月经期间各种疾病的成因，久而久之竟然成了一种习俗。

有人说黑色是北方水的颜色，紫色比黑色淡，不是因为寒冷造成的又会是什么原因呢？

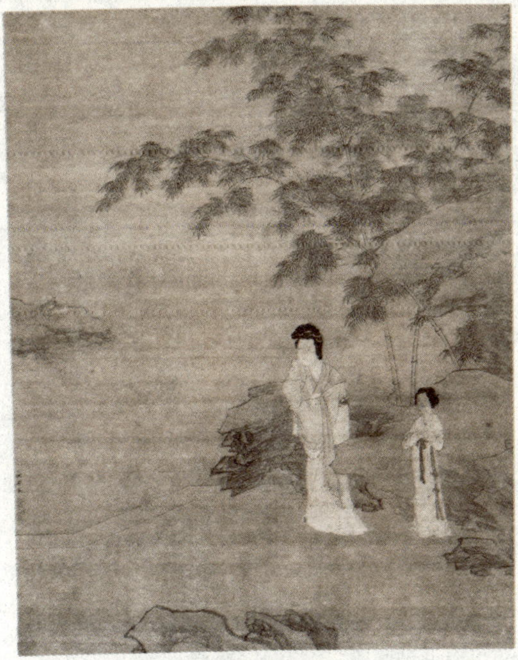
修竹仕女图

我认为，体热血液就会变成紫色，再甚就会变成黑色，太热了就需要用水去散热。女人性情比较偏执，脏腑厥阳之火每天都很旺盛，这就造成了经血过热。如果说是由于伤风受冷造成的以上诸疾，那也只是千分之一二的比例。

女性伤风受冷后容易痛经。有的当时虽然不会感觉到疼痛，但是冷气郁结在体内，久而久之就会变热。只有遇到寒冷的时候经血才会凝结，如果月经既来，并且是黑色或紫色，就不是受寒造成的了。

四物汤加黄芩、黄连汤，可用于治疗经水如黑豆汁样的病症。

四物汤四两，黄芩、黄连各一两。

将各味药物研为细末，与醋调和后做成药丸服用。

治疗月经呈黑色，口渴倦怠，身体瘦弱，面色发黑，脉跳过快可用以下药物：

赤芍药、香附米各半两，黄柏（炒）、黄芩各三钱，甘草二钱。

将以上各味药物研为细末，与醋调和后做成药丸，每次用白开水服下五六十丸。

永康县胡八的娘子，二十岁的时候连续两个月没来月经，后来月经忽至，她感到小腹疼痛，经水中有血块，呈紫色。治疗这类病症可用以下药物：

白芍药、白术、陈皮各半两，黄芩、川芎、木通各二钱，甘草（炙）少许。

有位叫何孺人的妇女，气血不通，月经不调，不是提前就是错后，来月经的时候经血呈紫色，而且感到口苦，两大腿外侧麻木，有时还会发痒、生疮，且大便干结。治疗此类病症可服用下列药物：

麻子仁、桃仁、芍药各二两，枳壳、白术、当归头、威灵仙、诃子肉、生地黄、黄芪、陈皮各五钱，大黄七钱。

将以上各味药物研为细末，与粥调和成梧桐子般大小的药丸，每次用白开水服下五六十丸。

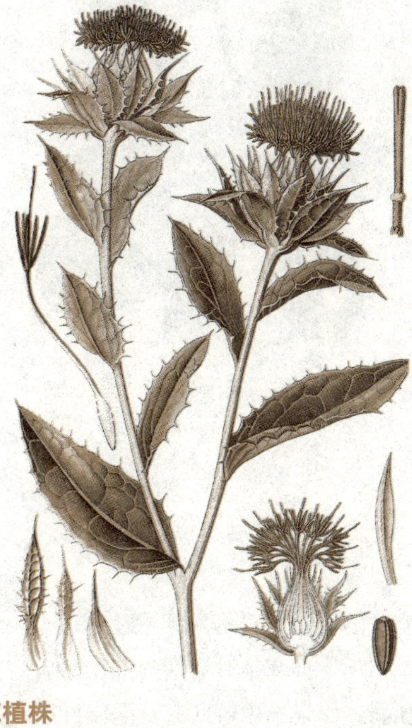
红花植株

味辛、性温，归心、肝经。气香行散，入血分具有活血通经，祛瘀止痛的功效。

妇女经血颜色发淡是由于血气俱虚造成的，宜服用八物汤之类的药物。如果伴有其他症状，可根据具体情况增减药物。

有位四十八岁的妇女，白带多，口渴，月经多，开始一两天是黑色的，以后几天颜色变淡，倦怠少食，肚脐周围疼痛。治疗此类病症可用以下药物：

白术一钱半，白芍药、陈皮各一钱、木通、枳壳、黄芩各五分，缩砂仁、甘草（炙）、各三分，红花少许。

将以上各味药物煎汤后配以保和丸三十丸、抑青丸二十丸服下。

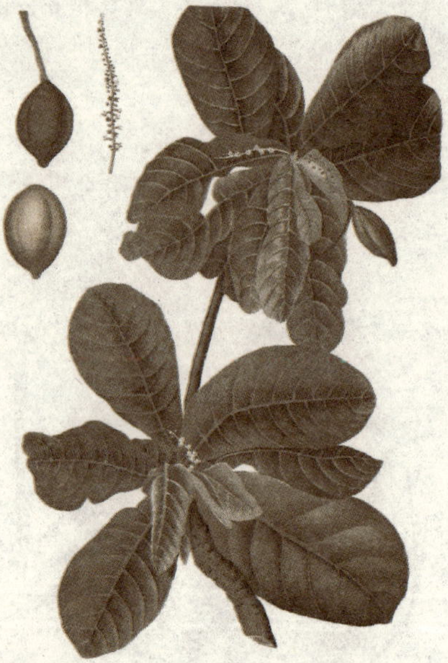

诃子植株

成熟果实入药，味苦、酸、涩，性平。归肺、大肠经。涩肠止泻，敛肺止咳，利咽开音。

▶ 月经不调疗病法

妇女的病，无论是月经量过多过少，经期提前或推后，抑或是月经期疼痛，医者一概称之为经病。如果不去辨别究竟是阳胜阴还是阴胜阳就进行治疗，就无法见效。如果是阴气过盛压住了阳气，则体内过寒，血不流通，导致经血过少，经期推后；如果是阳气过盛压住了阴气，则血流散溢，导致月经过多，经期提前。遇到此类病症，需要和血气，调阴阳，这才是治病的根本。

抑阳助阴当归饮

阳气过盛，经水过多，宜服用当归饮。此药有抑阳助阴，调理经脉之功效。其具体配方及服用方法如下：

当归（微炒）、地黄（酒蒸，焙）、川芎、白术、白芍药、黄芩各等份。

每服三钱，水一盏半，煎至八分，空心温服。

月经不调需用七沸汤

阴气过盛，经水过少，宜服用七沸汤。此药可以调理阴阳、治疗经期错后、经水时多时少，腹部疼痛等症。其具体配方及服用方法如下：

当归、川芎、白芍药、蓬莪术、熟地黄、黄芪、川姜、木香各等份，每服四钱，水一盏半。煎至八分，温服。

由血虚不能摄血造成的经水过多属于虚热。可用四物加黄芩白术汤治疗。其具体配方如下：

四物汤四两，黄芩、白术各一两。

治疗单纯性的经血过多可用以下药物：

黄芩（炒）、芍药（炒）、龟版（炙）各一两，椿树根皮七钱半，黄柏（炒）三钱，香附二钱半。

将以上各味药物研为细末，与酒调和成糊状后做成药丸，空腹，用白开水服下，每次五六十丸。

有一位妇女，身体肥胖，寸口之脉弦，但是脉跳不急。每到初夏的时候她就感觉倦息，月经来时经量过多，这是因为血气虚弱，不足以摄血造成的。可服用以下药物：

白术一钱半，黄芪（生）、陈皮各一钱，人参五分，甘草（炙）三分。

女性由于血气虚弱造成的月经过少，可服

用四物加葵花汤进行治疗。其方如下：

四物汤四两，葵花一两。

治疗经水颜色正常而经量过少的病症，可用四物汤加熟地黄当归汤。其方如下：

四物汤四两，熟地黄、黄芪、当归各一两。

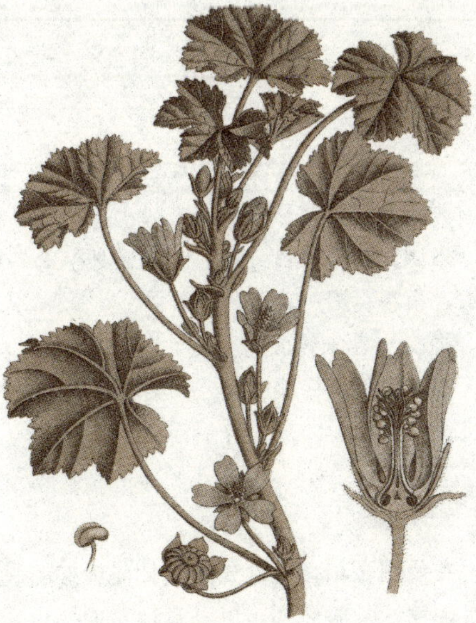

葵花

味甘，性微寒、滑，无毒。和血润燥，通利二便。治痢疾，吐血，血崩，带下，二便不通，疟疾，小儿风疹。

▶ 月候不准调理法

月经是女人的一个规律性的生理现象，根据月经的情况我们可以了解身体的健康状况。月经过多或过少都称之为月经不调，身体阳气过盛则月经提前而至，阴气过重则月经姗姗来迟，经量过多、过少、闭经、崩漏不止……皆是由阴阳失调所导致的。

由血热引起的月经提前而至宜服用四物汤加黄连。

肥胖之人月经提前而多痰者，是由气血亏虚引起的血热，可用南星、白术、苍术、黄连、香附、川芎作丸后服下。

因为脾经血燥引起的经期提前，肝经怒火引起的经期提前，宜服用加味小柴胡汤：

柴胡二钱五分，黄芩、人参、生地黄、甘草各一钱，半夏六分。

水一钟半，加生姜三片，煎八分，饭后服。

脾经郁滞引起的经期提前，宜服用归脾汤：

白术、当归、白茯苓、黄芪（炒）、远志、龙眼肉、酸枣仁（炒）各一钱，人参二钱，木香、炙甘草各三分。

加生姜、大枣，水煎服。

血热引起的经期提前，宜服用加味四物汤：

四物汤加柴胡、丹皮、山栀。

先期汤主要用于治疗月经期提前，具有凉血固经之功效。

生地黄、黄芪、川当归、白芍药各二钱，黄柏、知母各一钱，黄芩、黄连、川芎、阿胶（炒）各八分，艾叶、香附、炙甘草各七分。

将以上各味药物用水二盅，煎至一盅，食前温服。

金匮土瓜根散主要用于治疗月经期间经流不畅，小腹胀痛以及一月之内月经再来等症。

土瓜根、芍药、桂枝、䗪虫各七钱半。

以上四味药物，用杵捣为散状，用酒送服，每次一方寸匕，一日三次。

经期推后且量少者，宜服用川芎、当归、人参、白术与痰药进行治疗。

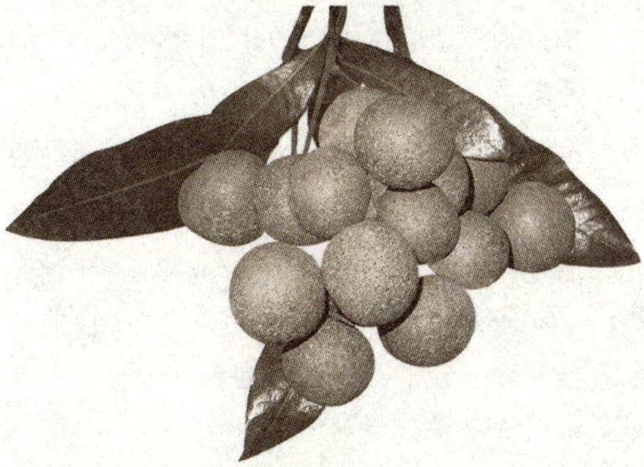

龙眼

味甘、平，性温、无毒。入心、脾、胃。可补心脾，益气血，健脾胃，养肌肉。

经期推后且经血颜色暗淡是由痰多造成的，宜服用二陈汤加川芎、当归。

经期推后且经血色紫带血块者，是血热造成的，宜服用四物汤加香附、黄连。

治疗脾经血虚而造成的经期推迟，宜服用人参养荣汤。

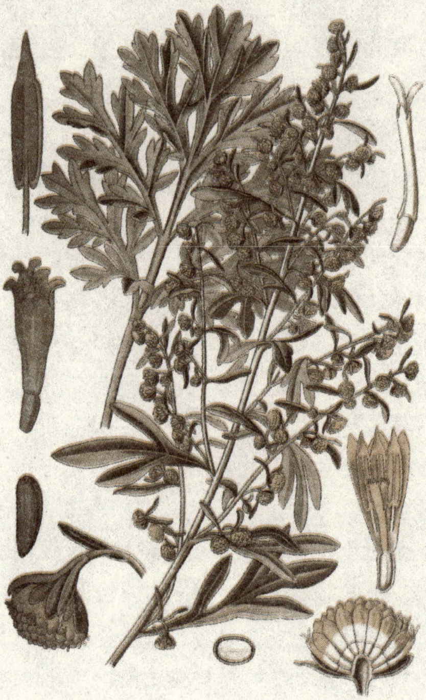

艾草

以叶入药，性温、味苦、无毒、纯阳之性、通十二经、具回阳、理气血、逐湿寒、止血安胎等功效。

治疗肝经血少而造成的经期推迟，宜服用六味地黄丸。

治疗血虚气滞而引起的经期推迟，宜服用过期饮，其主要作用在于补血行气。

熟地黄、黄芪、白芍药、当归、香附各二钱，川芎一钱，红花七分，桃仁泥六分，蓬莪术、木通各五分、甘草、肉桂各四分。

将以上各味药物用水二盅，煎至一盅，食前温服。

治疗妇女心肺虚损，血脉虚弱引起的经期推迟，宜服用滋血汤。

人参、山药、黄芪各一钱，白茯苓（去皮）、川芎、当归、白芍药、熟地黄各一钱半。

将以上各味药物用水二盅，煎至一盅，食前服用。

▶ 补气调经法

调经当归散

主要用于治疗经脉不匀，三四个月来一次月经或者一月中再次来月经。

当归、川芎、白芍药、黄芩（炒）各一两，白术、山茱萸肉一两半。

将以上各味药物研为细末，用温酒调下二钱后空腹服用，每日三次。如果有宫寒的情况，可将黄芩去掉，换成肉桂一两。

人参养血丸

主要用于治疗女性先天性体质虚弱引起的血气虚损。常服此药可以补冲任，调经候，暖下元，生血气。

乌梅肉三两，熟地黄五两，当归二两，人参、川芎、赤芍药、蒲黄（炒）各一两。

将以上各味药物研为细末后炼成梧桐子般大小的蜜丸，每服八十丸，用温酒或米汤服下均可。

调经逍遥散

主要用于治疗血虚烦热，月经不调，脐腹胀痛，咳嗽痰多，身体潮热。

当归、白术、白芍药、柴胡、茯苓各一两，甘草（炙）半两。

将以上各味药物切片后捣碎后加入姜、薄荷叶煎服，每服半两。薛新甫又在此药方中加入牡丹皮，山栀炒各五分，后人称其为加味逍遥散；《神巧万全方》无当归、芍药、甘草，有人参、黄芪各等份。

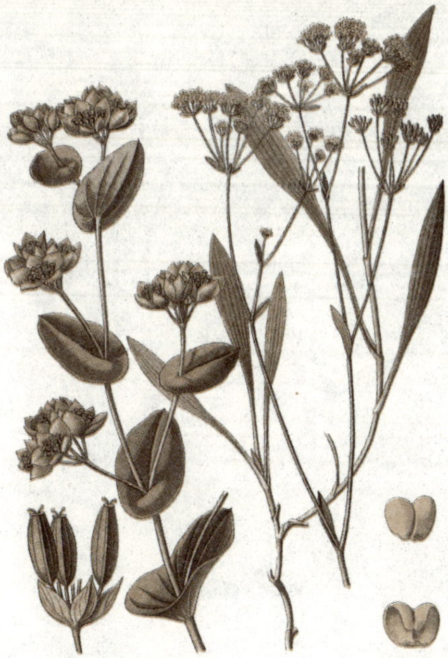

柴胡

干燥根入药，味苦、辛，性微寒。归肝、胆经。能解表退热，疏肝解郁，升举阳气。

增损四物汤

主要用于治疗治月经不调，心腹疼痛，能起到补血温经，驻颜的作用。

川芎、当归、芍药、熟地黄、黄芪、牡丹皮、白术各一钱半，地骨皮一钱。

将以上各味药物作一服，用水二盅，煎至一盅，饭前服用。

《济生方》上曾经记录过这样的文字：《内经》上说，百病皆生于气。有所谓的七气和九气之说：喜、怒、忧、思、悲、恐、惊被称为七气，再加上寒、热二证被称之为九气。

由气引起的疾病，男性、女性皆有可能会得，尤以妇女血气方面的疾病居多。众所周知，血随气行，气一旦壅滞，血液也就自然会流通不畅，这就会引发妇女月经不调，心腹疼痛，月经来临之前身体不适，月经既来，淋沥不断，血气上下乱攻，腰酸背痛，呕吐不食等疾病，更有甚者会手足抽搐，好似惊痫发作。还有些人腹中长有硬块，身体会逐渐消瘦。所有的这些病症不但会造成不孕不育，长时间不治疗还可能转化为痨病，危及生命安全。

戴复庵说，正常女性的月经应该每月一来，应期而至。如果有有先有后，时多时少，月经来之前生病，来了之后时断时续等病症，都被称之为月经不调。服用和气饮加香附子半钱，兼咽独附丸可以很好的治疗这些疾病。

澹寮煮附丸

主要用于治疗经期不规律，血气刺痛，腹胁膨胀，头晕恶心，崩漏带下等症。

香附子（擦去皮，不以多少，米醋浸一日，用瓦铫煮令醋尽），以醋调和成糊状后做成梧桐子大的药丸，晾干后服用，每日五十丸，用淡醋汤送服。

另外还有一种配方是香附一斤，艾叶四两，当归二两，制法与上面相同，名艾附丸。

沉香降气散

主要用来顺气道，通血脉。乌药、木香、香附子、缩砂仁、甘草各等份。

将以上各味药物研为细末，每服二钱，空

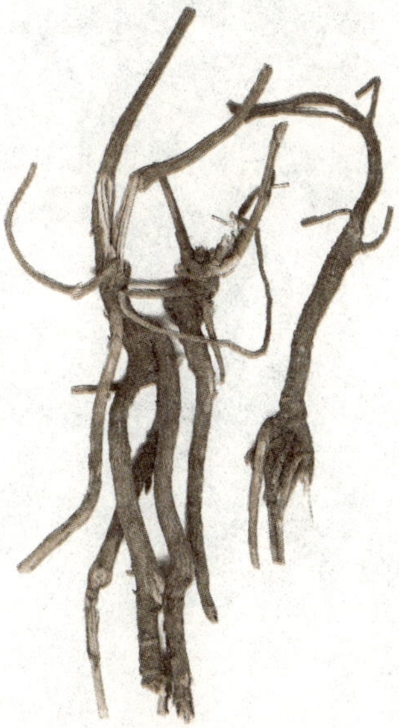

柴胡

腹，用盐水服下。

严氏抑气散

主要用于治疗妇女气盛于血造成的头晕胸闷等症。

香附子四两，茯神、甘草（炙）各一两，陈皮二两。

将以上各味药物研为细末，每服二钱，饭前开水送下。

绀珠正气天香汤

主要用于治疗妇女一切由气而生的病症。对于气上攻心，心胸闷痛，胁肋刺痛，月经不调等症有很好疗效。

台乌药二钱，香附子八钱，陈皮、紫苏叶各一钱，干姜半钱。

将以上各味药物需切片后捣碎，每服七八钱，水煎服。

李东垣益胃升阳汤

主要用于治疗妇女月经不调，或行经后血

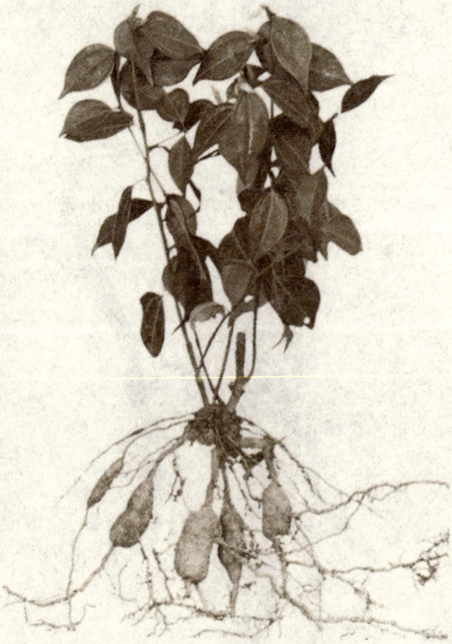

乌药

其块根入药，味辛，性温。入脾、肺、肾、膀胱经。可顺气，开郁，散寒，止痛。

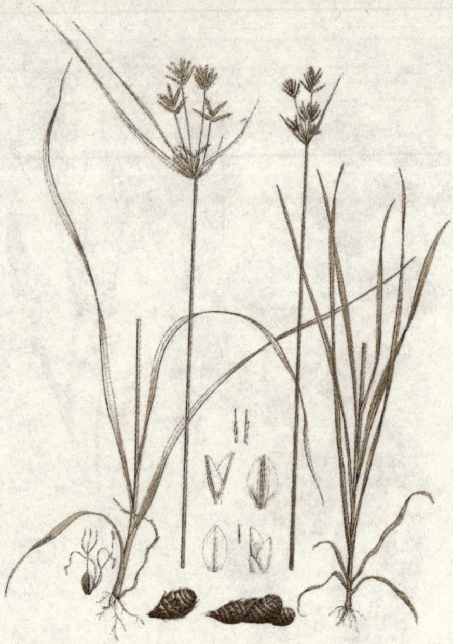

莎草

其块根入药即为“香附子”，味辛、微苦、甘，性平。入肝、三焦经。可理气解郁，调经止痛。

脉虚弱，进食过少。

黄芪二钱，白术三钱，炒曲一钱半，当归身、陈皮、炙甘草、人参各一钱，升麻、柴胡各半钱，黄芩（秋去之）半钱。

将以上各味药物切片后捣碎，每服半两，水煎后服用。如果腹痛，需在此方中加入芍药，如果咳嗽，则需要去掉人参。

▶ 暖宫调经法

大温经汤

主要用于治疗冲任虚损，月经不调，经血过多无法止住，过期不来月经，崩中失血过多，月经不调引起无法受孕，瘀血攻心，小腹疼痛，心胸烦热等症。

吴茱萸（汤泡）、牡丹皮、白芍药、肉桂（去粗皮）、人参、当归（去芦）、川芎、阿胶（碎、炒）、甘草（炙）各一钱，麦门冬（去心）二钱，半夏二钱半。

以上作一服，用水二盅，生姜五片，煎至一盅，饭前服用。

小温经汤

主要用于治疗经期不规律，血脏冷痛。

当归、附子（炮）各等份。

将以上各味药物切片后捣碎，每服三钱，水一盏，煎八分，空腹温服。

温经汤

主要用于治疗妇女血海虚寒，月经不调。

川芎、当归、芍药、蓬莪术各一钱半，人参、牛膝各二钱，桂心、牡丹皮各一钱，甘草半钱。

将以上各味药物用水二盅，煎至一盅，无须定时服用。

滋血汤

滋养荣血，补血气，治疗血海久冷。

当归一钱半，川芎、麦门冬（去心）、牡丹皮、人参、芍药、琥珀（另研）各一钱，半夏、曲、官桂、阿胶（炒）、酸枣仁、甘草各半钱。

将以上各味药物作一服，用水二盅，生姜三片，煎至一盅后饭前服用。

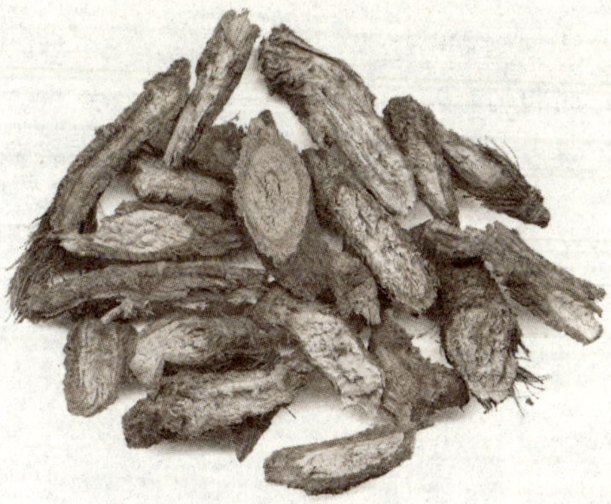

防风

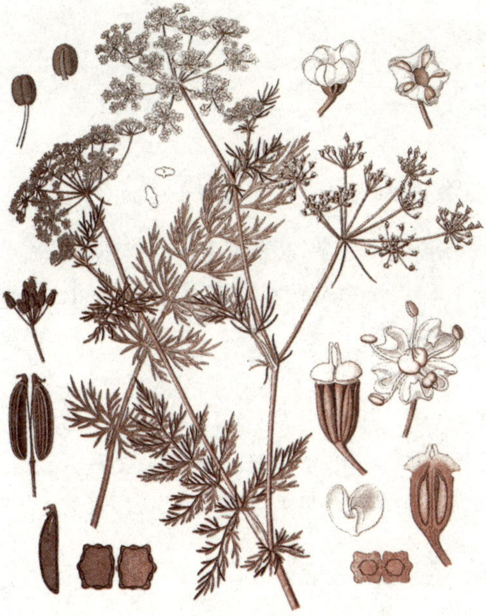

防风植株

干燥根入药，味辛、甘，性温。可发表，祛风，胜湿，止痛。主治外感风寒，头痛，目眩，风寒湿痹，骨节酸痛，破伤风。

加味吴茱萸汤

主要用于治疗冲任衰弱，经期错后或时前时后，崩漏不止，赤白带下，小腹急痛，行经期间头晕目眩，饮食减少，气满心怯，皮肤无光泽等症。

半夏二钱，吴茱萸、当归各一钱半，麦门冬（去心）、干姜、白茯苓、苦梗南木香、防风、牡丹皮、甘草各一钱，官桂、北细辛各半钱。

将以上各味药物作一服，用水二盅，生姜三片，红枣一枚，煎至一盅后饭前服用。

桃仁散

主要用于治疗妇女月经不调，淋沥不断，绝经后复来，四体虚倦，不思饮食，腹中坚硬疼痛，无法行动，月经提前或错后，月经不来，想吃酸物等症。

桃仁、半夏、当归、川牛膝、桂心、人参、蒲黄、黄芪、牡丹皮、川芎、泽兰叶各一钱，赤芍药、生地黄各一钱半、粉草半钱。

将以上各味药物作一服，用水二盅，生姜三片，煎至一盅后饭前服用。

姜黄散

主要用于治疗血脏长时间寒、冷，月经不调，脐腹刺痛。

姜黄（片子者）、白芍药各二钱，玄胡索、牡丹皮、当归各一钱半，蓬莪术、红花、桂心、川芎各一钱。

将以上各味药物作一服，用水二盅，酒半盅，煎至一盅，无须定时服用。

紫石英丸

主要用于治疗月经忽多忽少，经期或前或后，经期疼痛等症。

古代医者把月经不调的主要原因归结为阴阳失调。如果阴气过盛，则宫寒气冷，血不运营，容易造成月经推后或经水过少；如果阳气过盛，则血流散溢，容易造成月经提前或经水过多。调阴阳，和气血，使其平衡宜服用此药。

远志（去心）、泽泻、桑寄生、桂心、龙骨（别研）、当归、人参、肉苁蓉（酒浸）、石斛、干姜（炮）、五味子、甘草（炙）各一两，牡蛎、川椒（去目并合口者不用，炒出汗）各半两。

将以上各味药物研为细末，炼成如梧桐子大的蜜丸，每服二十丸，饭前用米汤送服。

暖宫丸

主要用于治疗冲任虚损，血气久冷，月经不调，以及由此原因造成的不孕。对于崩漏下血，赤白带下也有很好疗效。

生硫磺六两，赤石脂（火煅红）、海螵蛸、附子（炮去皮脐）各三两，禹余粮（火醋淬）九两。

将以上各味药物研为细末，和醋调和为糊状后制成梧桐子大的药丸，每服三十丸，空腹，用温酒或米汤送服。

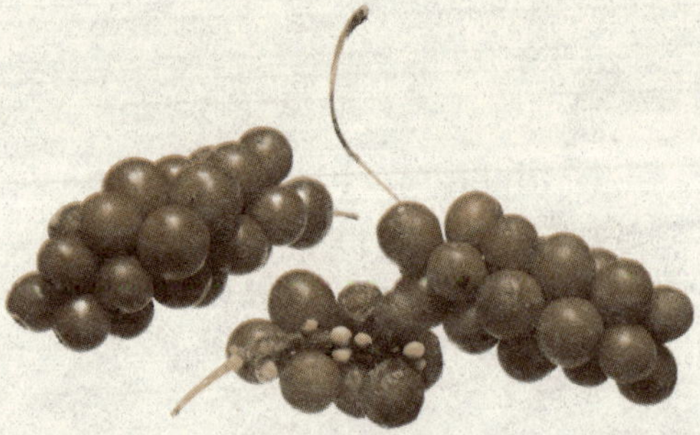

五味子

能益气生津、敛肺滋肾、止泻、涩精、安神，可治久咳虚喘、津少口干、遗精久泻、健忘失眠等症。

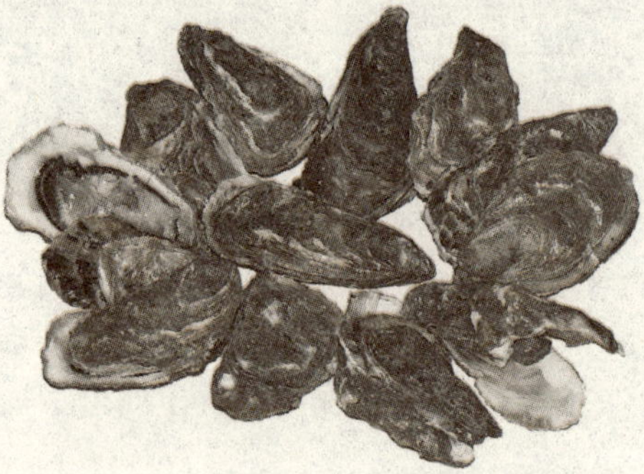

牡蛎

味咸涩，性凉。入足少阴经。可敛阴，潜阳，止汗，涩精，化痰，软坚。

内补当归丸

主要用于治疗血气虚损，月经不调，崩中漏下，经水过多，身体羸弱，以及经期将临腰腿疼痛等症。

当归（去芦，炒）、阿胶（炒）、白芷、续断、干姜（炮）、川芎、甘草（炙）各四两，熟地黄（焙）半两，附子（炮，去皮脐）、白芍药、肉桂各二两，吴茱萸（汤泡，焙）、白术各三两，蒲黄（炒）八钱。

将以上各味药物研为细末，炼成梧桐子大的蜜丸，每服五十丸，空腹用温酒服下。

熟干地黄丸

主要用于治疗妇女伤风受冷，身体虚劳，

脾胃虚弱，积食不化，肠虚受冷，大便如泄，月经不调，淋沥不止，闭断不通，血结成块，久不成胎等症。

熟地黄、黄芪、五味子各一两半，柏子仁（炒，另研）、牛膝（去苗，酒浸焙）、川芎、禹余粮（火，醋淬）、白茯苓（去皮）、肉苁蓉（酒浸）、卷柏（去根）、山药、浓朴（去粗皮，制）、干姜（炮）、白芷、细辛（去苗）、防风各一两，赤石脂（另研）二两，杜仲（去粗皮，炙）、芜荑（炒）、人参（去芦）、川椒（去目并合口者）、蛇床子、艾叶（炒）、续断各七钱半，紫石英（另研，水飞）、石膏（另研）各三两，当归（去芦，炒）、泽兰（去梗）、官桂（去粗皮）各二两二钱半，石斛一两一钱半，甘草（炙）一两七钱半。

将以上各味药物研为细末，炼成梧桐子大的蜜丸，每服五十丸，空腹，用温酒或米汤送服。

禹余粮丸

主要用于治疗血虚烦热，月经不调，赤白带下，渐成崩漏。

禹余粮（烧，醋淬）、白石脂各一两，附子（炮，去皮脐）、鳖甲（去掉边缘的肉质部分，醋炙）、桑寄生、白术、浓朴（去粗皮，制）、当归（去芦）、柏叶（炒）、干姜（炮）各一两，白芍药、狗脊（去毛）各七钱半，吴茱萸（汤泡焙）半两。

将以上各味药物研为细末，炼成如梧桐子大的蜜丸，每服五十丸，空腹，用米汤或温酒服下。

鹿茸丸

主要用于治疗冲任虚损，风寒乘虚而入造成的脉象微弱。症状严重的话还可九关元穴。

鹿茸（炙）、赤石脂、禹余粮各一两，续断二两，柏叶、附子（炮）、熟地黄、当归（酒浸）、艾叶各七钱半。

将以上各味药物研为细末，用酒调和后制成梧桐子大的药丸，每服五十丸，空腹，温酒送服。

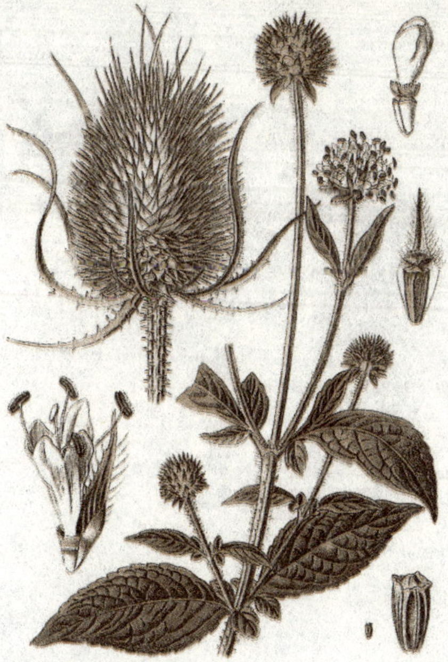

续断植株

味苦、辛，性微温。入肝、肾经。补肝肾，续筋骨，调血脉。治腰背酸痛，足膝无力，胎漏，崩漏，带下，遗精，跌打损伤，金疮，痔漏，痈疽疮肿。

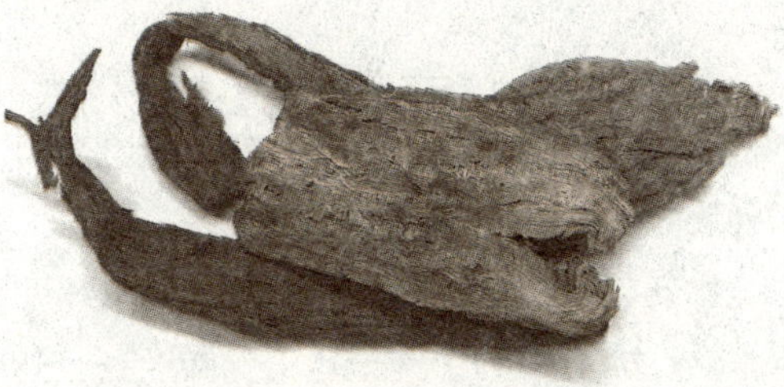

续断

升阳举经汤

主要用于治疗月经不调，右尺脉空虚造成的气血俱脱。

柴胡根、当归根、白术、黄芪（根，去土）各三钱，羌活根、防风根各二钱，红花、白芍药各五分，独活根一钱半，桃仁（去皮尖研）十枚，细辛六分，川芎、熟地黄（水中沉者）、人参（去芦）、黑附子（炮去皮脐）、甘草梢（炙）

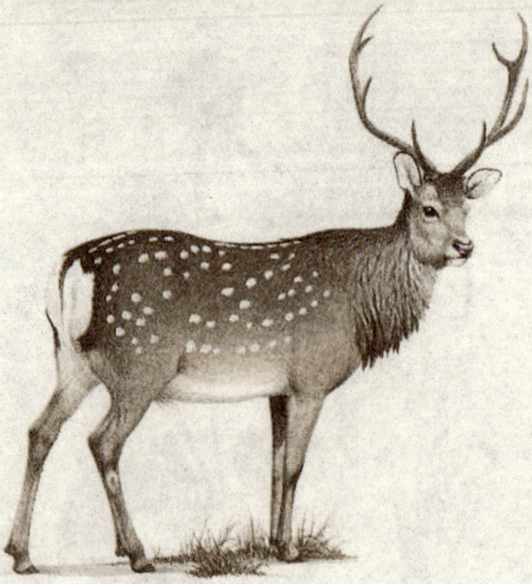

鹿

鹿茸入药，味甘、咸，性温。入肝、肾经。可壮元阳，补气血，益精髓，强筋骨。

各一钱，肉桂（去粗皮，秋冬五分，夏不用）。

将以上各味药物研为细末，每服二钱，用水二盏，煎至八分，空腹温服。

破血调经法

主要用于治疗妇女血脏虚竭，内积瘀血，月经不调，时断时续，腰胯刺痛，小腹胀痛，有硬块，以及少女月经不调或闭经。

红花、紫葳、牛膝、白芷、苏木（捶碎）各一钱，桂心一钱半，当归尾、刘寄奴各二钱、赤芍药三钱，甘草半钱。

将以上各味药物作一服，用水一盅，酒一盅，同煎至一盅后空腹服用。

大玄胡索散

主要用于治疗妇女月经病，产后腰痛，腹胀喘闷，腹内有结块以及一切心腹疼痛。

玄胡索、赤芍药、川楝子（去核）、蓬莪术京三棱（煨）、浓朴（姜制）、当归、黄芩、川芎、桔梗、槟榔各一钱，木香、官桂（去粗皮），甘草各半钱，大黄二钱。

将以上各味药物作一服，用水二盅，煎至一盅，饭前服用。

鳖甲丸

主要用于治疗妇女月经不调，面黄肌瘦，胁部积气疼痛，偶发刺痛等症。

鳖甲（去掉边缘的肉质部分，醋炙）、桂心、京三棱（醋煮，炒）、牡丹皮、牛膝（去苗）、琥珀、诃子（取肉）、桃仁（去皮尖，双仁者，麸炒）、土瓜根、大黄（煨）以上各等份。

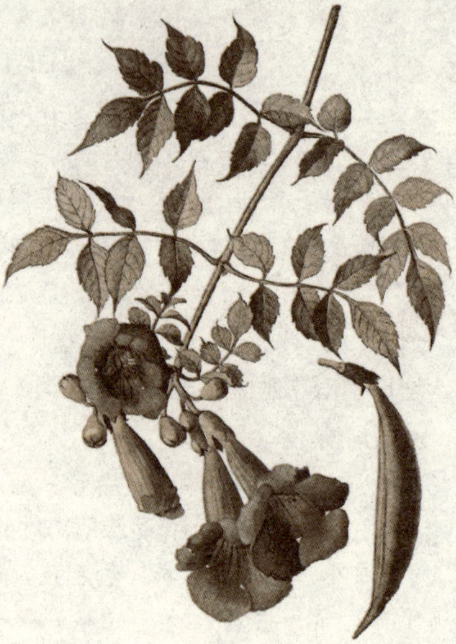

紫薇

性寒，味甘、酸。可行血去瘀，凉血祛风。用于经闭症瘕、产后乳肿、风疹发红、皮肤瘙痒、痤疮。

痛经治疗法

越痛散

经血是用来行血气、通阴阳以调节全身机能的。气血旺盛，阴阳协调则身体各部分都通畅。如果防卫免疫体系虚亏，体内营养不足就会导致血气不足，月经将临，身体就会先疼。

治疗此种病症可用越痛散。

虎骨五铢，茯苓、甘草（根）、防风、白芷、当归、芍药、续断、白术、附子各三铢。

将以上各味药物研为粗末，每服五钱，用二盏，姜五片，枣二枚，煎至一盏，无须定时服用。

桂枝桃仁汤

妇女来月经的时候腹痛，是由于子宫或卵巢经络伤风受冷的原因造成的。如果是手太阳经、少阴经伤风受冷，宜服用温经汤、桂枝桃仁汤。

桂枝桃仁汤，桂枝、芍药、生地黄各二两，桃仁（制）五十个，甘草一两。

上药研为粗末。每服半两，用水八两，加生姜三片，大枣一个，煎至四两，去滓温服。

还可治疗月经来临之前腹痛难忍。

地黄通经丸

如果是忧思气郁而导致的气血不通，宜服用桂枝桃仁汤、地黄通经丸。

地黄通经丸，生地黄三两，虻虫、水蛭、桃仁各五十个。

上为细末，炼蜜为丸，如梧桐子大。每服五丸，酒送下。未效，加至七丸。

万病丸

如果经水中杂见血块，宜服用万病丸。

干漆（杵碎，炒烟尽）、牛膝（去苗，酒浸一宿，焙干）各一两。

以上两味药物研为细末，加在一升生地黄汁中，然后放入银器内慢火熬至可调和成丸时止，丸如梧桐子大，每服二丸，空腹，用米汤或温酒送服。

如果是因为思虑过重伤到脾脏而造成的月经不调，宜服用四物汤加人参、白术；如果是因为郁怒过重伤到脾胃而造成的月经不调，宜服用逍遥散。

女性月经期间腹痛，平时也腹痛大都是由于气血不通造成的。欲调其血，先调其气，调气可服用四物汤加吴茱萸半钱、香附子一。

抑气丸

主要用来治疗经前腹痛。

四物汤加玄胡索、陈皮、牡丹皮、甘草。

重度疼痛宜用豆淋酒送服，轻度疼痛用童子尿煮过后与香附、条芩制成药丸服用。

经前疼痛还可服用四物汤加桃仁、香附、黄连进行治疗。

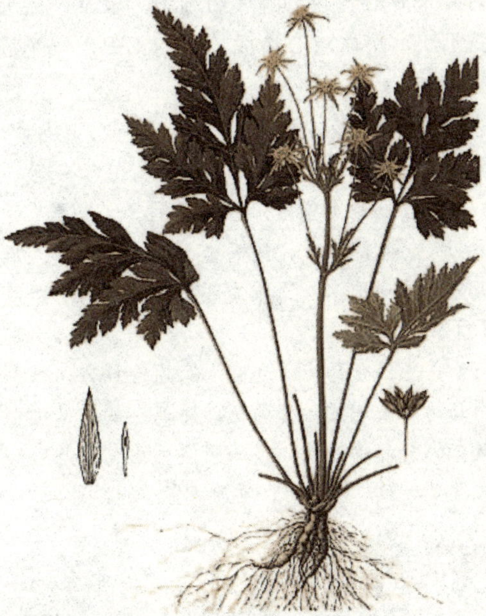

黄连

味苦，性寒。入心、肝、胃、大肠经。可以泻火，燥湿，解毒，杀虫。

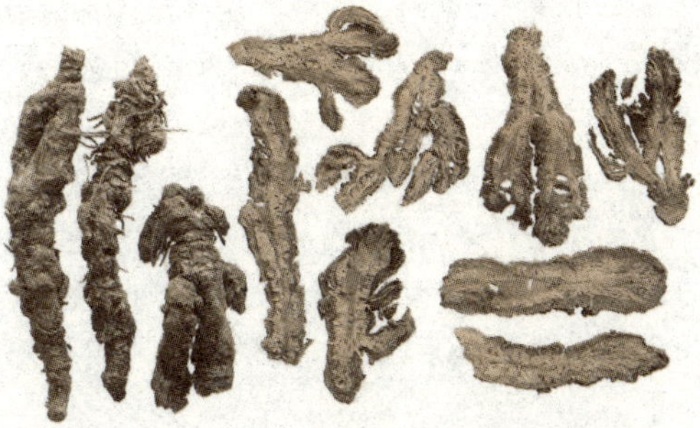

黄连

八物汤

主要用于治疗气血淤积导致的临经疼痛，脐腹绞痛等症。

川芎二钱，当归、芍药、熟地黄各二钱，木香、槟榔、玄胡索、苦楝（碎、炒焦）各一钱。

将以上各味药物作一服，用水二盅，煎至一盅，饭前服用。

琥珀散

主要用于治疗妇女经水不通，淤积不下，月经来时心、腹、脐疼痛难忍，以及产后恶露不快，瘀血攻心造成的迷闷不省，气绝欲死等症。

京三棱、蓬莪术、赤芍药、刘寄奴、牡丹皮、熟地黄、官桂、菊花、真蒲黄、当归各一两。

以上药物中前五味用黑豆一升，生姜半斤（切片），米醋四升，同煮至豆烂后焙干，入后五味，同研成末，每服二钱，温酒调过后空腹服下。

关于这个药方，还有一个祖传秘方，就是用乌药、玄胡索代替菊花、蒲黄。如果是由血气原因引起的经痛，只一服便可治愈。产后瘀血冲心，服二服即可，常服尤佳。

交加散

主要用于治疗血气不和导致的经血浑浊，腹痛等症。

生姜（捣汁，存滓）、生地黄（取汁，存滓）各二斤，白芍药、当归、桂心各一两，红花（炒，无瘀血不用）、没药（另研）各半两，玄胡索（醋纸包，煨热，用布擦去皮）、蒲黄（隔纸炒）各一两。

将以上各味药物，用地黄汁炒生姜滓，生姜汁炒地黄滓，然后分别焙干，研为细末，每服三钱，温酒调和后服下。如果经期不正常，用苏木煎酒调和后服下；如果腰疼，用糖酒服下。

另，妇女血气不通，气多血少，经脉不调，腹内疼痛，产后伤风。

生地黄、黄芪、生姜各五两，各研取汁。

将以上各味药物相互取汁后浸泡一宿，然后炒黄，研为细末。如果是平常腹痛，用酒调和三钱服用即可，产后妇女调养血气尤不可缺。

交加地黄丸

主要用于治疗妇女月经不调，气结血积，肚腹疼痛。

生地黄（捣汁，存滓）、老生姜（捣汁，存滓）各一斤，玄胡索、当归、川芎、芍药各二两，明没药、木香各一两，桃仁（去皮尖）、人参各半两，香附半斤。

将以上各味药物研为细末，先以生姜汁浸地黄滓，以地黄汁浸生姜滓，然后晒干（皆以汁尽为度），同醋调和后做成药丸，空腹用姜汤服下。

玄胡索汤

主要用于治疗妇女、少女七情伤感造成的血气不和，心腹作痛，或是腰胁、背部刺痛（严重时会出现抽搐现象）；其他一切由于血气原因引起的疼痛，也可用此方治疗。

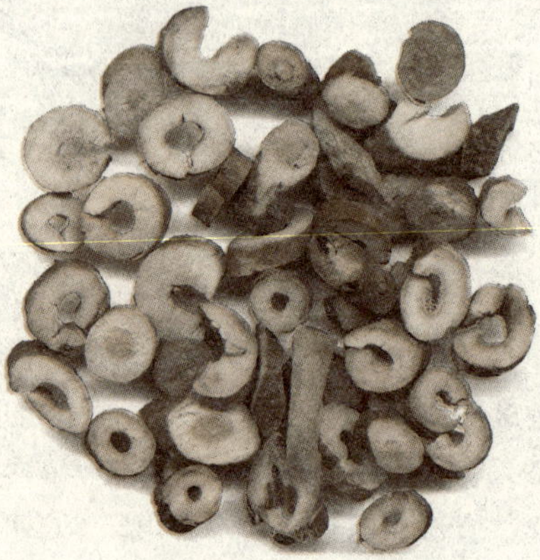

牡丹皮

为牡丹的干燥根皮，味苦、甘，性微寒。归心、肝、肾经。能清热凉血，活血祛瘀。

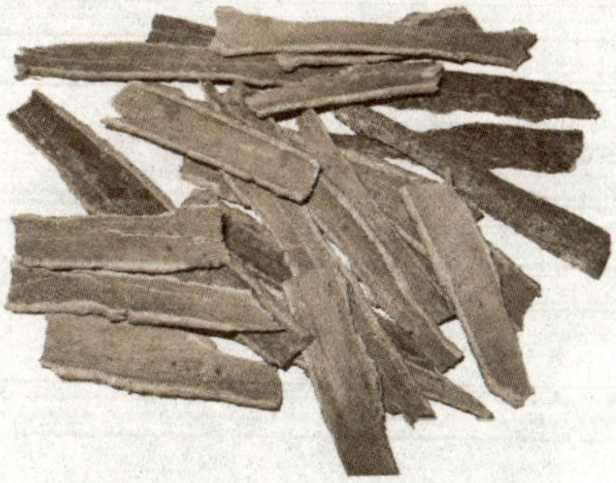

桂皮

味辛，性温。入心、肝、脾、肾四经。暖脾胃，散风寒，通血脉。治腹冷胸满，呕吐噎膈，风湿痹痛，跌损瘀滞，血痢肠风。

当归（去芦，酒浸，锉，炒）、玄胡索（炒去皮）、蒲黄（炒）、赤芍药、官桂（不见火）各半两，子姜、黄芪（洗）、乳香、没药、木香（不见火）各三钱，甘草（炙）二钱半。

以上各位药物切片后捣碎，每服四钱，用水一盏半，生姜七片，煎至七分，去掉渣滓后饭前温服。如果上述症状中并发呕吐，可在此方中加入半夏、橘红各半两。

体内瘀血，可用下列药物治疗：

香附子（醋煮）四两，桃仁（去皮尖）、牡丹皮、大黄（蒸）、当归各一两，川芎、红花各半两，瓦龙子（煅，醋煮一昼夜）二两。

将以上各味药物做成梧桐子大的药丸，空腹，温酒服下三五十丸。

三神丸

主要用于治疗少女因为血气相搏造成的腹中刺痛，向上攻心，经水过少，月经不调，经来疼痛等症。

橘红二两，玄胡索（去皮，醋煮）、当归（去芦，酒浸，锉，略炒）各一两。

将以上各味药物研为细末，用酒煮过后与米调和成如梧桐子大的药丸，每服七十丸，渐渐加大至一百丸，空腹，用艾汤送服（米汤亦可）。

柴胡丁香汤

主要用于治疗妇女月经来临之前肚脐、腰腹疼痛，经期缩短两三天等症。

柴胡、羌活、丁香、全蝎、当归（身）、生地黄。

将以上各味药物用水四盏，煎至一盏，去渣，饭前温服。

没药除痛散

主要用于治疗伤风寒邪引起的腹痛。

蓬莪术（炮）一两，当归（焙）、玄胡索、五灵指、肉桂（去粗皮）、良姜（炒）、蒲黄（炒）、甘草（炙）、没药各半两。

将以上各味药物研为细末，每服五钱，温酒调和后服下。

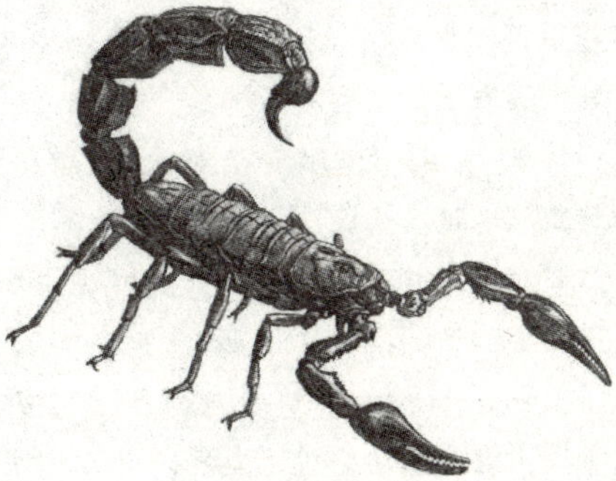

蝎子

味咸、辛，性平，有毒。入足厥阴经。可祛风，止痉，通络，解毒。疗诸风瘾疹，及中风半身不遂，口眼歪斜，语涩，手足抽掣。

有一位三十岁的妇女，每次洗过澡之后都要用冷水淋身，后来又受到过一次大的惊吓，从此每次来月经之前小腹就会疼痛难忍，口吐涎水，疼痛直到六七天后月经过完才止住，虽然她也到处求医问药。我在给她把过脉后开出了药方：

香附三两，半夏二两，茯苓、黄芩各一两半，枳实、玄胡索、牡丹皮、人参、当归、白术、桃仁各一两，黄连七钱，川楝、远志、甘草各半两，桂三钱，茱萸一钱半，分十五服，加入生姜汁与两蚬壳同煎后温服，吃过药后用热水洗浴，洗到出汗为止。

治疗期间忌当风坐卧，手足见水，吃生冷食物，这位妇女在服用了三十服药后痊愈了。

除此之外，加味乌沉汤也可以用来治疗妇女月经将要来临的时候脐腹疼痛。

乌药、缩砂、木香、玄胡索各一两，香附（炒去毛）二两，甘草一两半。

将以上各味药物细锉，每服七钱，用水一盏半，生姜三片，煎至七分后温服，无须定时。

有位二十多岁的妇女，身材瘦小，月经或前或后，月经将临时小腹疼痛，恶寒喜热，经水呈紫色，平常受了伤寒小腹也疼痛不已。我为她详细诊断过之后确定这是血热造成的。

酒煮黄连四两，香附、当归（身、尾各二两），五灵指一两，之后研为细末，与粥调和成药丸后让其空腹服下，之后渐渐痊愈。

一位二十一岁的妇女，大热天里行经时也是腹痛如割，难以忍受，意欲求死。

酒煮黄连半斤，炒香附六两，五灵脂半炒半生三两，当归（身、尾）二两，之后研为细末，与粥调和后做成药丸，空腹，用米汤服下三四钱。

服用了五六料之后过了九年，此女生了一个孩子。又过了四年，连续两个月经水不断，腹内微疼，再次服用此方后病愈。

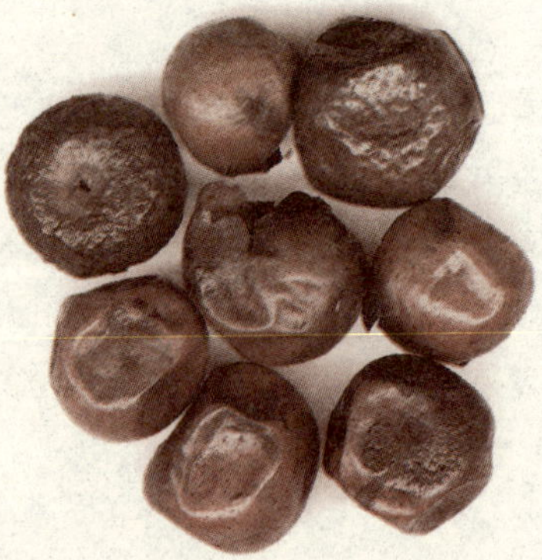

川楝子

味苦，性寒，有小毒。归肝、小肠、膀胱经。舒肝行气止痛，驱虫。用于胸胁、脘腹胀痛，疝痛，虫积腹痛。

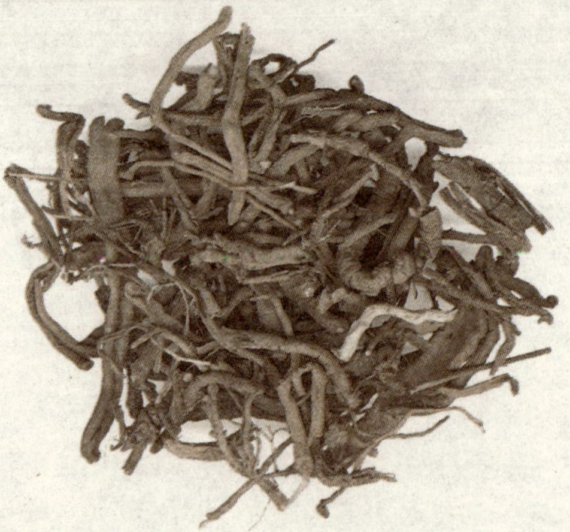

远志

味苦、辛，性温。入心、肾经。安神益智，祛痰，解郁。治惊悸，健忘，梦遗，失眠，咳嗽多痰，痈疽疮肿。

妇女患有泄泻的疾病时也会引起一些经期病症。

有位妇女每次来月经之前必是先腹泻三日，汪石山为其诊脉之后发现其脉象微弱，有脾虚的症状。脾能统摄周身血液、调节血液循环，能把饮食中的精气、津液上输于肺，然后再输布于其它脏腑以化生血气。脾虚则经血不能正常来临，经前腹泻应当先治脾虚。可以服用参苓白术散，每服二钱，每天用米汤服用二三次，连服一月左右症状即可好转。

人参、白术、白扁豆（姜汁炒）、白茯苓、山药、一钱半，甘草、桔梗、苡米、莲肉（去心）、川芎、当归一钱。

▶ 月水不断的调理

妇女经水不断，淋沥无时，有的是因为劳损气血伤了冲任而造成的，有的是因为气虚不能摄血造成的。如果月经时有时无，小腹疼痛，脉象微弱，这是寒热邪气侵入子宫造成的，并非虚弱的原因。

上述症状如果郁结体内伤到脾，可服用归脾汤进行治疗；如果伴随发怒的情况伤到了肝，可服用逍遥散进行治疗；由伤肝引起的肝火妄动，可服用加味四物汤进行治疗。

另外，由脾气虚弱引起的经水不断，宜服用六君子汤；由元气下陷引起的经水不断，宜服用补中益气汤；由热伤元气引起的经水不断，宜服用补中益气汤加五味、麦门、炒黑黄柏。

六君子汤，人参、白术、茯苓、甘草、半夏、神曲、没石子各等分。

归脾汤，也叫加味归脾汤。白术、当归、白茯苓、黄芪（炒）、龙眼肉、远志、酸枣仁（炒）各一钱，木香五分，甘草（炙）三分，人参一钱。

有一个叫钱思习的儒者，他的老婆已经三十多岁了，可是俩人仍然没有孩子。原因就是其妻月水总是淋沥不断，俩人已经很长时间没有同房。钱思习想要再娶一房，就向我征求意见。我听过他的描述后明白了病因：这是由于此女子长期郁闷、生气造成的。怒伤肝，脾虚生火，治疗此病应当清肝火、补脾气。于是王翰林就开了加味归脾汤、逍遥散共四剂送到钱思习的家中，并且告诉他老婆：你将这些药吃下后病就会好，以后还能够怀孕，钱思习也就不用再娶二房了。钱思习的老婆服完此药后果然病愈，第二年便生下了一个男孩。

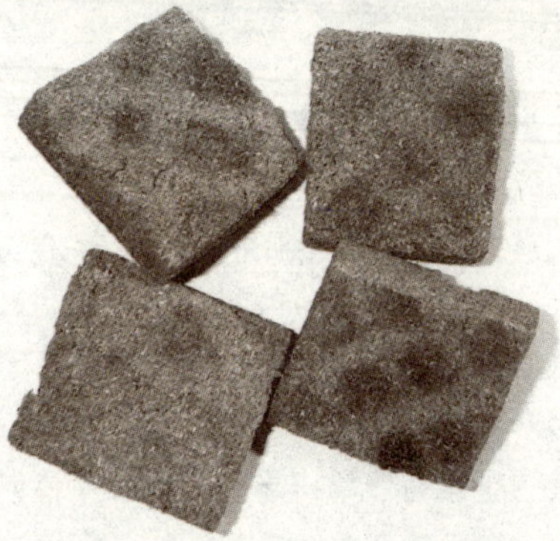

神曲

可以化水谷宿食，消解积滞，健脾暖胃。

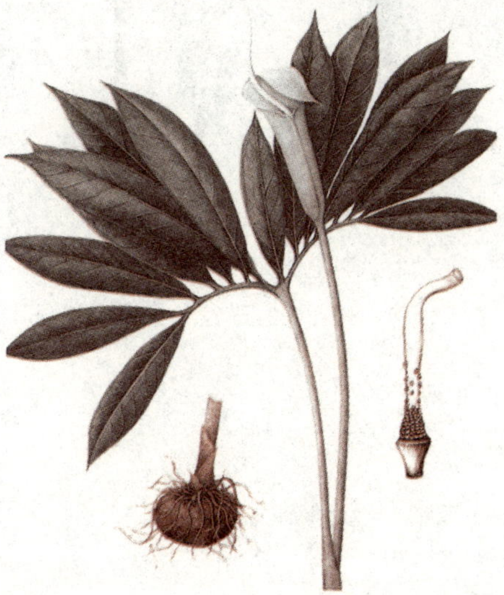

半夏植株

块茎入药，味辛，性温。有毒。归脾、胃、肺经。内服能燥湿化痰，降逆止呕，消痞散结；外用消肿止痛。

有位妇女性急，每次发怒的时候不是太阳穴、耳、颈、喉、齿、胸、乳作痛就是胸胀吞酸，吐泻少食，经行不止，这些都是肝火之症。我先为她开了四物汤加白术、茯苓、柴胡、炒栀、炒龙胆，用来清肝养血；之后又让其服用四君子汤加柴胡、芍药、神曲、吴茱萸、炒黄连，用来养肝。

病人其他病症都好了之后月经却还是不能止住，这是由于脾虚不能摄血造成的。我又为其开了逍遥散（其中白术、茯苓、陈皮加倍），辅之以补中益气汤中的各味药物加酒炒芍药，服用过后病人痊愈。

四君子汤，人参（去芦）、白术（去芦）、茯苓（去皮）、黄芪（蜜炒）、川芎、陈皮、半夏（姜制）、天麻、桔梗（去芦）、白芷、当归各等分，甘草减半。

加生姜一片，大枣一枚，水煎，温服。

胶艾汤

主要用于治疗劳伤血气，冲任虚损造成的经水过多，淋沥不断。

阿胶（炒）、川芎、甘草（炙）各二两，当归、艾叶（炒）各三两，熟地黄、白芍药各四两。

以上各位药物切片后捣碎，每服半两，用水煎过后服用。有的药方中加有黄芪。

续断丸

主要用于治疗经水不断，口干心烦，四肢羸乏，饮食减少。

川续断、当归、乌贼骨、黄芪、牛角（烧）、五味子、甘草、龙骨（研）、赤石脂、熟地黄各一两，地榆半两，艾叶、附子、干姜、川芎各七钱半。

将以上各味药物研为细末，炼成梧桐子大的蜜丸，每服三十丸，用温酒空腹服下。

禹余粮丸

主要用于治疗身体发冷，经水不断，面黄肌瘦，虚烦少食。

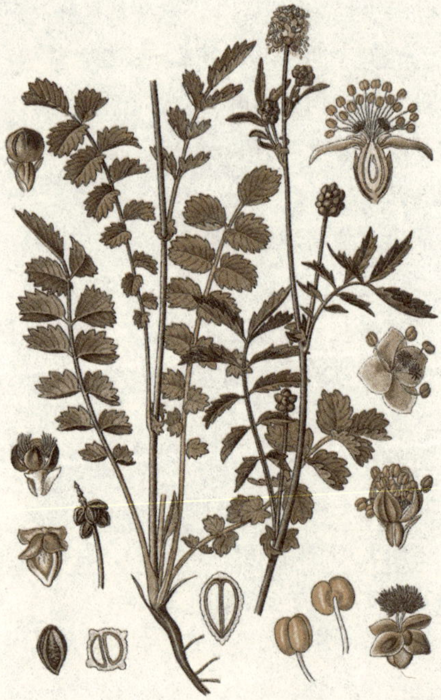

地榆

味苦酸，性寒。入肝、大肠经。可凉血止血，解毒敛疮。用于便血，痔血，血痢，崩漏，水火烫伤，痈肿疮毒。

禹余粮二两，鹿角胶（粉炒）七钱半，紫石英、续断、赤石脂、熟地黄、黄芪、川芎各一两，干姜、黄芪、艾叶、柏叶（炒）、当归（炒）、人参、白茯苓各半两。

将以上各味药物研为细末。炼成梧桐子大的蜜丸，每次三十丸，空腹，用米汤服下。

牡蛎丸

主要用于治疗血海虚损引起的月水不断。

牡蛎粉、赤石脂、代赭石各一两，阿胶、川芎、当归、鹿茸、续断、干姜各三两，甘草二钱半。

将以上各味药物研为细末，炼成梧桐子大小的蜜丸，空腹，用温酒送下。

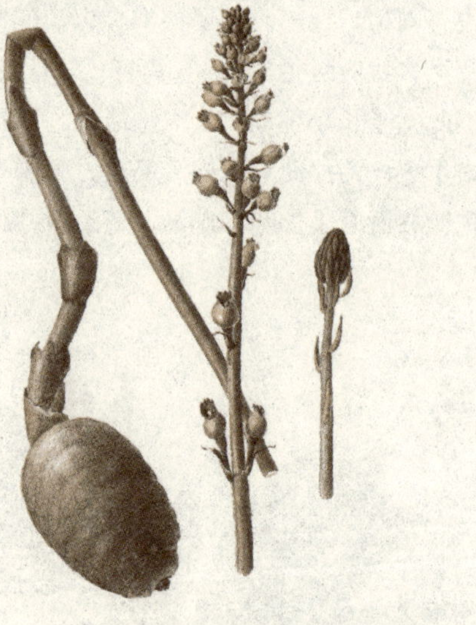

天麻

干燥块茎入药，味甘，性平。归肝经。能息风止痉，平抑肝阳，祛风通络。

经验方

主要用于治疗经血不止。

黄芩五分，当归、柏叶、蒲黄各四分，生姜二分，艾叶一分，生地黄二十四分，伏龙肝十二分。

将以上各味药物切片后捣碎，用水二升，煎后取八合，分两次服下。

还有一个治疗经血不止的方子是这样说的：妇人经血久淋漓，旧蕊莲蓬烧作灰，热酒一杯调八字，自然安乐更无疑。

另外一个治疗经血不止的方子是将莲蓬壳、拒霜花二味等份研为细末，每服二钱，空腹用米汤服下。

伏龙肝散

主要用于治疗血气劳伤，冲任脉虚，经血不定时的流下，有的如黑豆汁，有的结成血块，有的杂见五色，或者脐腹受冷疼痛后月经不止。

伏龙肝、麦门冬（去心）、赤石脂各一钱，熟地黄、黄芪、艾叶（炒）各一钱半，当归（去芦，炒）、川芎各二钱半，肉桂（去粗皮）、干姜（炮）、甘草各半钱。

将以上各味药物作一服，用水二盅，红枣二枚，煎至一盅后饭前服下。

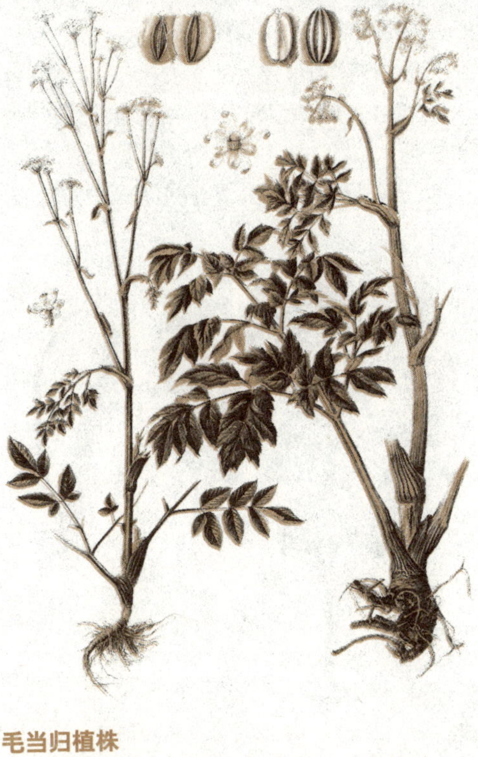

毛当归植株

其干燥根即为“独活”，味辛、苦，性微温。归肾、膀胱经。能祛风湿，止痛，解表。

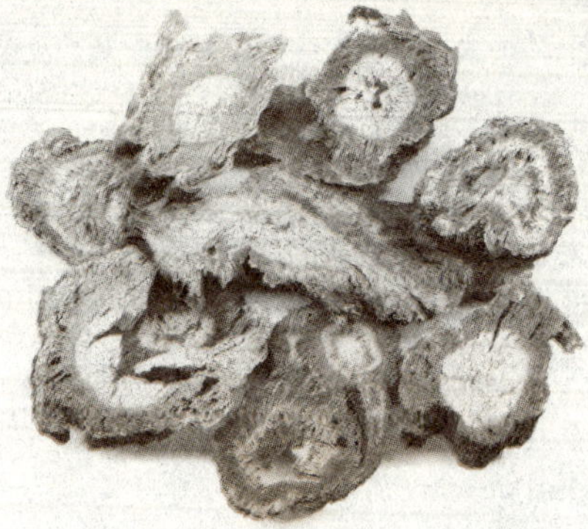

独活

固经丸

主要用于治疗经水过多、经水不止。

黄柏三两，龟版（炙）四两，黄芩二两，白芍药三两，樗根皮一两半，香附子（童便制）一两半。

将以上各味药物研为细末，用酒调和后做成梧桐子大的药丸，每次饭前用白水服下五七十丸即可。

▶ 月水不利的调理

妇女经水不畅或者闭经，大都是因为劳伤气血，身体虚弱，风邪、寒冷侵入子宫，伤了冲任之脉的缘故。如果病人有寸脉弦，关脉沉，腹痛，孔窍生疮等症状，是肝上有病。如果病人有尺脉滑，血气实，经络不通，小腹疼痛并发腰痛等症状，则是气攻胸膈造成的。

补肝散

上述症状属肝胆二经发生病变引起的，肝胆二经互为表里，发怒、生气比较容易使肝胆受到伤害。如果是肝胆受了风热，需要用补肝散进行治疗；如果是血虚，需要用四物汤加酸枣仁进行治疗。

补肝散，山茱萸肉、当归、五味子（炒，杵）、山药、黄芪（炒）、川芎、木瓜各半两，熟地黄、白术（炒）各一钱，独活、酸枣仁（炒）各三钱。

上药为末，每服五钱，加大枣数枚，水煎服。

牛膝散

主要用于治疗经水不畅，闭经，脐腹作痛，小腹疼痛并发腰痛，气攻胸膈等症。

牛膝（酒制）一两，桂心、赤芍药、桃仁（去皮尖）、玄胡索（炒）、当归（酒浸）、牡丹皮、木香各七钱半。

将以上各味药物研为细末，每服一钱，空腹，用温酒调和后服下。

牡丹散

主要用于治疗经水不畅，闭经，脐腹疼痛，不思饮食等症。

牡丹皮、大黄（炒）各一两，赤茯苓、桃仁、生地黄、黄芪、当归、桂心、赤芍药、白术各七钱半，石韦（去毛）、木香各半两。

将以上各味药物切片后捣碎，每服三钱，用一盏水姜三片，煎七分后空腹温服。

养荣汤

主要用于治疗妇女血海虚弱，心中恍惚，身发虚热，惊悸，经水不畅，闭经等症。

白芍药、川芎、熟地黄、黄芪、姜黄、当归、川姜、青橘皮、五加皮、牡丹皮、海桐皮、白芷各等份。

以上每服五钱，用水一盏半、生姜五片、乌梅一个，煎至一盏后温服，无须定时。

▶ 过期不止的调理

《产宝》上说男子生于寅，寅属木，阳中有阴；女子生于申，申属金，阴中有阳。男子以气为主，气尽则阳精痿；女子以血为主，血终则经水绝。如果女子任冲脉虚衰，劳伤过度，喜怒无常，又被邪气攻冲，经水便会当止不止而崩下。

当归散

主要用于治疗妇女绝经后月经又来，由于经脉不匀造成的三四个月不行经，或者一个月内经水再至等病症。

当归、川芎、白芍药、黄芩（锉，炒）各1两，白术半两，山茱萸一两半。

上药捣筛为散，温服。

芩心丸

主要用于治疗妇女四十九岁之后又来月经，或者月经过多，难以止住等症。

黄芩心枝条二两，用淘米水浸泡七日，炙干，再浸再炙，反复七次，之后研为细末，用醋调和成梧桐子大的药丸，每服七十丸，空腹，用温酒送服，每日两次。

茸附汤

主要用于补任冲，调血气。

干姜四两，肉桂（去粗皮）、附子、龙骨（生用）、防风各一两，牡蛎、当归各二两，鹿茸（酒炙）三两。

以上每服半两，用水二盅，煎至八分后温服。

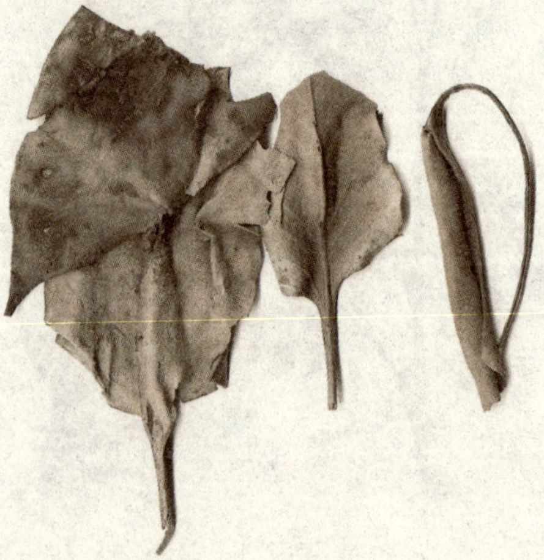

石韦

为植物石韦的干燥叶，味甘、苦，性微寒。归肺、膀胱经。能利尿通淋，清肺止咳，凉血止血。

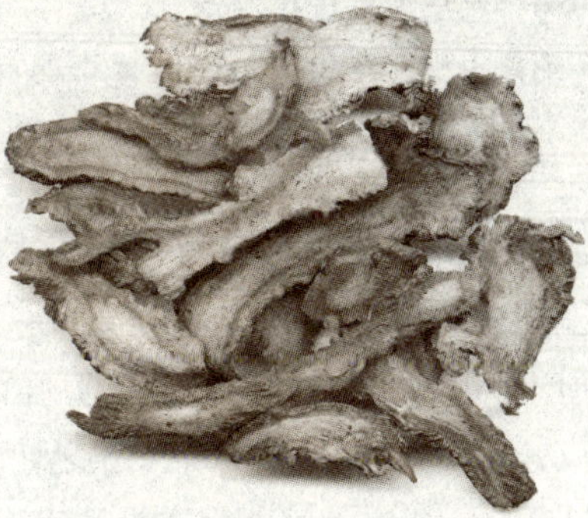

当归

性温，味甘、辛。入肝、心、脾经．可补血活血，调经止痛，润肠通便。

补中川芎汤

主要用于治疗风虚冷热，劳伤冲任，月经不调，血崩，产后失血过多，虚羸腹痛，妊娠胎动不安，偶有下血等症。

当归、干姜（炮）各三两，川芎（蜜炙）、黄芪、甘草（炙）、吴茱萸（炮黄）、杜仲（炒）熟地黄、黄芪、人参各一两。

将以上各味药物每服三钱，用水一盅半，煎一盅后空腹服下。

肝肾虚热引起的上述症状，宜服用当归散。肝血虚热，宜服用四物汤加柴胡、栀子、牡丹皮；肝火内动，宜服用小柴胡汤加山栀、丹皮；肝火血燥，宜服用加味逍遥散；脾经郁火，宜服用加味归脾汤；肝脾郁火，宜服用归脾散和逍遥散；肝肾亏损，宜服用归脾散和六味散。

经闭不行有妙方

金代医学家张元素说：女子不来月经，应该先泻心火，心火泻，血自下。

《内经》上说，胃肠发病会延及心脾，心主血，脾主味，心脾有病则精血虚衰，男子会出现精少的现象，女子则会月经闭止。

《内经》上又讲：女子不来月经，主要是由分布在子宫上的脉络不通引起的。

冲、任二脉起于心，落于子宫，如果血气向上攻入肺中，就会造成心气不能下通，心气不下通，月经自然不来。治疗这种病症应该先服降心火的药，然后服用《局方》中五补丸，最后用卫生汤治脾养血。

▶ 补血泻火法

五补丸

主要用来补诸虚，安五脏，坚骨髓，养精神。

熟地黄、黄芪、人参、牛膝（酒浸，去芦，焙干）、白茯苓、地骨皮各等份。

将以上各味药物研为细末，炼成梧桐子大的蜜丸，每服三五十丸，空腹，温酒服下。

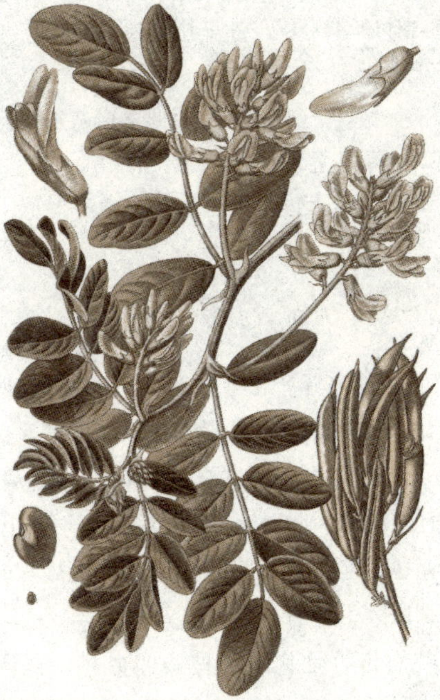

黄芪植株

干燥根入药，性温，味微甘，有升阳，固表止汗，排脓生肌，利水消肿，安胎益血的作用。

卫生汤

具体配方及服用方法如下：当归、白芍药各二两，黄芪三两，甘草一两。

将以上各味药物研为细末，每服半两，用水二盏，煎至一盏后空腹温服。如果身体虚弱，可加入人参一两。

以上是张元素治疗血枯的方法，主要就在于补血、泻火。补血，可以服用四物汤之类的。泻火的方法则要具体情况具体分析。火在上是由劳心引起的，应服用黄芩、黄连及三和之类的药物进行治疗（三和就是四物汤、凉膈散、当归等份入药）；火在中是由胃引起的，应服用调胃承气类的药物进行治疗；火在下则容易大小便秘涩，应服用玉烛散之类的药物进行治疗。总的来说，张元素治疗血枯的办法是先服用降心火的药物，比如黄芩、黄连、三和、玉烛之类的，然后再服用五补丸、卫生汤之类的补气之剂。

凉膈散，黄芩、黄连、栀仁（各酒炒）、连翘、桔梗、甘草各等分，薄荷叶半钱。

上为散，水煎服。

玉烛散，当归、川芎、熟地、白芍药、大黄、芒消、甘草各等份。

以上诸药上锉，水煎去滓，空腹时服。

▶ 治血枯大法

《黄帝内经·素问》记载，黄帝问岐伯：有位病人胸胁胀满，妨碍进食，病情严重的时候嗓子里会涌出一股腥臊的臭味，鼻流清涕，并且伴有唾血，四肢清冷，目眩，大小便出血，月经量少以至闭经等症状，这是什么病呢？是由什么原因引起的呢？

岐伯告诉他说，这种病叫血枯，是因为人年少时曾经有过大出血的情况导致的气竭肝伤，所以会造成月经量少或者不来。

黄帝又询问治疗的方法，岐伯告诉他，应用四乌鲗骨一芦茹丸进行治疗。

乌鲗骨四份、芦茹一份，与麻雀卵调和后制成如小豆大的药丸，每次五丸，空腹，鲍鱼汁服下。

乌鲗骨补肾益精，收敛止血，并可通血脉，治女子经闭；芦茹活血通经，治女子经水不通；麻雀卵能益精血，调冲任；鲍鱼汁养肝化瘀。组合成方，共奏益精补血，止血化瘀之效。

河间《宣明论方》上也有关于治疗血枯的办法。

乌贼骨、芦茹各等份，雀卵不拘数，和丸小豆大，每服五至十丸，用鲍鱼汤煎过后服下，每日三次，饭后服用。

以上是岐伯和河间治疗血枯的方法。

沈丹溪治疗血枯也有独特的方法。

四物汤加桃仁、红花。如果是由阴虚经脉久不通造成的，并且伴有小便短涩，身体疼痛的症状，可以四物加苍术、牛膝、陈皮、生甘草作汤服用。还有一种治疗血枯的方法是用苍耳、酒、芍药调和为丸，与苍莎丸同煎后服下。

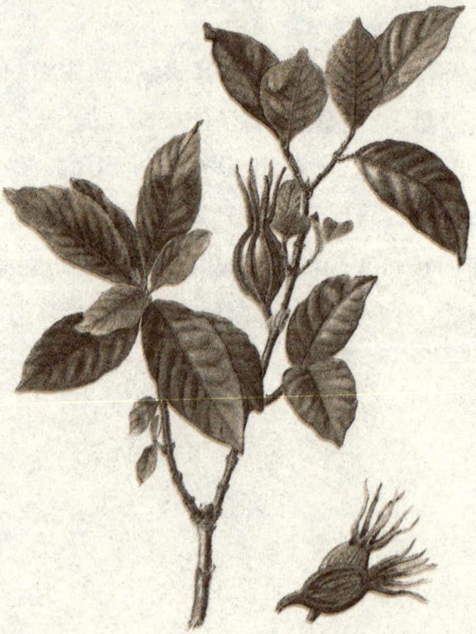

栀子

干燥成熟果实入药，味苦，性寒。归心、肺、三焦经。能泻火除烦，清热利湿，凉血解毒。

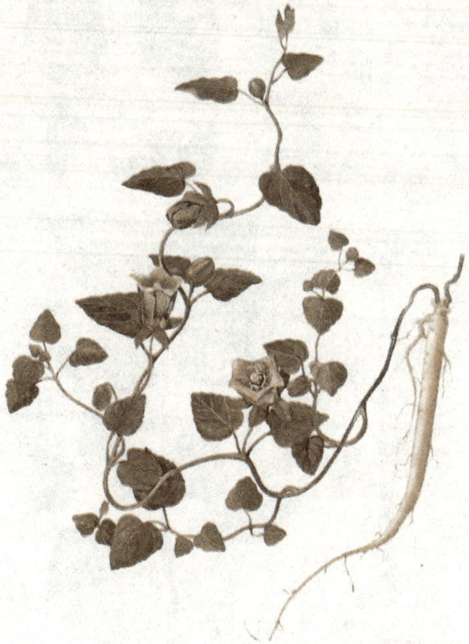

党参

味甘，性平。入手、足太阴经气分。补中，益气，生津。治脾胃虚弱，气血两亏，体倦无力，食少，口渴，久泻，脱肛。

▶ 补中益气法

经水为阴血，属冲任二脉，上行成为乳汁，下行成为经水。月经方面出了问题是由多种原因引起的。有因为脾虚不能生血引起的；有因为郁积伤脾，气血耗损引起的；有因为脾胃损而血少引起的；有因为劳伤心而血少引起的；有因为怒伤肝而血少引起的；有因为肾水不能生肝而血少引起的；有因为肺气虚不能行血引起的。

治疗的时候应该根据具体情况对症下药。因为脾虚而不来月经，需要调理过后再进行补养；因为脾郁而不来月经，应先化解郁积然后再进行补养；因为胃内生火不来月经，需要清火后再进行补养；因为脾胃受损而不来月经，需要先温和脾胃再进行补养；因为劳伤心血而不来月经，需要静休后再进行补养；因为怒伤肝而不来月经，需要调和心态后再进行补养；因为肺气虚而不来月经，应先补脾胃再进行补养；因为肾虚而不来月经，应先补脾肺再进行补养。

《黄帝内经》上说，肺受到损伤的，应该补气益气；心受到损伤的，应该调理荣卫；脾受到损伤的，应该调理饮食，使之适合脾的寒温；肝受到损害的，应该缓和情绪；肾受到损

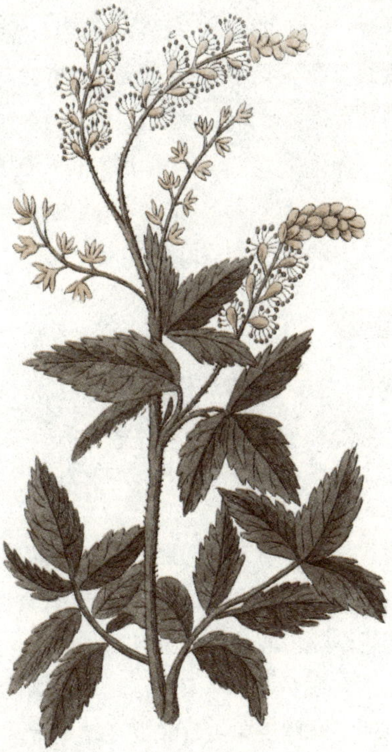

升麻植株

干燥茎根入药，味甘、辛、微苦，性凉。入肺、脾、胃经。升阳，发表，透疹，解毒。

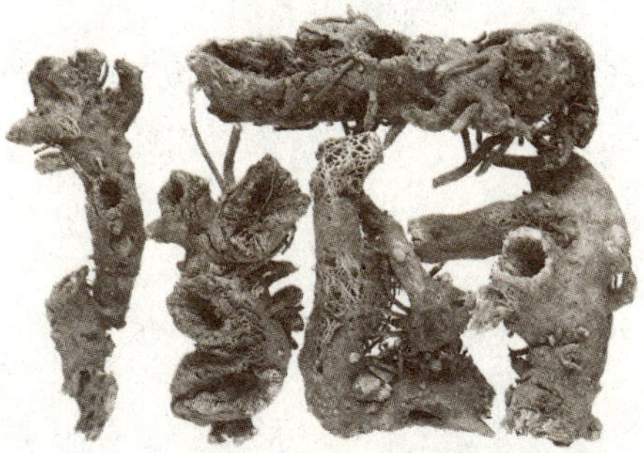

升麻

害的，应该养好精神。根据具体的病症进行治疗，就能做到准确无误。下面是一些病例，通过这些病例我们可以更好的了解补中益气对于治疗经闭不行的重要作用。

有位妇女不思饮食，饱闷发热，服用过人参养胃汤之后病情更加严重。后又服用木香槟榔丸，出现腹泻吐痰，腹中成块的病症，但是稍微能吃些东西了。之后服用了二陈、黄连、浓朴之类的药物，病症非但没有减轻，反而又出现了腹胀不食，月经不至的现象。我为她诊断过之后确定这些病症是由于胃气亏损造成的，就为她开了补中益气加茯苓、半夏三十余剂。病人服用过之后脾胃恢复了健康，与之相关的疾病也被祛除了，又服过二十余剂之后月经自行。

补中益气丸

黄芪（蜜炙）四两、甘草（蜜炙）三两、党参、白术、当归、升麻、柴胡、陈皮各二两。

以上八味，粉碎成细粉，过筛，混匀，神曲糊为丸。

有位妇女饮食过后腹胀、吞酸，服用了枳术丸之后吞酸现象更加严重，而且饮食渐少，胸膈胀满，腿内酸痛，怕见风寒。服了一剂养胃汤之后，腿内作痛；又服了一剂之后腿部、膝部出现了浮肿现象，月经也开始不行。王翰林为她诊断过之后认为此病是郁结伤脾，脾虚湿热下注造成的，于是就为她开了如下药方：早晨服用四君、二陈、川芎、归，午后服用越鞠丸。吃过这些药之后这位妇女饮食渐进，其他病症也逐渐痊愈。之后这位妇女又服用了归脾汤、八珍汤，两个月之后月经恢复了正常。

八珍汤

当归、赤芍、川芎、熟地黄、人参、白茯苓、甘草、砂仁等份。

上药加生姜三片，大枣二枚，水煎服。

有位妇女性格沉郁多虑，闭经，胸闷少食，

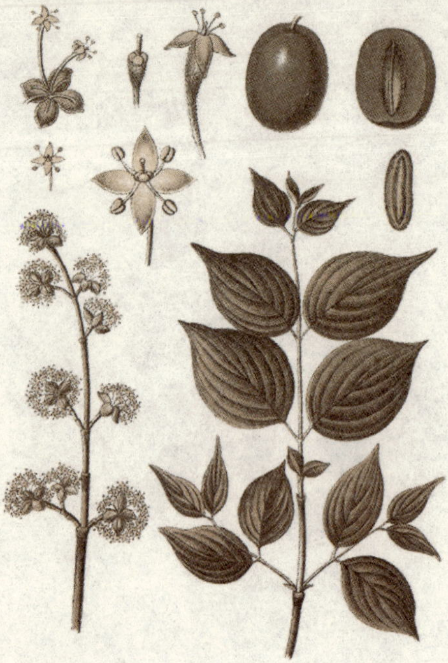

山茱萸植株

成熟果实入药，味酸，性微温。入肝、肾经。可补肝肾，涩精气，固虚脱。治腰膝酸痛，眩晕，耳鸣，阳痿，遗精，小便频数，肝虚寒热，虚汗不止，心摇脉散。

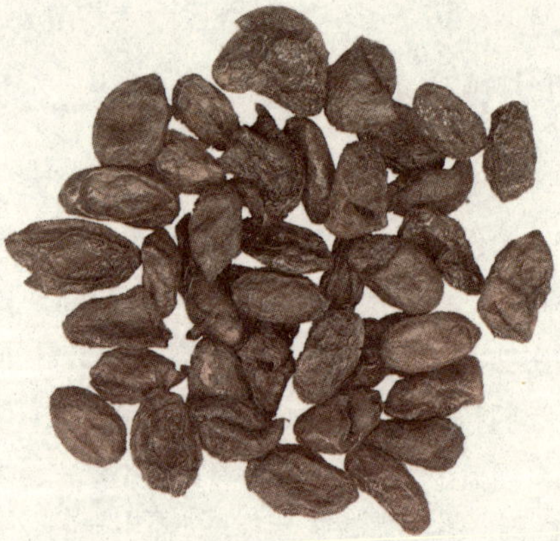

山茱萸

有时发胀，有时吞酸。王翰林为其诊断过之后认为此病是中气虚寒引起的，为她开了补中益气丸加砂仁、香附、煨姜，二剂，服用过后胸膈不再闷胀，也能进些饮食了。之后又服用了六君子汤加川芎、当归、贝母、桔梗、生姜、大枣数剂，脾胃恢复了健康，月经也变的正常了。

有位妇女一向有胃火，服用过清胃散之

后就好了。后来因为劳役，加之燥渴内热，引发了肌肉消瘦、月经不行等一系列病症。王翰林为其诊断过后认为此病是胃火消烁阴血造成的，为她开了逍遥散加丹皮、炒栀以清胃热，又让其服用八珍汤加茯苓、远志以养脾血，服过之后月经就恢复了正常。

有位妇人患有疟症已经很长时间了，形体怯弱，体内发热（每到下午三至五点更甚），自汗盗汗，不思饮食，月经不来。王翰林为其诊断过后认为此病是因虚而致疟，因疟而闭经，让她服用过地黄通经丸之后虚症全部消失，又服用过补中益气及六味地黄丸百余剂之后疟症也消失了，月经恢复了正常。

六味地黄丸

熟地黄三两，山茱萸（制）一两半，牡丹皮、山药、茯苓、泽泻各二两，

以上六味，粉碎成细粉，过筛，混匀，炼蜜为丸。

有位妇女患有疟症已经很长时间了，每当疟症发作期间月经便不来，身体虚空，头痛懒食，大便如泻，小便淋沥，口干唇裂，内热腹膨。这些症状都是因为患疟症已久，正气太虚而阴火过旺造成的。王翰林为她开了补中益气汤进行治疗，没过多长时间就痊愈了，但是还时不时的头痛，服用过蔓荆子之后头痛也好了，又服用了六味地黄丸后月经恢复正常。

有位妇女因为劳累导致耳鸣、头痛、体倦。王翰林为她诊断过之后认为这是元气不足造成的，服用过补中益气加麦门、五味后痊愈。三年之后这个妇女生了个儿子，之后又因为劳倦引起月经不行、自汗盗汗、身体发热（下午三至五点时更甚）等病症，服用过六味地黄丸、补中益气汤后很快就好了。

有位妇女胃气向来虚弱，她母亲死的时候由于悲伤过度哭的吐血咳嗽，发热盗汗，经水三月不行。王翰林为她诊断过之后认为：悲则伤肺，思则伤脾，于是就让她服用补中益气加桔梗、贝母、知母，夕用归脾汤送服地黄丸，不久之后病就痊愈了。

有位妇女经常失眠，月经两个多月来一次。误服通经丸之后更是辗转不寐，上午怕冷，下午发热。王翰林为其诊断过之后认为这是由思虑过度亏损了脾血造成的，让她用归脾汤作丸，上午以六君子汤服下，下午以逍遥散服下。两个月之后失眠症状就消失了，半年之后月经恢复了正常。

▶ 通经利血法

有的妇女患有痢疾的时候月经就不来了，痢疾好了之后月经又恢复了正常，这是什么原因造成的呢？原来，妇女患有痢疾的时候月经不来，主要是因为痢疾带走了身体里过多的津液，津液少了月经就跟着断了。还有一种情况是有的妇女一两个月不来月经，过了一段时间之后月经复来，这是为什么呢？

这主要是因为有的妇女来月经之后咽干而不渴，所以其经必断；如果渴而引饮，身体里有了津液，荣卫自和，月经就会恢复正常。

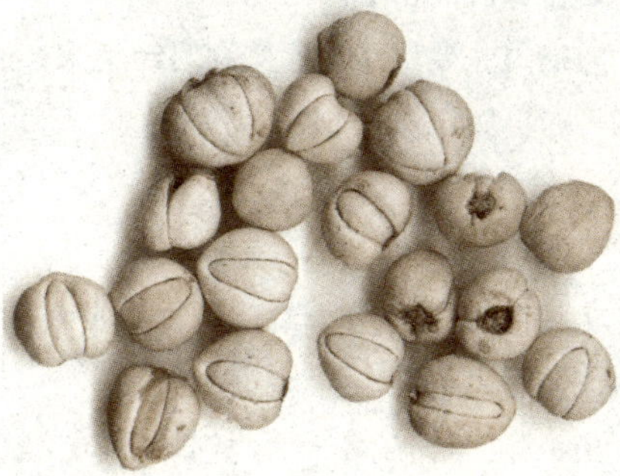

川贝母

味辛，性平。清热化痰，散结解毒。治风热咳嗽，肺痈喉痹，瘰疬，疮疡肿毒。

妇科疾病，因气血亏虚、积冷、结气引起的病症居多。经水多年断绝主要是因为血气受

寒，在子宫中积结造成的。寒伤经络之后伤寒之气上行便会使人呕吐、咳嗽，时间一长就形成肺痈，这些疾病在人体内盘结，引起肚脐周围疼痛，容易引发寒疝等症。

有些人血气受寒之后会感到两胁疼痛，这是寒气侵入脏腑造成的。如果血气受寒之后聚结体内，就会引起关元方面的疾病，比如荨麻疹等，这种疾病在男人、女人身上都可能发生。

血气受寒之后向下攻就会造成月经不调，阴部疼痛，小腹怕寒等症，疼痛顺着腰脊向周围扩散会引起腰膝酸软，腿部疼痛，头晕目眩，状如厥颠。

有的人还伴有忧郁、悲伤、嗔怒等症状，这些是由于带下引起的，并不是因为有鬼神附体的原因。如果长时间患有血气寒冷的病症而不进行治疗，就会造成身体羸弱，脉虚多寒，由此引发的三十六种疾病也会千遍万化。

治疗上述由血气亏虚等原因引起的疾病，可以先诊断经脉的阴阳，虚实紧弦，然后对症下药，有的疾病虽然症状相似，病因却各不相同，还需要一一诊断、辨别后再进行具体治疗。

治疗妇女月经过期不行，可用杜牛膝捣汁大半盅，以玄胡末一钱，香附末、枳壳末各半钱，调和后在每日早晨服下。

万病丸主要用于治疗妇女月经不来，肚脐周围疼痛等症。

土牛膝散

土牛膝散主要用于治疗妇女、少女闭经，心内烦热等症。

土牛膝、当归尾各一两，桃仁（去皮，麸炒，另研）、红花各半两。

将以上各味药物研为细末，每服二钱，空腹，温酒送下。

治疗妇女经水不下，脐腹疼痛，可将当归、玄胡索研为粗末，每服三钱，加姜三片，用水一盅半，煎至七分后沥去渣滓，稍热时服下。

当归散

主要用于治疗血脉不通。

当归、穿山甲（灰炒）、蒲黄（炒）各半两，辰砂（另研）一钱，麝香（少许）。

将以上各味药物研为细末，研匀，每服二钱，饭前热酒服下。

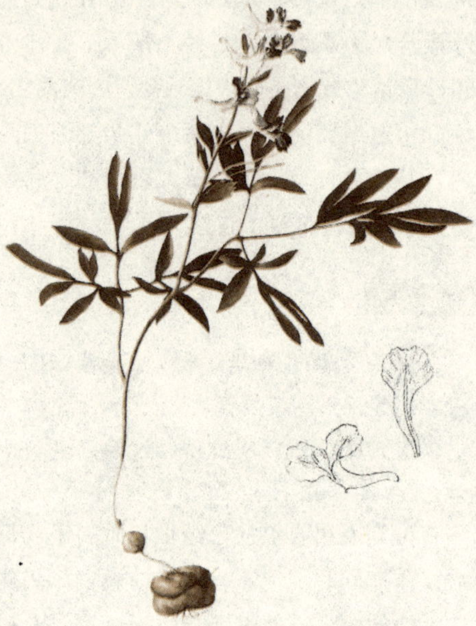

玄胡索

味辛、苦，性温，入肝、胃经，有活血散瘀、行气止痛的功用，可用于因血瘀气滞而致的脘腹疼痛、胸痹心痛、痛经、跌打损伤等症。

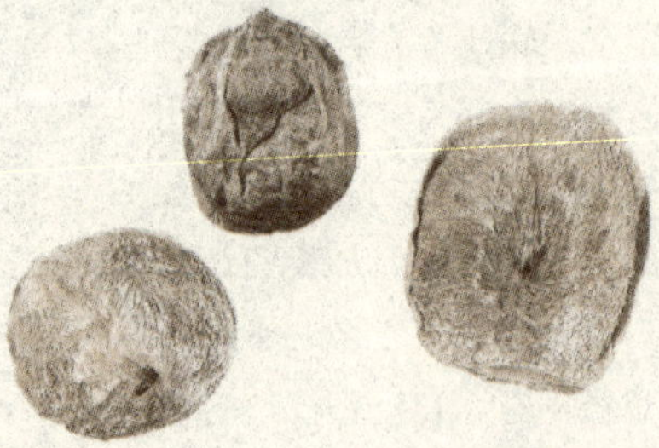

麝香

为鹿科动物麝的成熟雄性的香囊中的干燥分泌物；味辛，性温，入心、脾、肝经。能开窍，辟秽，通络，散瘀。

琥珀散

主要用于治疗心膈迷闷，腹脏撮痛，气急气闷，闭经等症。

天台乌药二两，当归、蓬莪术各一两。

以上各位药物研为细末，每服二钱，用温酒服下，之后再以食物压之。服药期间忌食生冷、油腻之物。治疗产后各类疾病，可用炒姜、酒调和后服下。

血极膏主要用来治疗妇女月经暂来忽去，迟早无期。其具体配方及服用方法如下：先将川大黄研成细末，然后用浓醋熬成膏子，制成鸡头大的药丸，每服一丸，用酒化开，睡前温服。

治疗妇女经水不下，结成血块，经脉胀大欲死，可用马鞭草根苗五斤，锉细，水五斗煎至一斗，除去渣滓，然后用另外一个干净的容器盛下后熬成膏，饭前用温酒调下半匙服用。

产宝方

主要用于治疗妇女月经不通，腹中疼痛。

牛膝六分，大黄、桃仁（去皮尖，炒）、细辛各五分，川芎、当归各四分，水蛭（糯米炒黄）三分。

将以上各味药物研为细末，炼成梧桐子大的蜜丸，每服二十丸，空腹，用温酒服下。

千金桃仁煎

主要用于治疗妇女月水不行，血积成块。

大黄（湿纸裹蒸）、朴硝、桃仁（制炒）各二两，虻虫（去足翅，炒黑）一两。

将以上各味药物研为细末，用醋二升半，在银器中慢火熬成膏子。冷却之后放入大黄、桃仁、虻虫末，不停的搅拌，快要能制成丸的时候再加入朴硝，多搅拌一会儿，制成梧桐子大的药丸。凌晨三到五点时，用温酒服下五丸，中午时再次服用，辅以调气药补之。

三棱丸

主要用于治疗妇女经脉不通，气痛带下，兼治血积成块。

三棱（醋炒）、川芎、牛膝、玄胡索、蓬莪术（醋炒）、蒲黄、牡丹皮、芫花（醋炒）、白芷、当归、地龙（去土，酒浸炒）、干姜（炮）各一两，大黄（为末，以米醋熬成膏，和药）二两。

将以上各味药物研为细末，与大黄膏调和成梧桐子大的药丸，每服三五十丸，空腹，用醋汤服下，或者与红花同煎后用酒服下。

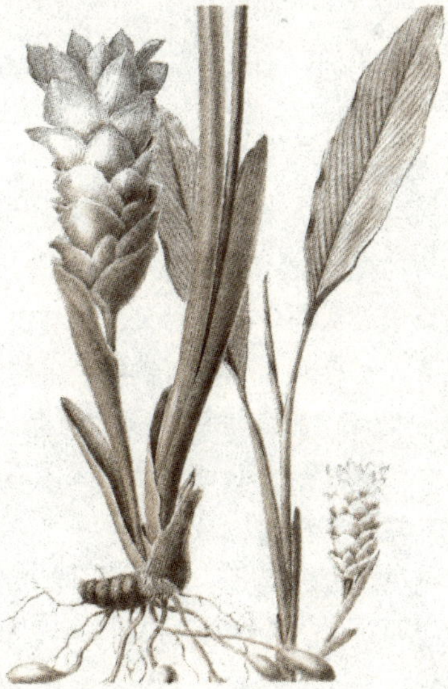

蓬莪术

干燥根茎入药，味辛、苦，性温。归肝、脾经。性刚气峻，非有坚顽之积，不宜用。

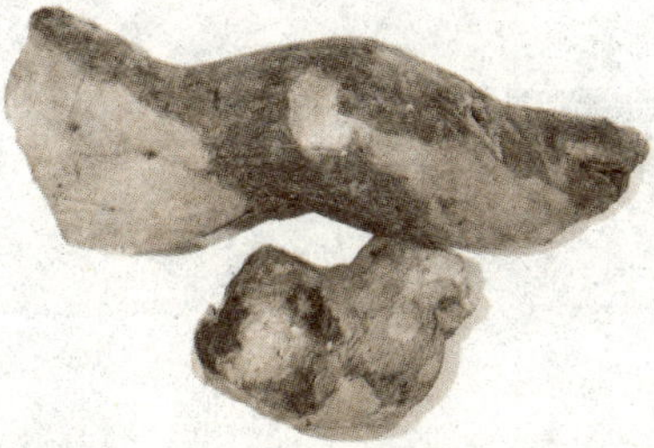

乌药

味辛，性温。入脾、肺、肾、膀胱经。可顺气，开郁，散寒，止痛。

红花当归散

主要用于治疗妇女经水不行，积血成块，腰腹疼痛，以及少女月经不通。

红花、当归尾、紫葳、牛膝、甘草、苏木（细锉）各二两，赤芍药九两，刘寄奴五两、桂心、白芷各一两半。

将以上各味药物研为细末，用热酒调三钱后空腹服下，临睡前再服。

如果长时间血水不行，用煎红花酒服药，孕妇忌用。

通经丸

主要用于治疗妇女、少女月经不通或血积成块。

桂心、青皮（去白）、大黄（炮）、干姜（炮）、川椒（炒出汗）、川乌（炮）、蓬莪术、干漆（炒烟尽）、当归、桃仁（制炒）各等份。

将以上各味药物研为细末，先将四钱用米醋熬成膏，之后和余下的六钱细末一起放入臼中，用杵捣碎，制成梧桐子大的药丸，晒干。每服二十丸，空腹，用淡醋汤服下（温酒亦可），逐渐加大到三十丸。

在《济生》中也有关于此方的记载，其中去川乌，加红花，其他成分相同。

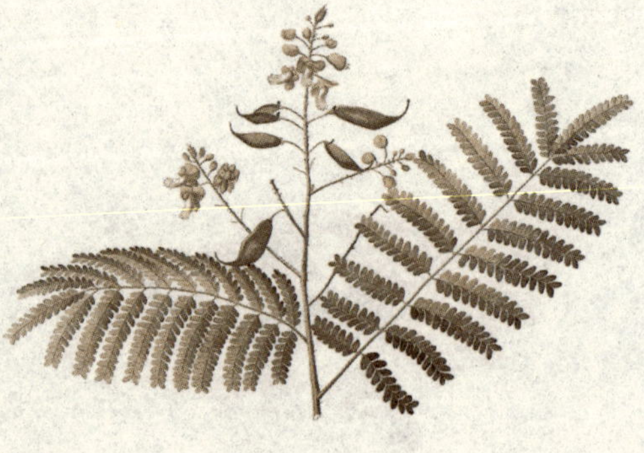

苏木

树心入药，味甘、咸、辛，性平。归心、肝经。能活血疗伤，祛瘀通经。

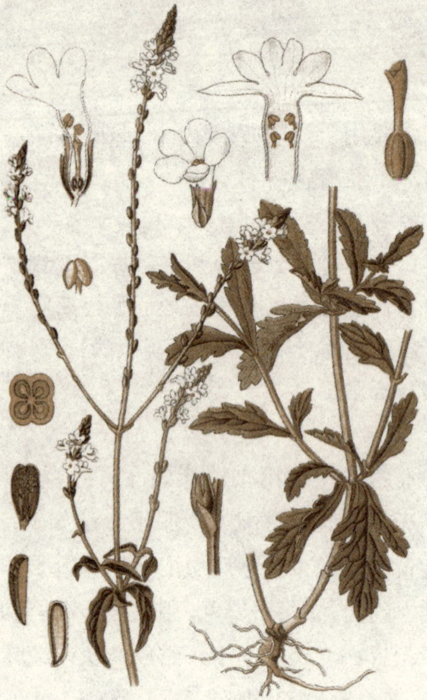

马鞭草

干燥全草入药，味苦，性凉。入肝、脾经。可清热解毒，活血散瘀，利水消肿。

滋血汤

主要用于治疗劳累引起的冲任气虚，不能约制经血，以致血崩，或下鲜血，或杂见五色，连日不止，淋漓不断，形羸血劣，倦怠困乏，月水闭绝。

马鞭草、牛膝、荆芥穗各二两，当归、肉桂、牡丹皮、赤芍药、川芎各一两。

将以上各味药物，每服四钱，用乌梅一个，水二盏，煎至一盏，饭前服用。每日服四到五次，服用半月或一月后经脉自通，月经自来。

导痰汤

治疗由于痰积引起的经水不行，夜间妄语，可服用导痰汤。

瓜蒌子一两，黄连半两，吴茱萸十两，桃仁五十粒，红曲二钱，缩砂三两，山楂末一两。

与生姜汁一起研为细末，之后与炊饼一同制成药丸。

由于体内脂肪过多导致的闭经，可用导痰汤加川芎、连进行治疗。不可服用地黄，如果要服用，需要经过姜汁拌炒。

《黄帝内经》上说：血气上攻，压迫肺部，就会造成心气不得下通，导致月经不来。如果用连、朴之类的药物导痰降火，使血气不上迫于肺，心气下通，月经自来。

有位妇女患有久疟，食少经闭，脉象微弱等病症，沈丹溪为其进行治疗，让她每日服用三花神佑丸十余粒，用唾液咽下。过了一个月，这位妇女饮食渐增，脉象恢复了正常。又过了一个半月，月经也恢复了正常。

我在分析过沈丹溪的这些疗法的原理之后，为一位妇女治疗了相似的病症。这位妇女二十来岁，身体肥胖，胸腹之间总感觉有气阻塞，不思饮食，每天睡到下午一点多的时候起床吃一碗粥，吃完之后必吐半碗水，之后接着睡觉，月经已经三个月不来了。我为她把脉诊治之后开出了以下药方：以白术一两半，浓朴、黄连、枳实各一两，半夏、茯苓、陈皮、山楂、人参、滑石各八钱，缩砂、香附、桃仁各半两，红花二钱，分作十帖，每日服一服。

妇女月经不来，先服用茶调散疏风解表，清热消痰。再服用玉烛散、川芎归汤，三和汤、桂苓白术散之类，降心火，益肾水，开胃进食，这些都是分阴阳，利水道的药。

茶调散

菊花、细辛（去苗叶）、石膏（研）、莎草根（炒去毛）各等分。

上为细末，食后茶调下。

有位妇女月经不来，身体忽冷忽热，口干脸红，饮食少，清早或傍晚的时候稍微有些咳嗽，许多医生为其诊断过之后，开出了虻虫、水蛭、干漆、芫青、红娘子、没药、血竭之类的药物。有位医生却没有这么做，他认为，这种方法在古代是有人用过，可是患者服用此药后脐腹疼痛，饮食不进，如果停止服用，便又可进食。

《内经》上也说，胃肠发病延及心脾后精血便会虚衰，从而造成男子精少，女子月经闭止的现象。如果是心受积热造成的，应该抑火升水，流湿润燥，开胃诱食。病人涌出痰一二升，下泄水五六行后，湿水上下皆去，血气自然湍流，月经也就按期而至了。要是用虻虫、水蛭之类有毒的药物，月经会频繁来临，还会引起小便不利等病症。

如果是因为精血不足导致的闭经，宜用食补的方式进行治疗，忌用有毒之药。

治疗少女月经不来，可用雄鼠屎一两，烧至外部焦黑，里面焦黄为度，研为细末，用温酒调和一钱，空腹服下。

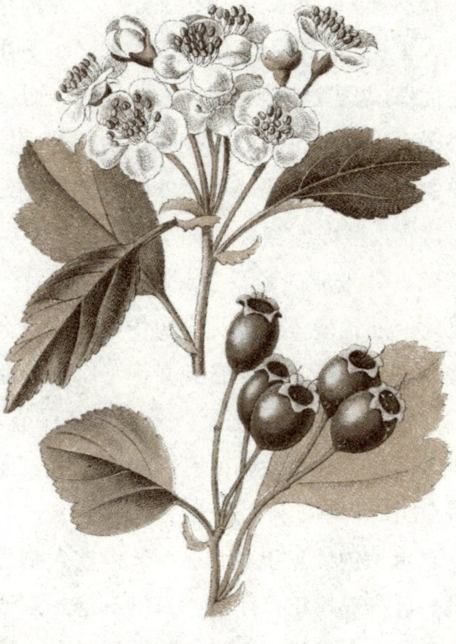

山楂

酸甘，微温。入脾、胃、肝经。消食积，散瘀血，驱绦虫。

掌中金丸

主要用于治疗妇女月经忽来忽去，迟早无期。

穿山甲（炮）、甘草、苦丁香、川椒、苦葶苈、白附子、猪牙、皂角、草乌头各三钱，巴豆一钱。

将以上各味药物研为细末，用生葱绞汁，调和成弹子大的药丸，每次一丸，用新棉布包好后塞入阴道中。

矾石丸

妇女闭经，阴脏中气郁血滞而有硬块，白带过多，可用矾石丸进行治疗。

矾石（烧）三钱，杏仁一分。

以上两味药物研为细末，制成如枣核大的蜜丸，分五次塞入阴道内，如果症状较重，可再次用药。

▶ 少女经闭成劳

众所周知，人生命的存在是以气血为根本的。人生病，没有不先伤其气血的。少男少女心中忧郁，思虑过度，导致伤心，心伤则血逆竭。男孩子会出现神色消散的症状，女孩子则比较容易引起闭经。心病，不能养脾，脾胃不好则不思饮食，脾虚还容易引发咳嗽。

妇女体液流失容易引起四肢干痿，多怒，鬓发黄，筋骨痿等病症，疾病传遍五脏就会危及生命。如果病人能够修身养性，用药控制住病情，还有可能保全生命。千万不能用青蒿、虻虫等凉血、行血之药，宜用柏子仁丸、泽兰汤等益阴血、制虚火。

《黄帝内经》上说：五谷杂粮被人吃进胃里之后，分成糟粕、津液、宗气三道。宗气积于胸中，出于喉咙，以贯心肺而行呼吸。津液分布于血脉之中，随血液循环营运于全身，内养五脏六腑。如果服用苦寒之剂，必伤胃气，导致疾病发生。

有位十七岁的少女，长期发热咳嗽，不思饮食，从未来过月经，想服用通经丸进行治疗。我为其诊断后确定：这是由于这名女子气血不足，阴气不充造成的。通过养气血，益津液，月经就会来潮。可是这位女子想要快速的达到目的，还是服用了通经丸。我得知后，说："这次她的病没办法治疗了。通经丸是剽悍之剂，大助阳火，服用过后会导致阴血妄行，脾胃越来越虚弱。"后来这名女子果然是阴血妄行，饮食愈少，无法治愈。

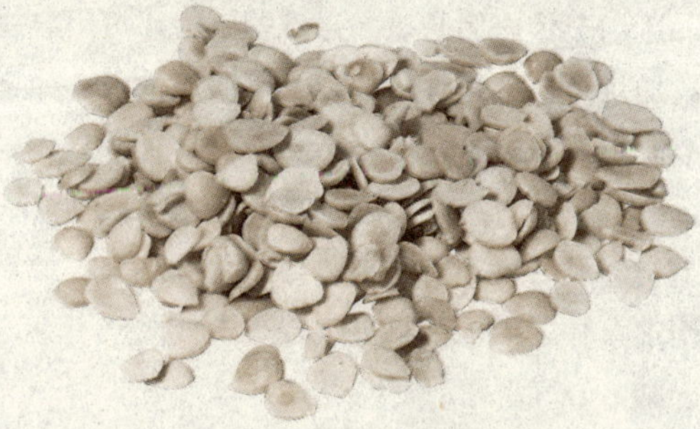

杏仁

具有宣肺止咳、降气平喘、润肠通便、杀虫解毒之功效。主治咳嗽，喘促胸满，喉痹咽痛，肠燥便秘，虫毒疮疡。

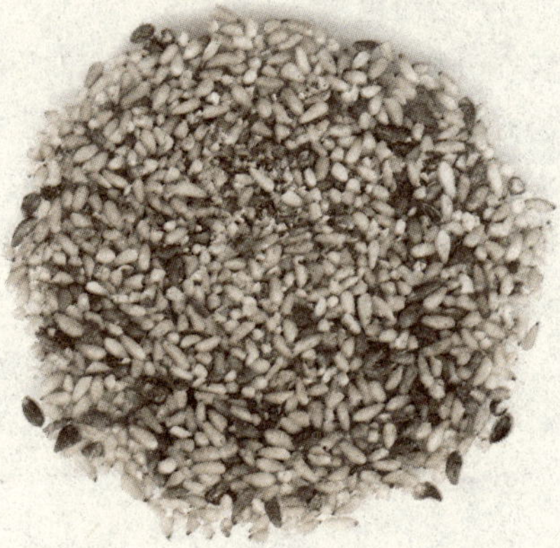

柏子仁

味甘，性平。归心、肾、大肠经。能养心安神，润肠通便。

柏子仁丸

主要用于治疗有上述症状的疾病，最好同时服用泽兰汤。

柏子仁（炒，别研）、牛膝、卷柏各半两，泽兰叶、续断各二两，熟地黄三两。

将以上各味药物研为细末，炼成梧桐子大的蜜丸，空腹，用米汤服下三十丸。

泽兰汤

泽兰叶三两，当归、芍药各一两，甘草半两。将以上各味药物研为粗末，每服五钱，用水二盏，煎至一盏后温服。

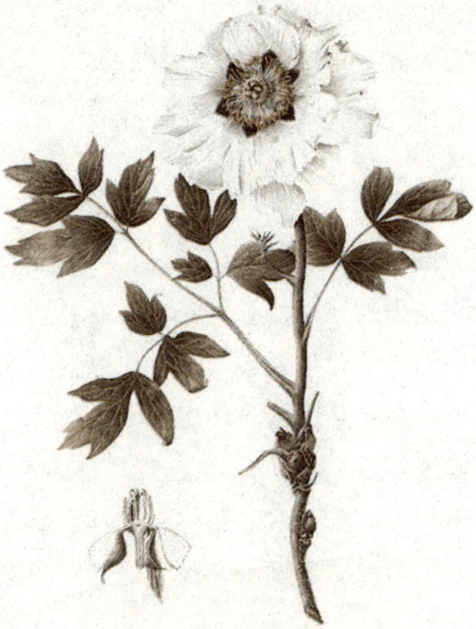

白芍药

干燥根入药，味苦、酸，性微寒。归肝、脾经。能养血敛阴，柔肝止痛，平抑肝阳。

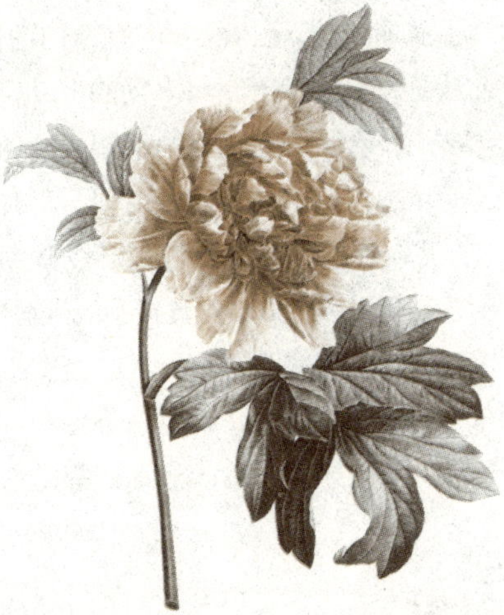

牡丹

干燥根皮入药，味苦、甘，性微寒。归心、肝、肾经。可清热凉血，活血祛瘀。

沉香鳖甲散

主要用于治疗少女经候凝滞，头目昏闷，心内虚烦，少食多困。

沉香、甘草（炙）、槟榔各三分，木香、常山、当归、柴胡、人参、半夏、桂心、生地黄、白茯苓、青皮、净陈皮各一两，鳖甲一两半。

将以上各味药物研为细末，每服二钱，姜两片，水一盏，同煎至七分，空腹，温服。

劫劳散

主要用于治疗心肾俱虚，水火不交，微嗽，遇夜发热即冷，盗汗，倦怠瘦弱，少食恍惚。

白芍药六两，黄芪、甘草、人参、当归、半夏、白茯苓、北五味子、阿胶（炒）、熟地黄（洗）各二两。

将以上各味药物切片后捣碎，每服三大钱，水一盏半，姜十二片，枣三枚，煎过后温服。

麦煎散

主要用于治疗少男少女结核病，妇女心胸烦闷，口臭，肌热盗汗等症。

鳖甲、大黄（煨）、常山、赤茯苓、柴胡、白术、当归、干漆（炒烟尽）、生地黄、黄芪、石膏各一两，甘草半两。

将以上各味药物研为细末，每服二钱，水一盏，小麦五十粒，饭后，临睡前温服。如果伴有出虚汗的症状，可加入麻黄根一两。

牡丹散

主要用于治疗血气虚亏造成的月水不行，潮热，肢体瘦弱，发困，肺结核等症。

干漆（炒）二两，苏木、蓬莪术、鬼箭各一分，甘草、当归、桂心、牡丹皮、芍药、玄胡索（炒）、净陈皮、红花、乌药、没药（别研）各一两。

将以上各味药物切片后捣碎，每服三钱，

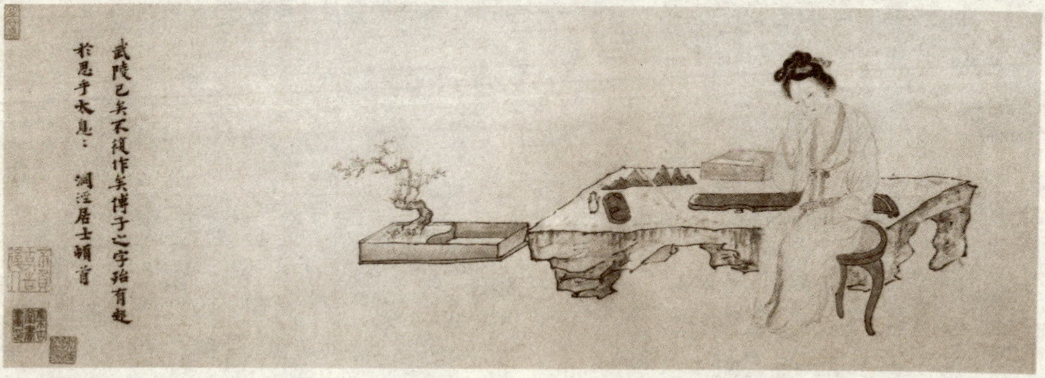

武陵春图

少女初长成，需注意血气调养；行血气而营阴阳，才能滋润身体。

水一盏，煎至七分后温服，无须定时。

六神汤

主要用于治疗血气不足，肌体烦热等症。

四物汤加黄芪、地骨皮，各等份，切片后捣碎，用水煎过后服用。治疗冲任虚损，月水不行，肌肤发热，可用四物汤各一两，柴胡半两，黄芩一分，水煎后服用。

桃仁散

主要用于治疗妇女、少女血闭不通，心内烦热。

红花、当归、桃仁（炒）、牛膝各等份。

将以上各味药物研为细末，每服三钱，用酒调和后空腹服下。

还有一个药方，也是用来治疗上述病症的。

鹿茸、山茱萸、当归各四两，麝香一两。

将以上各味药物研为细末，加入麝香拌匀，和酒调和为丸，每服一百丸或五十丸，用温酒或盐水送服。

又方：

鹿茸、山茱萸、当归各四两，麝香一两。

为细末，入麝香拌匀，和酒糊为丸，每服百丸，或五十丸，温酒、盐汤下。

有位妇女带了一个十五岁的女孩子去看病，说女孩子十四岁的时候月经初潮，现在月经反而断了，家人感到很害怕。医生告诉她：如果这是你的亲生女儿的话，那你也一定是在十四岁的时候月经初潮。现在出现这种情况不必奇怪，主要是因为身体虚弱，血气不足引起的。如果能够固天元，养真气，使水升火降，五脏相和，经水不久之后就会自通。她的家人按照医生的说法去做，女孩子的月经果然又恢复了正常。

▶ 血崩恶疾不可怕

关于血崩，《黄帝内经》上有专门的论述。一种说法是：阴虚不能制约阳气的升动，阳气相对亢盛，就会形成虚而有热的阴虚内热、阴虚阳亢的状态，症状表现就是血崩。另外一种说法是：脾统血，肝藏血。脾或肝受到损伤都有可能导致血崩。比如脾胃虚损不能摄血归源；脾经郁结，血伤而不归经；或者肝经有火，血得热而下行；肝经有风，血得风而妄行；或者因怒动肝火，血热而沸腾……这些都是造成血崩的直接原因。

血崩须补中

因为悲伤过度，胞络受伤而引起的血崩，具体治疗方法如下：

脾胃虚弱者，宜服用六君子汤加当归、川芎、柴胡。

脾胃虚陷者，宜服用补中益气汤加酒炒芍药、山栀。肝经血热者，宜服用四物汤加柴胡、山栀、苓、术。

肝经风热者，宜服用加味逍遥散，或小柴胡汤加山栀、芍药、丹皮。

若怒动肝火，也可用前药进行治疗。

脾经郁火者，宜服用归脾汤加山栀、柴胡、丹皮。

哀伤胞络者，宜服用四君子汤加柴胡、升麻、山栀。

李东垣、沈丹溪对于治疗血崩有着比较一致的看法：妇女血崩，服用四君子汤可以收到很好的功效。如果大量下血，不用诊脉，应急用独参汤进行疗救。血崩病人伴有发热、潮热、咳嗽、脉数等症状，是元气虚弱、脾胃受损引起的，更应当服用人参之类的补药。如果用寒凉之药就会伤到脾胃，使之不能摄血归源，反而加重病情。

独参汤

大人参一两，红糖一两。

人参切片，加水约三两，煎至二两，取汁，加入红糖搅化即可。

当归建中汤

个人体质不同，治疗血崩所需药物也不尽相同。

体寒的病人脉紧细，手足寒，经血呈淡黑色或杂见五色，宜服用当归建中汤加白龙骨、血竭、附子。

当归建中汤，炙甘草一钱半，当归二钱半，生姜、桂心各二钱，芍药三钱半，大枣六个。

上六味，以水一斗，煮取三升，分为三服，一日令尽。

清心莲子饮

体热的病人脉洪，四肢温，心烦口苦，血沸造成血崩，宜服用黄芩汤、荆芥散，或清心莲子饮加竹沥、生地黄汁。

清心莲子饮，黄芩、麦门冬（去心）、地骨皮、车前子、炙甘草各三钱，石莲肉（去心）、白茯苓、黄芪（蜜炙）、人参各四钱半。

上药锉散，每服一钱半，用麦门冬十粒，水半斤，煎取三两半，去滓，水中沉冷，空腹时服。

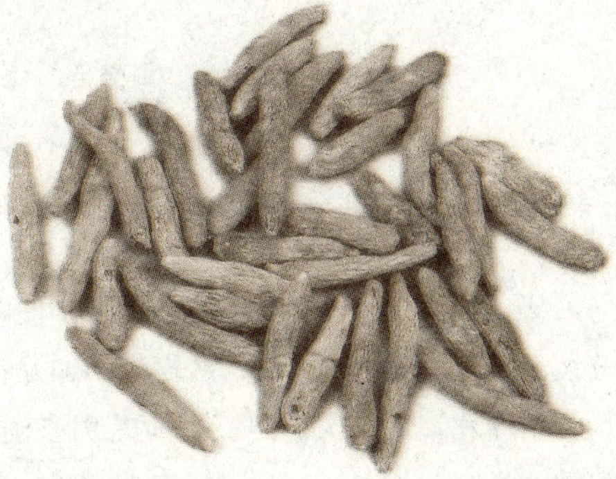

麦门冬

味甘、微苦，性寒。入肺、胃、心经。养阴润肺，清心除烦，益胃生津。治肺燥干咳，吐血，咯血，肺痿，肺痈，虚劳烦热，消渴，热病津伤，咽干口燥，便秘。

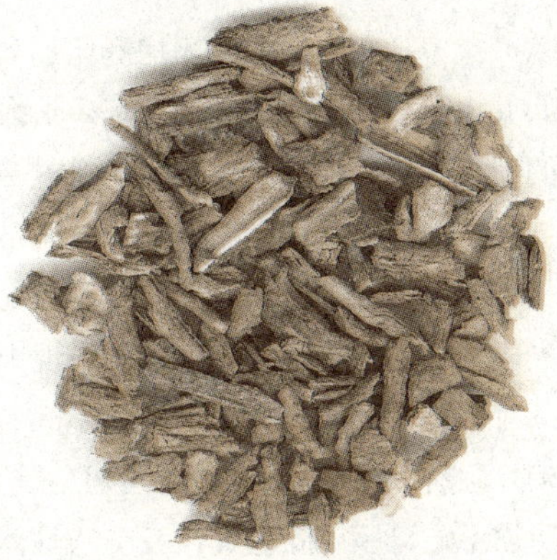

地骨皮

为枸杞的干燥根皮，味甘，性寒。归肺、肝、肾经。能凉血除蒸，清肺降火。

煮附丸

如果症状严重的，可冷服生地黄汁磨京墨、百草霜。

体虚的病人宜服用胶艾汤加麦门冬、鹿茸、龙骨、酸枣仁，或养荣汤加龙骨、血竭。体实的病人宜服用煮附丸、四物汤加香附子。

煮附丸，香附子（去毛）一斤，老姜（不去皮）六两，盐二两（上药砂内煮三昼夜，焙干），茯神（去皮）四两，白茯苓（去皮）四两，川椒（去目及闭口者，炒出汗）二两，北茴香（淘净，炒）二两。

上为末，陈米糊为丸，如梧桐子大，每服五十丸。

酸枣仁汤

心虚的病人恍惚多梦，健忘，舌硬，小便多，面红盗汗，宜服用柏子仁汤、酸枣仁汤加龙骨、京墨、百草霜，吞服灵砂丹，或者是用参汤送服灵砂、当归、莲肉、龙骨、枣肉丸。

知母、茯苓、川芎、甘草、酸枣仁各等份。

上药粗捣筛，用水半斤，煎至四两，去滓温服。

胶艾汤

《产宝》上将血崩分为阴崩和阳崩。阳崩是指妇女由于热邪内扰，热伤冲任，迫血妄行所致的崩下之症。症状多表现为出血量多，血色深红，面赤口干，渴欲凉饮等；阴崩是指妇女由于向来身体虚弱，寒邪内侵，下元受损，封藏失职所致的崩下之症。症状多表现为阴道中崩下白色液体，实为质稀如水的白带。

治疗阳崩不止，小腹疼痛，可服用胶艾汤。治疗阴崩不止可服用固经丸。胶艾汤具体配方及服用方法如下：

艾叶（醋炒）、鹿角霜、伏龙肝、干姜各等份。

艾叶（醋炒）、伏龙肝、干姜为末，将鹿角熔化后与药末制成丸，饭后用淡醋汤服下五十丸。

沈丹溪曾说：涎痰郁结在胸中会阻塞清气的上升，经脉会壅遏而降下。所以，痰涎不清除血气就不能正常运行，血气不能正常运行就可能造成血崩。其症状有的是腹满如孕，有的是脐腹疼痛，还有的是血结成片，血出则快，止则闷。遇到这种病症宜先开结痰，行滞气，消污血，然后再进行具体治疗。

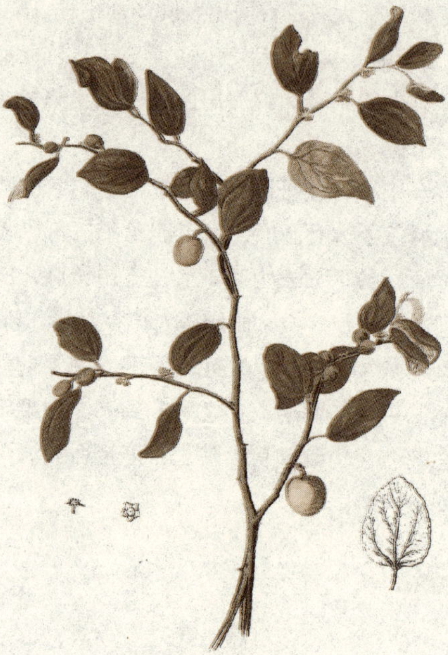

酸枣植株

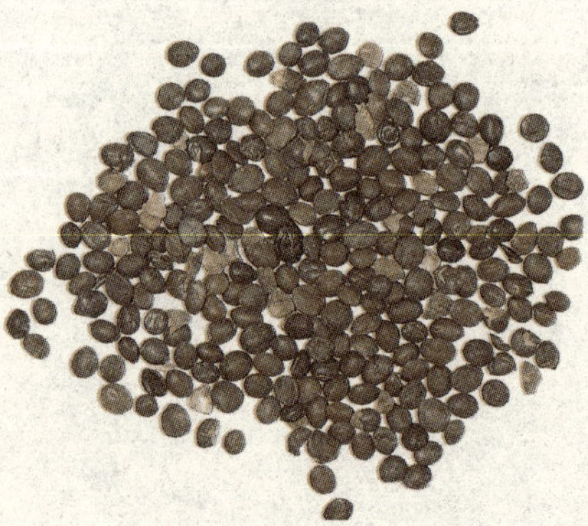

酸枣仁

味酸、涩，性凉，无毒。入肝、肺。可清热解毒，收敛，止血，止痛。烧伤烫伤，外伤出血，牛皮癣。

开痰行气

有位姓江的三十岁妇女，堕胎后阴道出血不止，饮食减少，胸腹胀满，倦怠不起，烦躁不安。我为她诊断过之后认为是怒气伤肝之后又伤了胃气所致。为其开了二陈加川芎、白术、缩砂，服用二十帖后病人痊愈。

旋复花汤

主要用于治疗因流产而下血不止。

旋复花三两，葱十四根，新绛少许。

将以上各味药物用水三升，煮取一升，立即服下。

半夏丸

主要用于治疗下血、吐血、崩中、带下、咳喘痰多、虚肿等症。

圆白半夏刮净捶扁，姜汁调飞，白面作饼，包，炙黄色，去面取半夏作末，与米糊调和成绿豆大的药丸，每服十丸，温开水送服。

治疗妇女崩中下血不止，用衣中白鱼、僵蚕各等份，研为末后用清晨初汲的水送服，每日三次。

以上三方均是开痰止血之剂。

备金散

主要用于治疗妇女血崩不止。

香附子（炒）四两，当归尾一两二钱，五灵脂（炒）一两。

将以上各味药物研为细末，每服五钱，用醋汤调和后空腹服下。

香附子散

治疗妇女下血不止，崩漏，杂见五色，可用香附子舂去皮毛，略炒为末，每服二钱，用米汤调和后服下。这个药方是徐朝奉传下来的，当年他的妻子患了这样的病症，吃了许多药都

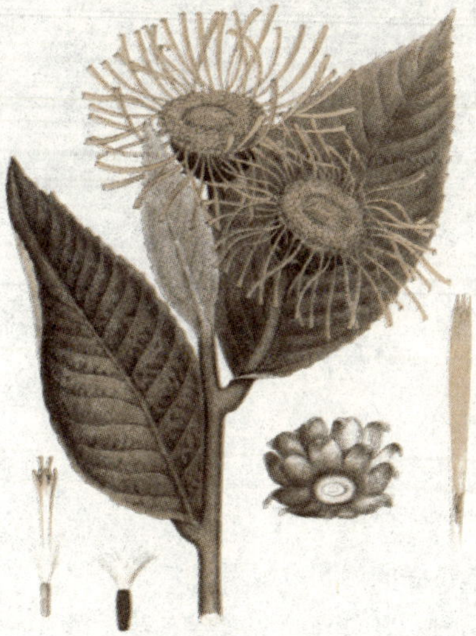

旋复花

味咸，性温。入肺、肝、胃经。可消痰，下气，软坚，行水。治胸中痰结，胁下胀满，咳喘，呃逆，唾如胶漆，心下痞鞭，噫气不除，大腹水肿。

不管用，服用了上面的药物后身体逐渐康复了起来。这种药还可以用来治疗产后腹痛，常服可益血调气。

煮附丸也有此功效。

缩砂散

主要用于治疗血崩。

取缩砂仁适量，于新瓦上炒香为细末，用米汤调和三钱后服用。

以上三方均是行气之剂。

▶ 消淤补养

治疗血崩可用干荷叶煎汤一碗，空腹服下；或者用醋调和炒香附末后服下。

五灵脂散

主要用于治疗妇女血崩，以及男子脾积气。

五灵脂（不拘多少，炒令烟尽，研末）每

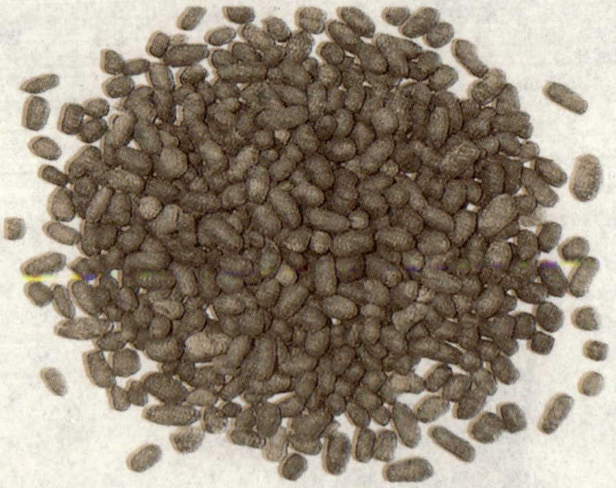

五灵脂

为鼯鼠的干燥粪便，味苦、咸、甘，性温。归肝经。能活血止痛，化瘀止血。

服一钱，温酒调和后服下。

这种药还能解毒，被蛇、蝎、蜈松咬伤后只要用此药涂抹患处就能够很快痊愈。

五灵脂散与不同的药物配合服用，可以达到不同的疗效。用五灵脂散三钱，水酒、童子尿各半盏，煎至八分，作一服服下。此药名抽刀散，主要用于治疗产后心腹疼痛、胁肋疼痛、脚痛等症，还具有散恶血的功效。

病人如果有伤风的情况，可在五灵脂散中加入草乌头半钱，同煎后服用。

治疗肠内受风下血，可用五灵脂散与煎乌梅柏叶汤调和后服下。

病人心烦口干，可在此药中加蒲黄（炒，减半）同服。

治疗血崩还可以将五灵脂烧至外部焦黑，里面焦黄的程度后放入霹雳酒（将铁器烧赤，投入酒中，候温备用）中服下。也可将五灵脂散与当归两片、酒一盅同煎后服用。

治疗血崩不止还可以用下列药方：

五灵脂二钱，炒热，加当归、酒同煎，或者用水酒、童子尿各半盏同煎后服用。

五灵脂半生半熟研为末，用酒调和后服下也可用来治疗血崩不止。

水煎五灵脂半干，去渣澄清，再煎成膏，加入神曲末制成梧桐子大的药丸，空腹，温酒服下二、三十丸，治疗血崩不止有很好效果。

当归芍药汤

主要用于治疗妇女以下病症：经血淋漓不尽，颜色鲜红，脾胃虚弱，气短气逆，出汗不止，身体发热，烦闷躁乱，不思饮食，四肢无力，懒倦易困，时而腹泻，心气不足，经脉再下不止，心腹中气下脱，气短少，无力说话等。

黄芪一两半，白术、苍术（泔浸，去皮）、当归身、白芍药各五钱，甘草（炙）、生地黄各三分，柴胡二分，熟地黄、黄芪、陈皮（去白）各五分。

以上十味药物研为粗末，分成二服，用水煎过后除去渣滓，空腹，热服。

服过一次后，病症可大大减轻，第二天基本痊愈，喜饮食。这是由于体内血气通畅后病

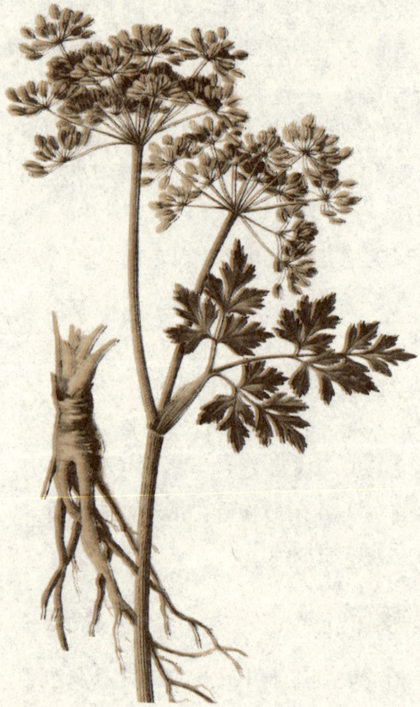

当归植株

性温，味甘、辛。入肝、心、脾经；可补血活血，调经止痛，润肠通便。

人闻到了饮食之香，身体渐渐恢复正常。

补中益气汤

有位妇女面色时黄时红，腰间或脐下经常作痛，四肢困倦，烦热不安。每次来月经的时候先发寒热，两肋紧疼，血涌如崩。这种病症是由于脾胃亏损，元气下陷所导致的。可以服用补中益气汤加防风、芍药、炒黑黄柏，间以归脾汤进行调补。

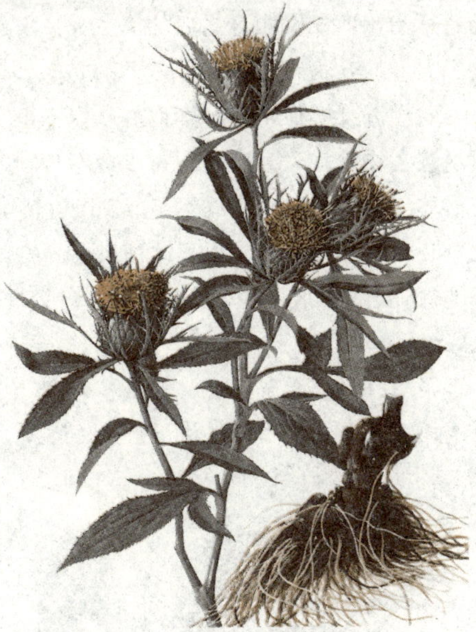

白术

主治健脾益气，燥湿利水，止汗，安胎。用于脾虚食少，腹胀泄泻，痰饮眩悸，水肿，自汗，胎动不安。

有位年过四十的妇女得了血崩的病症，医生为她开了凉血药，又开了止涩药，可是都没有疗效。汪石山为她诊断过后发现这是气病，不是血病，适宜服用温甘之剂，使胃气上腾，血循经络，于是就为她开了加入大量人参的补中益气汤，兼服参苓白术散，不久之后血崩痊愈。

补中益气汤，黄芪、甘草（炙）各三钱，人参（去芦）、当归身（酒焙干或晒干）、橘皮（不去白）、升麻、柴胡、白术二钱。

上药捣碎，用水六两煎至三两，去滓，空腹时稍热服。

胶艾汤主要用于治疗劳伤血气，月水过多，淋漓不断，连日不止，脐腹疼痛，胎动不安，腹痛下坠，劳伤胞络，胞阻漏血，腰痛闷乱，胎上攻心，奔冲短气，以及产乳冲任气虚，不能约制，渐成羸瘦等症。

有位妇女患血崩症已经有很长时间，肢体消瘦，饮食到口却闻见腥臊味，口出津液，强食少许便腹中作胀，这是血枯引起的肺、肝、脾、胃亏损的疾病。服用八珍汤、乌贼鱼骨丸，两个月后就可痊愈。

柏子仁汤

主要用于治疗妇女因为忧思过度，劳伤心经，不能藏血造成的血崩不止。

柏子仁（炒）、香附子（炒、去毛）、川芎、鹿茸（火燎去毛，酒蒸焙）、茯神（去皮、木）、当归各一钱半，阿胶、小草各一钱，川续断二钱，甘草（炙）半钱。

以上作一服，用水二盅，生姜五片，煎至一盅后空腹服下。

▶ 补脾益胃升阳

妇女脾胃虚损，下陷于肾，与相火相合，湿热下迫，经漏不止，其颜色紫黑，味如夏日腐肉之臭。

经血中有白带者，脉必弦细，这是体内受寒造成的。

经血中有赤带者，其脉洪数，这是体内受热造成的。

患这种病症的人，当月经将要到来的时候往往会先发寒热，两胁急缩，腰痛或脐下痛，宜大补脾胃、升降血气。有些人先贵而后贱，先富而后贫，容易造成心气不足，体内火炽，旺于血脉之中，从而引起血崩，此病被称为“脱营者”。

得了这种病容易导致脾胃功能紊乱，进而引起饮食不调。治疗这种病症可用大补气血之剂，补养脾胃，其中微加镇坠心火之药，治其心，以达到补阴泻阳的目的，这样就能从根本上治疗血崩。

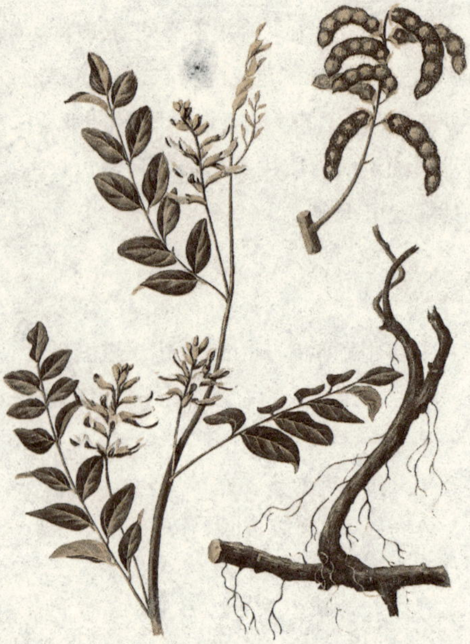

甘草

干燥根及茎入药，味甘，性平。入脾、胃、肺经。可和中缓急，润肺，解毒，调和诸药。

益胃升阳汤

治疗血崩的时候，可以先补胃气以助生长，然后再进一步治疗。补胃气用甘药再好不过了。许多人都明白甘药有补气的功效，殊不知甘药还能生血，可以帮助人体阳生阴长。当胃气补足的时候再用益胃升阳汤进行调理，就可达到血脱益气的最佳效果。

黄芪二钱，人参（有咳嗽情况的不用）、神曲（炒）各一钱半，升麻、柴胡各五分，白术三钱、当归身（酒浸）、甘草（炙）、陈皮各一钱，生黄芩（秋凉不用）二钱。有的药方中用生地黄代替。

将以上各味药物研为粗末，每服二钱，用水煎过后除去渣滓，热服。

如果伴有腹痛的症状，可在每服药中加入白芍药二分，中桂少许。如果伴有口干口渴的症状，可在每服药中加入干葛二分。

调经升阳除湿汤

有位妇女患有崩漏之症，吃了许多药都不见好转。我为她把脉诊断之后，写出了她所患有的四十多种病症，并为其开了调经升阳除湿汤进行治疗。妇女服过之后的第二天，病症就去了大半，五六天之后身体恢复了健康。

女性漏下恶血，月经不调，暴崩不止，多下水浆之物等症，大都是因为饮食不节制，劳伤形体，或者是向来心气不足，又因饮酒劳倦致令心火攻脾造成的。得了这种病症，患者大多倦怠嗜卧，四肢不收，困倦乏力，气短气逆，脉象缓而弦急。

柴胡、防风、甘草（炙）、升麻各一钱，羌活、苍术、黄芪各一钱半，独活、当归（酒浸）各

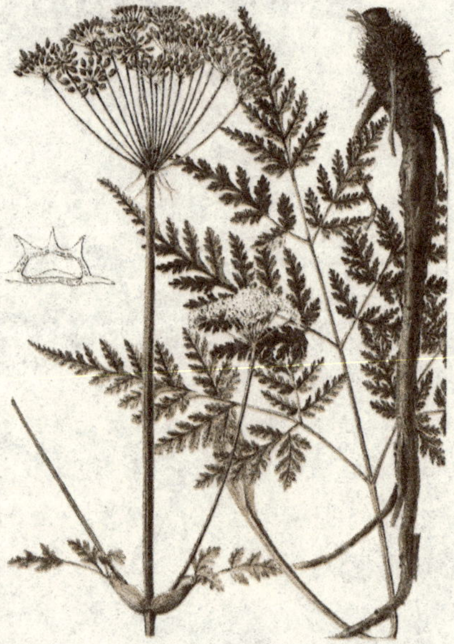

羌活

干燥根茎入药，味辛、苦，性温。入膀胱、肾经。可散表寒，祛风湿，利关节。

五分，蔓荆子七分。

将以上各味药物切片后捣碎，用水五大盏，煎至一大盏，去除渣滓后空腹温服。

如果经血恶物除尽之后病基本上痊愈，还必须用黄芪、甘草、人参、当归之类数服补养身体，或者在补气升阳汤中加和血药服用也可以。如果遇到夏天时白带多，经血脱漏不止的情况，也可以服用此药，服过后病情会立刻好转。

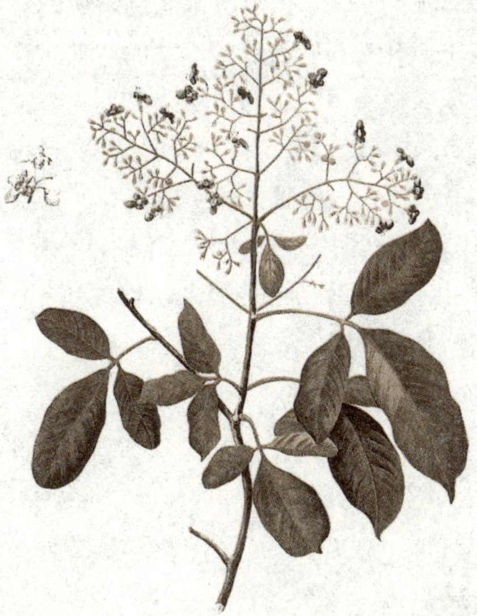

蔓荆植株

干燥成熟果实入药，味辛、苦，性微寒。归膀胱、肝、胃经。能疏散风热，清利头目。

柴胡调经汤

主要用于治疗妇女经水不止，颜色鲜红，外邪入脑所致的头脑剧痛，脊骨僵痛，不思饮食等症。

羌活、独活、升麻各五分，苍术一钱，柴胡根七分，葛根、当归（身）、甘草（炙）各三分，红花（少许）。

将以上各味药物切片后捣碎，作一服，用水煎过后去除渣滓，空腹，稍热时服下。

独圣散

主要用于治疗妇女血崩不止。防风去芦后不拘多少，研为细末，用酒煮过的白面调和二钱，空腹，饭前服用，每日两次。

治疗血崩可以将夏枯草研为细末，每服二钱，用米汤服下，无须定时。

治疗妇女血崩，经血淋沥不止，可用川芎八两，清酒五升，煎至二升半，分三次服下。

以上各个药方，都是大升之剂，主要用于治疗由胃气下陷导致的血崩，久泻等症，对症服药可以达到快速治愈的效果。

▶ 养血行气

加减四物汤

主要用于治疗十四岁左右的少女来月经时猝然暴下，淋沥不止，或者有类似崩漏的症状，以及因失血过多引起的其他诸证。

川芎、熟地黄（洗焙）、川当归（去芦，酒润、切焙）、白芍药各一两，香附子（炒去毛）一两半。

将以上各味药物切片后捣碎，每服四钱，用水一盏半，生姜五片，煎至七分后除去渣滓，饭前温服。

如果月经颜色鲜红，淋沥不止，可以将药方中的熟地黄改为生地黄煎服。

▶ 补中去积

黄芪当归人参汤

我有位朋友的妻子得了妇科疾病，症状是月经隔几天就来一次，并且暴崩不止。听他的朋友说，这位妇女平时就心胸狭窄，性急多惊。我料定她是因为心气不足，饮食失节导致患病。当他为其诊断过之后，发现病人脉沉细而缓，四肢无力，喘气短促，果然有心气不足，饮食失节，脾胃虚弱等症，并且伴有胃脘疼痛，左胁下有积，脐部有动气，腹中鸣下气，大便难等诸多虚证。治疗这些病症宜安心定志，镇坠其惊；调和脾胃，大益元气；补其血脉，养其心神；以大热之剂，除去其凝在体内的冬寒。

我为她开了黄芪当归人参汤进行治疗。

黄芪、人参、麻黄（不去节，实表闭汗）、黄连（镇心惊）各一钱，当归一钱半，草豆蔻七分，神曲（消食，去脾胃寒）、桂枝、陈皮各五分，杏仁（研如泥）九个，生地黄三分。

将以上各味药物研为粗末，用水三大盏，先将麻黄煮沸数次，除去渣滓后加入前药，同煎至一大盏，饭后服用。

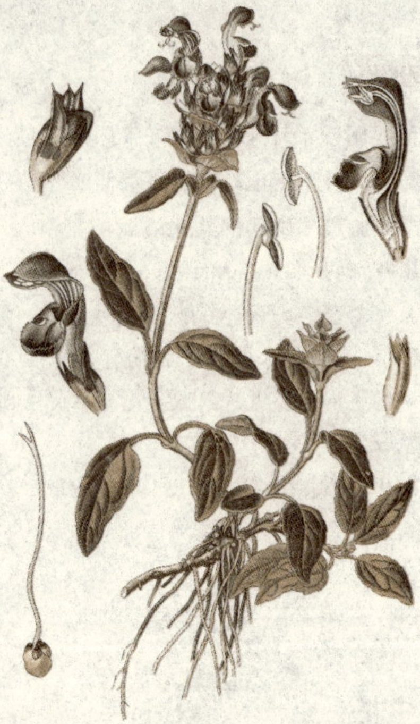

夏枯草

干燥果穗入药，味辛、苦，性寒。归肝、胆经。能清热泻火，明目，散结消肿。

病人伴有胃脘疼痛的症状是因为胃里有寒气，可以服用草豆蔻丸（十五丸），疼痛可立即止住。

地黄丸

主要用于治疗足三阴亏损，经行数日不止，带下，不孕等病症。

熟地黄（自制）、山茱萸肉、芜荑仁、白芍药（微炒）、代赭石各一两，干姜（炮）、白僵蚕（炒）、浓朴（姜制）各三钱。

将以上各味药物研为末，炼成梧桐子大的蜜丸，每服五十丸，空腹，温酒服下，每日三次。

有位老妇血崩不止，流的满床皆血，三个月都下不了床，而且腹部胀满，如同怀孕一般。王翰林为其诊治过后，发现是虚邪攻入体内造成痰积血污引发的病症。于是就用四物四两，参、术各一两，甘草半两先为其治虚；之后用香附三两，半夏一两半，茯苓、陈皮、枳实、缩砂、玄胡各一两，分二十帖，每帖煎干，加荷叶、侧柏叶汤再煎服之，以破痰积污血，二十帖全部服完之后病人痊愈，之后也没有复发。

▶ 凉血止崩

凉血地黄汤

主要用于治疗妇女肾水阴虚，不能镇守包络造成的血崩不止。

生地黄、黄芪、当归尾各半钱，黄连、黄柏、知母、藁本、川芎、升麻各二分，红花（少许）、柴胡、防风、川羌活、黄芩、细辛、荆芥穗、蔓荆子、甘草（炙）各一分。

将以上各味药物切片后捣碎，用水三盏，煎至一盏，除去渣滓后空腹温服。

足太阴脾之经中血海穴，在大腿内侧，髌底内侧端上二寸，股四头肌内侧头的隆起处。治疗女性月经不调，恶血崩漏，逆气腹胀，可在此穴位上灸三壮（艾条灸疗，一灸为一壮）。足少阴肾之经中阴谷穴，在膝关节内侧约五厘米上方。治疗女性漏下不止，腹胀满不得喘息，小便发黄，可在此穴位上灸三壮。

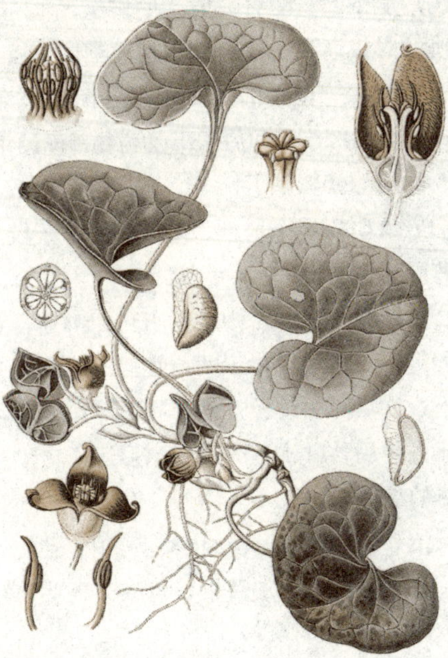

细辛

干燥全草入药，味辛，性温。有小毒。归肺、肾、心经。能解表散寒，祛风止痛，通窍，温肺化饮。

由虚热引起的崩漏可服用四物加黄连。

奇效四物汤

主要用于治疗发热，久患血崩等症。

当归（头尾俱用）、白芍药、大川芎、熟地黄（洗，焙）、大艾叶、阿胶（蛤粉炒如珠子）黄芩（去黑者）各半两。

将以上各味药物锉碎，每服四钱，用水一盏半，生姜五片，煎至七分，空腹，温服。

有位医生去药铺抓治疗血崩的药，药方上写的是四物汤加阿胶、大艾。这个人抓过药后将它们分成了八服，随后又向药铺老板索要了半两黄芩放入药中。药铺的老板也是位医生，看到这种情况后就询问为什么要在药物中加入黄芩。抓药的人告诉他，自己抓这服药主要就是以黄芩为主的，许多得了血崩的妇女吃过一

小蓟汤

主要用于治疗因为阳气过盛，伤了阴气所导致的崩漏不止，色明如水，受热后烦闷等症。

小蓟茎叶（研取汁），生地黄（研取汁）各一盏，白术（锉）半两。

在将以上各味药物中加入水一盏，煎至一半后除去渣滓，温服。

川芎酒

主要用于治疗血崩昼夜不止。

川芎一两，生地黄汁一盏。

将以上各味药物用酒五盏，煮川芎用一盏，除去渣滓后加入地黄汁，再煎，沸腾二三回后分三次服用。

治疗血崩不止，还可用大小蓟根（五两）白茅根（三两），细切后用酒五升，煮至四升时去除渣滓，分四次服用。

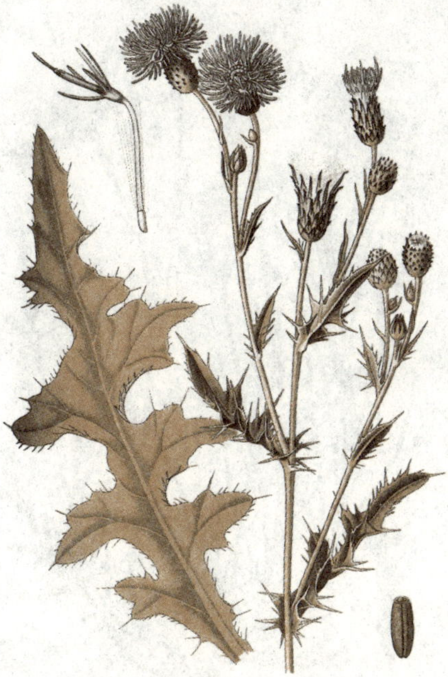

小蓟

味甘，性凉。入肝、脾经。可凉血，祛瘀，止血。治吐血，衄血，尿血，血淋，便血，血崩，急性传染性肝炎，创伤出血，疔疮，痈毒。

服就痊愈了，服过八服之后这个病症就彻底去了根。现在又有一些患有血崩病症的妇女来看病，自己可以根据她们的具体情况酌量用药。

这是一个很好的治疗血崩的药方，除此之外，下面还有一些治疗血崩的方子，患者可以根据自身的实际情况选择最适合的药物。

金华散

主要用于治疗血室有热引起的崩下不止。

玄胡索、瞿麦穗、当归、干姜、牡丹皮各一两，石膏二两，桂心（别研）、威灵仙各七钱半，蒲黄半两。

将以上各味药物研为细末，每服三钱，水一盏半，空腹，温服，每日两次。

如果是因为天暑地热，经水沸溢引起的血崩不止，可以将黄芩（多少不拘）研为细末，每服一钱，用霹雳酒调和后服下；或者与荆芥煎汤后服下。古时有位姓王的御医，他在某夜值班的时候遇到一位宫女出现血崩的病症，当时正值暑天，御医的药匣中只有两帖大顺散，他让宫女用冷水调和后服下了药物，没过多久，宫女的病症就减轻了许多。通过这个小故事医生们应该明白一个道理：在治病的时候权变也起着重要作用。

治疗漏下，经水中杂见五色，呕血，黄瘦虚弱等症，可用地榆三两，锉碎，用醋一升煮沸十余次后除去渣滓，饭前稍热时服一合。还有一方是用竹叶水煎过后代茶服用，可以起到解热的功效。

治疗经水过多，无法止住，可用三补丸（黄连、黄柏、黄芩）加莎根、龟版、金毛狗脊进行治疗。

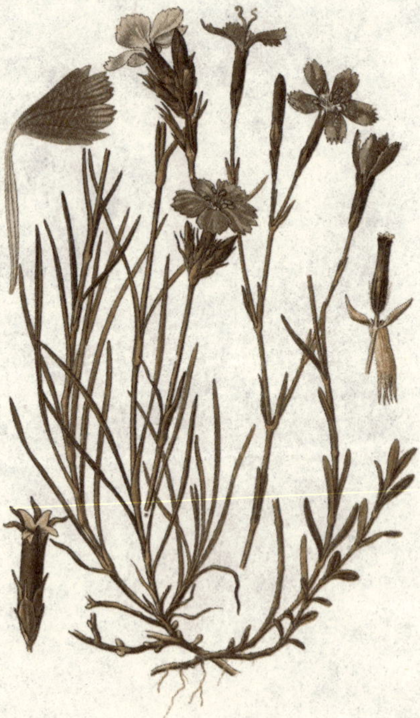

瞿麦

味苦，性寒。归心、小肠经。能利尿通淋，破血通经。

黄连解毒汤

有位妇女，年逾五旬，血崩一载，曾服用过泽兰丸、黑神散、保安丸、白薇散等药，可是都不见效。医生为她诊断过后告诉她，她已经进入老年期，原本不该再有月经，之所以会出现血崩的症状，主要是因为血气受热在体内四处流散引起的，并非身体受寒。除此之外，女性大悲、哭泣，就会心内着急，心急就会引起血不禁，血不禁崩就不止。许多医生把虚损作为引起血崩的主要原因，却不知也有许多与上述病例相同的病因。

遇到这种情况，可以先服用黄连解毒汤，之后再将香附二两（炒），白芍药二两（焙），当归二两（焙），研为细末，与水调和后服下，最后服用槟榔丸，不出十五日身体就能痊愈。

有位六十二岁的妇女，血崩不止，服了四帖黄连解毒汤，六帖凉膈散后痊愈。这名妇女也是因为悲伤过度，气急心闷造成的血崩不止，所以服用此药非常管用。

黄连、栀子各二钱，黄芩、黄柏各一钱二。上四味切，以水六升，煮取二升，分二服。

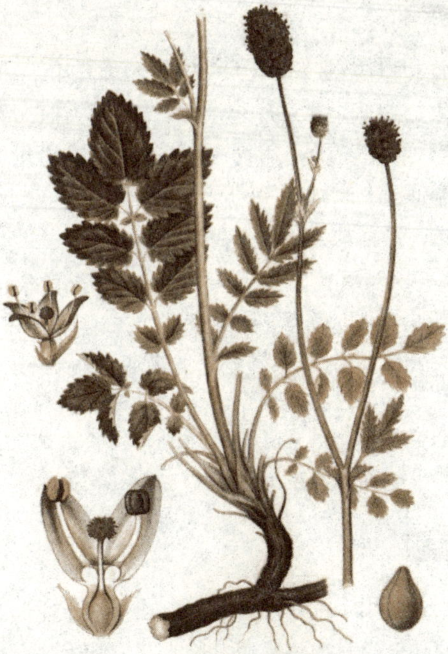

地榆

干燥根入药，味苦、酸，性寒。可入肝、大肠经。凉血止血，解毒敛疮。用于便血，痔血，血痢，崩漏，水火烫伤，痈肿疮毒。

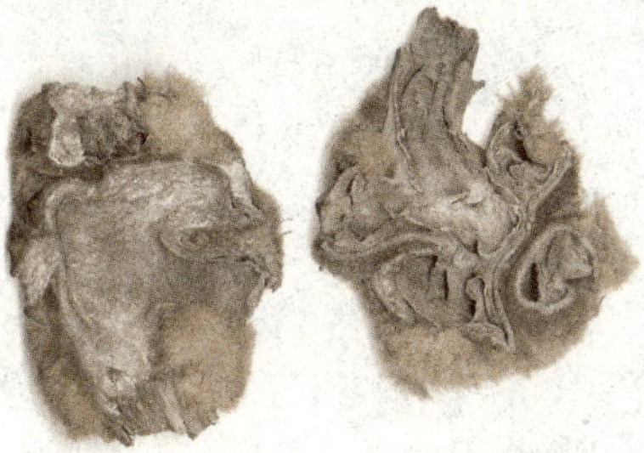

狗脊

为蚌壳蕨科植物金毛狗脊的干燥茎根，味苦、甘，性温。归肝、肾经。能祛风湿，补肝肾，强腰膝。

有位年近七旬的妇女，向来患有肝脾方面的疾病，每次病发的时候就会出现饮食不进，胸膈堵闷，中脘作痛，腹泻，排尿困难等症状。医生为她开了逍遥散加山栀、茯神、远志、木香让其服用，很快便痊愈了。可是没过多长时间，这名妇女又因为为孀居的女儿担忧而不时的吐紫血，每次病发的时候都是先感到倦怠，之后身体发热。

《神农本草经》上讲：积忧伤肺，积思伤脾。脾肺受到伤害，无法摄血归经，就会出现上述症状。医生又让其服用前药加炒黑黄连三分，吴茱萸二分，服过之后病很快就好了。后来她又因为发怒，吐了许多红血，并且伴有躁渴垂死的症状，这些都是由于血脱引起的，应该补气。医生又为她开了人参一两，苓、术、当归各三钱，陈皮、炮黑干姜各二钱，炙草、木香各一钱，服过一剂之后就痊愈了。

还有一位六十四岁的妇女，长期郁闷、发怒，受到寒热之邪毒就头痛，每到春天的时候乳房内还时不时的疼痛，服用过流气饮之类的药物后效果很好，阴道内还不时出血，如同来月经一般。

后来因为受到大惊吓，导致饮食不进，夜寐不宁，乳房肿到两胁处，而且疼的如同火烧一般，到了午后颜色也变红了。医生为她诊断过之后认为是肝脾郁火，血燥引起的。先让她服用了逍遥散加酒炒黑龙胆一钱，山栀一钱半，服用过两剂之后肿痛的症状有所缓解，又服了两剂，肿痛全消。之后又服用归脾汤加炒栀子、贝母，身体完全康复。

有位妇女因为发怒，血崩长期不止，面色时而青黄，时而发红，这是血虚造成的。可以先服小柴胡和四物，用以清肝火，生肝血。再服用归脾、补中二汤，益脾气，生肝血。如果是因为肝经有风热而引起的上述病症，可以先服用防风丸，再服用兼证之药。如果是因为肝经火动而引起的，可以先服用炒过的条芩制成的药丸，再服用兼证之药。

有位妇女性急，每次发怒时不仅太阳穴、耳、颈、喉、齿、胸、乳作痛，而且胸闷吞酸，吐泻少食，经行不止。这是肝火过旺引起的病症，可服用四物加白术、茯苓、柴胡、炒栀、炒龙胆。其中月经不止是因为脾气尚虚，可服用逍遥散（倍用白术、茯苓、陈皮）和补中益气加酒炒芍药进行治疗。

▶ 温经止崩

丁香胶艾汤

心气不足，过度劳累，饮食不节都会使女性感到脐下寒冷如冰，总想找一些厚的衣被御寒，还会使女性出现崩漏不止，白带中白滑之物增多，偶尔夹杂有鲜血等症状。治疗这种病症可以服用丁香胶艾汤。

川芎、丁香各四分，熟地黄、白芍药各三分，阿胶（炒，后入）六分，当归身一钱二分，生艾叶（后入）一钱。

将以上各味药物研为细末，作一服，用水二盏，煎至沸腾五次后除去渣滓，加入阿胶、生艾叶，再上火煎至一大盏，空腹，热服，服完三剂后即可痊愈。

治疗血崩可将熟艾（如鸡子大）、阿胶半两，干姜一钱研为细末，用水五盏，先煎艾叶、姜至二盏半，再加入阿胶，分作二服，空心，温服。

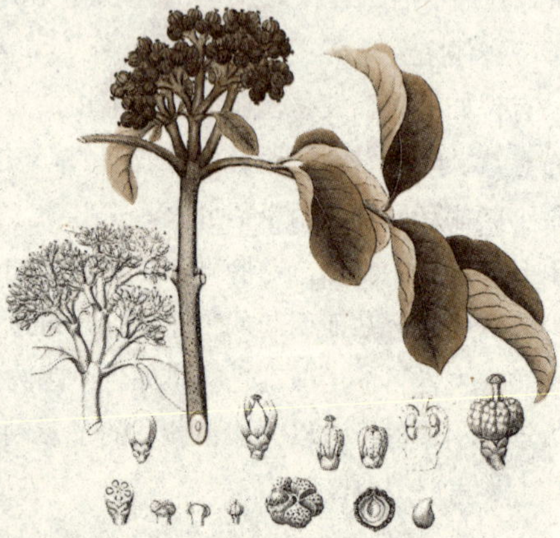

吴茱萸

味辛、苦，性温，有毒。入肝、胃经。可温中，止痛，理气，燥湿，治呕逆吞酸，厥阴头痛，脏寒吐泻，脘腹胀痛，经行腹痛，五更泄泻，高血压症，脚气，疝气，口疮溃疡，齿痛，湿疹，黄水疮。

川芎汤

川芎汤（又名川芎温中汤）主要用于治疗带下，漏血不止，风虚冷热，劳损冲任，月经不调，崩中暴下，淋沥不断；及产后失血过多，虚羸腹痛；或妊娠胎动不安，下血，连日小便频数，肢体烦倦，头晕目眩，不思饮食。

川芎、黄芪、芍药、干地黄、黄芪、吴茱萸、甘草各二两，当归、干姜各一两。

将以上各味药物切片后捣碎，用水一斗，煮取三升，分三服服下。如果同时伴有月经后赤白带下不止的症状，可用杜仲、人参各二两代替干地黄和吴茱萸。

断下汤

主要用于治疗冲任气虚，崩中漏下，经脉不调，每当月候将来脐、腹、腰、脚先痛，饮食渐减，四肢乏力及带下等症。

人参（去芦）、熟地黄（洗，焙）、艾叶（醋炒）各一两，乌贼骨（烧灰）当归（酒洗）各二两，川芎七钱，干姜（炮）半两，阿胶（蛤粉炒成珠）七钱半。

将以上各味药物切片后捣碎，每服五钱，用水一盏半，煎至七分，除去渣滓后饭前温服。

治疗崩漏还可用以下药方。

四物汤一两，人参二钱，吴茱萸一钱。

将以上各味药物锉碎，每服半两，姜枣煎服，饭前服用五六服，寒热、腹痛等症皆退。如果崩漏仍未止住，可续服熟附丸。

熟附丸

熟附子、木贼、龙骨（去节）、赤石脂（煅）各半两、川芎、当归各一两。

将以上各味药物研为细末，与醋调和成梧桐子大的药丸，每服五六十丸，饭前用米汤送服。

有位五十多岁的妇女，绝经已经七年，后来忽然又行经，崩漏不止，发热腹痛，两个多月都不见好转。医生为其诊断过之后发现是阴虚引起的，服过几服熟附丸后痊愈了。

鹿茸丸

主要用于治疗由冲任虚衰，风冷乘虚侵入子宫，气不能固造成的经水过多，颜色瘀黑，渐成崩下，呼吸少气，脐腹冷极则汗如雨下等症。

鹿茸（燎去毛，酥炙）、赤石脂（制）、禹余粮（制）各一两，艾叶（有的药方中无此味药物）、柏叶、附子（炮，各半两）、熟地黄、黄芪、当归、续断各二两。

将以上各味药物研为细末，与酒调和成梧桐子大的药丸，每服三十丸，空腹，温酒服下。治疗上述病症还可以用针灸的方法：灸关元穴（脐下正中三寸处）百壮即可。

赤龙丹

主要用于治疗血崩不止。

禹余粮、阿胶（炒）、乌贼骨、鹿茸（酒炙）、龙骨、石燕、当归、干姜（煅）各等份。

将以上各味药物研为末，与酒、醋调和后制成药丸，每服五十丸，温酒服下。

紫金散

主要用于治疗月水过多，崩漏带下，淋沥不断，腰腹疼痛，白带不正常等症。

禹余粮（火煅，醋淬七次，细研，水飞，干）三两，白芍药、川芎、熟地黄、附子、当归（各一两），干姜（炮）、肉桂各半两，赤石脂、龙骨（并，别研）各一两。

将以上各味药物研为细末，每服二钱，加入麝香少许，空腹，用米汤送服。

白芷暖宫丸

主要用于暖血海，实冲任；治疗子宫虚弱，风寒乘虚侵入子宫造成的不孕，习惯性流产，赤白带下，漏下杂见五色，虚眩少气，胸腹胀痛，心下烦悸，自汗，下血过多等症。

禹余粮（制）一两，干姜（炮）、芍药、白芷、川椒（制）、阿胶（粉炒）、艾叶（制）、川芎各七钱半。

将以上各味药物研为细末，制成梧桐子大的蜜丸，每服四十丸，用米汤、温酒或醋送服均可。

治疗崩中不止可将丁香二两研为细末，用

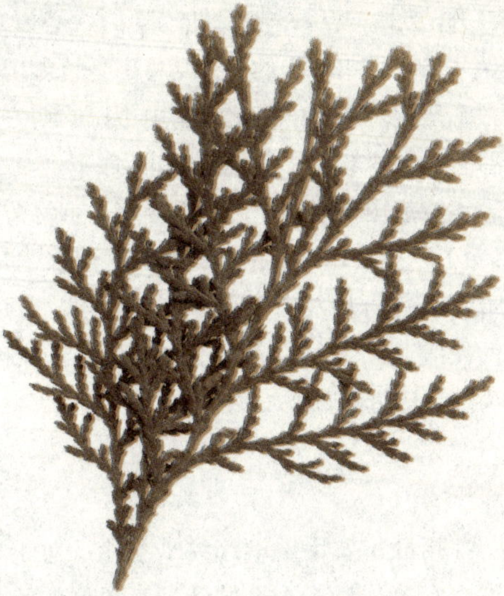

柏叶

味苦涩，性寒。入心、肝、大肠经。可凉血，止血，祛风湿，散肿毒。治吐血、衄血、尿血、血痢、肠风、崩漏，风湿痹痛，细菌性痢疾，高血压，咳嗽，丹毒，痄腮，烫伤。

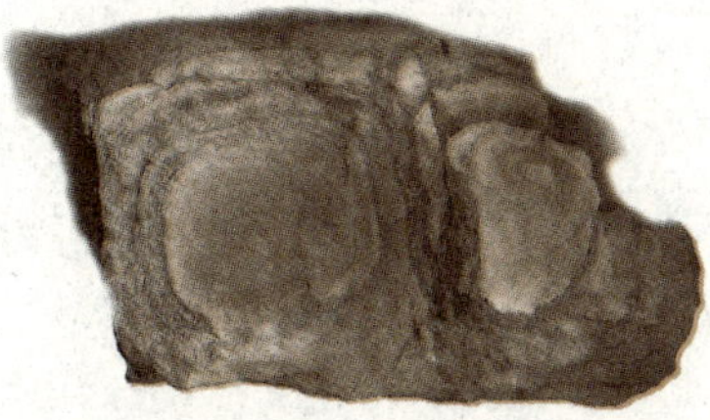

禹余粮

为氢氧化物类矿物褐铁矿，味甘、涩，性平。入脾、胃、大肠经。涩肠止血。治久泻久痢，妇人崩漏带下，痔漏。

酒三升，煮取一升，空腹，即时服下。《必效方》中关于治疗崩中不止的药方是将丁香百颗用酒煎过后服用。还有一个治疗崩中不止的药方是将益智炒为细末后用咸米汤调和后服下。

治疗崩中下血不止，小腹疼痛，可将芍药（炒黄）一两，柏叶（微炒）六两，用水一升，煎取六合后再加入酒五合，煎取七合，空腹，分两次服下。有的药方中记载是将芍药、柏叶研为细末后用酒调和二钱服下。

牡蛎散

牡蛎散主要用于治疗经水不止。对于服过许多药物病情都不见好转者有很好的治疗效果。

牡蛎（煅，研细）与醋调和后制成药丸，再用火烧的通红，冷却之后研为细末，同与醋调过的艾末熬成膏，制成梧桐子般大的药丸，每服五十丸，用醋艾汤送服。

▶ 燥剂止崩

柏黄散

柏黄散主要用于治疗经血不止。

黄芩一两二钱半，侧柏叶、蒲黄各一两，伏龙肝二两。

将以上各味药物切片后捣碎，用水二升，煎取八合，分二服服下。

治疗崩中不止，血结成片，色如鸡肝，形状碎烂等症，可将川芎十二分，阿胶、青竹茹各八分，续断、地榆、小蓟根各三分，当归六分，生地黄、黄芪、伏龙肝各十一分，用水九盏，煮取三盏，除去渣滓后分三服服下。

治疗妇女血露不绝，可将蚕砂一两（炒），伏龙肝半两，阿胶一两，同研为末后用温酒调和，每次空腹服二三钱即可。

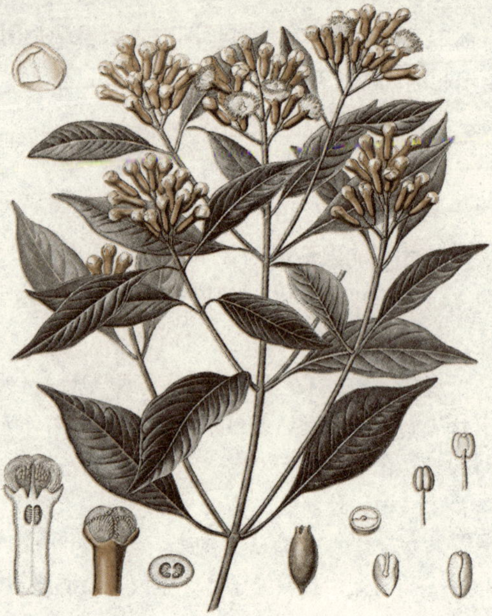

丁香

干燥花蕾入药，味辛，性温。归脾、胃、肺、肾经。能温中降逆，散寒止痛，温肾助阳。

伏龙肝散

主要用于治疗气血劳伤，冲任脉虚引起的各种病症。其主要症状有：忽然血崩，或色如豆汁，或结成血片，或赤白相兼，以及脐腹冷痛，经久不止导致人黄瘦，口干，饮食减少，四肢无力，虚烦惊悸。

伏龙肝一两，甘草半两，赤石脂一两，川芎三两，肉桂半两，熟地黄、黄芪、艾叶（微炒）各二两，当归、干姜各七钱半，麦门冬（去心）一两半。

将以上各味药物研为粗末，每服四钱，用枣一枚，与水同煎后服下。

地榆散

主要用于治疗妇女血崩，漏下不止等症。

地榆（锉）、蒲黄、黄芪、白芍药、白茯苓、柏叶（微炒）、蟹爪（微炒）、熟地黄、黄芪、鹿角胶（捣碎，炒令黄燥）、漏芦各一两，川芎、当归（锉炒）各七钱半，伏龙肝一两半，干姜

(炮)、桂心、甘草(锉,炙赤)各半两。

将以上各味药物锉碎,每服三钱,用水一中盏,加入竹茹一分,煎至七分,除去渣滓,饭前温服。

▶ 补涩止崩

鹿茸散

主要用于治疗崩中漏下不止,虚损羸瘦。

鹿茸(去毛涂酥,炙微黄)二两,白龙骨、鳖甲(涂酥,炙令黄,去掉边缘的肉质部分)、熟地黄、白芍药、白石脂、乌贼鱼骨(炙黄)、续断各一两,肉苁蓉(酒浸一宿,刮去皱皮,炙干)一两半。

将以上各味药物研为细末,每服二钱,饭前用粥送服。

柏叶散

主要用于治疗妇女崩中漏下,渐至黄瘦,四肢无力,腹内疼痛,不思饮食。

柏叶、续断、川芎、生地黄、黄芪、当归、

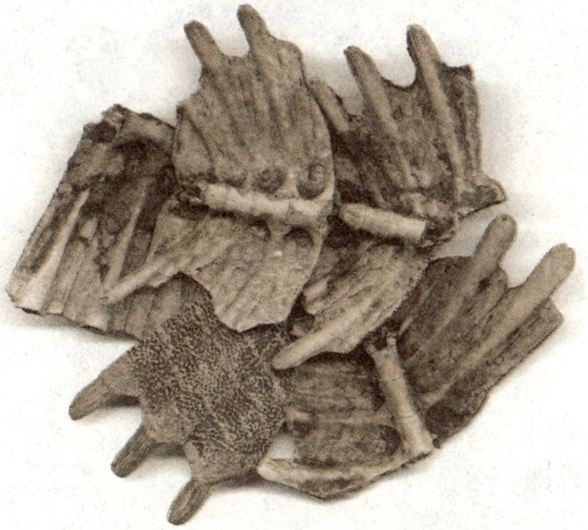

鳖甲

味咸,性平。入肝、脾经。可养阴清热,平肝熄风,软坚散结。治劳热骨蒸,阴虚风动,劳疟疟母,癥瘕痃癖,经闭经漏,小儿惊痫。

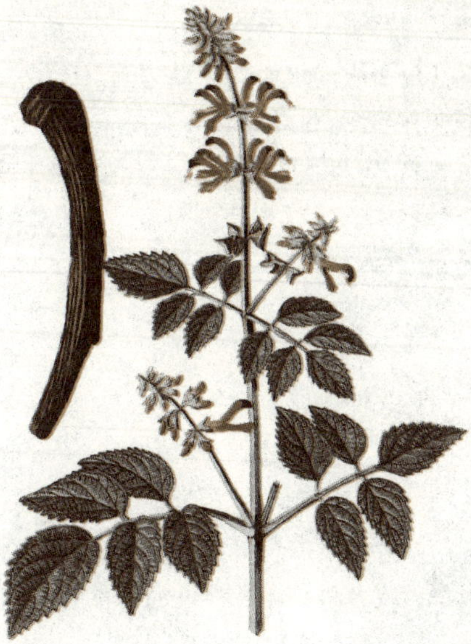

丹参植株

干燥根入药,性寒,味苦,归心经、心包经,专走血分。能通血脉,功擅活血化瘀。

龟甲、鳖甲各一两半,禹余粮二两半,阿胶、牡蛎、地榆、赤石脂、艾叶、鹿茸各一两。

将以上各味药物研为细末,每服二钱,饭前用粥送服。还有一个药方里有丹参,加上鹿茸炼成梧桐子大的蜜丸,每服三四十丸,空腹,温酒(醋汤亦可)送下。

补宫丸

主要用于治疗妇女诸虚不足,久不妊娠,形体羸弱,体内发热,崩中带下等症。

白薇、牡蛎、白芍药、鹿角霜、山药、白术、白茯苓、乌贼鱼骨、白芷各等份。

将以上各味药物研为细末,与面调和成梧桐子大的药丸,每服五十丸,空腹,米汤送服。

镇宫丸

主要用于治疗妇女崩漏不止,经血杂见五色,或如豆汁,或状如猪肝,或下瘀血,脐腹胀痛,头晕眼花,久而不止令人黄瘦、口干,胸烦不食等症。

代赭石（火煅，醋淬）、紫石英、禹余粮（制）、香附子（醋煮）各二两，阳起石（火锻，细研）、鹿茸（燎去毛，醋蒸，焙）、茯神（去皮、木）、阿胶（锉碎，蛤粉炒成珠）、当归（去芦，酒浸）、蒲黄（炒）、川芎各一两，血竭（别研）半两。

将以上各味药物研为细末，用艾煎醋汁后与煮过的糯米粉调和成梧桐子大的药丸，每服七十丸，空腹，米汤送服。

▶ 血见黑则止

治疗暴崩下血，可将京墨研为细末后取二钱匕，同烧为末的黄蜂窠（三指撮）用酒调和后服下。或者将狗胆汁拌过的百草霜二钱分为二服，与当归酒调和后服下。

治疗血崩可将葫芦去除子穰，用荆芥穗把其烧至外部焦黑，里面焦黄为度，饮汤调服。

治疗少女血崩，可将荆芥、莲房壳（各等份）烧至外部焦黑，里面焦黄后研为细末，每服二钱，空腹，米汤调和后服下。

十灰丸

主要用于治疗血崩不止。

锦灰、黄绢灰、马尾灰、艾叶灰、藕节灰、莲房灰、油发灰、赤松皮灰、棕榈灰、蒲黄灰各等份。

将以上各味药物研匀，用醋煮过的糯米与其调和后制成梧桐子大的药丸，每服七十丸，空腹，米汤送服。

十灰散

治疗下血不止。

锦片、木贼、棕榈、柏叶、艾叶、干漆、鲫鱼鳞、鲤鱼鳞、血余、当归（把药烧至外部焦黑，里面焦黄为度，各等份，研末）、麝香（少许）。

以上药物一起研匀，每服二钱，空腹，温酒调和后服下。

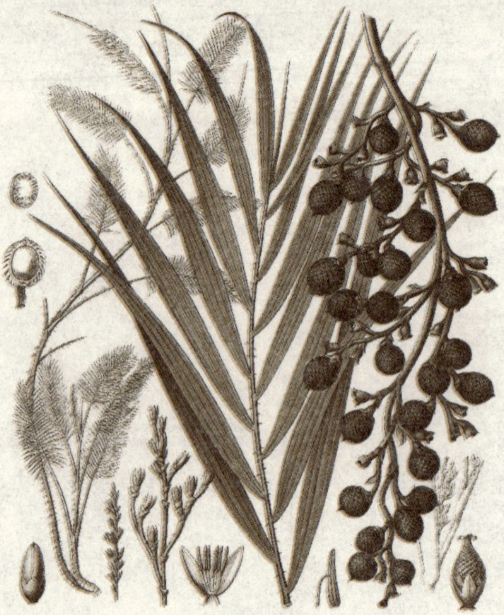

血竭植株

果实及树干中渗出的树脂入药，味甘、咸，性平。归肝经。能活血定痛，化瘀止血，敛疮生肌。

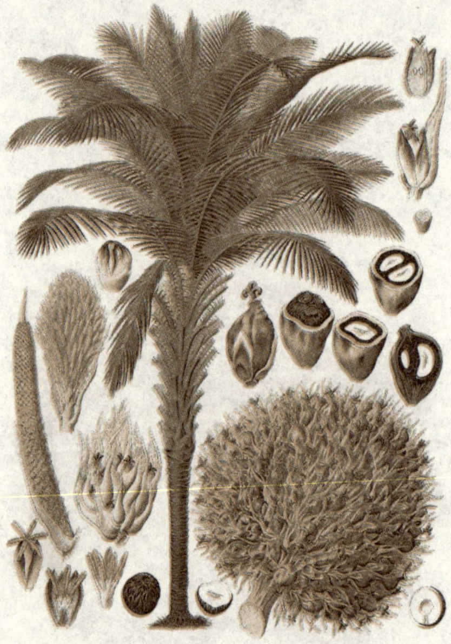

棕榈

叶鞘纤维即为“棕榈灰”，味苦、涩，性平，能收敛止血。

治疗妇女多年血崩，可将香附子（炒赤）二两，莲壳（烧至外部焦黑，里面焦黄为度）

五枚，研为细末，每服二钱，空腹，用陈米汤调和后服下。

香矾散

主要用于治疗血崩。

用极酸的醋将香附子（不拘多少）浸泡一宿，然后炒至外部焦黑，里面焦黄为度，研为细末后每一两之中加入白矾末二钱，空腹，用米汤（荷叶汤尤佳）调和后服下。

将香附子去毛，炒至外部焦黑，里面焦黄为度，研为细末，用极热的酒调制二钱后放温服用，服用两服就能很好的治愈血崩。对于血崩昏迷者，服用三钱匕也可减轻症状。

治疗妇女下血不止、崩漏、经血中杂见五色等症，香附子可以称得上是仙药。以下还有几个简单的药方，也可用来治疗女性血崩不止。

将砂仁（不拘多少）在新瓦上炒黑，研为细末，用米汤调和后服下。或者将益智仁炒黑后研为细末，用咸米汤调和后服下。还可将槟榔烧至外部焦黑，内部焦黄后研为细末，用温酒调和后服下。

五灵脂散

主要用于治疗妇女血崩后服过许多药都无法止住的病症。

将五灵脂炒到烟尽的程度后研为细末，用温酒调和后服下。

还有一种方法是将五灵脂炒到烟尽的程度后研为细末，用水酒、童子尿各半盏，煎过后服用，此方也被称为抽刀散。

将黄牛角腮（用尖）烧为黑灰（微存性）后服用，可治疗妇女血崩、便血及冷痢、白痢。

治疗漏下不止，可以用以下几个药方：将鹿角烧成灰后细研，用温酒调和二钱，饭前服下。或者用桃仁代替鹿角，也可起到相同的治疗效果。还可以将乳儿的头发用皂角水洗净后烧成细末，用温酒调和二钱，空腹服下。

治疗长期血崩，可将夏枯草烧至外部焦黑，内部焦黄后研为细末，空腹，用米汤调和后服下。

荆芥散

主要用于治疗妇女崩中不止。

用质量上乘的麻油点灯，将荆芥靠近灯心，烧至焦色后研为细末，每服三钱，用童子尿调和后服用。

治疗妇女漏下，淋沥不绝，可将槐耳（不

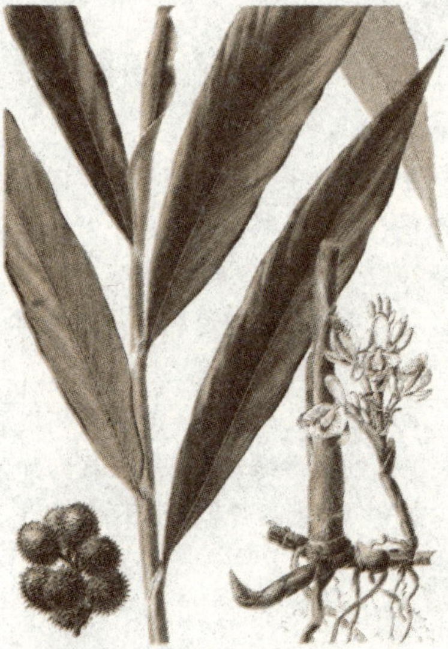

阳春砂植株

干燥成熟果实即为砂仁，味辛，性温。归脾、胃、肾经。能化湿行气，温中止泻，安胎。

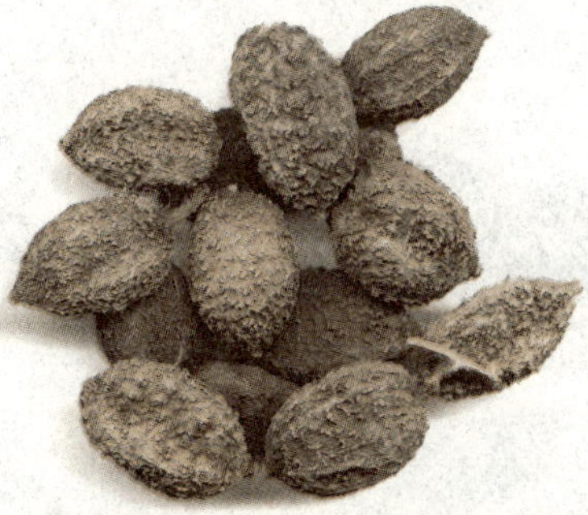

砂仁

拘多少）烧成灰后细研，用温酒调和二钱匕后饭前服下。

治疗崩中不止（无论时间长短），可用槐耳烧作灰后研为末，每次用酒送服一方寸匕。

神应散

主要用于治疗血崩不止。

桂心（不拘多少），炒至外部焦黑，里面焦黄为度，研为细末，每服一二钱，用米汤调和后服下。

黑金散

主要用于治疗妇女血气虚损，月经不调，崩中漏下等症。

鲤鱼皮、黄牛角腮、棕榈皮、破故纸、乳儿头发各一两，乌贼鱼骨、熟地黄、黄芪、干姜（炮）、当归（洗，焙）、木贼各半两。

将以上各味药物锉过后拌入瓷瓶内，用盐泥将瓶口密封牢固，晾干之后用炭火五斤烧至通红，烟尽后将瓷瓶埋入土里冷却，之后再次取出，将药物研为细末。每服三钱，加入麝香少许，空腹，用米汤调和后服下。

如圣散

主要用于治疗严重性血崩。

棕榈、乌梅肉各一两，干姜一两五钱，烧至外部焦黑，内部焦黄后研为细末，每服二钱，用乌梅酒调和后空腹服下，最多服用三服即可治愈。

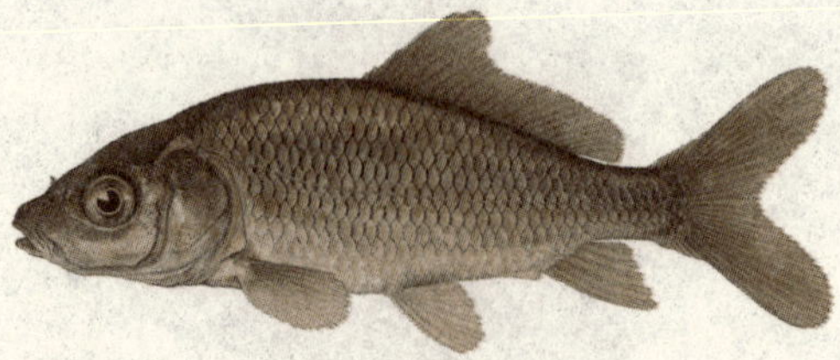

鲤鱼

入脾、肾经。可利水，消肿，下气，通乳。治水肿胀满，脚气，黄疸，咳嗽气逆，乳汁不通。

治疗血崩还可用以下药方：

当归、白芍药、干姜、棕榈各等份，研为细末，用醋调和后以有节的红色竹筷向左搅四十九转，饭前服用。

或者将棕榈、白矾研为细末，用酒调和二钱后服下。

乌金散

主要用于治疗血崩不止。

棕榈毛（烧存性）一两，龙骨二钱，将以上各味药物研为细末，研匀，每服三钱，空腹，好酒调和后服下，服完两服就可痊愈。

梅饮子

治疗妇女血崩可服用梅子饮。

将盐白梅放在密闭容器中加热，使它碳化成末，空腹，用米汤调和后服下。或者用乌梅代替盐白梅，再用乌梅汤调和后服下，亦可起到同样效果。

治妇人血崩，将乌梅（肥大者半斤，以酸醋浸，经一宿取出，去核，研为膏）与百草霜（研细）捣和成梧桐子大的药丸，每服三四十丸，空腹，用淡醋汤送服，每日一次，也可治疗妇女血崩。

▶ 针灸妙法

治疗经血过多不止并伴有崩中的症状，可针灸三阴交穴，行间穴（均是先针后灸），以及通里穴（足小指上二寸，刺二分，灸十四壮）。

治疗漏下不止，可针灸三阴交穴和太冲穴。

治疗子宫口不闭合，漏下恶血不禁，可针灸气门穴（在关元穴傍三寸，刺入五分）。

治疗血崩兼漏下的病症，可针灸中极穴（体前正中线，脐下四寸），子宫穴（在下腹部，当脐中下四寸，中极旁开三寸）。

治疗妇女漏血，腹部胀满，小便黄，可针灸阴谷穴。

治疗女性经血不通，可针灸会阴穴（位于外生殖器与肛门之间，又为任、督、冲三脉之会，故名）。治疗女性漏血，可针灸太冲穴。

妇女冲任二脉是经脉之海，外循经络，内荣脏腑。如果阴阳和平，经血就会按时而至。如果因为劳伤不能约制，经血就会忽然暴下，严重的时候还有可能昏闷。如果寸脉微迟，就是寒气攻入上焦（咽喉至胸膈部分），会出现吐血、衄血的病症。如果尺脉微迟，就是寒气攻入下焦（下腹腔自胃下口至二阴部分），会出现血崩、便血的病症。上述这些病症，都可以通过调补脾胃来逐渐治疗。

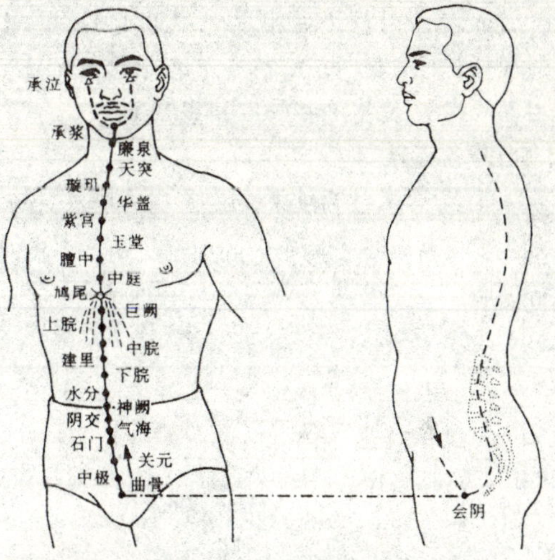

任脉循行图

人体奇经八脉之一，起于会阴，止于承浆；任脉总任一身阴经，与全身所有阴经相连，凡精血、津液均为任脉所司，故称为阴脉之海。

▶ 杀血心痛

失笑散

妇女因为血崩而引起的心痛被称之为杀血心痛，主要是由心脾血虚引起的。如果是因为流产失血过多而引起的心痛，也是同样的原因造成的。治疗这种病症可以将乌贼鱼骨炒为末，用醋汤调和后服下，或者服用失笑散也可治愈。

五灵脂、蒲黄各等分。

上药研末。每服一钱二，先用酽醋半两，熬药成膏，以水三两，煎至二两，热服。

前症如果引起阴血耗散，宜服用乌贼丸收敛。如果瘀血不散，宜服用失笑散行发散。如果心血虚弱，宜服用川芎归汤补养。如果郁结伤血，宜服用归脾汤调补。

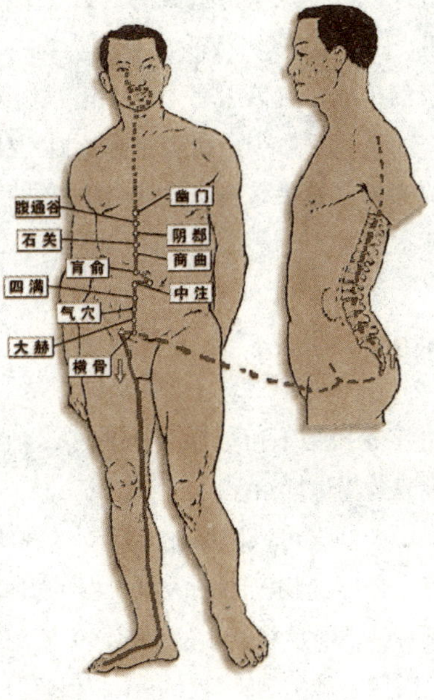

冲脉循行图

人体奇经八脉之一，起点横骨穴，系接足少阴肾经内股鼠蹊之气冲穴，至幽门共十一穴；冲脉能调节十二经气血，故称为十二经脉之海。

十全大补汤

有位妇女患有杀血心痛的病症已经三年了，吃了许多药物都没有疗效，每次病症发作厉害时就会面色痿黄，所有的虚证都表现了出来。医生为其诊断过后告诉她：心是主血的，失血过多，心无所养，就会导致心痛，服用十全大补汤就能够治疗。这位妇女服用过三十余剂后症状有所好转，服用了百余剂后就痊愈了。

人参、肉桂（去粗皮，不见火）、川芎、地黄（洗，酒蒸，焙）、茯苓（焙）、白术（焙）、甘草（炙）、黄芪（去芦）、川当归（洗，去芦）、白芍药各等份。

上药十味，锉为细末。每服二钱，用水三两，加生姜三片，枣子两个，同煎至二两，不拘时候温服。

赤白带下要警惕

《病源》上记载妇女有三十六疾，分别是：十二症、九痛、七害、五伤、三固。

带下的各种症状不是十分明显，所以许多人就只知道赤带和白带两种。这主要是由于劳伤冲任，风冷侵入子宫造成的。妇女平日里血气相和，血欲常多，气欲常少就会百病不生。如果气倍于血，气倍生寒，血不化赤就会形成白带。如果气平血少，血少生热，血不化经就会形成赤带。如果寒热交并就会出现赤白带俱下的症状。

▶ 补阳调经

治疗赤白带下可以服用十枣汤、神佑丸、玉烛散等药物进行治疗。

血虚的病人可以服用加减四物汤。气虚的病人可在加减四物汤中加入术、参、陈皮。肥胖的人有带下的症状，多是湿痰，可服用海石、半夏、南星、炒柏、青黛、苍术、川芎。

瘦弱的人患有白带方面疾病的较少，有的话也大都是因为内热引起的，可服用炒柏、蛤粉、滑石、川芎、青黛、樗皮。带漏的病症大都是因为胃中痰积，流下后渗入膀胱，出于大肠、小肠造成的，宜升提，病症严重者还需要服用呕吐药，以提其气，再服用二陈汤加白术、苍术进行治疗。

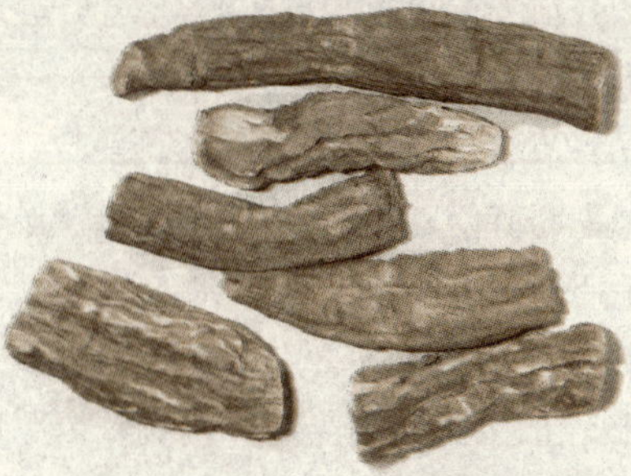

大戟

为植物大戟的干燥根，味苦，性寒。有毒。归肺、脾、肾经。能泻水逐饮，消肿散结。

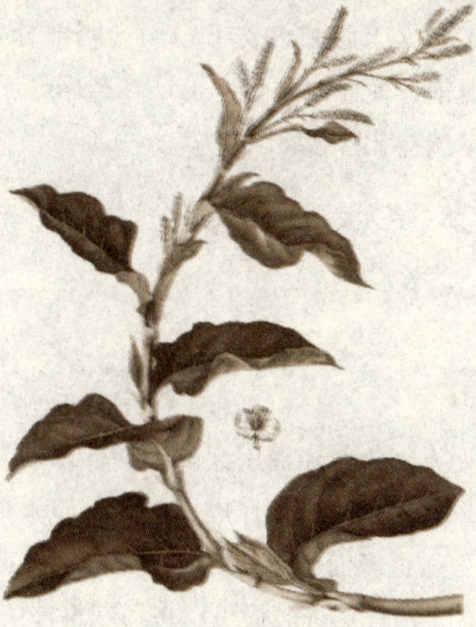

蓼蓝

叶或茎叶经加工制得的干燥粉末即为“青黛”，味咸，性寒。归肝、肺经。能清热解毒，凉血消斑，清肝泻火，定惊。

十枣汤

芫花（炒黑）、大戟、甘遂各等份，大枣十枚。

先煮枣去滓，放入前药末，强人服一钱，虚人五分，或枣肉为丸。病人不除者，再服，得快下后，糜粥自养。

神佑丸

甘遂（以面包，不令透水，煮百余沸，取

出用冷水浸过，去面，焙干）、大戟（醋浸煮，焙干）、芫花（醋浸煮）各三钱，黑牵牛、大黄各六钱。

上为细末，滴水丸，小豆大。每服五六十丸，临卧温水下。

李东垣曾经说：长期血崩会引起阳气流失，阳气流失白滑之物就会向下流，有可能形成白带。

我认为，治疗赤、白带等病症都应当以壮脾胃，升阳气为主，然后再根据不同的临床表现对症下药。

如果带下色青，是肝出现了问题，宜服用小柴胡加山栀、防风。

带下色赤，是心出现了病症，宜服用小柴胡加黄连、山栀、当归。

带下色白，是肺出现了病症，宜服用补中益气加山栀。

带下色黄，是脾出现了病症，宜服用六君子加山栀、柴胡。

带下色黑，是肾出现了病症，宜服用六味丸。

如果伴有湿热壅滞，小便赤涩等症状，宜服用龙胆泻肝汤。肝血不足，燥热风热引起的带下，宜服用六味丸。

思虑过伤引起的带下，宜服用妙香散等药。

气虚俱虚引起的带下，宜服用八珍汤。

阳气下陷，宜服用补中益气汤。

湿痰下注，宜服用补中益气汤加茯苓、半夏、苍术、黄柏。

气虚痰饮下注，宜服用四七汤和六味丸。

治疗带下方面的疾病还应注意：不可因为肥人多痰，瘦人多火，就以燥湿泻火之药盲目治疗。

治疗带下并伴有小腹疼痛等症，可先服用十枣汤，再服用苦楝丸、大玄胡散，这是按照先攻后补的办法进行治疗的。

治疗结痰白带，可在半饥半饱的状态下用津液咽下小胃丹数丸。

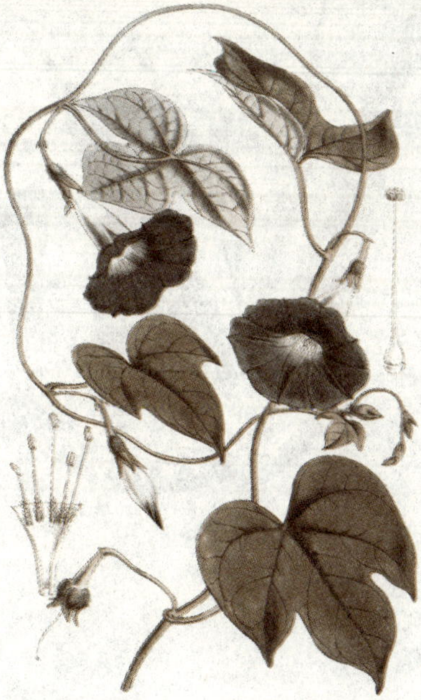

牵牛植株

干燥成熟种子入药，味苦，性寒。有毒。归肺、肾大肠经。能泻下逐水，去积杀虫。

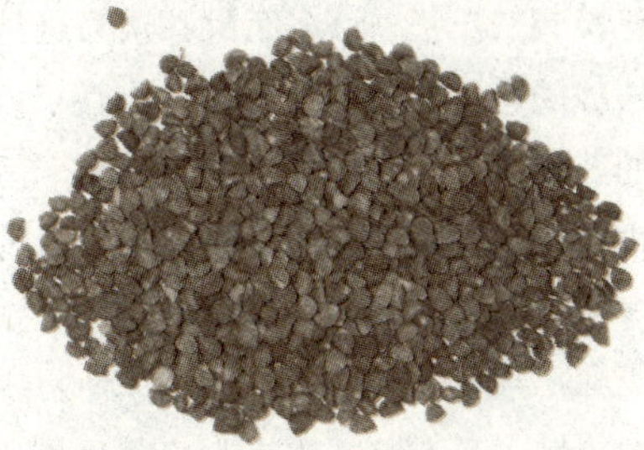

牵牛子

有位七十岁的妇女，带下白色，后来饭前用姜汤送服大补丸五十丸一两次，午饭后，晚上睡觉前又分别服用小胃丹十五丸，身体逐渐恢复了健康。

有位妇女，带下连绵不绝，时而呈白色，而且经常感到内热，口干，眩晕，有时还会吐酸水，这种状况已经持续三年了。医生为其诊断过后发现其胸中有寒痰，让她服用过瓜蒂散之后便吐出冷痰二三升，间杂黄涎，状如烂胶。

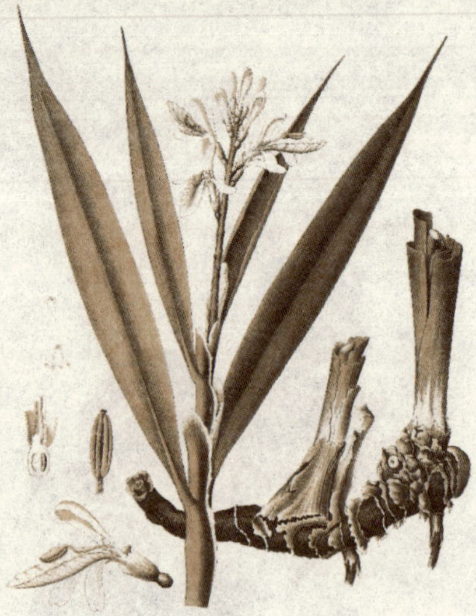

良姜

干燥根茎入药，味辛，性热。归脾、胃经。可以散寒止痛，温中止呕。

后来又让她服用浆粥养胃气，服用淡味药使水湿向下渗利排泄而出，没过多久病就痊愈了。

还有一位妇女，白带如水，绵绵不绝，臭秽之气令人难以靠近，面色发黄，食量减少，病史已经有三年了。许多医生都认为这是体内积冷造成的，让其服用阳起石、硫磺、姜、附之类的药物，谁知症状非但没有减轻，污水反而越来越多。后来又有位医生为其诊断过后发现，这是浊水热乘太阳经，寒水不禁固造成的。众所周知，水自高而趋下，治疗这种病症，宜先绝其上源。此女服过药后即涌痰二三升，次日下污水斗余，这样反复了三遍，全身出汗，过了不久，污水已经不下了。之后又连续服用寒凉之剂，半年过后产下一名男婴。

▶ 燥剂调理

如果体内有湿痰而又弱不禁攻的人服用燥剂治疗带下，则热湿宜凉燥，寒湿宜温燥。

樗皮丸

主要用于治疗因湿热引起的赤白带下。

芍药五钱、良姜（烧灰）三钱，黄柏（炒灰）二钱，椿根皮一两半。

将以上各味药物研为末，与粥调和成丸，每服三五十丸，空腹，用米汤送服。

还有一方，也可以用来治疗由上述原因引起的赤白带下。

苍术（盐炒）、白芍药各一两，枳壳三钱，椿根皮（炒）二两，干姜（煨）二两，地榆半两，甘草三钱、滑石（炒）一两。

将以上各味药物研为为末，与粥调和为丸后用米汤送服。

治疗带下还可用下面的药方。

椿根皮二两，神曲（炒）、麦皮曲（炒）、黄柏（炒）各一两，芍药一两半，滑石、枳壳各半两，苍术一两。

将以上各味药物研为细末，与米糊或面糊调和后制成药丸，每服五十丸，空腹服下。

固肠丸

主要用于治疗由湿气引起的粪便稀薄，泻如水样，便血，白带等症。可将椿根皮研为细末后与面糊或米糊调和成丸，这种药性凉而燥，必须炒过后服用。有的药方中还加入一半分量的滑石粉。

治疗被七情所伤引起的带下，可用以下药方。

黄连（炒）、侧柏叶（酒蒸）、黄柏（炒）各半两，香附子（醋炒）、白术（炒）各一两，白芷（烧存性）、木香各三钱，椿根皮（炒）二两，白芍药一两。

将以上各味药物研为细末，与米糊或面糊调和成丸后用米汤送服。

乳香散

主要用于治疗赤白带下。

草果（去皮，加入麝香一小块，用面饼裹住后火炮至焦黄，留性，取出和面用之）一枚，研为细末，每服二钱，用陈皮汤服下，严重者可增至每服三钱。

带下不止，可用椒目、白芷进行治疗。将椒目研为细末，用米汤调和后服下，可以治疗白带。

将云母粉用温水调和三钱服下后可治疗带下，功效立见。

伏龙肝散

主要用于治疗赤白带下，久患不瘥，憔悴乏力，六脉微濡。

棕榈（不拘多少，烧赤，急以盆盖，荫冷存性）、伏龙肝（炒令烟尽）、屋梁上悬尘（炒令烟尽，出火毒）。

将以上各味药物等份，研匀后加入脑、麝各少许，每服三钱，温酒或淡醋汤送服。有位患者得上述病症已经十年了，服过此药半个月后就痊愈了。

马蹄丸

主要用于治疗白漏（经血漏下挟有白色液体，淋沥不断者为白漏）不绝。

白马蹄、禹余粮各四两，龙骨三两，乌贼鱼骨、白僵蚕、赤石脂各二两。

将以上各味药物研为细末，炼成梧桐子大的蜜丸，每服十丸，空腹，用酒送服。如果白漏仍然不止，可再服三十丸。

用锻石将白芷炒去皮后加入茜草少许，与面糊或米糊调和成丸后服下。

白芷散

治疗赤白带下可以将生狗头骨烧灰存性，用酒调和后服下。

白芷二两，海螵蛸（烧）两个，胎发（煅）一团，研为细末后用温酒调和二钱，空腹服下。

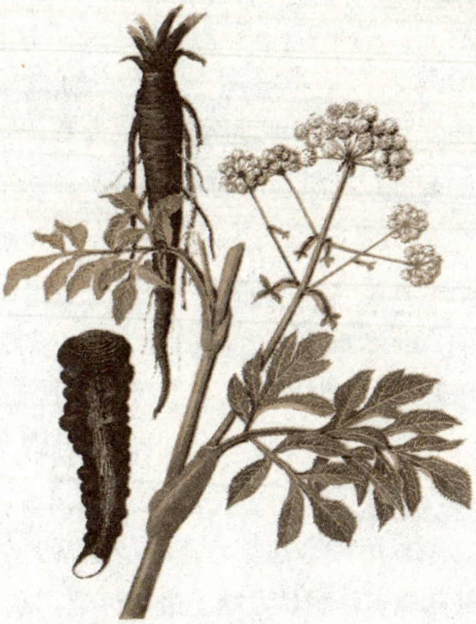

白芷

干燥根入药，味辛，性温。归肺、胃、大肠经。能解表散寒，祛风止痛，通鼻窍，燥湿止带，消肿排脓。

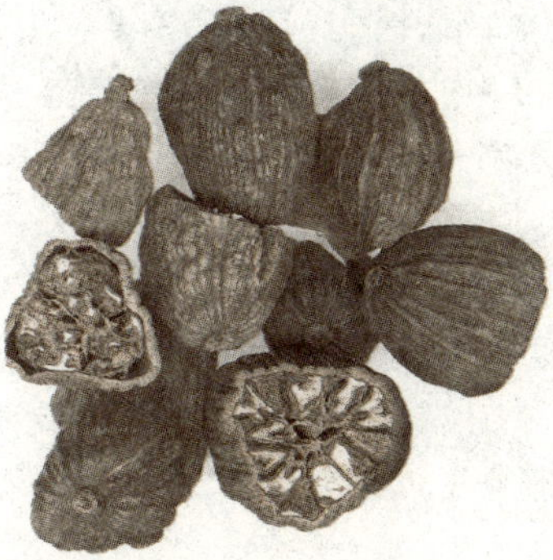

草果

味辛，性温，入脾、胃经，有燥温除寒、健胃消滞、祛痰截 的功效，可用以治腹痛痞满、呕吐、泻痢、疾等病症，用于消酒毒、去口臭亦佳。

▶ 润剂补真

病人带下时间长久而造成体液枯竭的，应当滋补身体。可以将四物汤中的药物研为末，炼成梧桐子大的蜜丸，空腹，用米汤服下三四十丸，这对于治疗老年妇女白带方面的病症也同样有很好的疗效。

补经固真汤

有位妇女白带常漏不止已经有很长时间了，吃了许多药都不管用。医生为其诊断过后发现她心胞尺脉极为微弱。《脉经》上记载："崩中日久为白带，漏下多时骨水枯。"大概意思就是讲，血崩久病不已就会引起血少，血少身体的阳气就会虚弱，所以白滑之物才会下流不止。血海将枯，津液将无，筋骨就无法得到滋养。这需要先服用行经药作为导引，之后用大辛油腻之药，润其枯燥，滋溢津液。

之所以用大辛油腻之药，是要以大辛之气味，补其阳道，生其血脉。最后可用苦寒之药，泄其肺以救其上。因为热伤气，所以在服用大辛之药的同时可以用人参进行滋补，并配以微苦温之药益元气，这就是补经固真汤的药理及疗效所在。

人参二钱，橘皮（不去白）半钱，干姜（末）二钱，白葵花（去萼，碎）十六朵，柴胡、甘草（炙）、郁李仁（去皮尖，研）、生黄芩（另锉）各一钱。

将以上各味药物，除去黄芩外，先用水三大盏，煎至一盏七分，再加入黄芩，同煎至一盏，除去渣滓后空腹热服。过一段时间后可以吃些早点把药物压一压。

补真润肠汤

又被称作"助阳汤"，主要用于治疗白带下，阴户中痛，阴中如冰，身重如山，皮肤发黄、松弛等症。

柴胡一钱二分，良姜二钱，白葵花七朵。防风、郁李仁、干姜、甘草各一钱，陈皮、生黄芩各五分。

将以上各味药物研为细末，锉散，只作一服，用水二盏，煎至一盏，除去渣滓，饭前热服。此药方中的白葵花、郁李仁主要功效是润燥，津液枯涸者非常适宜服用。

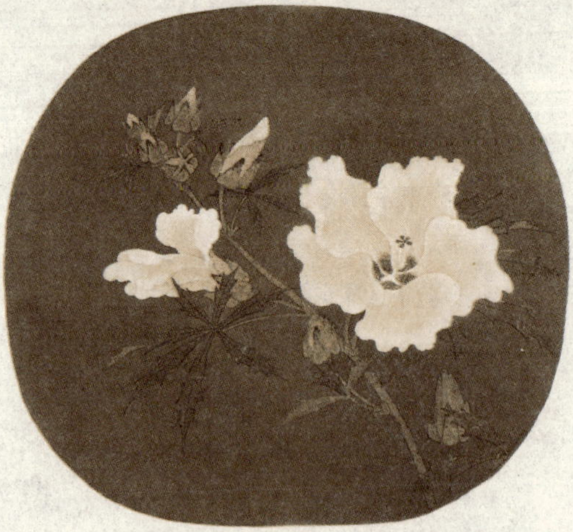

白葵

味甘，性寒。和血润燥，通利二便。治痢疾，吐血，血崩，带下，二便不通，疟疾，小儿风疹。

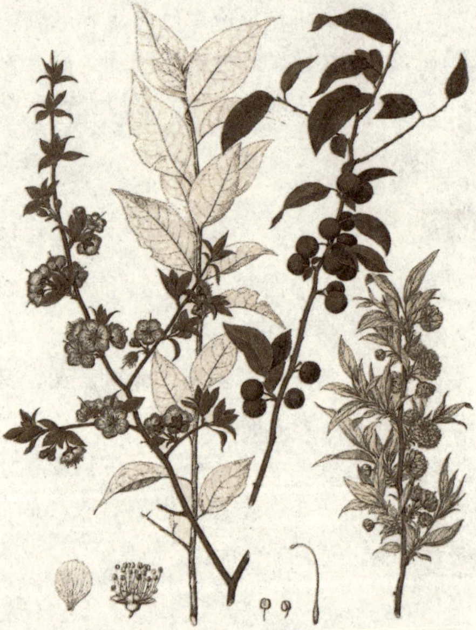

郁李

干燥成熟种子入药，味辛、苦、甘，平。归脾、大肠、小肠经。能润肠通便，利水消肿。

▶ 温凉补剂

脉微食少者，有热用凉补，无热用温补。治疗白带可用如下药方。

龟版（炙）、枳子各二两，黄柏（炒）一两，白芍药七钱半，干姜（炒）二钱半，香附子、山茱萸、苦参、樗皮、贝母各半两。

以上各位药物研为细末，与酒调和为丸，空腹，用米汤送服。

治疗赤白带可用如下药方。

龟版（涂酒炙）二两，黄柏（炒）一两，干姜（炒）一钱，枳子二钱半。

将以上各味药物研为细末，与酒调和成丸，每日二服，每服七十丸。

治疗带下、脉数，还可以将枸杞根一斤、生地黄五两与水一斗同煮后取五升，分三次服用。

有位妇女白带下，月经过多，经血中有的如血块，有的如筋膜，食少倦怠。医生为她诊断过后让其先服用参、术等补血气，调脾胃，没过多久，其他症状都消失了，就是带下未止，后来服用过樗皮丸后痊愈了。

▶ 温补妙法

白蔹丸

主要用于治疗少女冲任虚寒，带下纯白。

鹿茸（酒蒸，焙）二两，白蔹、狗脊（燎毛制）各一两。

将以上各味药物研为细末，与艾煎醋汁、糯米糊调和成梧桐子大的丸，每服五十丸，空腹，温酒送服。

当归煎

主要用于治疗赤白带下，腹内疼痛，不思饮食，日渐羸瘦。

当归（酒浸）、赤芍药、牡蛎（火煅，取粉）、熟地黄（酒蒸，焙）、阿胶、白芍药、续断（酒浸）各一两，地榆半两。

将以上各味药物研为细末，与醋调和成梧桐子大的药丸，每服五十丸，空腹，米汤送服。

▶ 补涩温保平安

牡蛎散

主要用于治疗带下兼经水过多，或暴下片血。

牡蛎、龙骨、赤石脂、肉苁蓉（酒浸，切焙）、

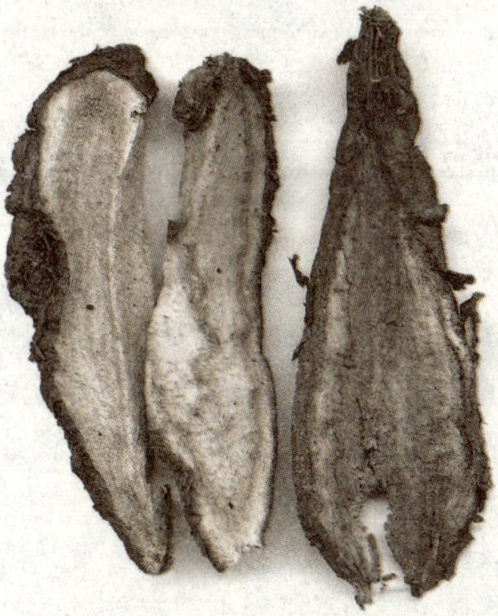

白蔹

性微寒，味苦、甘。功能：清热解毒，消痈散结。主治痈疽发背、疔疮、瘰疬、水火烫伤。

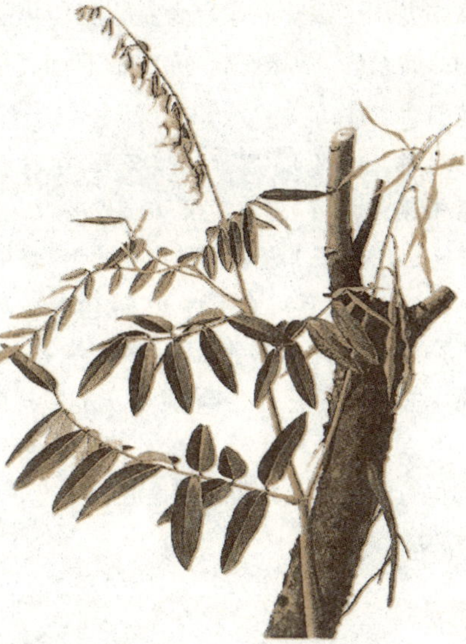

苦参

干燥根入药，味苦，性寒。入肝、肾、大肠、小肠经。可清热，燥湿，杀虫。

石斛（去根）、乌贼骨（去甲）、黄芪（锉）各一两半，牛角腮灰、阿胶（炒燥）、熟地黄（焙）、芍药（炒）各二两，干姜（炮）、当归（切，焙）、人参、白术、桑耳各一两二钱半，桂（去粗皮）、川芎、附子（炮，去皮脐）、艾叶（炒）各一两。

将以上各味药物研为细末，每服三钱，天将明时用米汤调和后服下，连服两天。

茯苓散

主要用于治疗妇女长期血伤兼带下，面黄体瘦，渐成虚劳，腰脚沉重，胎气多损等症。

白茯苓（去黑皮）、木香、熟地黄（焙）、诃黎勒皮、柏子仁（研）、杜仲（去粗皮，炙）青橘皮（去白，焙）、乌贼鱼骨（去甲）、五加皮（锉）、艾叶（烧灰）、菖蒲、牛角腮灰、秦艽（去苗土）、赤石脂、菟丝子（酒浸，另捣）、当归（切、焙）各一两。

将以上各味药物研为细末，每服二钱，温酒调和后服下。如果有胎息，可用鲤鱼糯米粥服药。

卷柏丸

主要用于治疗妇女、少女腹脏冷热相攻引起的心腹绞痛，腰腿疼痛，赤白带下，面色痿黄，四肢羸乏等症。

卷柏（醋炙）、鹿茸（醋炙）、白石脂、赤石脂（各火煅，醋淬七次）、川芎、艾叶（醋炒）桑寄生、代赭石（火煅，醋淬七次）、鳖甲（醋炙）、当归（去芦，酒浸炒）、地榆各一两，木香（不见火）、龙骨各半两，干姜（炮）七钱半，黄芪（去芦，蜜炙）、熟地黄（洗）各一两半。

将以上各味药物研为细末，与醋煮过的糯米调和成梧桐子大的药丸，每服七十丸，空腹，米汤送服。

艾煎丸

主要用于治疗妇女一切虚寒，以及胎前产后赤白带下，或成血块，久服此药，自然融化。

伏道艾（拂去尘土，择净枝梗，取叶秤五两，先用大肥淮枣十二两，砂瓶内煮烂，去核，同艾叶一起捶烂如泥，捻作薄饼子，猛火焙干，乘热急碾为末）、大汉椒（去枝梗及合口者，净秤五两，以阿胶二两，米醋三升，同椒于砂瓶内煮极干，取出焙干燥，碾为细末）、当归（去芦，酒浸）、白芍药、川芎、白薇、附子（大者，炮，去皮脐）、卷柏（取青叶）、泽兰（去枝梗，取叶，以上各焙干）、熟地黄（净洗漉去浮者，晒干，酒浸，蒸，晒，再入酒浸，蒸五七次，加入糖，煎香，亦焙干）各一两。

将以上各味药物同研为细末，与之前的艾末、椒末拌匀，用米醋煮糊后调和成梧桐子大的药丸，每服五七十丸至一二百丸，空腹，艾醋汤送服。

有位妇女因为产后身体虚寒而出现了一系列病症：呕吐不止，不思饮食，腹痛如割，时冷时热，盗汗憔悴，脐腹左边有巴掌大的硬块，每到盛夏的时候此处也是冰冷无汗，如果硬块微动几下就会疼痛难忍，吃过许多药都没有效果。这名妇女有天夜里做了个梦，梦中有人传授给她一个秘方，妇女按照秘方上的指点服过一次药后恶心、寒热、盗汗等症状全都好了，就是肚里的血块没有消除。后来又连续服用了五六次，血块像鱼冻一样融化而出。

沉香牡丹丸

主要用于治疗妇女血海久虚，经候不利，赤白带下，血气冲心，多发刺痛，四肢烦困等症。

沉香七钱半，牡丹皮（去心）、赤芍药、吴茱萸（汤泡去苦，炒）、当归、桂心、川芎、黄芪（去芦，蜜炙）、人参、茯苓、山药、川巴戟（去心）、白术、橘红、木香干、生姜、白龙骨、牛膝（去苗，酒洗）、枳壳（去穰，麸炒）、肉豆蔻、浓朴（制）各半两。

将以上各味药物研为细末，炼成梧桐子大的蜜丸，每服二十丸，空腹，温酒服下。如果伴有心腹疼痛的症状，可与白芷同煎后用酒送服。

紫桂丸

主要用于补益血海，治疗冲任气虚，经脉不调，腰腹疼痛，冷滞崩漏等症。

禹余粮（火煅，醋淬七次）三两，龙骨、艾叶（醋炒）、赤石脂、牡蛎（烧）、地榆各二两，牡丹皮、浓朴、当归、阿胶（蛤粉炒成珠子）、吴茱萸（汤洗）、香白芷、肉桂（去粗皮）各一两，附子（炮）半两。

将以上各味药物研为细末，与面糊调和成梧桐子大的药丸，每服三十丸，煎过之后用醋汤送服。

▶ 涩剂锁健康

固真丸

寒湿乘虚侵入子宫会造成女性白带久下不止，脐腹、阴道内冷痛，感觉如有冰块一般；肾水侵肝而上溢就会造成视物模糊；少阳、阳明经中有火，喝热饮时就会引起牙齿疼痛，须用黄连末擦过之后疼痛才能止住。以上这些病症均可服用固真丸进行治疗。

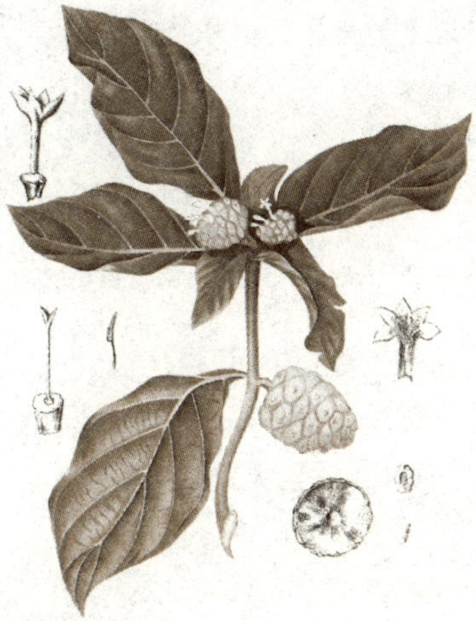

巴戟天植株

干燥根入药，味辛，微温。可以补肾阳，壮筋骨，祛风湿。治阳痿，少腹冷痛，小便不禁，子宫虚冷，风寒湿痹，腰膝酸痛。

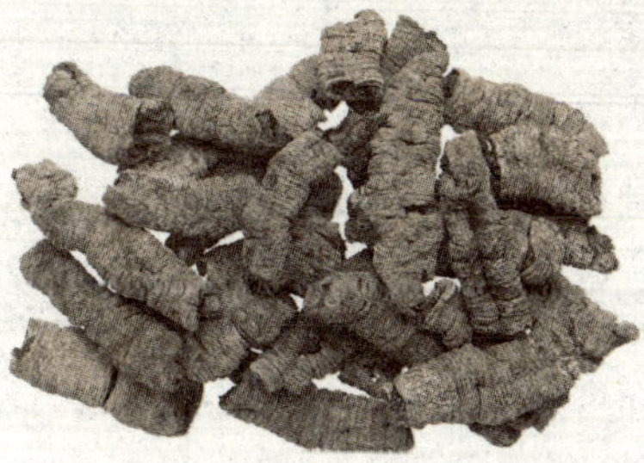

巴戟天

白石脂（烧赤，水飞研细，晒干）、柴胡各一钱，白龙骨（酒煮水飞）二钱，当归（酒洗）三钱，干姜（炮）四钱，黄柏（酒洗）、白芍各五分。

将以上各味药物研为细末，用水煮成稀糊状时调和为如鸡头般大的药丸，每服三十丸，空腹，与白沸汤同煎后温服。为了使热药不致伤胃，应在服药片刻之后进些食物用以压药，服药期间禁食生冷硬物以及酒、湿面。

治疗妇女赤白带下，可用将龙骨（半两）、舶上硫磺（三钱）研为细末，每服半钱，空腹，用不放石灰的酒送服。

茅花散

主要用于治疗妇女血崩不止，赤白带下。

茅花一握，棕榈皮三寸，嫩荷叶三张，甘草节二寸。

将以上各味药物研为细末，用酒调半匙，空腹服下。

▶ 清热去火用凉剂

热邪侵入小肠，可引起赤白带下的病症；侵入大肠，则可能引起白带异常。究其原因，皆是因为湿热结于脉引起津液涌溢造成的。

五经脉虚，湿热不散，就会引起女子带下的病症。治疗这种病症可以先服用十枣汤去湿热，再服用苦楝丸、大延胡散进行调理。热去湿除，身体自然会痊愈。

苦楝丸

主要用于治疗妇女赤白带下。

苦楝（碎，酒浸）、茴香（炒）、当归各等份。

将以上各味药物研为细末，与酒调和成丸，每服三五十丸，空腹，温酒服下。

如果伴有腰腿疼痛的症状，可在药物中加入四物汤四两、羌活、防风各一两，煎汤后服下。

地榆膏

主要用于治疗赤白带下引起的身体羸弱等症。

地榆一斤，用水三升，煎至一半，除去渣滓后再煎，直至稠如糖稀状，空腹服三合，每日两次。

将三叶酸浆草放在阴凉处晾干后研为细末，空腹，用温酒调下三钱匕后服用，也可用于治疗妇女赤白带下。

治疗赤白带下，腰痛或小腹疼痛并伴有发热者，可用以下配方。

樗皮二两，玄胡索、桃仁、侧柏叶、川楝肉、茴香、当归各半两，香附子八钱、官桂去粗皮、乌药各三钱，麦皮曲（炒）一两。

将以上各味药物研为细末，与酒调和为丸，每服五六十丸，服过后即有明显疗效。

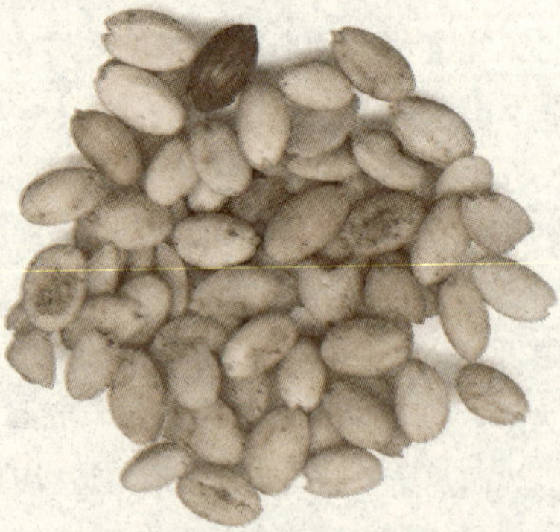

桃仁

性平，味苦，入肺、肝、大肠经。破血行瘀，润燥滑肠。治经闭、痛经、癥瘕痞块，跌打损伤、肠燥便秘。

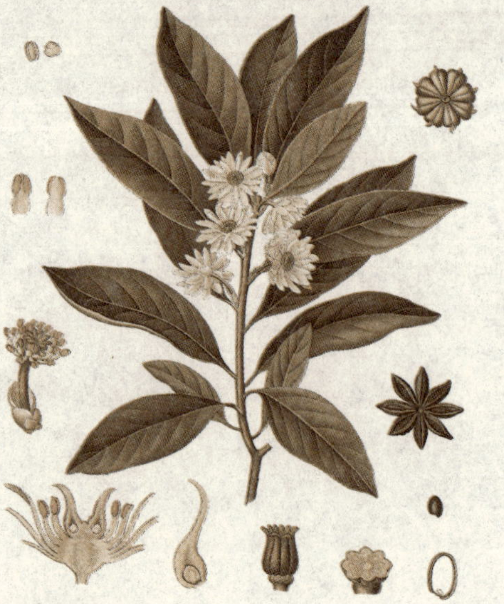

八角植株

干燥成熟果实为也叫“大茴香”，性温，味辛，归肝、肾、脾、胃经；能温阳散寒，理气止痛。

麒麟竭汤

主要用于治疗妇女赤白带下，小腹疼痛。

麒麟竭、黄柏（去粗皮，炙）、地榆各一两，禹余粮（火煅，醋淬七次）、赤芍药（炒）各一两半，熟地黄（切，炒。一作生干地黄）四两。

将以上各味药物锉碎，每服三钱，用一盏水煎至七分，除去渣滓，不拘时服。还有一个药方中记载的是，可以将上述药物研为细末，又粥调和二钱后服下。

豆花散

主要用于治疗妇女白崩。可将白扁豆花（紫花勿用）焙干后研为末，与米炒过后同煮，加入盐，空腹服用，服数次即可痊愈。

▶ 温剂调养法

调经补真汤

主要用于治疗进入冬季，地面微有结冰之

时妇女阴户中寒，白带过多等症。服过此药一服这种症状即可消除，饮食也会大增。

麻黄（不去节）半钱，杏仁三枚，桂枝少许，良姜一钱，黄芪七分，甘草（炙）、人参、当归身、白术、升麻根、黄芩各五分，苍术、独活、藁本、干姜（炮）各二分，泽泻一钱，柴胡、羌活各四分，防风二钱，白葵花（去萼）七朵。

将以上各味药物除黄芩、麻黄外都研为粗末，先用水二盏，煎麻黄一味令沸，掠去沫后加入其余药物煎至二盏，再加入生黄芩煎至一盏，除去渣滓，稍热时空腹服下。

地黄丸

主要用于治疗妇女月经不调，每次行经便数日不止，兼有白带，渐渐瘦弱、憔悴，饮食无味，多年无子等症。

熟地黄二两，山茱萸、白芜荑、干姜、白芍药（微炒）、代赭石（醋淬）各一两，浓朴、白僵蚕各半两。

将以上各味药物研为细末，炼成梧桐子大的蜜丸，每服四五十丸，空腹，用酒送服，每日三服。

妇女患有白带方面的疾病是第一等病，容易造成不孕不育，宜立即诊治。上述药方是扁鹊经过邯郸的时候为一位贵妇人治疗带下的疾病时所用的药方。

桂附汤

主要用于治疗白带腥臭，多悲不乐，身体大寒等症。

肉桂一钱，附子三钱，黄柏、知母各五分。

将以上各味药物研为粗末，作一服，用水二盏，煎至一盏后热服。

如果伴有少食常饱，有时似腹胀的症状，可在药物中加入白芍药半钱同服；伴有不思饮食的症状，可在药物中加入五味子二十个同服；伴有烦恼，面部麻木如有虫爬行的症状，可在药物中加入黄芪一钱，人参七分，甘草二分，

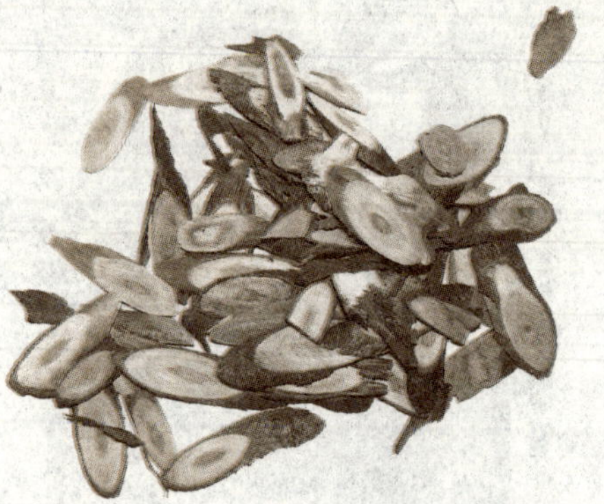

桂枝

味辛、甘，性温。入膀胱、心、肺经。可发汗解肌，温经通脉。治风寒表证，肩背肢节酸疼，胸痹痰饮，经闭癥瘕。

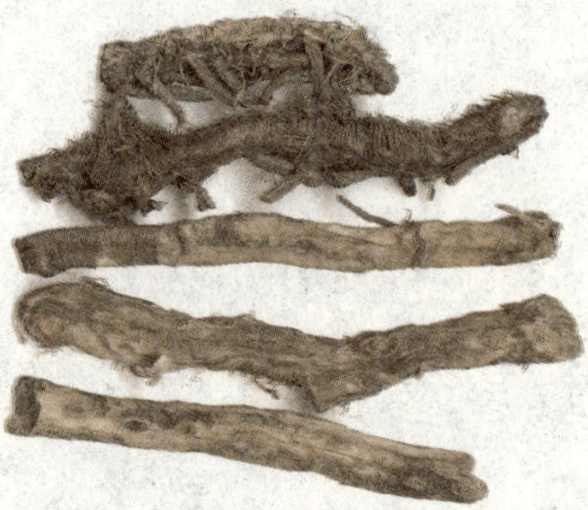

知母

干燥根茎入药，味苦，性寒。入肺、胃、肾经。滋阴降火，润燥滑肠。治烦热消渴，骨蒸劳热，肺热咳嗽，大便燥结，小便不利。

升麻半钱同服。

香附六合汤（即在四物中加入香附子、桂心各半两）可以用来治疗赤白带下。

治疗妇女赤白带下长期不愈，可将白芍药（二两）、干姜（半两）炒成黄色，同研为末后用米汤调和二钱，空腹服下，每日二服。

二豆散

主要用于治疗耳鸣心躁，腰脚疼痛，腹内虚鸣，脐下虚冷，频下白水，如疳湛浊等症。

白豆蔻、肉豆蔻、丁香、白茯苓、巴戟、丁皮、

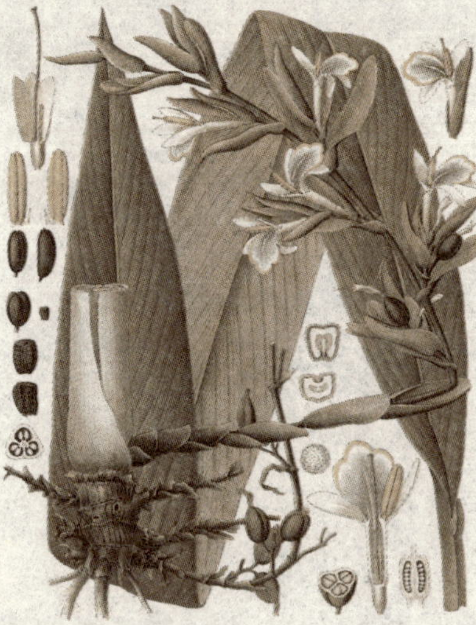

白豆蔻

干燥成熟果实入药，味辛，性温。归肺、脾、胃经。能化湿行气，温中止呕。

苍术、黑附子（火煨）、桂心各一两，人参、白术、山药、桔梗、香附子、粉草各半两。

将以上各味药物锉碎，每服三钱，用水一盏半，生姜三片，紫苏叶三片，同煎至七分，除去渣滓后空腹温服。

鹤顶丸

主要用于治疗以下三种带下之症：未嫁少女月经来潮之时由于用冷水洗浴，天热扇扇子伤风等原因造成的带下；已婚妇女因为性生活过频造成的阴阳失调，导致风邪乘虚而入，子宫受冷引起的带下；还有一种是产后妇女因为失血过多，伤动子宫，子宫口开后风邪乘虚而入，冷风与热气相连造成的带下。

上述症状病人受冷多时则白带下，受热多时则赤带下，冷热相交时则赤白带俱下。

艾叶一两（醋半盏，煮干，为末），牡蛎一两三钱（盐泥煅），赤石脂一两半（醋淬七次），吴茱萸一两半（汤泡，去涎），干姜一两半（炮制），龙骨一两（盐泥煅），当归七钱半（酒浸），附子半两（泡，去皮）。

上为细末，醋糊为丸，如梧桐子大，以赤石脂为衣。每服五十丸，空心，用艾叶盐汤乌梅煎送下。

济生白垩丸

主要用于治疗妇女白带过多，久而不止，腰膝冷痛，日渐羸弱等症。

白垩（火煅）、禹余粮、鳖甲、乌贼骨（各用醋淬及炙）、当归（酒浸）、鹊巢灰、干姜、紫石英（醋淬七次）、附子（炮）、狗脊（制净）、川芎、鹿茸（醋炙）各一两，香附（醋煮）二两。

将以上各味药物研为细末，与醋煮过的糯米糊调和为梧桐子大的药丸，每服七十丸，温酒服下。

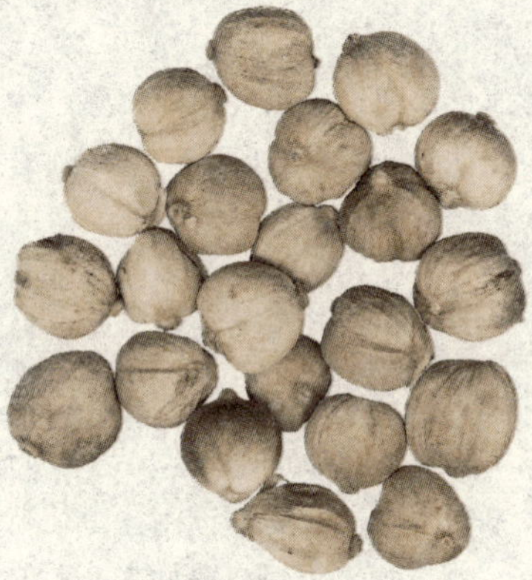

白豆蔻

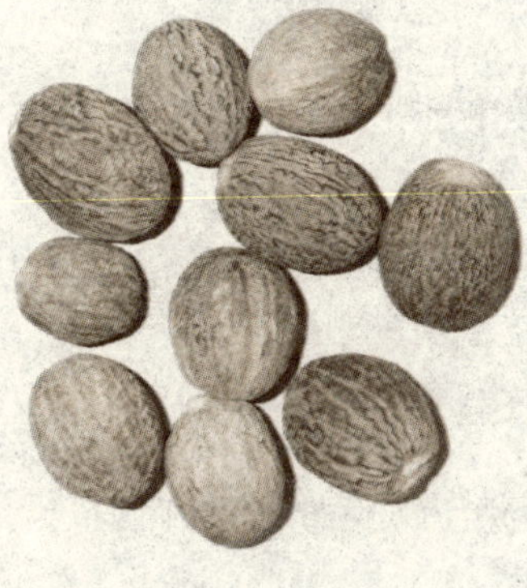

肉豆蔻

为肉豆蔻的成熟种仁，味辛，性温。归脾、胃、大肠经。能涩肠止泻，温中行气。

养气活血丹

主要用于治疗劳伤冲任引起的赤白带下。

大艾叶（炒焦，取末）五两，干姜（炒末）二两半。

以上二味药物，用醋二升，不加石灰的酒二升，生姜汁二升，同姜、艾末一起在银器中调和后用慢火熬成膏，再将研为细末的附子、白芍药、白术、橘红、川芎、当归、巴戟（去心，糯米炒）、人参、五味子各二两加入膏中，之后与炒热的熟白面二两半调和为剂，杵千下后制成梧桐子大的药丸。每服五十丸，温酒或米汤送服。

茱萸浴汤

主要用于治疗下焦虚冷，脐腹疼痛，带下五色，经水崩漏，淋沥不断等症。

吴茱萸（汤泡）、杜仲（炒去丝）、蛇床子、五味子、丁皮各一两，木香、丁香各半两。

将以上各味药物锉成麻豆大小，每服用半两，以生绢袋盛下后用水三大碗，煎数沸，乘热气熏下部，通手淋浴，早晚两次熏洗。

坐药龙盐膏

坐药龙盐膏也可用于治疗上述病症。

丁香、木香、川乌头（炮）各一钱半，全蝎五个，龙骨、当归尾、香附子、炒黄盐、防己、肉桂、红豆各二钱，玄胡索五钱，浓朴三钱，良姜、木通各一钱，枯矾半钱。

将以上各味药物研为细末，炼成弹子大的蜜丸，用棉纱裹住，塞入阴道，将线头留在体外。

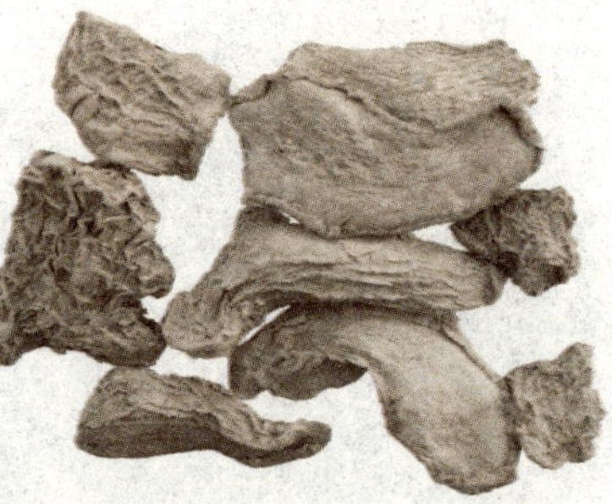

干姜

味辛，性热。归脾、胃、肾、心、肺经。能温中散寒，回阳通脉，温肺化饮。

胜阴丹

如果上述药物药力过小，无法治愈病症，可用胜阴丹。

三柰子、川乌头、大椒各五分，柴胡、羌活各二钱，全蝎三个，大蒜一钱，破故纸（与蒜同焙）一钱，甘松三分，升麻、枯白矾各二分，麝香少许。

将以上各味药物研为细末，炼成弹子大的蜜丸，用棉纱裹住，塞入阴道，将线头留在体外。

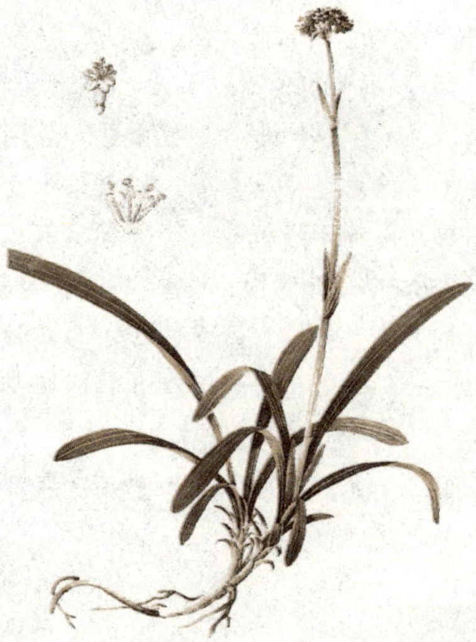

甘松

根茎入药，味辛、甘，性温。归脾、胃经。能行气止痛，开郁醒脾。

回阳丹

除了上述药方之外，回阳丹也可用来治疗同样病症。

全蝎、升麻、甘松各二分，草乌头、羌活各三分，大椒、三柰子、荜茇、枯矾各五分，川乌头、柴胡各七分，水蛭（炒焦）三条，虻虫（去翅足，炒）三个，大蒜、破故纸各二钱，炒黄盐（必用之药，去掉则无效）一钱。

将以上各味药物研为极细末，制成指尖大的药丸，用棉纱裹住，塞入阴道，将线头留在体外，觉脐下暖和时即为起效。

酒煮当归丸

主要用于治疗以下病症：癫痫；香港脚；腰部以下如在冰雪之中，即便以火焙炕，盖上厚棉衣，还是冷的难以忍受；面色苍白，身体瘦弱；小便不止，白带长流无法止住，自己却毫无知觉；面白目青脸如菜色，目无所见，身重如山，腿膝枯细，大便秘结，口不能言，无力之极；食不下，心下痞，面停垢，背恶寒。以上这些症状皆是因为上中下三阳真气俱竭，气血俱虚引起的。

当归一两、香附子、半两、黑附子（炮，去皮脐）、良姜各七钱，锉如麻豆大后用好酒一升半，同煎煮至酒尽为度，炭火焙干之后同研为细末，再加入炒黄盐、丁香各半两，全蝎三钱，柴胡二钱，升麻根、木香各一钱，苦楝子、甘草（炙）各半钱，玄胡索四钱，与前几味药同研为细末，与酒煮过的面糊调和成梧桐子大的药丸。

每服二十丸，空腹，用淡醋汤送服，服药期间禁食油腻、酒、面、生冷食物。

当归附子汤

主要用于治疗脐下冷痛，赤白带下。

柴胡七分，良姜、干姜、附子各一钱，升麻、蝎梢各五分，甘草（炙）六分，炒黄盐三分，当归二钱，黄柏少许。

将以上各味药物同研为粗末，用水二盏，煎至一盏，除去渣滓后热服。

▶ 排脓去毒治带下

带下并伴有败脓淋漓不止，腥秽异常，严重时脐腹冷痛等症，大都是因为体内有败脓血引起的。治疗这种病症应该先排脓血，再服如下药物。

单叶红蜀葵根二两，白芍药、白矾各半两研为细末（其中矾烧枯后另研），制成梧桐子大的蜡丸。

空腹，米汤送服十或十五丸，待败脓去净再服用补药进行治疗。

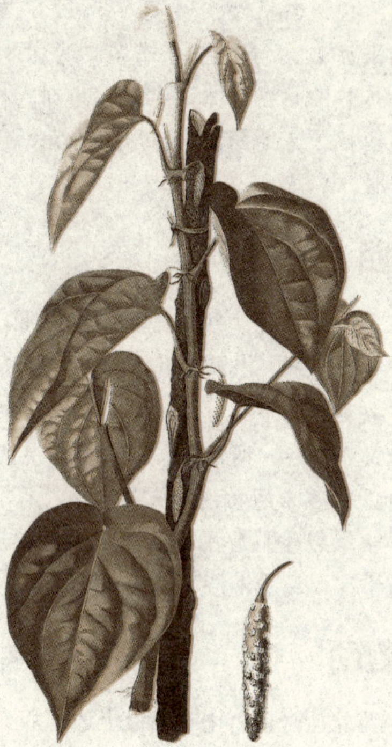

荜茇植株

味辛，性热。可温中止痛。主治肠胃痼冷，脘腹冷痛，呕吐泄泻。此外，外敷也治牙痛止痛。

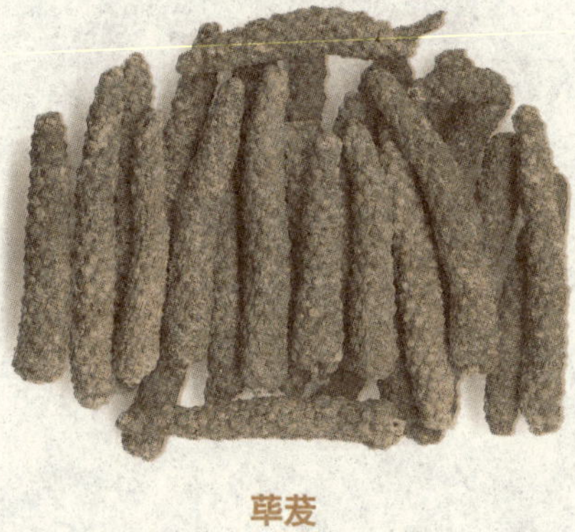

荜茇

白矾丸

主要用于治疗妇女赤白带下久治不愈，面黄肌瘦，身体憔悴等症。妇女长年崩漏不止，服过许多药物都不见效者，服用此药兼白矾丸即可痊愈。

伏龙肝散在前面已经有过介绍，下面是白矾丸的配方及服用方法：

白矾四两，附子二两，黄狗骨头（烧灰）四两，将以上各味药物同研为细末后与粥调和成梧桐子大的药丸，每服三十丸。

▶ 消瘀需温经

有位五十岁的妇女，排便次数多，粪便稀薄，有时泻出如水，数十日不止，每到傍晚身体就会发热，小腹胀痛，手掌烦热，唇口干燥。这些病症都是因为这位妇女曾经流过产，瘀血一直没有散去，积在小腹之中造成的，可以服用温经汤进行治疗。

吴茱萸三两，当归、川芎、芍药、人参、桂枝、阿胶、牡丹皮、生姜、甘草各二两，半夏半升，麦门冬一升。

将以上各味药物用水一斗，煮取三升，分三次温服。

妇女小腹寒冷，久不受孕，崩中去血，经水过多，过期不来等病也可服用此药进行治疗。

将开花时的益母草采摘后捣为细末，用温酒调和二钱后空腹服下，每日三服，主要用来治疗赤白带下，恶露不止等症。

治疗带下，可将芍药炒黑为末，每服三钱匕，与酒调和后服下。

治疗妇女赤白带下，日渐羸瘦，可将一斤刺蓟根（不以多少，曝干秤）与五升童子尿浸一昼夜后取出晒干，研为细末，每服二钱，用暖酒调和后饭前服下。

玳瑁丸

主要用于治疗赤白带下不止。

玳瑁、续断各一两，安息香、麒麟竭、乳香、没药各半两，故锦灰七钱半。

将以上各味药物研为细末，与蜜及安息香熬制的混合物调和为绿豆大的药丸，每服三十丸，饭前用温酒送服。

▶ 未婚少女带下的治疗

《产宝》上讲，未婚女性出现下列情况的时候必然会引起带下的病症：一是月经初潮时因为阴中发热而处在风口处或扇风以解热；二是太冲脉盛，气盛造成的月经来潮时体内发热，用冷水洗浴以降温解热；三是月经初潮时受到惊吓。

神仙聚宝丹

主要用于治疗血海虚寒，外乘风冷，积聚成块，血气攻注，腹胁疼痛，小便急胀，呕吐涎沫，头旋眼花，腿膝重痛，面色痿黄，肢体浮肿，月经欲行，先若重病，或多或少，带下赤白，崩漏不止，惊怖健忘，小便频数，时见虚热，盗汗羸瘦。不管妇女胎前还是产后，抑或是少女患有上述病症的，都可服用神仙聚宝丹进行治疗。常服此药可以安心去邪，逐败血，

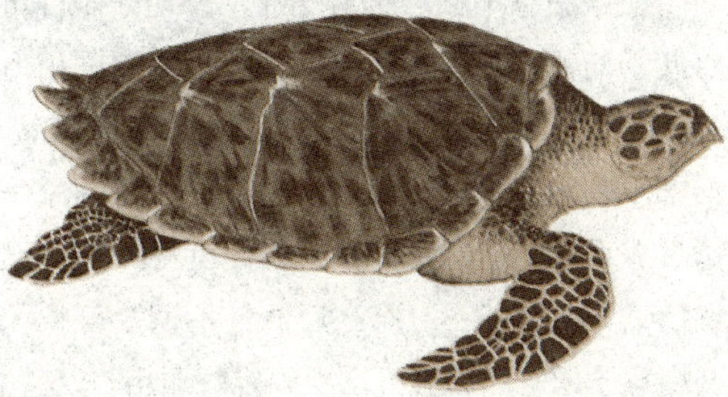

玳瑁

甲片入药，味甘、咸，性寒。归心，肝经。可清热，解毒，镇惊。治热病惊狂，谵语，痉厥，小儿惊痫，痈肿疮毒。

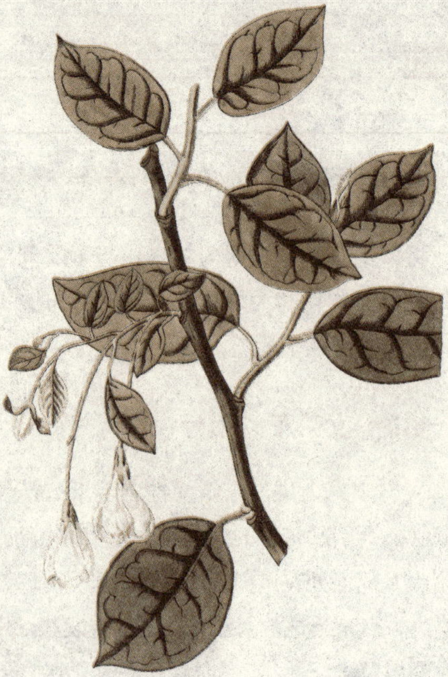

安息香

干燥树脂入药，味辛、苦，性温。入心、肝、脾经。可开窍，辟秽，行气血。治卒中暴厥，心腹疼痛，产后血晕，小儿惊痫，风痹腰痛。

养新血，令人有子。

木香（另研）、琥珀（另研）、当归（焙，作末）、没药（合末）各一两，滴乳（研）二钱半，麝香（研）、辰砂（研）各一钱。

将以上各味药物研为末，逐次加入冷热水，用杵捣砸后制成药丸，每一两作十五丸，每服十丸，温酒调和后服下。

治疗胎息不顺，腹内疼痛，一切产难，可将此药与酒、童子尿研磨后服用；治疗产后血晕，败血攻心，口噤舌僵，恶露未尽，口内发渴，面部浮肿等症，可将此药与乌梅汤、童子尿研磨后服用；治疗少女月经不调，可将此药用温酒研磨半丸服下；治疗产后血气不调，可将此药用童子尿研磨后服下，无须定时服用。

治疗妇女怀孕后带下。

苍术三钱，山茱萸（去核）、白芍药各二钱半，黄芩（炒）、白芷各二钱，樗根皮（炒）黄连（炒）、黄柏（炒）各一钱半。

将以上各味药物研为末，与糊和丸，空腹，用温酒服下五十丸。

口歪目邪说中风

中风是因为人受到虚风而造成的。虚风与正风相对，指与时令所见的反向之风。如春应为东风反见西风，夏当见南风反见北风等。正风滋养万物，虚风贼害万物，身体虚弱者受到虚风的侵害，当时可能没有什么病症发作，只是停在肌肤里面，但当以后再次受到虚风侵害的时候，前后重沓，病症就会因为体虚而发作。虚风多从俞穴（广泛地指穴的总称，也即穴的别名）侵入，随所中之俞发病。妇女血气虚损就容易中风，诊视其口眼开阖的情况就可以分辨出病情的轻重。如果病人眼开口闭，手足能动，流涎而不出声则可以治疗；如果病人眼闭口开，声如鼾睡，遗尿不觉就无法诊治了。

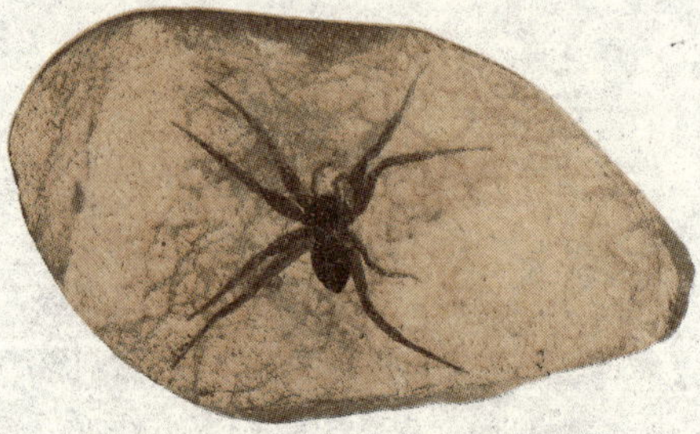

琥珀

味甘，性平。归心、肝、膀胱经。能镇惊安神，活血散瘀，利尿通淋。

因气逆于上而导致的卒然仆倒，不省人事的病症被称之为“卒仆暴厥之症”。患了这种病症，无论男女，不管是因风因寒，因气因食，因痰因湿还是因为其他原因引起的，都要分为闭症与脱症进行治疗。如果病人出现牙关紧咬，两手紧握的症状就是闭症，宜服用苏合香丸、三生饮之类的进行治疗；如果病人出现口开手撒的症状就是脱症，宜服用大剂黄芪、人参煎浓汤进行治疗。如果患了脱症的人服用了苏合香丸之类的药，那就必死无疑了；如果患了闭症的人服用了治疗脱症的药物，那就好比落井下石。

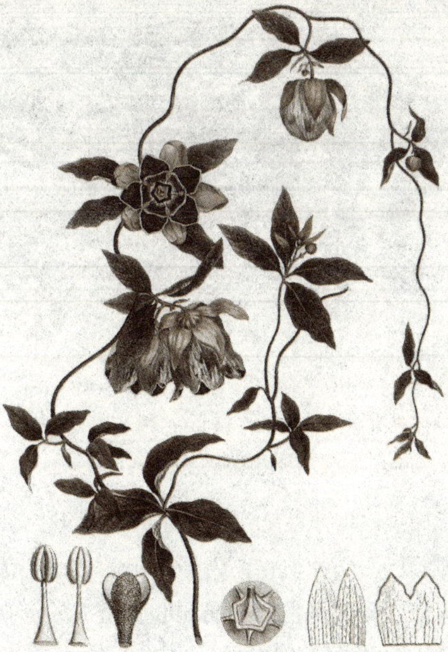

党参植株

干燥根入药，味甘，性平。入手、足太阴经气分。补中，益气，生津。治脾胃虚弱，气血两亏，体倦无力，食少，口渴，久泻，脱肛。

▶ 脏腑中风的治疗

中风在《内经》里指的就是偏枯、风痱、风懿、风痹等症，有中腑、中脏、中血脉之分。

虚风伤到脏的表现多为九窍堵塞，如果虚风伤到肝脏的话眼睛就会看不见；如果虚风伤到心脏的话嘴巴便不能说话；如果虚风伤到脾脏的话就会舌僵便秘；如果虚风伤到肺脏的话鼻子就会不通气；如果虚风伤到肾脏的话耳朵就会听不见……

中腑为在表，中脏为在里，中血脉为在中。在表者宜微汗，在里者宜微下，在中者宜调荣。

虚风伤到腑的病症多表现在四肢上，比如手足拘急，害怕风寒等，宜服用加减续命汤之类的进行治疗。

麻黄、防风、细辛、桂心、附子、芍药、防己、党参、川芎、甘草。

上药各等分，水煎服。

虚风伤到血脉，外无六经之症，内无便溺之阻，只是肢不能举，口不能言，可服用大秦艽汤进行治疗。

川芎、独活、当归、白芍、石膏、甘草各二两，秦艽三两，羌活、防风、白芷、黄芩、白术、茯苓、生地、熟地各一两，细辛半两。

上为粗末，每服一两，水煎，去滓温服，不拘时候。

虚风伤到腑时一般也会伤及脏，如果遇到左关脉浮弦，面目青，左胁偏痛，筋脉拘急，头晕目眩，手足僵直，坐踞不能等症状，是虚风伤到胆和肝造成的，宜服用犀角散之类的药物进行治疗。

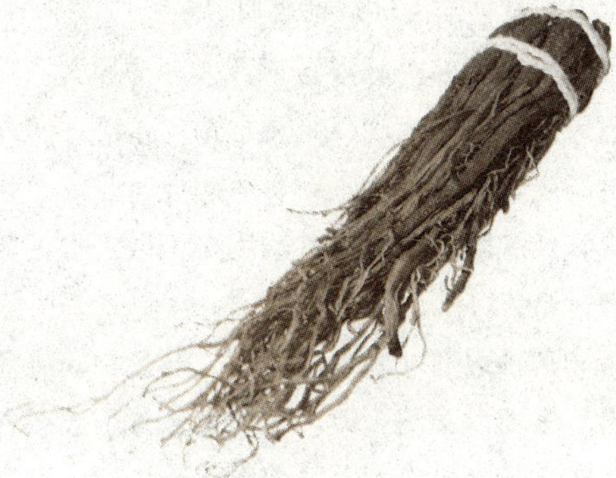

党参

犀角屑、麻黄（去根节）、羌活、附子（炮裂，去皮脐）、杏仁（去皮尖，麸炒）各一两，防风（去芦）、桂心、白术、人参、川芎、白茯苓、细辛、当归各三分，石膏二两，甘草（炙赤）半两。

每服四钱，用水一中盏，入生姜半分，煎至五分，去滓，入竹沥一合，更煎一二沸，不拘时服。

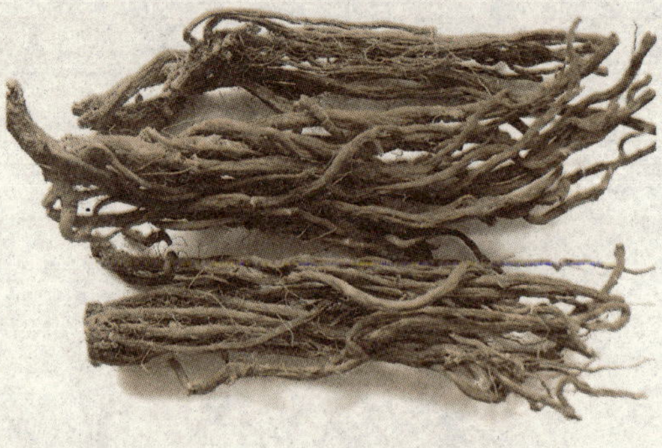

丹参

性寒，味苦，归心经、心包经，专走血分。能通血脉，功擅活血化瘀。

如果出现左寸脉浮洪，面舌赤，汗多恶风，心神颠倒，忪悸恍惚，舌僵口干，言语不流利等病症，是虚风伤到小肠和心脏造成的，宜服用麻黄散之类的药物进行治疗。

麻黄（去根节）、川芎、升麻、防风（去芦头）、旱防己、桂心、羚羊角屑、酸枣仁各一两，秦艽（去苗）半两。

上为散。每服四钱，以水一中盏，煎至五分，去滓，入竹沥一合，稍煎温服。

如果出现右关脉浮缓或浮大，面唇黄，汗多恶风，言语不流利，身重怠惰，嗜卧，肌肤粗糙，皮肉松动，腹胀不食等病症，是虚风伤到胃脏及脾脏造成的，宜服用防风散之类的药物进行治疗。

如果出现右寸脉浮涩而短，面色白，鼻流清涕，多喘，胸闷气短，自汗声嘶，四肢痿弱等病症，是虚风伤到大肠和肺脏造成的，宜服用五味子汤之类的药物进行治疗。

五味子、麦门冬（去心）、陈皮各二钱，人参三钱，杏仁（去皮尖）一钱。

上作一服，水二钟，生姜七片，红枣三枚，煎至一钟，不拘时服。

如果出现左尺脉浮滑，面目黧黑，腰脊痛引小腹痛，不能俯仰，两耳虚鸣，骨节疼痛，下肢痿废软弱，行走困难等病症，是虚风伤到膀胱和肾脏造成的，宜服用独活散之类的药物进行治疗。

独活（去芦）、附子（炮，去皮脐）、当归（去芦）、防风（去芦）、天麻、桂心各一钱，川芎、甘菊花、枳壳（麸炒）、山茱萸（去核）、黄芪、丹参（去芦）、牛膝（酒浸）、萆薢（酒浸）、甘草（炙）、细辛（去苗）、菖蒲、白术各半钱。

上作一服，水二钟，生姜五片，煎至一钟，不拘时服。

中风症状也有血气之分。

气虚引起的中风，是因为元气虚损，贼风趁虚而入造成的。其症状是右手足不知痛痒，不觉寒热，宜服用六君子汤加钓藤、姜汁、竹沥进行治疗。

血虚引起的中风，是因为阴血虚损，贼风趁虚而入造成的。其症状是左手足不知痛痒，不觉寒热，宜服用四物汤加钓藤、竹沥、姜汁进行治疗。

气血俱虚引起的中风，其症状是左右手足

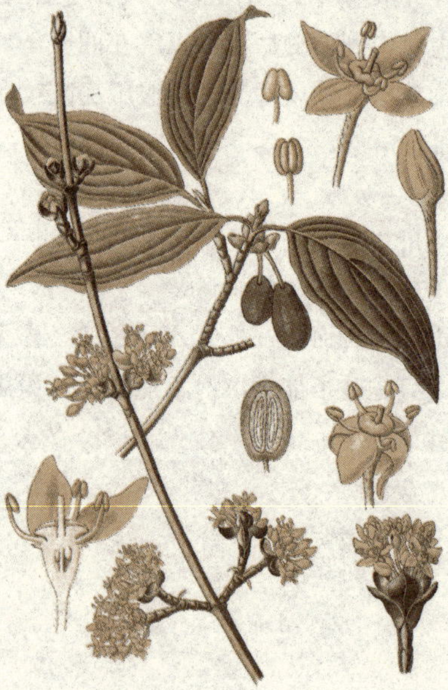

山茱萸

果实入药，味酸，性微温。入肝、肾经。可补肝肾，涩精气，固虚脱。

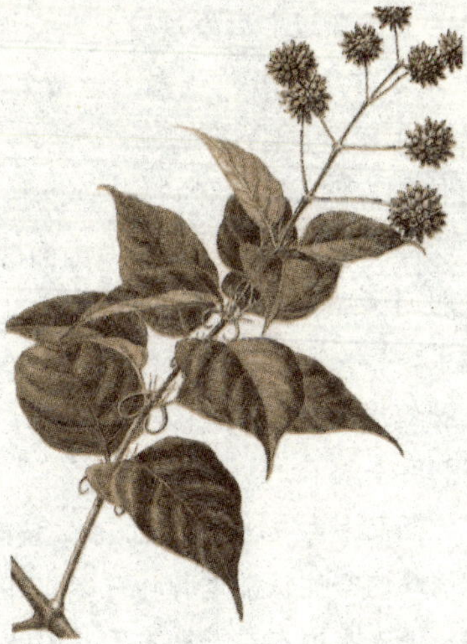

钓藤

干燥茎枝入药，味甘，性凉。归肝、心包经。能清热平肝，息风定惊。

皆不知痛痒，不觉寒热，宜服用八珍汤加钓藤、姜汁、竹沥进行治疗。

与中风相似的病症还有中寒、中湿、中火、中气、食厥、劳伤、房劳等。

中寒是指在冬季里忽中寒气，其症状表现为昏愦不醒，口噤，肢挛恶寒，脉浮紧，宜服用麻黄、桂枝、理中汤之类的药物进行治疗。

中暑是指在夏季里暴露于高温环境过久而引起的身体机制的失调，其症状表现为头痛，头晕，口渴，多汗，呕吐，腹泻，四肢无力发酸，注意力不集中，动作不协调等，宜服用十味香薷饮之类的药物进行治疗。

香薷、人参、陈皮、白术、黄蓍、白扁豆、炙甘草、厚朴、木瓜、茯苓（去皮）各半两。

上为细末。每服二钱，热汤冷水任调下，不拘时服。

中湿，按照沈丹溪的说法是指东南地区的人外感气候、土壤等的湿邪容易生痰，痰生热，热又生风而引起的一系列病症，宜服用清燥汤加竹沥、姜汁之类的药物进行治疗。

中火是指喜、怒、忧、思、恐五种情志活动过度，损及五脏精气，影响脏腑气机失调，产生的疾病，宜服用六味丸、四君子、独参汤之类的药物进行治疗。

生气、愤怒伤了肝脏，宜服用柴胡汤之类的药物进行治疗。

中气是指七情过激过久，超过了人体所能承受的生理限度，引起气厥昏迷，牙关紧咬等症，宜服用苏合香丸之类的药物进行治疗。

苏合香油（入安息香膏内）一两、安息香（为末，用无灰酒一升熬膏）、沉香、麝香、丁香、白术、青木香、乌犀屑、香附子（炒去毛）、朱砂（水飞）、诃黎勒（煨，去皮）、白檀香、荜拨各二两，龙脑（研）、熏陆香（另研）各一两。

上药研为细末和匀，用安息香膏及炼白蜜为丸，如弹子大，以蜡封固。每服半丸至1丸，去蜡壳，温开水送下。

食厥是由于暴饮暴食，重伤胃气造成的食滞胸中，阴阳痞隔，升降不通，昏迷不醒等症，宜服用六君子加木香进行治疗。

劳伤是由于过度劳役，耗损元气造成的脾胃虚衰，不任风寒，以致昏迷不醒等症，宜服用补中益气汤进行治疗。

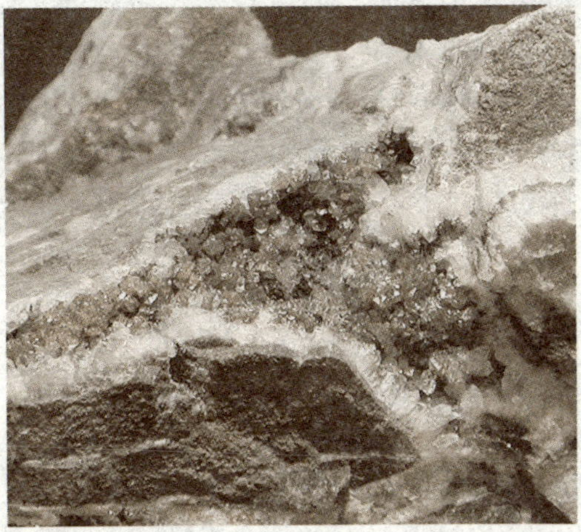

朱砂

味甘，性微寒，有毒。可以通血脉，止烦满、消渴，益精神，悦泽人面，除中恶腹痛，毒气疥瘘诸疮。

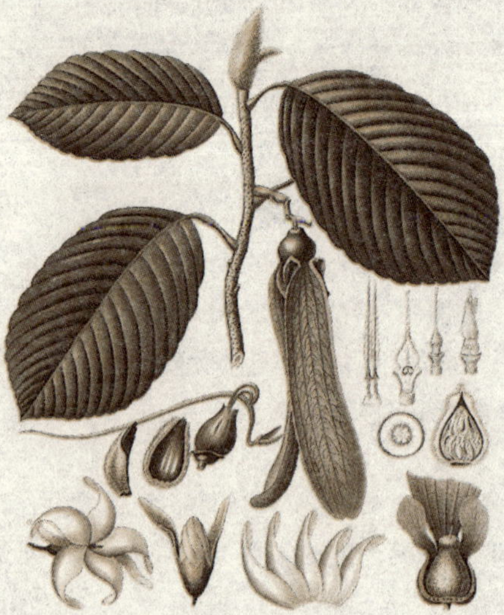

龙脑香

树脂入药，味辛、苦，性微寒，无毒，主治风火上攻头目，头脑疼痛，风热喉痹，中风牙闭等。

房劳是由于肾虚精耗，气不归源造的昏迷不醒等症，宜服用六味地黄丸进行治疗。

风热之邪侵入肝经容易造成自汗不止，津液妄泄，如果病症过于严重，则容易引起小便自遗，大便不实，阴道中有物脱出等症，可先服用犀牛散四剂，等诸症痊愈之后再服用加味逍遥散进行调理。

如果因为郁闷、发怒引起上述病症复发，并且伴有发热呕吐，不思饮食，月经不止等症（皆是由于脾不能摄血造成的），宜服用加味归脾汤进行治疗，之后服用加味逍遥散调补肝脾之气，清和肝脾之血。如果日后发怒，引起旧病复发或者睡梦之中手足抽搐，服用加味归脾汤和加味逍遥散即可治愈。

有位妇女因怒仆地后口歪眼斜，四肢拘急，汗出遗尿，言语不利，六脉洪大，这些症状都是肝火炽盛引起的。肝主小便，肝热严重小便不能自理。服用过加味逍遥散加钓藤及六味丸后不久就痊愈了。

有位妇女两臂不遂，言语不利，服用过祛风之药后症状非但没有减轻，反而筋挛骨痛。王翰林为其诊断过之后发现这是肝火血虚引起的，让其服用八珍汤补气血，地黄丸补肾水，辅之以排风汤，一年后痊愈了。

有位妇女每到行经的时候就会出现口歪眼斜，痰涎壅盛的病症，这是血虚而肝火动引起的，服用了加味逍遥散加丹皮，十几天之后就痊愈了。后来又因为饮食停滞而不停的口吐涎痰（脾气虚不能摄涎归经），服用了六君子二十多剂后痊愈了。

有位妇女因为发怒而口歪眼斜，痰涎上涌，口噤发搐，这些症状都是脾肺气虚而肝木旺盛引起的，可先服用六君子加木香、钓藤、柴胡进行治疗，之后再服用加味归脾汤进行调理。

有位产妇平时常做针线活，某天正在做活的时候忽然仆倒在地，之后便牙关紧咬，痰喘气粗，四肢不遂，这些症状都是由气血虚引发痉挛造成的，宜早晚服药进行调理。早晨服用补中益气加茯苓、半夏，晚上服用八珍加半夏，服用过三十余剂后病症并未全好，这是因为气血还未完全恢复，药物也没有完全发挥作用，之后又服了五十余剂，十几天后痊愈了。

防风散

主要用于治疗妇女中风引起的言语不利，四肢拘急，身体发热，头疼目眩，心胸胀闷等症。

防风（去芦）一两，石膏二两半，麻黄（去节）、防己（去皮）各七钱半，细辛（去苗）、黄芩、川升麻、当归（去芦）、桂心、川芎、赤茯苓（去皮）、甘草（炙）、羌活（去芦）各半两。

将以上各味药物研为粗末，每服八钱，用水一中盏半，煎至一大盏，除去渣滓，加入淡竹沥一合，更煎使其沸腾一两次，温服，无须定时。

附子散

主要用于治疗妇女中风引起的筋脉拘急，

四肢疼痛，言语不利，心胸胀满等症。

附子（炮去皮脐）、细辛各七钱半，当归（去芦，炒）、川芎、前胡（去芦）、枳壳（麸炒，去穰）、黄芩、白鲜皮、茯神（去木）、羌活（去芦）、杏仁（麸炒）、汉防己（去皮）、甘草（炙）、麻黄（去节）、桂心各一两。

将以上各味药物研为粗末，每服五钱，水一中盏半，生姜五片，煎至一大盏，除去渣滓后温服，无须定时。

羌活散

主要用于治疗妇女中风引起的筋脉拘急，肢节酸疼，言语不利，头晕目眩等症。

羌活（去芦）、天麻各一两，川芎、酸枣仁（微炒）各七钱半，蔓荆子、白附子（炮）、柏子仁、牛膝（酒浸）、桂心、薏苡仁、当归（去芦，炒）、羚羊角（屑）、乌蛇肉（酒拌炒令黄）、蝉壳（炒）各半两，麝香（另研）一钱半。

将以上各味药物研为细末后加入麝香再研，研匀，每服一钱，豆淋酒调和后服下，无须定时。

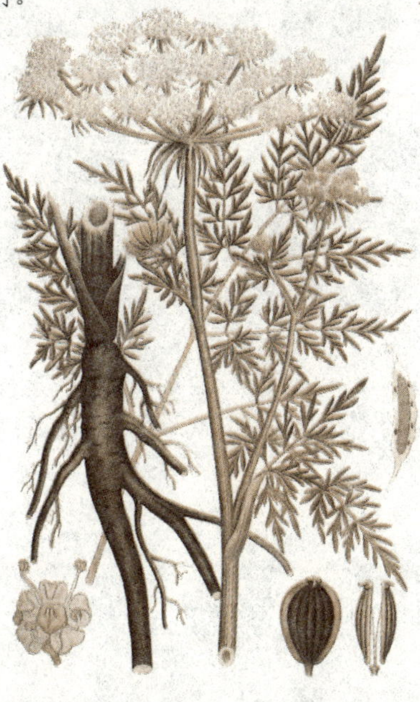

前胡

干燥根入药，味苦、辛，性微寒。归肺经。能降气化痰，疏散风热。

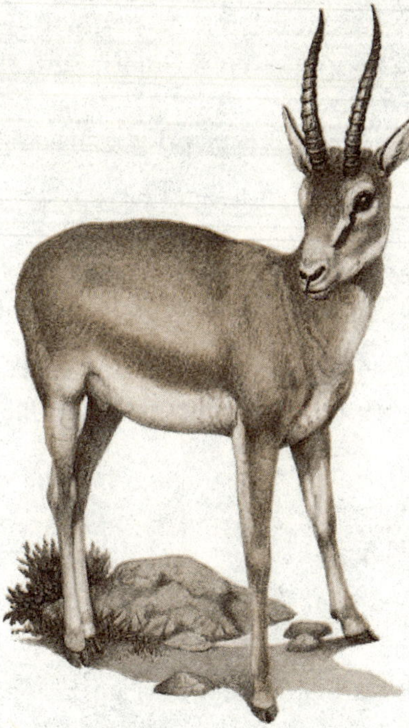

羚羊

羚羊角能入药，味咸，性寒。入肝、心经。平肝熄风，清热镇惊，解毒。治热病神昏痉厥，谵语发狂；头痛眩晕，惊痫搐搦，目赤翳膜。

南星散

主要用于治疗妇女因为中风引起的牙关紧急，四肢僵直，心胸痰涎，咽膈不利等症。

天南星（生姜制）、麻黄、黄芪、半夏（汤洗七次，姜制）、赤箭各半两，川乌头（炮，去皮脐）、桂心、蝎梢（生用）各二钱半，麝香（研）半钱。

将以上各味药物研为细末后加入麝香再研，研匀，每服一钱，豆淋酒调和后服下，每日二服，无须定时。

木香煮散

主要用于治疗身体瘫痪并伴有风湿之症，常服此药可以起到调气、进食、宽中的作用。

羌活、麻黄（去节）各一两，防风七钱半，

白术、陈皮、黑附子（炮）、南木香、槟榔、牛膝、大川乌（炮）、草豆蔻（连皮煨）、杏仁（去皮，麸炒）、人参、白茯苓、川芎、当归、甘草、桂心各半两。

将以上各味药物切片后捣碎，每服四钱，用水一大盏半，生姜五片，煎至八分，除去渣滓，热服。

如果伴有大便不通的症状，可在此药中加入大黄；如果伴有心腹胀痛的症状，可在此药中加入苦葶苈、滑石；如果伴有膈上壅滞，咳嗽气促的症状，可在此药中加入半夏、川升麻、天门冬、知母。

▶ 角弓反张

妇女角弓反张是体虚受风，风入诸阳之经引起的。阴阳经络遍布全身，风邪乘虚入于诸阳之经就会引起妇女腰背反折挛急，如角弓之状。

白僵蚕散

主要用于治疗妇女中风，角弓反张，口不能言，皮肤发麻疼痛，筋脉抽掣等症。

白僵蚕（炒）一两，麝香（另研）二钱半，乌蛇肉（炒令黄）、蝉壳（炒）、桑螵蛸（炒）、

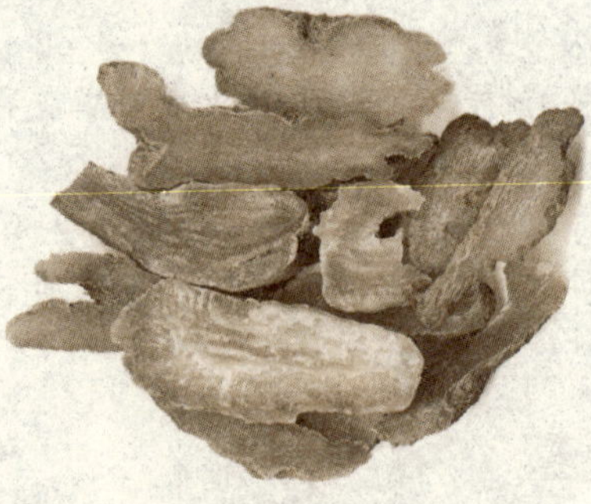

天麻

味甘，性平。入肝经。可息风，定惊。治眩晕眼黑，头风头痛，肢体麻木，半身不遂，语言蹇涩，小儿惊痫动风。

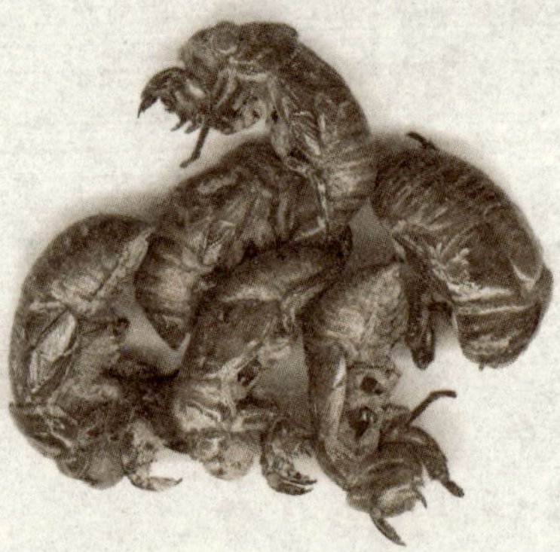

蝉壳

性寒，味甘，归肺、肝经，具疏风清热，定惊解痉，明目退翳的功效。

犀角屑、天麻、独活（去芦）、天南星（炮）、川乌头（炮，去皮脐）、白附子（炮）、朱砂（另研，水飞）、防风（去芦）各半两。

将以上各味药物研为细末，加入之前已研过的药物搅拌均匀，每服二钱，温酒调和后服下，每日三服，无须定时。

羚羊角散

主要用于治疗妇女中风，角弓反张，筋脉拘急，言语不利，心神烦闷等症。

羚羊角（屑）、鹿角胶（捣碎，炒令黄燥）、赤箭、酸枣仁（炒）、薏苡仁各一两，白附子（炮）、川芎、当归（炒去芦）、人参（去芦）各七钱半，羌活（去芦）、白鲜皮、地骨皮、柏子仁、蔓荆子、犀角屑各半两），牛黄（另研）、麝香（另研）各二钱半。

将以上各味药物研为细末，加入之前已研过的药物搅拌均匀，每服一钱，与薄荷汤同煎后服下，每日三服，无须定时。

紫汤

主要用于治疗妇女中风，腰脊反张如弓之状。

鸡粪白（炒微黄）一合，大豆（炒熟）二合，防风（去芦）一两。

将以上各味药物研为粗末，每服五钱，用

酒、水各一中盏，煎至六分，除去渣滓，温服，无须定时。

乌蛇丸

主要用于治疗妇女中风，角弓反张，身体僵直，牙关紧咬等症。

乌蛇肉（酒浸）、犀角屑、白附子（炮）、天麻各一两，半夏（汤洗七遍，生姜制）、天南星（炮）、麻黄（去节）、桂心、独活（去芦）、白僵蚕（炒）、晚蚕砂（炒）、干蝎（微炒，各半两）、麝香（另细研）二钱半。

将以上各味药物研为细末，加入研过的麝香搅拌均匀，和蜜捣二三百下，制成梧桐子大的药丸，每服三十丸，豆淋酒送下，每日二服，无须定时。

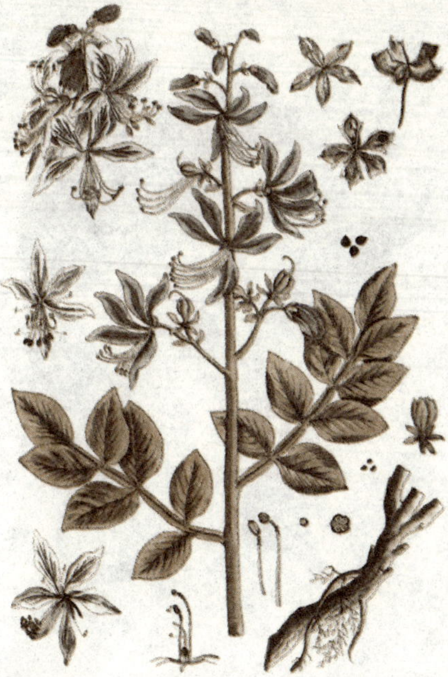

白鲜植株

干燥根皮入药，味苦，性寒。归脾、胃、膀胱经。能清热燥湿，祛风解毒。

▶ 中风不语的治疗

妇女中风后牙关紧咬，口不能张开，是体虚受风，风入颔颊引起的，这种症状被称之为口噤。手三阳之筋结于颔颊，足阳明之筋夹于口，风挟冷乘虚入其筋，造成筋挛，表现出来的症状就是牙关紧咬，口不能张开。

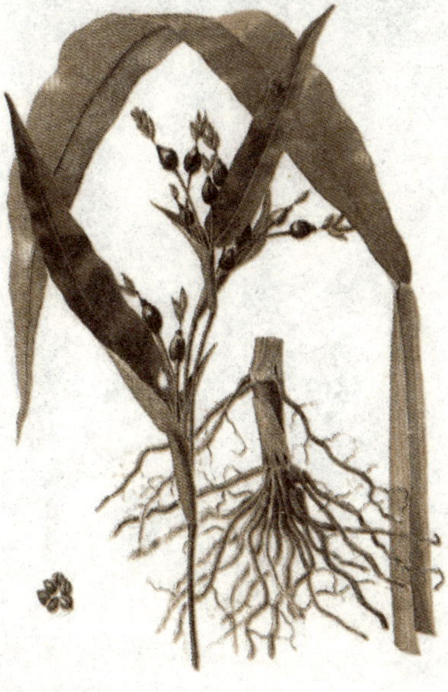

薏苡植株

干燥成熟果实可食用，味甘、淡，性凉。归脾、胃、肺经。能利水消肿，渗湿，健脾，除痹，清热排脓。

上述症状如果是因为风邪侵入手足阳明经引起的，宜服用秦艽升麻汤。

升麻、干葛、甘草（炙）、芍药、人参各三钱，秦艽、白芷、防风、桂枝各二钱。

上药捣碎，连须葱白 2 根同煎。

如果是因为风热伤气引起的，宜服用省风汤。

防风（去芦）、天南星各三钱，半夏（汤洗）、黄芩各二钱，甘草一钱。

上作一服，水二盅，生姜五片，煎至一盅，不拘时服。

有位妇女因为发怒而经血淋沥，半月之后才停止，此后每遇发怒月经就至，严重时还伴有牙关紧咬、口不能张开，头痛，鼻子出血，翻白眼等症状，这些都是因为肝火过盛引起的，宜服用小柴胡汤加热地、山栀、钓藤进行治疗。

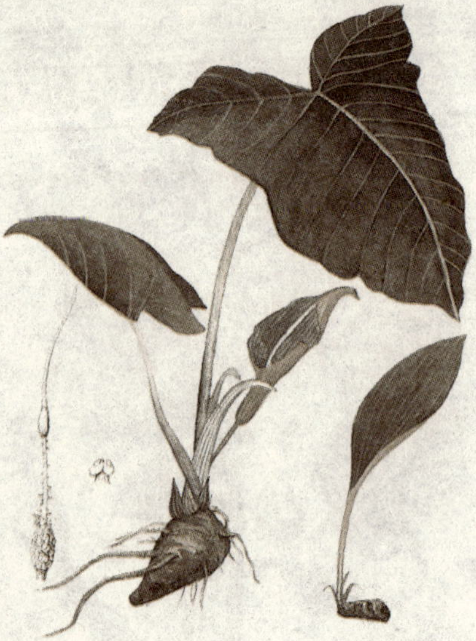

独角莲

干燥块茎为“白附”，味辛、甘，性温。有毒。归胃、肝经。能祛风痰，止痉，止痛，解毒散结。

还有一位妇女向来阴虚，某次因为遍身瘙痒而误服了祛风之药后出现了牙关紧咬，全身抽搐，肝脉洪数等症状。我为她诊断过后发现，这是肝经虚火过盛引起的，宜助阴血、抑肝火。妇女在服用了我为其开的四物汤、麦门冬、五味子、柴胡、山栀、生甘草之后牙关紧咬，全身抽搐的现象立刻消失了，后来又服用八珍汤、黄芪、麦门、五味、钓藤、炙草进行护理，不久之后就痊愈了。

天南星散

主要用于治疗妇女中风口噤，四肢拘急，痰气上壅等症。

天南星（姜汁炒黄）、白附子（炮）、黑附子（炮）、乌蛇肉（酒炙）、全蝎（炒）等份。

将以上各味药物研为细末，每服半钱，用生姜汁、温酒调和后服下，无须定时。

走马散

主要用于治疗妇女中风口噤，四肢僵直等症。

附子（炮，去皮脐）、天麻各半两，桂心、石膏（研如面）、麻黄（去节）、川乌头（炮，去皮脐）、天南星（炮）、蝎梢各二钱半，麝香（另细研）半钱。

将以上各味药物研为细末，之后加入麝香研匀，每服二钱，豆淋酒调和后服下，无须定时。

乌蛇散

主要用于治疗妇女中风口噤。

乌蛇肉（酒浸）、干蝎（炒）、白僵蚕（炒）、天南星（炮）、天麻各半两，腻粉（另研）半钱。

将以上各味药物研为细末后加入腻粉研匀，每服二钱，用生姜酒调和后服下。

白术酒

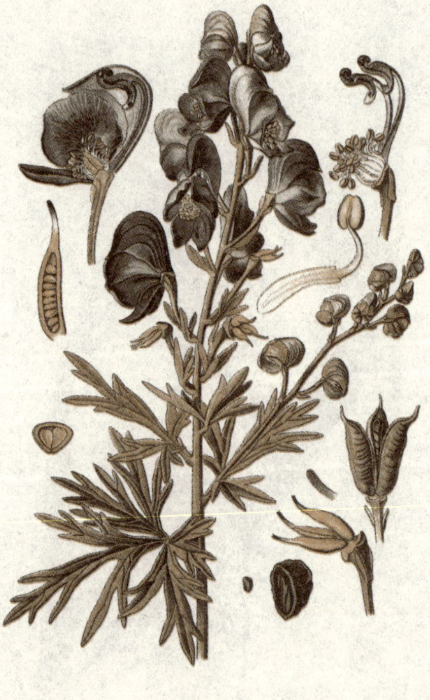

乌头

干燥子跟为“黑附子”，味辛、甘，性大热。有毒。归心、肾、脾经。能回阳救逆，补火助阳，散寒止痛。

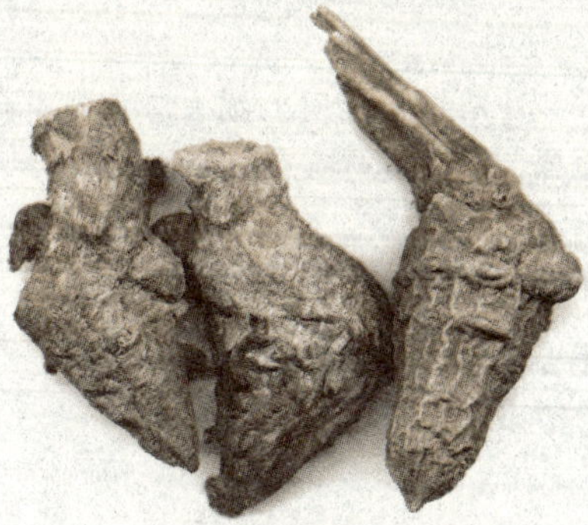
黑附子

主要用于治疗妇女中风口噤，不能言语。

白术（锉）、黑豆（炒熟）各三两。

用酒四升将以上各味药物煎至二升，除去渣滓后分四服服用。

治疗妇女中风口噤，舌本缩，语言难等症，可将芥子（一升）细研后用醋三升，煎至一升，涂在颊颔下即可见效。

▶ 手足不遂的治疗

妇女风痹通常是指由风寒湿侵袭而引起的肢节疼痛或麻木的病症，病因风寒湿三邪中以风邪偏胜，所以常被称为风痹，其典型症状是肌肤疼痛，肢体酸痛。

众所周知，诸阳之经皆起于手足而循行于全身，风寒之气侵入肌肤就会引起麻痹，伤到阳经的话就会在身体的某个虚弱部位停滞，与血气相搏，使血气运行迟缓，引起肢体疼痛或麻木。

有位寡妇胸胁胀痛，内热（下午三点至五点更甚），月经不调，肢体酸麻，不时吐痰，服用过清气化痰药之后喉咙里不时有痰，腹胀，带下。又服用了清热理气药之后，感觉胸膈不宽，肢体时麻。

我为她诊断过后找到了病因：这位妇女的疾病是郁怒伤了肝脾造成的，服用清气化痰药只能使症状加重。应该早晨服用归脾汤解郁结，生脾气；晚上服用加味逍遥散生肝血，清肝火。

妇女按照我的说法去做，服过一百余剂药之后就痊愈了。后来因为发怒，这位妇女肢体酸麻的症状复发了，服用过补中益气加山栀、茯苓、半夏后痊愈。

之后不久再次发怒，这次不仅肢体酸麻，而且月经如注，脉浮洪而数。我再次为她诊断，发现这是由于肝火伤脾不能摄血所导致的，于是就让其服用六君子汤、川芎、归、炮姜，一

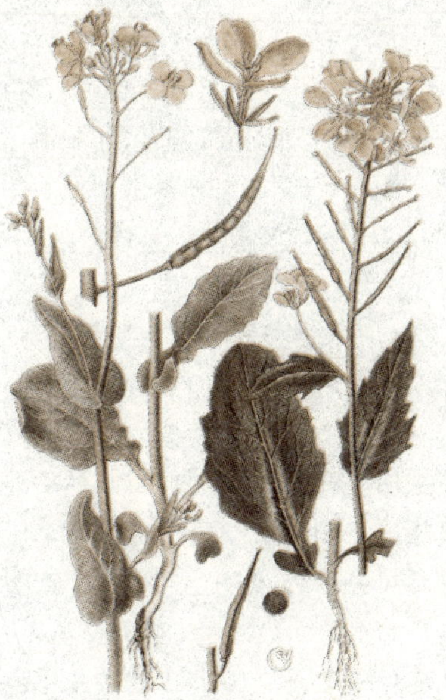
芥菜

干燥种子即为“芥子”，味辛，性温。归肺、胃经。能温肺化痰，利气，散结消肿。

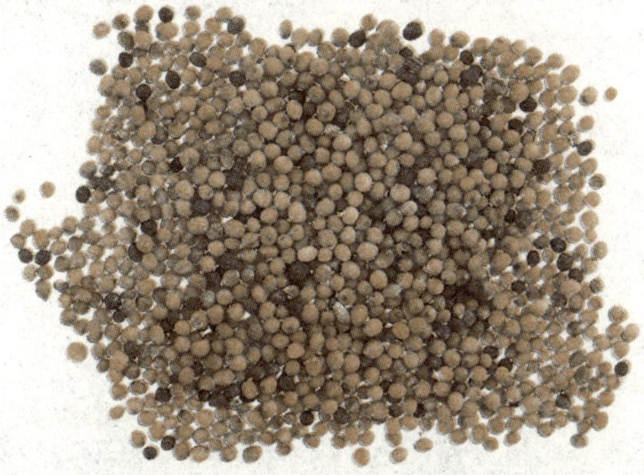
芥子

剂后经血就止住了；之后又服用补中益气加炮姜、茯苓、半夏，四剂后胃部功能恢复了正常；最后又服用归脾汤、逍遥散进行调理，不久之后痊愈。

以下是一些常见的治疗风痹症的药方。

三痹汤

主要用于治疗血气凝滞，手足拘挛，风痹、气痹等症。

川续断、杜仲（锉，姜汁炒去丝）、防风（去芦）、桂心、华阴细辛、人参（去芦）、白茯苓（去皮）、当归（去芦）、白芍药、甘草（炙）各一两，秦艽（去芦）、生地黄、川芎、川独活（去芦）各半两，黄芪（去芦）川牛膝（酒浸）各一两。

将以上各味药物切片后捣碎，或者研为细末，每服八钱，用水二盏，生姜五片，枣一枚，煎至一盏，除去渣滓后热服，无须定时。

独活汤

主要用于治疗妇女风痹，肢体活动不协调，身体疼痛，言语不利，筋脉拘急等症。

独活（去芦）、桑寄生、牛膝（酒浸）、秦艽（去芦）、赤茯苓（去皮）、桂心、防风（去芦）、附子（炮，去皮脐）、当归（炒，去芦）、生干地黄各一两，杜仲（锉，炒去丝）、细辛（去苗）、川芎、赤芍药各七钱半，甘草（炙）半两。

将以上各味药物切片后捣碎，每服八钱，用水一中盏半，煎至一大盏，除去渣滓，温服，无须定时。

乌蛇散

主要用于治疗妇人风痹，手足部顽固性麻木，筋脉抽搐，口眼不正，言语不利等症。

乌蛇肉（酒拌炒）、土蜂儿（炒）、天南星（炮）、天雄（炮，去皮脐）、赤箭麻黄（去节）、薏苡仁、川芎各一两，羚羊角屑、干蝎（微炒）、桑螵蛸（微炒）、桂心、朱砂（研，水飞）各半两，当归（炒，去芦）、酸枣仁（炒）、柏子仁各七钱半。

将以上各味药物研为细末后加入朱砂药研匀，每服一钱，饭前温酒调和后服下。

东垣羌活汤

主要用于治疗湿热身重，眩晕麻木，小便赤涩，下焦痿软，无法行走等症。

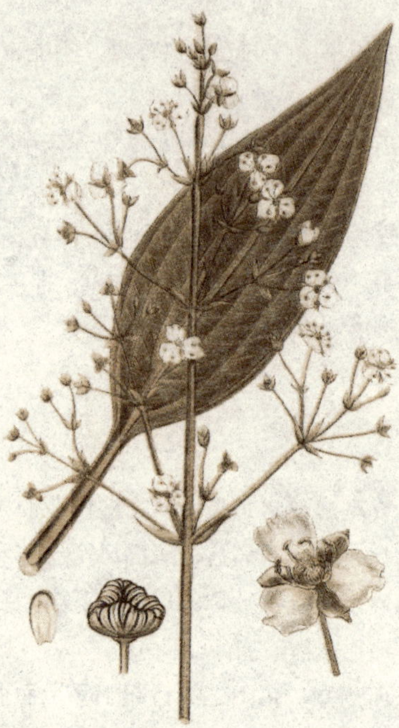

泽泻植株

干燥块茎入药，味甘、性寒。利小便，清湿热。用于小便不利，水肿胀满，泄泻尿少，痰饮眩晕，热淋涩痛，高血脂。

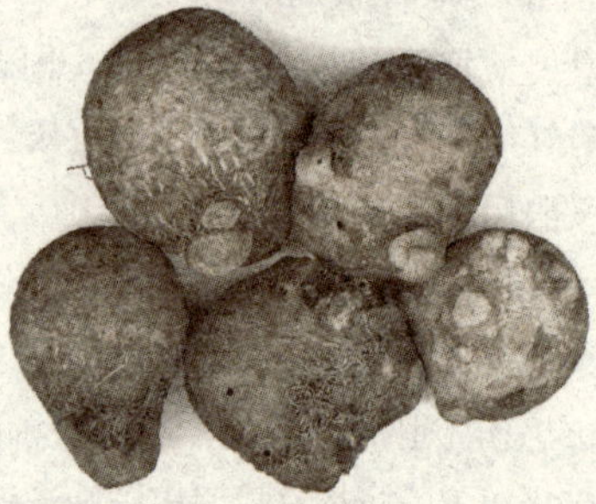

泽泻

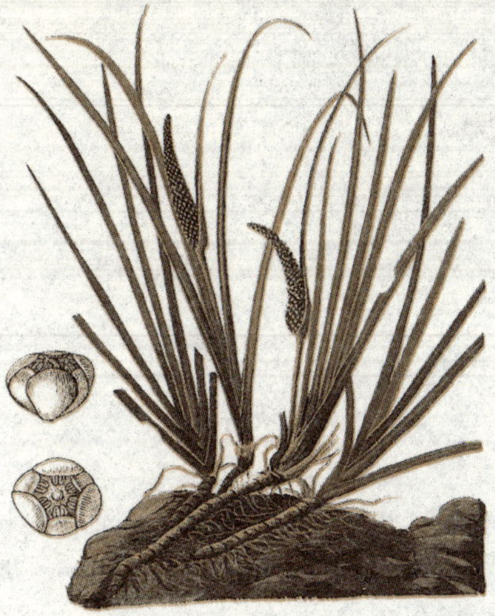

石菖蒲

干燥根茎入药，味辛、苦，性温。归心、胃经。能开窍醒神，化湿和胃，宁神益志。

羌活、防风、柴胡各一钱，蒿本、独活、茯苓、泽泻、猪苓、黄芪（炒）、甘草（炙）、陈皮、黄柏（酒炒黑）、黄连（炒）、苍术、升麻、川芎各五分。

将以上各味药物用水煎过后服用。

甘草附子汤

主要用于治疗风湿相搏引起的骨节疼痛，不时抽痛，不能伸屈，受压时疼痛加剧，汗出短气，小便难以排出，怕风等症。

甘草（炙）一两，附子（一枚，重一两三四钱，炮，去皮尖），白术（炒）一两，桂枝二两。

将以上各味药物每服五钱，用水煎过后服下。

▶ 自汗体虚的治疗

白天不因疲劳，或无明显诱因而时时汗出，动辄益甚的症状被称为自汗。对于中风自汗的症状，可以用桂枝汤进行治疗，但是对于伴有不住发搐，口眼乱动，遍身汗出的自汗症状，这个药方却没什么明显疗效。服用独活汤、续命煮散，复荣卫，却风邪，对于治疗此种病症有很好疗效。

由腠理不固引起的自汗症状，可以服用桂枝汤或防风白术牡蛎汤进行治疗；由于过服风药引起的自汗症状，可以服用白术防风汤进行治疗；由阳气虚弱引起的自汗症状，可以服用参附汤进行治疗；伴有盗汗症状的自汗，可以用补中益气汤送服六味丸进行治疗，如果疗效不太明显，可以服用当归六黄汤进行治疗。

独活汤

主要用于治疗风虚昏愦，没有知觉，手足拘急，坐卧不能，发寒热，血虚不能服发汗药，中风自汗等症。

川独活、羌活、人参、防风、当归（前五味各去芦）、细辛（去苗）、茯神（去木）、半夏（汤洗七次，切片子）、桂心、白薇、远志（去心）、菖蒲、川芎各半两，甘草（炙）七钱半。

将以上各味药物切片后捣碎，每服八钱，用水一盏半，姜五片，煎至七分，除去渣滓后温服，无须定时。

续命煮散

主要用于治疗风气留滞，心中昏愦，四肢无力，口眼乱动，有时抽搐，津液流失，口渴欲饮等症。此方能扶荣卫，去虚风，中风自汗

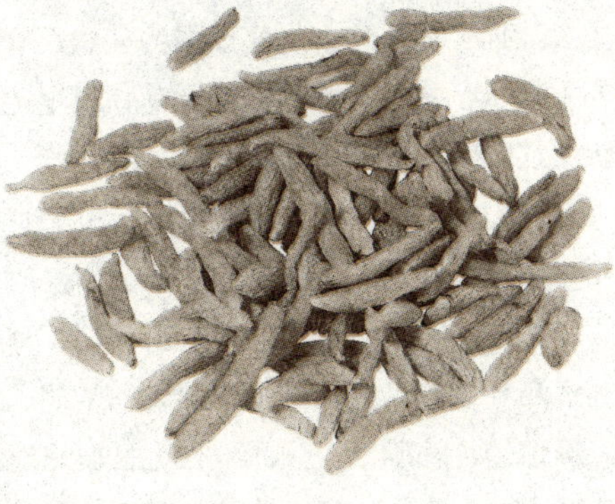

天门冬

味苦，性平，无毒。主治肺痿咳嗽、吐涎、回燥而不渴、肺劳风热、风颠发作、小肠偏坠、痈疽。

及产后中风自汗，尤宜服之。

防风、独活、当归、人参、细辛、葛根、芍药、川芎、甘草、熟地黄、黄芪、半夏、远志（去心）、荆芥穗各半两，桂心七钱半。

将以上各味药物切片后捣碎，每服五钱，用一盏水生姜三大片，煎至七分，除去渣滓后温服，无须定时。如果汗多不止，可在上述药方中加入牡蛎粉一分半。

补遗防风白术牡蛎散

主要用于治疗中风，自汗不止等症。

白术、牡蛎（煅）、防风各等份。

将以上各味药物研为末，用酒调和后服下，米汤送服亦可，每日三服，即可治愈。如果病症没有好转，可服用黄芪建中汤。

难言之隐不必恼

▶ 阴肿简易疗法

妇女出现阴肿的病症是由于身体虚损，受风邪侵入造成的。分布于子宫上的胞络虚损时恰遇风邪侵入，与血气相搏，令气积结成块，壅闭在腠理不得泄出，就会出现阴肿的病症。

上述病症如果伴有气血虚弱的症状，宜服用补中益气汤进行治疗；如果伴有肝经湿热的症状，宜服用龙胆泻肝汤进行治疗。

有位妇女阴中肿闷，小便困难，两胁肿痛，内热（下午三至五点更甚），月经不调，时冷时热，这些症状都是因为肝脾郁怒，元气下陷，湿热壅滞导致的。应该早服归脾汤加柴胡、升麻，解郁结，补脾气，升元气；晚服加味逍遥散清肝火，生肝血，除湿热。当服用数剂，病症痊愈时可再加服四君子、川芎、归、丹皮调补肝脾，月经自然会如期而至。以下是一些治疗阴肿病症的药方。

菖蒲散

主要用于治疗妇女经水排出不畅，阴间肿痛等症。

菖蒲、当归（炒）各一两，秦艽半两，吴茱萸半两。

将以上各味药物研为粗末，每服三钱，用一盏水葱白五寸，煎至六分，空心，温服。

《经心录》上关于治疗妇女阴户肿痛、无法忍受的药方如下：

艾叶五两、防风三两、大戟二两。

锉细，用水一斗，煮取五升，趁热时冲洗阴部，每日三次，用药期间应注意避风避冷。

《古今录验》上关于治疗妇女阴肿，疮烂的药方如下：

麻黄、黄连、蛇床子各二两，北艾叶一两半，乌梅十个。

将以上各味药物锉细，用水一斗，煮取五升，除去渣滓后趁热冲洗阴部，用药期间应注意避风避冷。

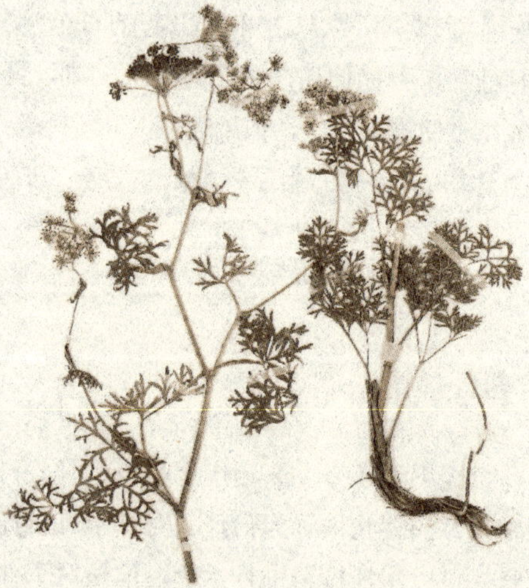

蛇床

味辛，性苦。入肾、脾经。温肾助阳，祛风，燥湿，杀虫。治男子阳痿，阴囊湿痒，女子带下阴痒，子宫寒冷不孕，风湿痹痛，疥癣湿疮。

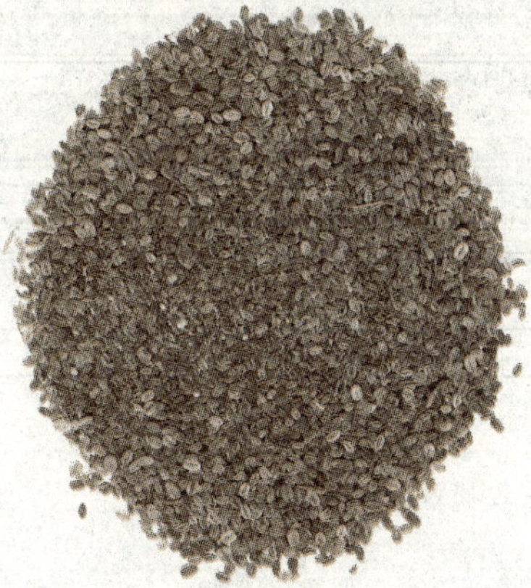

蛇床子

白矾散

主要用于治疗妇女阴肿坚痛。

将白矾半两，甘草（生）半分，大黄（生）一分，研为细末，用棉纱裹住枣大的量塞入阴道内，每日两次。

《肘后方》上关于治疗阴中肿痛的药方是将枳壳（半斤）炒热，用旧帛裹住后热敷阴部，冷却后即换。

除此之外，下面两个简易的药方也可用来治疗阴肿：

将小麦、朴硝、白矾、五倍子、葱白加水同煮后冲洗患处。

将马鞭草捣烂后涂于患处。

▶ 阴部瘙痒的疗法

妇女阴痒，大都是虫蚀引起的。三虫本在肠胃之间，由于脏虚的原因，三虫蚀于阴内。当虫轻微作热的时候阴部会发痒，作热过重之时阴部就会疼痛。

有位妇女胸膈堵闷，内热作渴，饮食不甘，肢体倦怠，阴中闷痒，小便赤涩，这都是因为郁气伤了肝脾造成的，服用过归脾汤加山栀之后就痊愈了。后来又因为郁怒旧病复发，而且伴有小腹胀痛的症状，服用过小柴胡加山栀、川芎、归、芍药后疼痛止住，之后又服用了逍遥散加山栀后痊愈。

有位妇女阴内痛痒，不时出水，而且食少体倦，这都是肝脾气虚，湿热下注引起的，服用过归脾汤加丹皮、山栀、芍药、生草后痊愈。

有位妇女阴内时痒时痛，内热倦怠，不思饮食，这都是肝脾郁怒，元气亏损，湿热所致。服用过参、归、术、陈皮、柴胡、炒栀、车前、升麻、芍药、丹皮、茯苓后痊愈。

大黄散

主要用于治疗妇女阴痒。其具体配方及服用方法如下：

大黄（微炒）、黄芩、黄连（炙）各一两，赤芍药、玄参、丹参、山茱萸、蛇床子各半两。

将以上各味药物研为细末，用温酒调和二钱后饭前服下。

《广济方》上用于治疗妇女阴痒不止的药方如下：

蚺蛇胆、雄黄、硫磺、朱砂、硝石、芜荑各半两，藜芦二钱半。

研为细末，加入腊月时的猪脂调和成膏状，之后将一些旧布缠成一寸半左右的如指头般粗细的硬条，把药物涂抹在上面，塞入阴道内，隔日一换。或者将猪椒根三五两用水煮过后稍热时冲洗阴部也可。

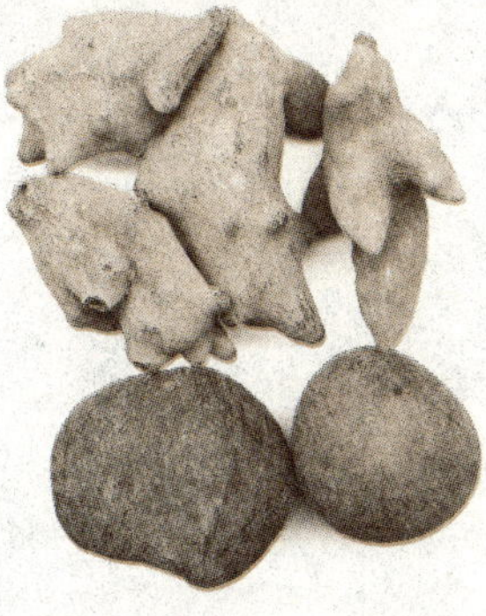

五倍子

酸，平。入肺、胃、大肠经。敛肺，涩肠，止血，解毒。治肺虚久咳，久痢。

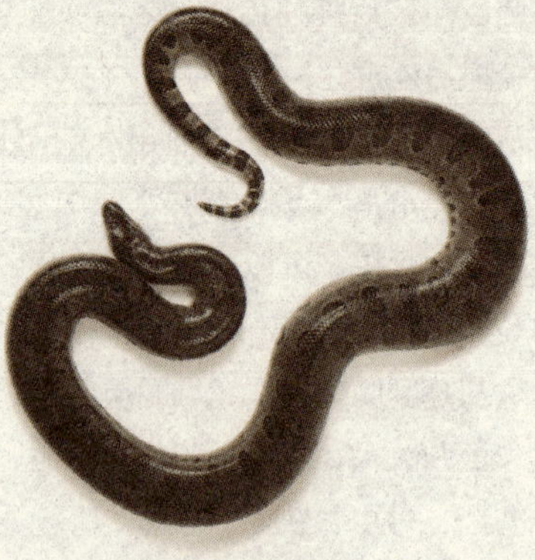

蚺蛇

《圣惠方》上关于治疗妇女阴中有虫引起的时痛时痒、目肿身黄、漏血下白、少气等症的药方如下：

将一尺长的鲤鱼去头去肉后取出骨头捣成碎末，之后上火熬至黄黑色，与猪脂调和过后装入绢袋中，塞入阴道疼痛处即可止痛，虫也会自然排出体外。

还有一些简易的治疗阴痒的药方：

将小蓟（不拘多少）用水煮后趁热清洗阴部，每日三次。

将杏仁烧作灰，用棉布裹住，趁热塞入阴道内，每日三次；用煮过蒜的水冲洗阴部。

用煮过枸杞根的水冲洗阴部。

用水三升将野狼牙（细锉）二两，蛇床子三两，煮沸十次，趁热服下；

取鸡肝趁热塞入阴道，如有虫，自当排出体外；

将牛肝（截五寸）用绳系住后塞入阴道，半日之后虫会钻入肝中，拉出牛肝即可。如无牛肝，用猪肝亦可。

▶ 阴户疼痛好处理

《千金方》上关于治疗阴户疼痛的药方如下：

甘草、生姜各三分，白芍药、桂心各二分。细锉，用酒二升，煮沸三次后除去渣滓，温服。

《补遗方》上关于治疗阴户疼痛的药方：将等份的冬青叶、小麦、甘草用水煎过后清洗阴部。

治疗阴户疼痛还可用以下几个药方：

将牛膝五两（切碎），用酒三升，煮至二升，分三次服用。

将大黄（切碎）三两，用酒一升煮沸后立即服下。

将乌贼鱼骨二枚烧后研为细末，用酒调和后服下，每日三次，每次一方寸匕。

▶ 治疗阴疮要杀虫

妇女患有阴疮的病症，是三虫或者九虫侵蚀所为。诸虫在人的肠胃之间，如果脏腑调和，血气充实，它就无法侵入人体内，使人致病。相反，如果劳伤经络，肠胃虚损，诸虫侵蚀阴部就会引起不适：轻者或痒或痛，重者就会生疮。

以下是治疗妇女阴疮的几个药方。

补心汤

主要用于治疗妇女阴中生疮，或痛或痒，如同有虫爬行，以及脓水淋沥不止等症。

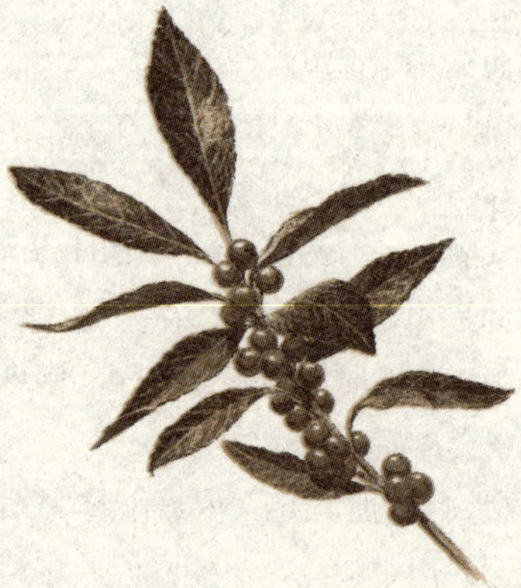

冬青冬

叶、根、皮均可入药，性寒，味苦、涩，有凉血止血、清热解毒之功效。

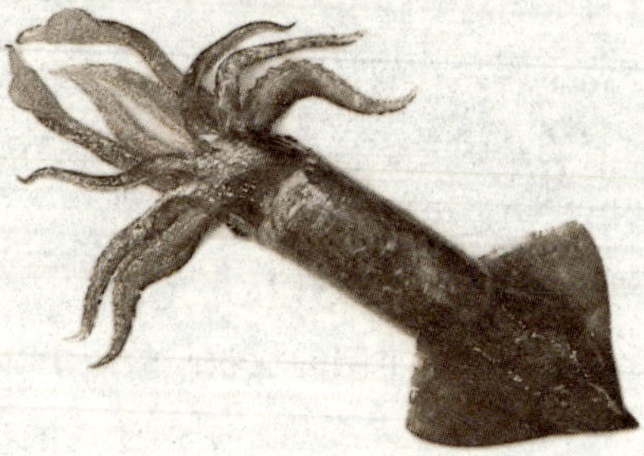

乌贼

味咸，性平。入肝、肾经。可养血滋阴。治血虚经闭，崩漏，带下。

白茯苓、人参、前胡、半夏（汤洗七次，去滑）、川芎各三分，枳壳（去穰，麸炒）、紫苏、桔梗、甘草（炙）、橘皮、干姜各半两，当归一两三分，白芍药二两，熟地黄一两半。

将以上各味药物锉散，每服四钱，用水一盏半，姜五片，枣一枚，同煎后饭前服用。

藿香养胃汤

主要用于治疗阳明经虚，肌肉萎缩，阴中生疮不愈等症。

藿香、白术、白茯苓、神曲（炒）、乌药（去木）、缩砂仁、薏苡仁、半夏、曲、人参各半两，荜澄茄、甘草（炙）各三钱半。

将以上各味药物锉散，每服四钱，用水一盏半，姜五片，枣三枚，同煎，不拘时服下。

《千金方》上关于治疗阴疮的药方如下：

芜荑、川芎、黄芩、甘草、矾石、雄黄、附子、白芷、黄连各六铢。

将以上各味药物切片后捣碎，取猪脂四两，同煎后敷于患处即可。

又：

黄丹、枯白矾、藁本各一两，硫磺半两，白蛇皮（一条，烧灰）。

以上诸药研为细末，与荆芥、蛇床子（研极细）各半两，煎汤后温洗患处。

《肘后方》中关于治疗妇女阴中生疮的药方如下：

杏仁、雄黄、矾石各二分，麝香二分半，研为细末后敷于患处。

《古今录验》中关于治疗妇女阴中生疮的药方如下：

将雄黄、当归、黄芩、川芎、大黄、矾石各二分，黄连一分。

七味药物切碎，用水五升煮后取出四升清洗患处，每日三次。

雄黄散

主要用于治疗阴疮。

雄黄、川芎、辰砂、藜芦、北细辛、当归、川椒研为末，用棉纱包裹后塞入阴道，然后再用细末敷外疮即可。

当归汤

主要用于治疗妇女阴蚀疮。

当归、芍药、甘草、川芎各二两，地榆三两，细切，用水五升，煮取三升，除去渣滓后熏洗患处，白天三次，夜间两次，有的药方中以蛇床子代替川芎。

▶ 宫颈息肉不可怕

古时认为凡是九窍有肉突出的地方都称为痔，相当于我们现在所说的子宫脱垂、子宫粘膜下肌瘤、宫颈息肉等病。

治疗妇女阴中生痔有许多药方，下面简单介绍一些常见药方。

将乌头七个烧存性，然后放入盛有浓醋的小瓦罐中淬一下，趁着热气熏患处。

用茄皮、白矾、马椿头根、朴硝、泽兰煮水后熏洗患处，其中加入少许炒锻石效果会更好。

将浓铁浆水与朴硝调和后敷于患处。

将一两硫磺放入去过头、皮的鱼肚子里，然后用故纸与黄泥的调和物裹糊住，用火烤成末后与米糊调和成梧桐子大的药丸，每服二十丸，温酒服下。如果出现下疳生虫，所下之物如柿汁般臭秽，心中虚烦疼痛等症状就无可救药了。

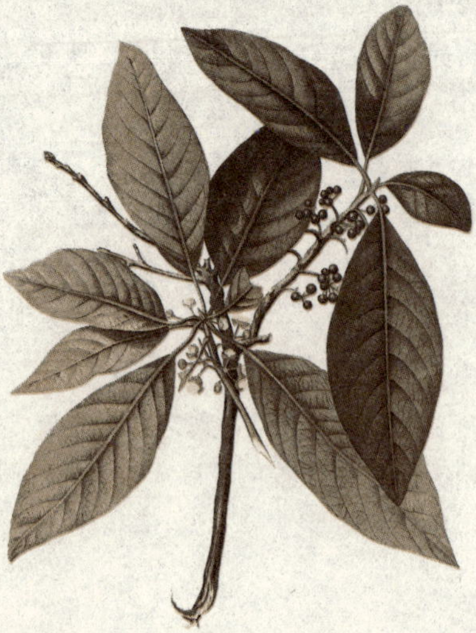

山鸡椒植株

干燥果实即为"荜澄茄"，味辛，性温。归脾、胃、肾、膀胱经。能温中散寒，行气止痛。

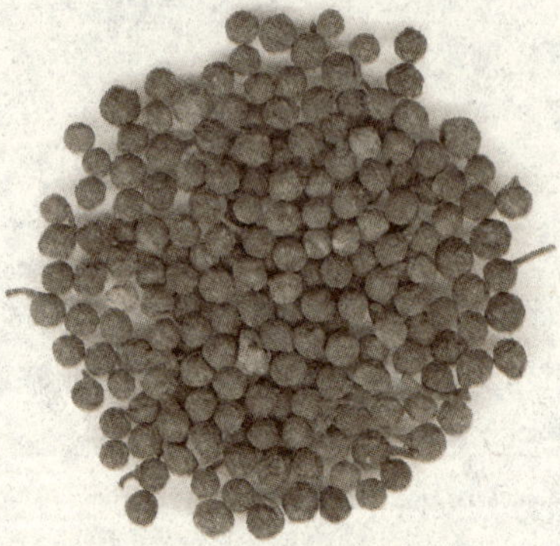

荜澄茄

将生枳壳研为散状，煎汤后熏洗患处，然后将渣滓用绢帛包裹后塞入阴道，过几天即可痊愈。

▶ 阴挺下脱的家庭疗法

阴挺下脱又被称为子宫下脱，其症状表现主要有两种：一种是挺出阴户之外（子宫脱垂），另外一种是阴道壁膨出。

子宫下脱，有的是因为子宫上的经络受损所致，有的是因为子宫虚冷所致，还有的是因为分娩时用力过大造成的。

治疗这种病症应以升补元气为主。如果伴有肝脾郁结，气虚下陷的症状，应服用补中益气汤。如果伴有肝火湿热，小便涩滞的症状，应服用龙胆泻肝汤。

有位妇女阴中有物突出如菌状，并伴有四围肿痛，小便频数，内热（下午三至五点更甚），似痒似痛，小便重坠等症状，这是肝脾郁结引起的。肝火湿热就会引起阴部肿痛，脾虚下陷就会引起小便重坠。治疗这种病症应该先用补中益气加山栀、茯苓、车前子、青皮，以清肝火，升脾气；再用加味归脾汤调理脾郁。在服药的同时应涂抹生猪脂和藜芦末调和的混合物配合治疗。

还有一位妇女阴中挺出五寸多，并伴有闷痛重坠，水出淋漓，小便涩滞等症。经医生诊治后早服补中益气汤升补脾气，晚服龙胆泻肝汤分利湿热，症状逐渐减轻，后又服用归脾汤加山栀、茯苓、川芎、黄柏调理后痊愈。

龙胆泻肝汤

龙胆草、生甘草各二钱，黄芩、山栀子、木通、车前子各三钱，泽泻四钱，当归二钱半，生地黄六钱二分，柴胡三钱二分。

三茱丸

主要用于治疗子宫下脱引起的腰腹胀痛，不思饮食等症。

食茱萸、吴茱萸（汤浸，微炒）、桔梗（水浸漉出，慢火炒）、白蒺藜、青皮（去白）、山茱萸肉（微炒）、大茴香（淘去砂土，焙干）各一两，五味子（净拣）、海藻（洗，焙）、大腹皮（酒洗，晒干）、川楝子（去核）、玄胡索各一两二钱半。

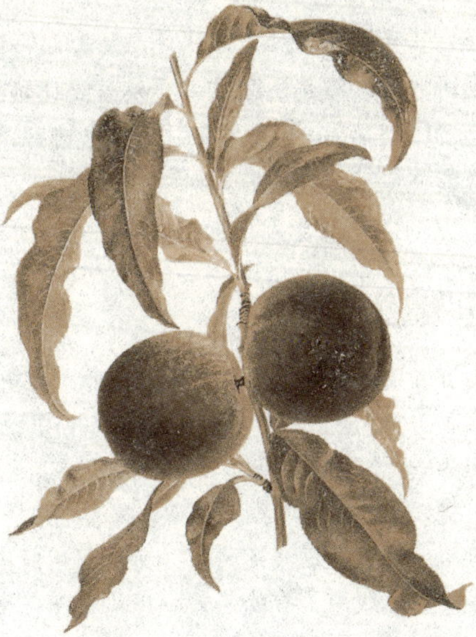

桃

味甘、酸，性温。可生津，润肠，活血，消积。

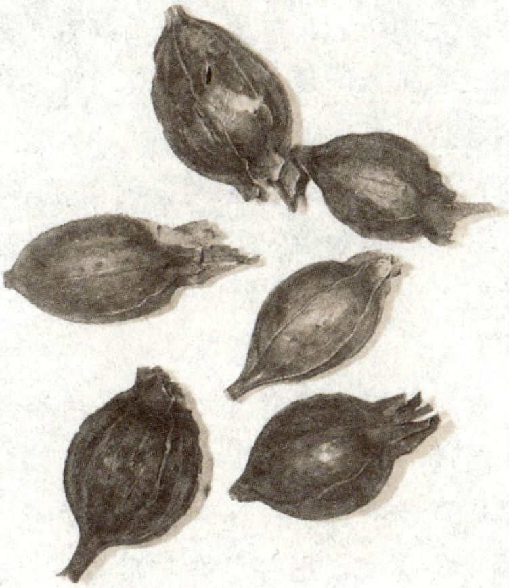

栀子

具有护肝、利胆、降压、镇静、止血、消肿等作用，常用于治疗黄疸型肝炎、扭挫伤、高血压、糖尿病等症。

将以上各味药物研为末，与酒调和后制成梧桐子大的药丸，每服三十五丸，用木通汤送服。

如果患者伴有下虚的症状，应在药方中加入川乌（炮，去皮）、肉桂（去粗皮）各一两；如果伴有腰腹疼痛的症状，应加入桃仁（去皮、尖，麸炒，别研）、青皮（去白）、枳实（去穣）各一两，南木香七钱半。

一捻金丸

如果服用上述药物后症状不见好转，可以服用一捻金丸进行治疗。

玄胡索、大茴香、吴茱萸（炒）、川楝子（去核）、青木香各二两。

将以上各味药物研为末，与粳米汤调和成梧桐子大的药丸，每服三十五丸，空腹，木通汤送服。

黄芩散

主要用于治疗妇女阴挺下脱。

黄芩（炒微焦）、当归各半两，赤芍药一两，牡蛎、竹皮各二两，狐茎（一用狐皮）一具。

将以上各味药物焙干、碾细后用筛子筛取细面，每次服用一方寸匕，每日三次。

服药期间禁举重、房劳、冷食。有的药方

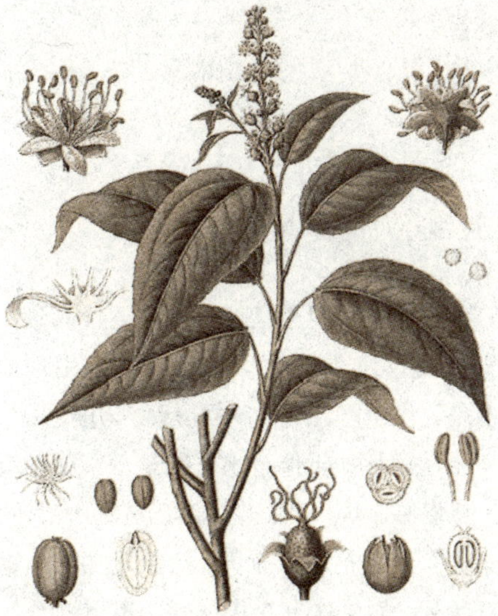

巴豆植株

干燥成熟果实入药，味辛，性热，有毒。可泻寒积，通关窍，逐痰，行水，杀虫。治冷积凝滞，胸腹胀满急痛，外用治喉风，恶疮疥癣。

中记载也可用酒调和后服下，服用方法及禁忌事项同上。

治疗妇女阴挺下脱还有以下几种方法：

桂心（一方作川椒）、吴茱萸（生用）一两，戎盐二两，熬至变色后捣碎过筛，取出细末用棉纱裹住后塞入阴道，每日一换，效果很好。

川椒、川乌头（生用）、白及各半两，捣碎过筛，取出细末用棉纱裹一钱塞入阴道三寸，腹中热时即可取出，第二天可再用。

用水五升将蛇床子五两、乌梅十四枚煮后取出三升，除去渣滓后趁热清洗患处，每昼夜三至五次。

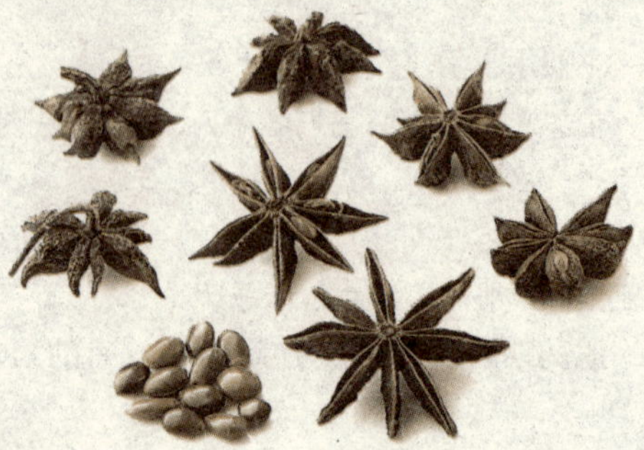

大茴香

香味具穿透力，味辛，能祛肠胃胀气、利尿、化痰、激励、利胃。

▶ 性欲低下须调养

女性性生活时性欲低下，缺乏性高潮，在医学上被称为“阴冷”。女性阴冷的生理原因大多是劳伤子宫之后风冷乘虚而入引起的。

上述病症如果伴有小便困难，小腹内有肿块，疼痛等症状，可服用龙胆泻肝汤进行治疗；如果伴有月经不调的症状，可服用加味逍遥散进行治疗；如果伴有寒热体倦，不思饮食等症状，可服用加味四君子进行治疗；如果伴有郁怒发热，少寐懒食等症状，可服用加味归脾汤进行治疗。

有位妇女患有阴中寒冷，小便黄涩，内热寒热，口苦胁胀等症，医生为其诊断过后发现这是因为肝经湿热引起的，于是就先让她服用龙胆汤以利湿热，再服用加味逍遥散调补气血，不久就痊愈了。

以下是一些治疗阴冷的药方。

五加皮浸酒方

五加皮、熟干地黄、丹参、杜仲（去粗皮，炙微黄）、蛇床子、干姜各三两，地骨皮二两，天门冬一两，钟乳四两。

将以上各味药物细细锉碎，装入生绢袋中，之后用一斗五升酒浸泡两夜，每次服用时温一大盏，空腹服用。有的药方中用枸杞子代替地骨皮。

《大全良方》关于治疗阴冷的药方：

将远志、干姜（生用）、莲花各半两，蛇床子、五味子各一两，先捣后筛，取出细末，每次用棉纱裹一钱塞入阴道，并用兔粪涂抹阴门，患处感到发热即为生效。

将蛇床子三分，吴茱萸、甜葶苈各半两，没石子一枚先捣后筛，取枣般大小的量用棉纱裹住后塞入阴道，至腹内发热为止。

将蛇床子一两，吴茱萸（生）一两半先捣后筛，和蜜炼成如酸枣大的药丸，用棉纱裹住后塞入阴道，恶物下完即好。

将蛇床子研为末后与少量白粉和匀，制成如枣般大的药丸，用棉纱裹住后塞入阴道内，发热后即为奇效。

女人求子大法

古代医书上讲：男人生精，女人生血，男女交合之后，精血结合便会产生胚胎。因此，要想成功受孕，男人就应以补肾为主，女人应以调经为先，同时再辅之以补气，多方面配合，自然可以达到受孕的目的。

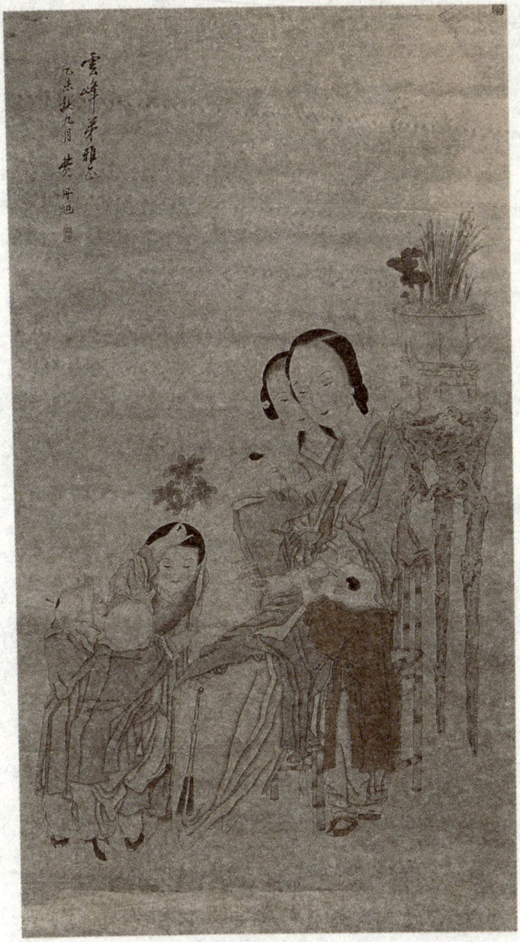

多子图

人身上的血气有虚实寒热之分，通过诊脉可以判断出来。脉有十二经，应十二时，一日一周，与天同运，循环往复。有些女人气多血少，寒热不调，月经紊乱，或前或后，白带过多，这些都容易造成不孕，应该诊脉之后再进行具体治疗。只有在夫妻二人的脉象都平和有力、不热不寒的情况下选择合适的时机进行交合，才会比较容易受孕。所以，想要受孕的女性一定要先诊断出病因，然后再对症下药。

女子调经求子法

妇女想要受孕，必先调经。患有不孕不育症的妇女，月经大多有问题：有的月经或前或后；有的经血或多或少；有的经前腹痛；有的行后腹痛；有的经血颜色不正常；有的经血凝结成块……治疗了这些月经异常的病症，再受孕就变得很容易了。

加味六味地黄丸

有的妇女在月经不调的情况也能够怀孕，但是这并非是很理想的孕育，如果之前服用加味六味地黄丸进行调养的话就能收到很好的效果。

熟地黄四两，山茱萸肉、山药各二两，牡丹皮、白茯苓各一两五钱，泽泻、香附米（童便浸三次后炒）各一两，蕲艾叶（去筋醋煮）五钱。

将以上各味药物研为末，与蜜调和后制成梧桐子大的药丸，每服七十丸，用白沸汤送服。

妇女月经推迟是血虚的原因，宜服用四物汤加人参、当归、陈皮、白术进行调理；妇女月经提前或者形体肥胖而多痰，经血紫黑色等病症都是血热引起的，宜服用四物汤加黄芩、黄连进行调理；经前疼痛是气滞引起的，宜服用归身、尾、香附米及桃仁、红花、黄连以行气，或者服用四物加蓬莪术、玄胡索、木香亦可；

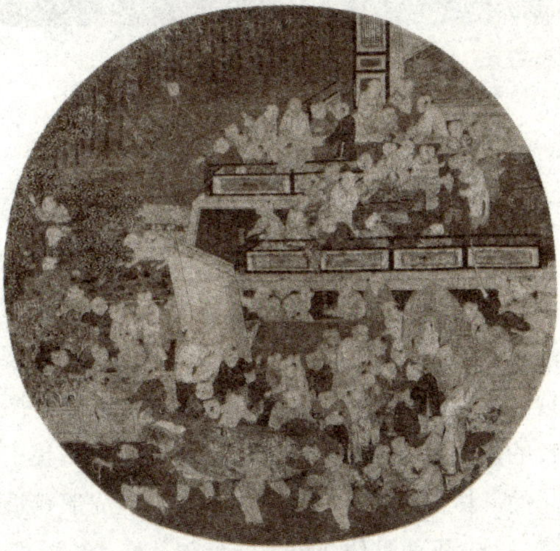

百子嬉春图

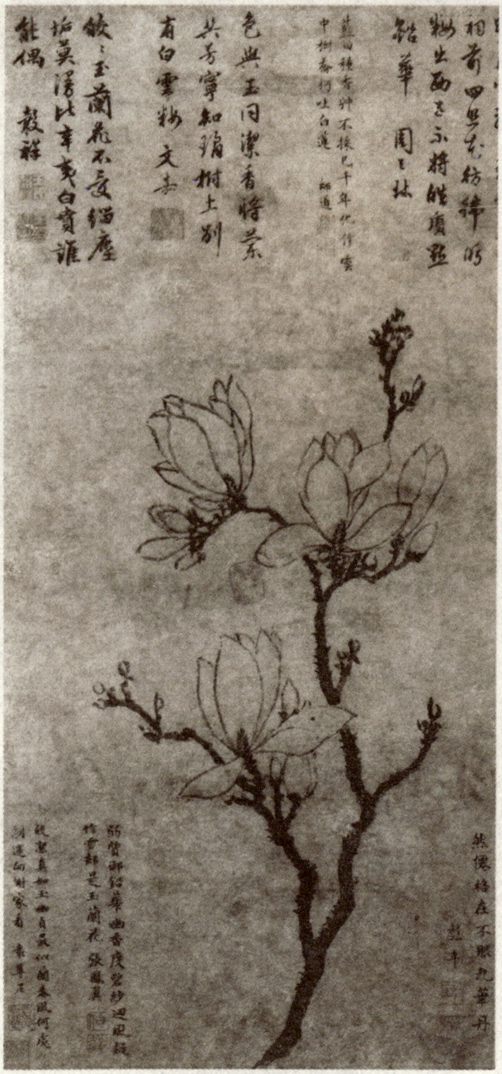

玉兰图

干燥花蕾即为“辛夷”，味辛，性温。入肺、胃经。可祛风，通窍。治头痛，鼻渊，鼻塞不通，齿痛。

经行后疼痛是气血俱虚造成的，宜服用八物汤。

另外，女性体型的胖瘦也直接影响月经的周期，进而影响孕育。妇女体型过于肥胖而不能生育的，大都是因为体内脂肪过多，闭塞子宫，引起月经不行造成的。体型偏瘦而不能生育的，大都是因为子宫无血，精气无法聚集引起的。体型肥胖的妇女要想孕育，应先服药调理月经。下面具体介绍几个药方。

当归（酒洗）一两，茯苓二两，川芎七钱半，白芍药、白术、半夏（汤洗）、香附米、陈皮、甘草各一两作十帖，每帖用姜三片，水煎后服用。

白术二两，半夏、曲、川芎、香附米各一两，神曲（炒）、茯苓各半两，橘红四钱，甘草二钱研为细末后与粥调和为丸，每服八十丸。体热者还应在上述药方中加黄连、枳实各一两。

附子、茯苓各六钱，浓朴、杜仲、桂心、秦艽、白薇、半夏、干姜、牛膝、沙参各二钱，人参四钱，细辛五钱研为末，和蜜炼成小豆大的药丸，每服五丸（加至十丸也可），空腹，用酒送服。服药期间忌食牛马肉，怀孕三月后不能服用。

抑气散

主要用于治疗妇女气盛于血引起的不孕不育，平常有头晕目眩，膈满体疼，怔忡等症状者也可服用。

香附子（炒净）二两，陈皮（焙）二两，茯神、甘草（炙）各一两研为细末，每服二三钱，与白汤调和后服下，无须定时。

大五补丸

天门冬、麦门冬（去心）、菖蒲、茯苓、人参、益智、枸杞子、地骨皮、远志、熟地黄等份，研为细末，和蜜炼成梧桐子大的药丸，空腹，用酒送服三十丸。

增损三才丸

天门冬（酒浸，去心）、熟地黄（酒蒸）、人参（去芦）、远志（去骨）、五味子、茯苓（酒浸）、鹿角（酥炙）等份，研为细末，与蜜调和后炼制成梧桐子大的药丸，每服五十丸，空腹，好酒服下。

紫石门冬丸

紫石英、钟乳石、天门冬各三两，当归、

川芎、紫葳、卷柏、肉桂、干地黄、牡蒙、禹余粮（煅，醋淬）、石斛、辛夷各二两，人参、桑寄生、续断、细辛、浓朴（姜制）、干姜、食茱萸、艾叶、白薇、薯蓣、乌贼骨、甘草（炙）各一两半，柏子仁一两。

先捣后筛，之后与蜜调和炼成梧桐子大的药丸，酒服十丸，三天后逐渐加量到三十丸，感觉腹中热时即为起效。

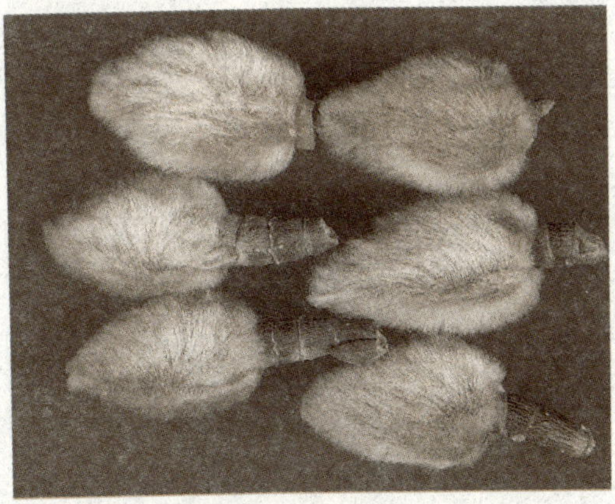

辛夷

白薇丸

主要用于治疗妇女不孕不育。其具体配方及服用方法如下：

白薇、熟干地黄、川椒（去目及闭口者，微炒出汗）、白龙骨各一两，麦门冬（去心焙）一两半，蒿本、卷柏、白芷、覆盆子、桃仁（汤浸去皮、尖、双仁，麸炒微黄）、人参、桂心、菖蒲、白茯苓、远志（去心）各七钱半，车前子、当归（锉，微炒）、川芎、蛇床子、细辛、干姜（炮制）各半两。

将以上各味药物杵碎后筛出细末，与蜜调和后炼成药丸，每服三十丸，空腹，中午前后用温酒送服三十丸。

赵氏苁蓉菟丝子丸

具有助阴生子的功效。

将肉苁蓉一两三钱，覆盆子、蛇床子、川芎、当归、菟丝子各一两二钱，白芍药一两，牡蛎（盐泥固济）、乌贼鱼骨各八钱，五味子、防风各六钱，条芩五钱，艾叶三钱焙干后研为细末，与蜜调和后炼制成梧桐子大的药丸，清盐水服下，早晚皆可服。

加味香附丸

主要用于调经和血。

香附一斤四两（老酒浸两宿，炒，捣碎，再焙干磨为末），泽兰（净叶酒洗）六两，海螵蛸（捣稍碎，炒）六两，当归（酒洗）四两，川芎三两，白芍药（酒炒）四两，怀熟地（捣膏焙干）八两。

将以上各味药物研为细末，用浮小麦粉，酒醋水打糊，制成绿豆大的药丸，每日早晚各服一次。服药期间忌食莱菔、牛肉及生冷食物。

调经丸

主要用于调经和血。

香附（童便、酒、醋浸一半，生一半，俱酒炒）半斤，川杜仲（姜汁炒）半斤，大川芎、白芍药、当归（去尾）、怀生地、广陈皮、小茴香（酒炒）、玄胡索（略炒）、肉苁蓉（酒浸）、旧青皮（麸炒）、台乌药（炒）、枯黄芩（酒炒）、乌贼鱼骨（酥炙）各四两。

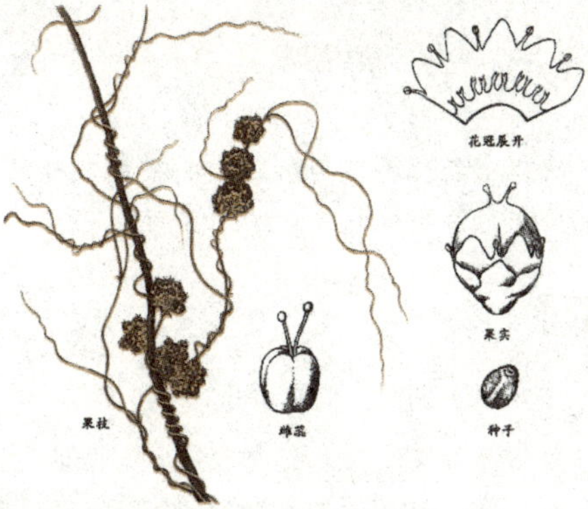

菟丝子

性温，味甘。可滋补肝肾，固精缩尿，安胎，明目，止泻。

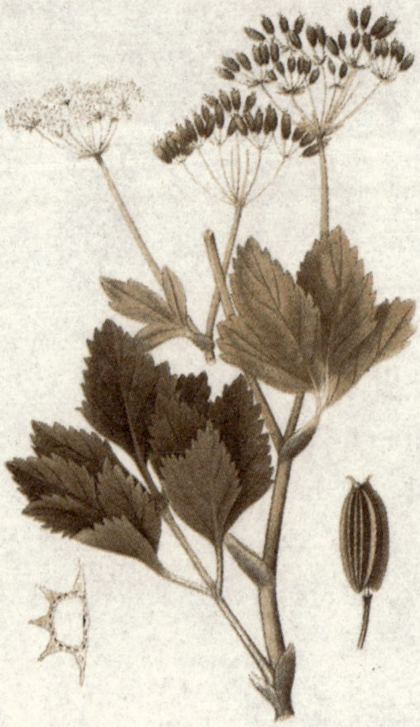

藁本植株

干燥根茎入药，味辛，性温。归膀胱经。祛风散寒，除湿止痛。

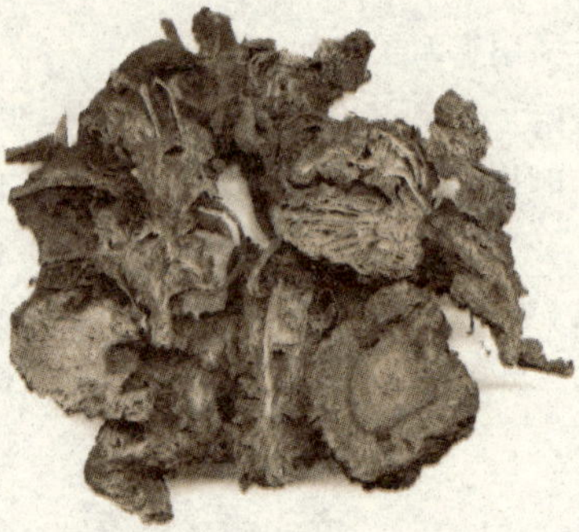

藁本

将以上各味药物与醋、面打糊制成梧桐子大的药丸，每服百丸，空腹，好酒送服。

正元丹

主要用于调经，有助孕的功效。

香附（加艾三两，先与醋同浸一宿，然后分开制，酒、盐、酥、童便各制四两）一斤，阿胶（蛤粉炒）二两，枳壳（半生，半麸炒）四两，怀生地（酒洗）、熟地（酒浸）、当归身（酒洗）、川芎（炒）各四两，白芍药（半生，半酒炒）八两。

将以上各味药物研为末后与醋调和成梧桐子大的药丸，空腹，用盐水送服五六十丸。

荡胞汤

主要用于治疗妇女原发性不孕。

朴硝、牡丹皮、当归、大黄（上锅蒸一顿饭的时间）、桃仁（去皮、尖）各三两，细辛、浓朴（姜汁炙）、桔梗、赤芍药、人参、茯苓、桂心、甘草、牛膝（去苗）、陈橘皮各二两，附子（炮）一两半，虻虫（去翅足，炒焦）、水蛭（炒枯）各十枚。

将以上各味药物用清酒五升，水六合，同煮后取三升，分四次服用，白天三次，夜间一次，间隔时间为六小时。

坐导药

主要用于治疗女性原发性不孕。

皂角（去皮子）、吴茱萸、当归各二两，细辛（去苗）、五味子、干姜（炮）各一两，黄葵花、白矾（枯）、戎盐、蜀椒各半两。

将以上各味药物研为细末，用一个如手指大小，长三寸左右的绢袋盛满药后系好口塞入阴道，坐卧任意，不能行走，小便时需要取出。每日更换一次，阴道内必有清黄冷汁流出，汁流尽时病可痊愈。

▶ 男人养精求子法

古时有些医家提出过“采阴补阳，久战不泄”的聚精养精之道，从现在的医学理论分析来看，这是极为错误的观点。

男人聚精之道总的说来有五个方面，分别是：寡欲、节劳、息怒、戒酒和慎味。

葆真丸

主要用于治疗男性性功能障碍，有补十二经络，滋阴壮阳的功效，多服常服对身体有益。

鹿角胶（锉作豆大，用鹿角霜拌炒成珠后研细）半斤，杜仲（去粗皮切碎，用生姜汁一两，加蜜少许，拌炒断丝）三两，干山药、白茯苓（去粗皮，人乳拌后晒干，来回五七次）、熟地黄各二两，菟丝子（酒蒸，捣，焙）、山茱萸肉各一两半，北五味子、川牛膝（去芦，酒蒸）、益智仁（去壳）、远志（泔煮，去骨）、小茴香（青盐三钱同炒）、川楝子（去皮、核，取净肉酥炙）、川巴戟（酒浸，去心）各一两，破故纸、胡芦巴（同故纸入羊肠内煮，焙干）各一两，柏子仁（去壳，另研如泥）半两，穿山甲（酥炙）、沉香各三钱，全蝎（去毒）一钱半。

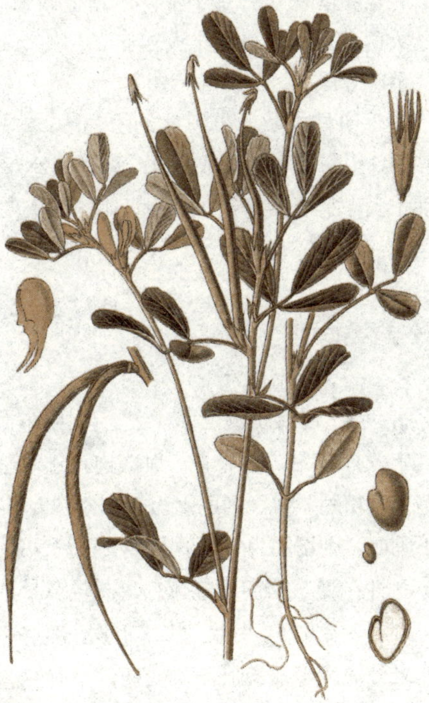

胡芦巴

为豆科植物的一种，成熟种子入药，味苦，性温。归肾经。能温肾助阳，散寒止痛。

先将以上各味药物研为细末待用，然后用酒将上好的嫩肉苁蓉洗净，除去鳞甲、皮垢，开腹，如果里面有黄白膜也应去掉，取净二两，用好酒熬制成膏，之后同炼蜜和前药末和在一起捣千余下，制成梧桐子大的药丸。每服五十丸，用淡秋石汤或者好酒送服，之后吃点东西将药物压下，药量逐渐加大至百丸。连服七日后即能明显感到四肢光泽，面色红润，手足温和，语言清亮。除此之外，此药还具有消食理脾，轻身和气等功效。

千金种子丹

主要用于治疗虚损引起的梦遗，白浊脱卸等症。

沙苑蒺藜（取净末如蚕种，同州者佳，再以筛子筛出二两极细末，二两粗末，用水一大碗熬膏备用）四两，莲须（极细末，金色者固精，红色者败精）四两，山茱萸（极细末，从一斤之中选取鲜红有肉者，然后制末）三两，覆盆子（细末）二两，鸡头实（五百个，去壳，如大小不一，取细末）四两，龙骨（五色者佳，火煅）五钱。

先将一斤蜜炼至无沫，滴入水中成珠的程度后备用（只用四两），然后将五味药与蒺藜膏调和在一起，再加入炼蜜，放入石臼中捣千余下后制成豌豆大的药丸。每服三十丸，空腹，盐水送服。服药期间需忌房事二十天。

聚精丸

黄鱼鳔胶（选取白净者，切碎，用蛤粉炒成珠）一斤，沙苑蒺藜（马乳浸两宿，取出后蒸一炷香的时间，焙干）八两。

研为细末，和蜜炼成梧桐子大的药丸，每服八十丸，空腹，温酒或白汤送服。服药期间忌食鱼肉及牛肉。

五子衍宗丸

具有添精补髓，疏通肾气的功效。

甘州枸杞子、菟丝子（酒蒸后捣成饼）各八两，辽五味子一两，覆盆子（酒洗去目）四两，车前子（炒）二两。

以上各味药物均需选取优质、新鲜者，焙后晒干，研为细末后与蜜炼制成梧桐子大的药

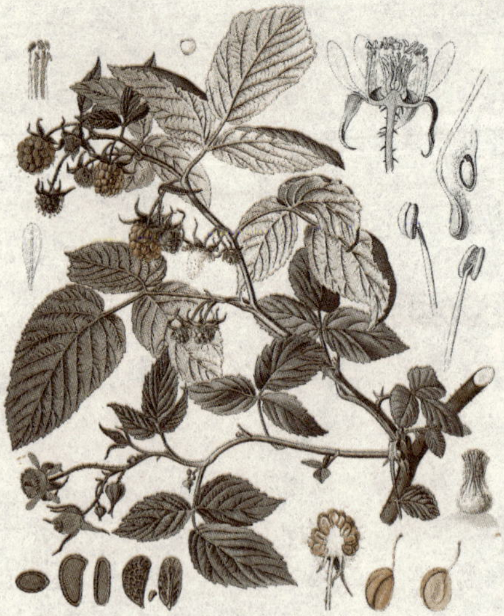

覆盆子植株

味甘酸，性平。入肝、肾二经。可补肝肾，缩小便，助阳，固精，明目。治阳痿，遗精，溲数，遗溺，虚劳，目暗。

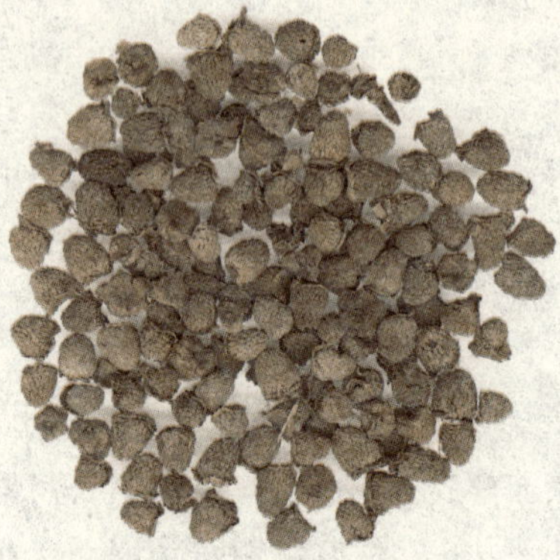

覆盆子

丸。每服九十丸，空腹，白沸汤或盐水送服，冬季用温酒送服亦可。

十子丸

主要用于治疗男性不孕。

槐角子（和何首乌蒸七次）、覆盆子、枸杞子（去枯者及蒂）、桑堪子、冬青子（四味共蒸）各四两，菟丝子（制，去壳，酒蒸）、柏子仁（酒浸，蒸）、没石子、蛇床子（蒸）、北五味子（去枯者，打碎用蜜蒸）各二两。

将以上各味药物研为细末，和蜜炼成梧桐子大的药丸，每服五六十丸，淡盐水服下后再吃些干点心压药。

赵氏加味六子丸

主要用于治疗男性不孕。

菟丝子（淘洗，酒蒸）、川牛膝（去芦，酒蒸）、麦门冬（去心，酒蒸）、山茱萸（取肉）、原蚕蛾、五味子各一两三钱，蛇床子（酒蒸）一两六钱，车前子（淘洗）一两七钱，大甘草（炙）一两，沙苑蒺藜（马乳浸蒸）、覆盆子各二两二钱，破故纸（淘洗炒）二两三钱，肉苁蓉（酒浸去鳞）二两五钱。

将以上各味药物焙干锉碎，和蜜调和成梧桐子大的药丸，每服三十或四十丸，淡盐水送服，早晚皆服。

治疗男性不孕还可用针灸的办法：将盐填满肚脐，用熟艾一团做成艾丸（随盐大小做丸）在盐上灸，感觉疼痛时即换盐，直到艾团灸完为止。

▶ 十月养胎法

古代医书上讲，阴阳交合之后父精母血在子宫中发挥作用，精成骨，血成肉，逐渐孕育成胎儿。精胜于血，则以阳为主，容易生男孩；精不胜血，则以阴为主，容易生女孩。

女性在受孕初期最宜休息，前三个月不要行房事，不要发怒，劳累，搬举重物，洗浴……除此之外还应多服养肝平气之药，平时注意调理养护，这样胎儿自然会发育良好。

一月

北齐名医徐之才曾讲，妊娠一月被称为“始胚”。孕妇在这个时期往往开始喜欢吃一些酸味的食物，宜食大麦，精致的熟食之类的，忌食腥辛之类的，这样做才有利于养胎。妊娠一月的时候不可针灸足厥阴脉（如大敦、行间、太冲、中封、五里等穴位），除此之外还应该好好休息，不要从事重体力劳动，不能受到惊吓……

以下一些药方适合在怀孕一月的时候服用。

乌雌鸡汤

乌雌鸡（治如食法）一只，茯苓、阿胶各二两，吴茱萸一升，麦门冬（去心）五合，人参、芍药、白术各三两，甘草、生姜各一两。

将以上各味药物切片后捣碎，用水一斗二升，煮鸡取汁六升后把鸡捞出，放入前药，煎取三升，然后加入用三升酒烊化的阿胶，之后取三升放温，每服一升，一日三次。

补胎汤

如果在妊娠一个月的时候没有好好养胎，服此药最好。

将细辛一两，防风二两，干地黄、白术各三两，生姜四两，吴茱萸、大麦各五合，乌梅一升。

以上诸药切片后捣碎，用水七升，煮取二升半，分三服，饭前服用。

体寒者应在药物中倍加细辛、茱萸；体热口渴者应在药物中加瓜蒌根二两，并去掉细辛和茱萸。

二月

古代将妊娠两个月之后的胚胎称之为“始膏”。孕妇怀孕两个月的时候就应该忌食辛臊之类的食物了，而且休息时也必须处于安静的环境之中，男女之间不可行房事，不可针灸足少阳脉（如胆窍、丘墟、付阳、绝骨、外立、阳陵泉等穴位）。妊娠两个月的时候胎儿已在子宫中慢慢成形，行动的时候应当谨慎，家人也应多呵护、关爱孕妇，千万不可使其受到惊吓。

下面介绍两个妊娠两个月的时候适合孕妇的药方。

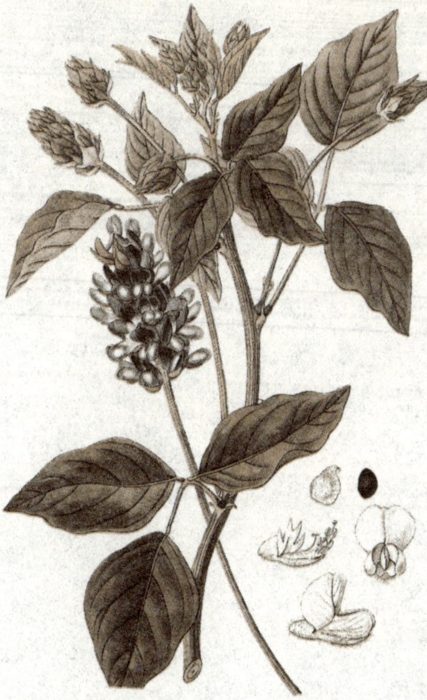

破故纸植株

又称“补骨脂”，为豆科植物，成熟果实入药，味苦、辛，性温。归肾、脾经。能补肾壮阳，固精缩尿，温脾止泻，纳气平喘。

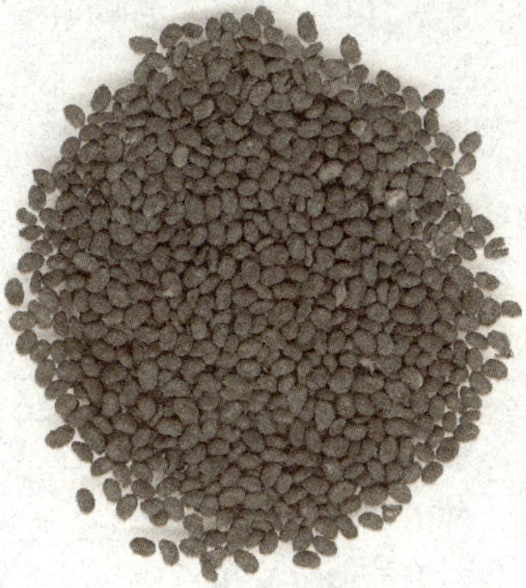

破故纸

艾叶汤

艾叶、丹参、当归，麻黄各二两，人参、阿胶各三两，甘草一两，生姜六两，大枣十二枚。

以上诸药切片后捣碎，用酒三升，水一斗，煮至一半，除去渣滓后煎取三升，分三服。

还有一方是将乌雌鸡一只（治如食法），割头取血后将血放入三升酒中调和，之后用水一斗二升将鸡煮好后取出鸡，放入药，煎取三升，最后加入血酒同煎，取三升，分三次温服。

黄连汤

将黄连、人参各一两，吴茱萸五合，生姜三两，生地黄五两（有的药方中用阿胶）。

以上诸药切片后捣碎，用酢浆七升，煮取三升，分四服，白天三次，夜间一次。

如果孕妇感觉心中烦躁不安，可在药物中加入乌梅一升。

三月

妊娠三月胚胎已开始定形，古时将其称之为“始胎”。这个时期适当的进行一些胎教，对于胎儿以后的生长发育很有好处。妊娠三月时不能针灸中冲、劳宫、大陵、内关、间使、曲泽等穴位，而且最好不要悲哀，思虑，受惊吓。下面介绍一下适合妊娠三个月的孕妇服用的药方。

雄鸡汤

雄鸡（治如食法）一只，黄芩、白术、生姜各一两，麦门冬五合，芍药、大枣（掰）十二枚，甘草、人参、茯苓、阿胶各二两。

将以上各味药物切片后捣碎，用水一斗三升煮鸡，水至一半时将鸡取出，放入药物，煮取半升，加入清酒三升后煎取三升，分三服，一日服完。有的药方中用当归、川芎各二两，不用黄芩、生姜。

茯神汤

对于曾经在妊娠三月伤胎者，最好提前服用此药。

茯神、丹参、龙骨各一两，阿胶、当归、甘草、人参各二两，大枣（掰）二十一枚，赤小豆二百粒。

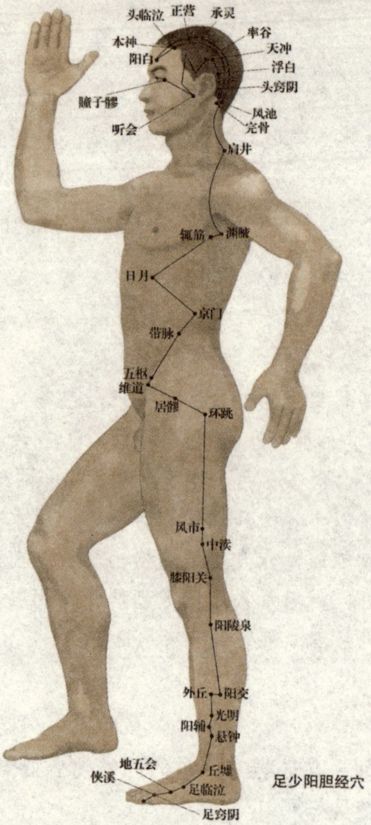

足少阳胆经循行图

人体十二主经脉之一，起于瞳子髎穴，止于足窍阴穴，共44各穴位，主治头面五官病症、神志病、热病以及本经脉所经过部位的病症。

以上诸药切片后捣碎，用酢浆一斗，煮取三升后分四服，饭前服用，每间隔七天服一剂。

如果伴有腰痛的症状，可以在药物中加入桑寄生二两。

四月

妊娠四个月的时候胎儿的血脉、六腑已基本形成，孕妇在这个时期主食不要太单一，应米面掺杂，粗细搭配，以获得全面营养和提高食物蛋白质的摄入量；汤类的话可以适当多喝些鱼汤、鸡汤。这个时候孕妇应该养旺血气，以帮助胎儿通耳目，行经络，还应静形体，和心志，节饮食，以促进胎儿更好的发育。妊娠四个月的时候不能针灸关冲、阳池、内关、三阳、

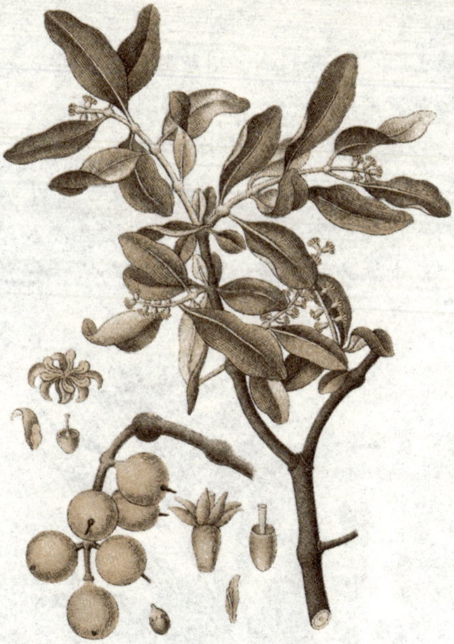

桑寄生

干燥茎枝入药，味苦、甘，性平。入肝、肾经。补肝肾，强筋骨，除风湿，通经络，益血，安胎。

天井、曲垣等穴位。下面介绍一些适合妊娠四个月的孕妇服用的药方。

菊花汤

将菊花（鸡子大）一枚，麦门冬一升，大枣十二枚，人参一两半，甘草、当归各二两，麻黄、阿胶各三两，半夏四两，生姜五两。

以上诸药切片后捣碎，用水八升煮至一半时加入清酒三升（并阿胶），然后煎取三升，分三服。

有的药方中用煮过一只乌雌鸡后的汁煎药。

调中汤

对于曾经在妊娠四个月时伤胎者，最好提前服用此药。

将白芍药、生姜各四两，浓朴、生李根白皮、枳实、白术、柴胡各三两，续断、川芎、甘草各一两，当归一两半，乌梅一升。

以上诸药切片后捣碎，用水一斗，煮取三升，分四次服用，白天三次，夜间一次，间隔八天之后再服一剂。

五月

妇女怀孕五个月的时候胎儿的四肢已基本形成，主食上还应以米面掺杂，粗细搭配为好；汤类的话可以适当多喝些牛肉汤或羊肉汤。饮食上还要注意不能过饿或过饱，少吃干燥的食品。此外，孕妇也不宜过度劳累，应保证充足的睡眠，多穿些衣物以避风寒，白天多晒太阳，晚上早些休息，平时经常洗浴、换衣，保持良好的个人卫生。妊娠五个月的时候不能针灸隐白、大都、公孙、商丘、三阴交、漏谷、阴陵泉等穴位。下面介绍一些适合妊娠五个月的孕妇服用的药方。

阿胶汤

阿胶四两，人参一两，生姜六两，当归、芍药、甘草、黄芩各二两，旋复花二合，吴茱

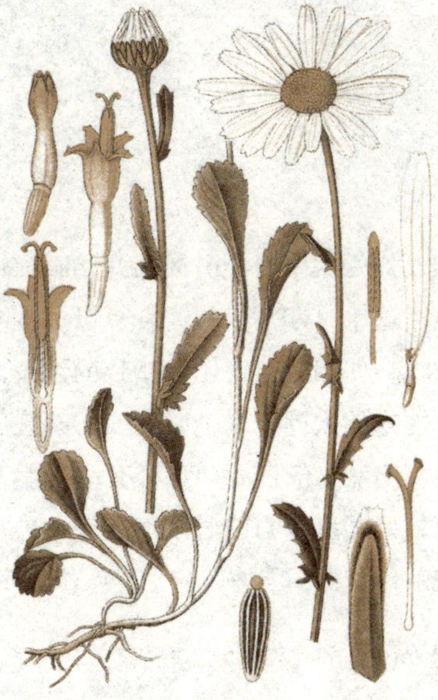

菊花

味辛、甘、苦，性微寒。归肺、肝经。能疏散风热，平抑肝阳，清肝明目，清热解毒。

萸七合，麦门冬一升。

以上诸药切片后捣碎，用水九升煮药至一半后加入清酒三升（并阿胶），微火煎取三升半，分四次服用，白天三次，夜间一次，饭前服用。

安中汤

对于曾经在妊娠五个月时伤胎者，最好提前服用此药。

黄芩一两，当归、川芎、干地黄、人参各二两，甘草、芍药各三两，生姜六两，麦门冬一升，五味子、大麻仁各五合，大枣三十五枚。

以上各味药物切片后捣碎，用水七升，清酒五升，煮取三升半，分四次服用，白天三次，夜间一次，七天之后再服一剂。

安胎当归汤

妊娠五个月时如果出现胎动不安，小腹疼痛引起腰胳疼痛，小便下血等症状，最好服用安胎当归汤。

将当归、川芎、人参各一两，大枣十二枚，艾叶一把用酒、水各三升，煮至三升后加入阿胶（炒）一两使其溶，分三服。有的药方中有甘草，没有人参、大枣。

六月

妇女妊娠六个月的时候胎儿的眼、口已基本形成，这个时期孕妇的饮食可以多变换一些花样，吃一些相对来说比较精致的饭菜，但要注意不能吃的太饱。这个时期的孕妇也应该多出去走动走动，散散心，这样有助于胎儿筋骨的发育。妊娠六个月的时候不能针灸厉兑、丰隆、阴市、上廉、下廉、三里等穴位。

柴胡汤

对于曾经在妊娠六个月时伤胎者，最好提前服用此药。

柴胡四两，苁蓉一两，白术、芍药（一作紫葳）、甘草、麦门冬、川芎各二两，生姜六两，干地黄五两，大枣三十枚。

将以上各味药物切片后捣碎，用水一斗，煮取三升，分四次服用，白天三次，夜间一次，中间可以喝些肉末粥之类的，忌食生冷及坚硬之物。七天之后再服一剂，有的药方中还加入黄芩二两。

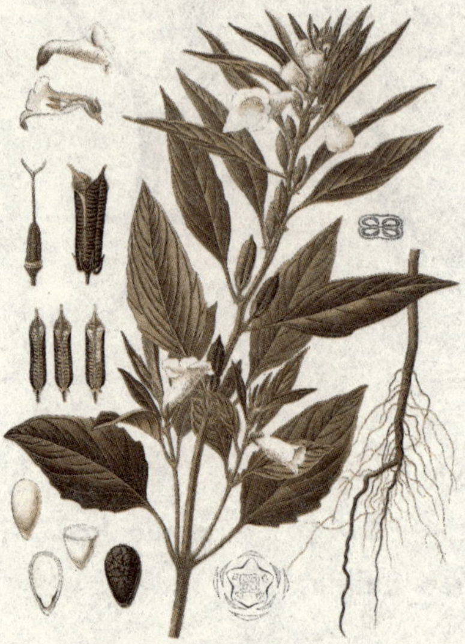

芝麻

营养丰富，有滋养肝肾、润燥滑肠、乌须黑发等良好功效，久服还能益寿延年。

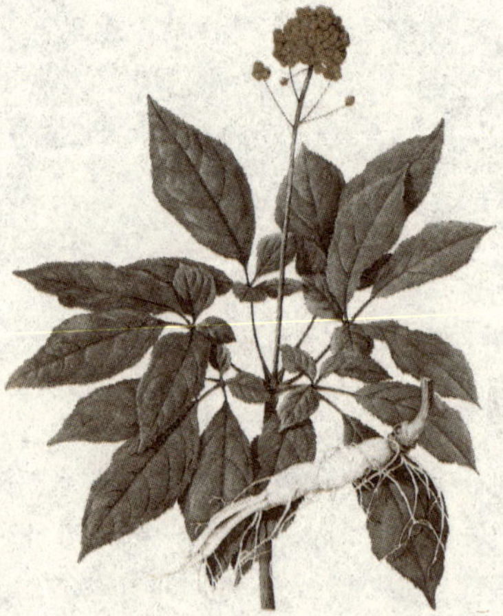

人参

味甘、微苦，性温。入脾、肺经。大补元气，固脱生津，安神。

旋复花汤

主要用于治疗妊娠六七个月的时候胎动不安。

将旋复花一两，浓朴（制）、白术、枳壳、黄芩（炒）、茯苓各三两，半夏（炒，一方无）、芍药、生姜各二两。

以上诸药放入一斗水中，煮取二升半，分五次服用，饭前服用，白天三次，夜间两次，服药期间忌食羊肉、饧、醋、桃、李、雀肉。

七月

妇女怀孕七个月的时候胎儿开始长脚指甲，头发。这个时候孕妇应该多做一些运动，使四肢、身体得到充分的锻炼。居住的地方应该保持干燥，饮食应避寒，常吃一些杂粮粗食使骨骼强健，牙齿坚固。孕妇怀孕七个月的时候不能针灸少商、鱼际、列缺、尺泽、天府等穴位。

葱白汤

主要用于治疗孕妇怀胎七个月的时候心中惊恐，腹痛胎动，手足冰冷，脉若伤寒，烦热腹胀，气短，颈项及腰背僵痛等症状。

将葱白（长三四寸）十四茎，半夏、麦门冬各一升，旋复花二合，黄芩一两，人参一两半，甘草、当归、黄芪各三两，阿胶四两，生姜八两。

以上诸药切片后捣碎，用水二升，煮至一半时加入三升清酒（并阿胶），煎取四升，每服一升，白天服三次，夜间服一次。

服过药后应盖上厚被子休息，出汗后症状即有所好转。如果不出汗，可在上述药物中加入麻黄二两，按前法煎服。如果是在秋季之后服用此药，可无须强令出汗。

杏仁汤

对于曾经在妊娠七个月时伤胎者，最好提前服用此药。

将杏仁、甘草各二两，紫菀一两，钟乳、干姜各三两，麦门冬、吴茱萸一升，粳米五合，五味子三合。

以上诸药切片后捣碎，用水八升，煮取三升半，分四次服用，白天三次，夜间一次，中间可以进食。有的药方中用白鸡一只煮汁后煎药。

八月

妇女怀孕八个月的时候胎儿九窍已基本成形，这个时候孕妇应当和心静息，继续保持良好的饮食习惯，不应有大的情绪波动，忌食干燥食物，不能针灸商阳、二间、合谷、上廉、下廉、三里、曲池、肩并等穴位。

芍药汤

主要用于治疗妊娠八个月的时候妇女受风寒之后身体疼痛，受冷之后腰背疼痛，乍寒乍热，胎动不安，头眩头痛，小便白如米汁，或青或黄等症状。

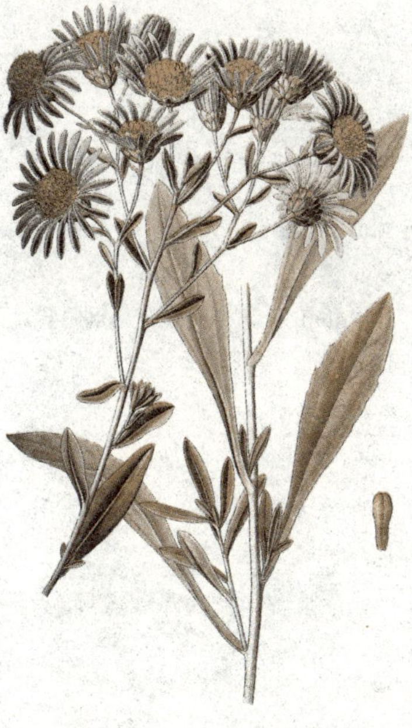

紫菀

干燥根茎入药，味苦、辛、甘，性微温。归肺经。能润肺化痰止咳。

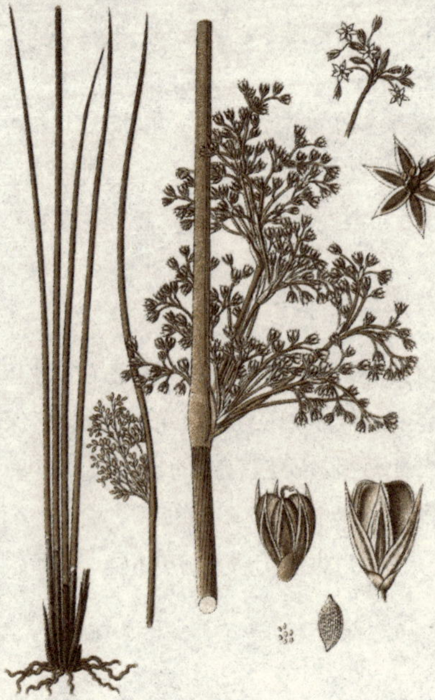

灯心草

干燥茎髓入药，性微寒，味甘、淡。可以清心火，利小便。用于心烦失眠、尿少涩痛、口舌生疮。

将芍药、生姜各四两，浓朴二两，甘草、当归、白术、人参各三两，薤白（切）一升。

以上诸药切片后捣碎，用水五升，清酒四升，合煮之后取三升，分三次服用，白天两次，夜间一次。有的药方中用乌雌鸡煮汁后煎药。

葵子汤

对于曾经在妊娠八个月时伤胎者，最好提前服用此药。

将葵子二升，甘草、浓朴各二两，白术、柴胡各三两，芍药四两，生姜六两，大枣二十枚。

以上诸药切片后捣碎，用水九升，煮取三升，分三次服用，每日三次，十天为一剂。有的药方中用乌雌鸡一只煮汁后煎药。

九月

妇女怀孕九个月时胎儿各个器官发育成熟，对来自母体外的光开始有反应。孕妇这个时期应该注意不要处于湿冷的环境中，最好经常沐浴，保持清洁，修身养性准备生产。这个时期不能针灸涌泉、然谷、太溪、交信、筑宾、伏溜等穴位。

半夏汤

主要用于治疗妇女妊娠九个月时忽得痢疾，腹满悬急，胎上冲心，腰背疼痛不可转侧，短气等症状。

将半夏、麦门冬、吴茱萸、当归、阿胶各三两，干姜一两，大枣十二枚。

以上诸药切片后捣碎，用水九升，煮取三升，除去渣滓后加入白蜜八合，微火上温，服四服后痢疾即可止住。

猪肾汤

对于曾经在妊娠九个月时伤胎者，最好提前服用此药。

猪肾一具，茯苓、桑寄生、干姜、干地黄、川芎各三两，白术四两，附子（中者）一枚，大豆三合，麦门冬一升。

将以上各味药物切片后捣碎，用水一斗将肾煮熟后取出，之后放入药物，煎取三升半，分四次服用，白天三次，夜间一次，十天过后再服一剂。

丹溪缩胎丸

黄芩（宜热药，不宜凉药，身体虚弱者减半）一两，枳壳（炒）七钱半，滑石（临月十日前，小便多时加此一味）七钱半，白术一两。

以上诸药研为末。

与粥调和后制成梧桐子大的药丸，每服三十丸，空腹，热汤服下。

十月

孕妇经历过“一月始胚，二月始膏，三月始胞，四月形体成，五月能动，六月筋骨立，

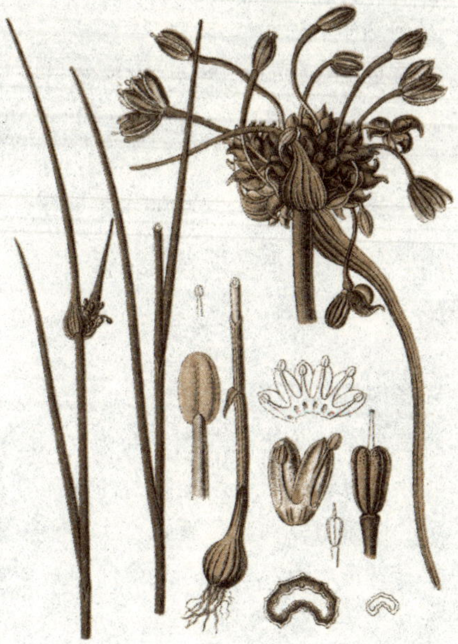

薤白

味辛、苦，性温。归肺、胃、大肠经。能通阳散结，行气导滞。

七月毛发生，八月脏腑具，九月谷气入胃，十月诸神备"，就该随时待产了，这个时期宜服一些滑胎药，胎儿刚到十个月时即可服用。

滑胎枳壳散

滑胎枳壳散的主要功效是使胎瘦易生。传说古时湖阳公主每次生产之时胎儿总是数日不下，后来服用了南山道士进献的药方后很有效果：

商州枳壳二两，粉草一两研为细末后用白沸汤点二钱服用，空腹，每日三次。凡是怀孕七八个月以上的孕妇服用了之后胎儿就会比较容易出。

刚出生之时胎儿瘦小微黑，过了百日之后逐渐会变白。

除此之外还有两个类似的药方：

枳壳六两，甘草一两，煎服。

糯米半升淘洗控干后与枳壳、粉草同炒为末，然后用米汤或白汤调和一二钱服用。

内补丸

主要用于治疗孕妇冲任脉虚，具有补血安胎的功效。

将熟地黄二两，当归（微炒）一两研为细末，与蜜炼制成梧桐子大的药丸，温酒送服三四十丸。

神寝丸

具有瘦胎，使胎儿滑利易产的功效，临产之前的一个月服用会有很好的效果。

将通明乳香（别研）半两，枳壳一两研为细末，与蜜炼制成梧桐子大的药丸，空腹，用温酒送服三十丸。此药在怀孕九个月之后才能服用。

榆白皮散

榆白皮散能够使胎滑易生。

将榆白皮、甘草各二两，葵子一两研为粗末，每服二钱，用一盏水煎至七分，除去渣滓后温服。

有的药方中不含榆白皮，又被称为葵子散。

保气饮

具有安胎宽气、增进孕妇饮食、瘦胎易产的功效，对于孕妇因为举动不当引起的胎动胎痛，漏胎下血等症状也有很好的疗效。孕妇临产前一月内宜常服此药和佛手散、神寝丸、枳壳散等药。

香附子四两，山药二两，缩砂仁一两，木香四钱，粉草一两一分，益智仁半两，紫苏叶半两。

上为细末，白汤调服。

无忧散

主要用于治疗孕妇因为饮食不节，吃饱便卧，喜怒无常导致的胎儿肥大，行动艰难，临产难生等症。

当归、川芎、白芍药、枳壳、乳香各三钱，木香、甘草、血余（即发灰以猪心血和之）各一钱半研。

以上诸药为细末，每服二钱，用水煎过后每日服用两次。

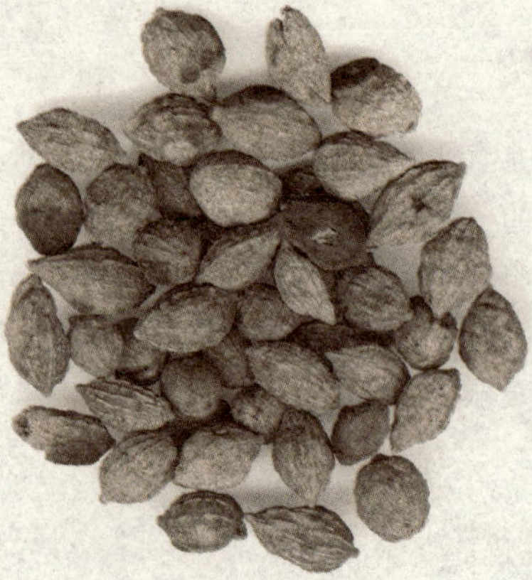

益智仁

味辛，性温。入脾，肾经。可温脾，暖肾，固气，涩精。治冷气腹痛，中寒吐泻，多唾，遗精，小便余沥，夜多小便。

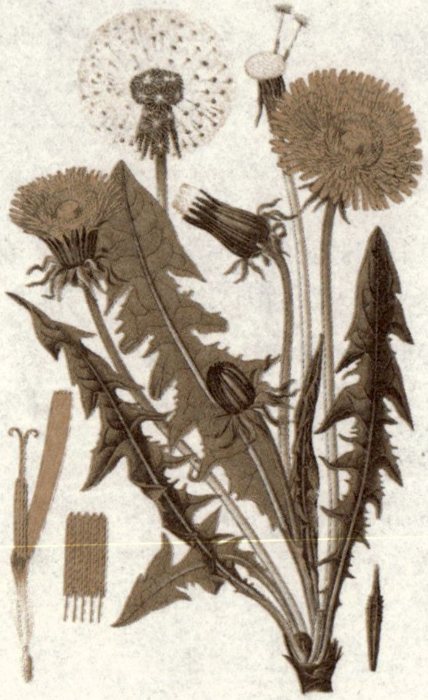

蒲公英

味苦、甘，性寒。入肝、胃经。清热解毒，利尿散结。治急性乳腺炎，淋巴腺炎，瘰疬，疔毒疮肿，急性结膜炎，感冒发热，急性扁桃体炎，急性支气管炎，胃炎，肝炎，胆囊炎，尿路感染。

缩胎饮

又名达生散。

大腹皮三钱，人参、陈皮、紫苏茎叶各五分，白芍、白术、归身尾各一钱，甘草（炙）二钱，黄杨树脑七个。

以上诸药为一服，之后吞下益母丸，临月服二十服易生，产后也可无病。

黑神丸

又名催生丸、益母丸。

将益母草研为末后与粥调和为丸，孕妇临月之时一日服用三次，用缩砂饮送服，能催生易产。产后服用此药能生新血，去旧血。身体虚弱者可以将此药与白术、人参同煎后用陈皮汤送服。

产后将养法

产妇刚生过孩子之后可以饮童便一盏，不得立即躺下，宜先闭目而坐，片刻之后再上床。睡觉的时候宜采用仰卧的姿势，不宜侧卧，最好将枕头垫的稍高一些，被褥也应加厚。屋内四周都不能透风，以免产妇伤风受寒。除此之外还可将醋涂抹于产妇的鼻子之上，使恶露速下，防止血晕血逆。

产妇刚生完孩子身体极为虚弱，宜多吃几次白米粥，一个月之后宜吃少许羊肉、猪蹄，百日之内不能梳头、洗脚。

如果产妇身体虚弱，百日之后也不能梳头、洗脚，因为梳头、洗脚过早容易落下手足、腰腿疼痛等症，这些病症被称之为“蓐劳”，是很难治疗的。

产妇刚生完孩子也不宜过早的询问婴儿的性别，由此引起的悲喜情绪均能致病；产妇不可一人休息，以免有事时身边无人导致虚惊；

另外还不能刮舌，以免伤了心气；不能刷牙，以免引起血逆……

这些事情都需等到血气平复之后才能做。

明代医学家沈丹溪认为：产后应以大补血气为先，其他一些杂症都应等血气恢复之后再进行治疗。下面介绍一些产后调养的药方。

▶ 产后调养通用法

加味四君子汤

妇女刚生完孩子之后应该注意调理脾胃，吃些可口的饭菜，这样脏腑就比较容易平复，气血也会自然调和，比较不容易患上疾病。加味四君子汤就具有上述功效。

人参、茯苓、白术、甘草、陈皮、藿香、缩砂仁、黄芪等份，锉散，每服四钱，用姜三片，枣一枚，煎后温服。

四顺理中丸

主要用于治疗产后血气俱伤，脾胃不调等症，产后百日内宜常服。

将人参（去芦）、干姜（炮）、白术各一两，甘草（炙）半两研为细末后与蜜炼制成梧桐子大的药丸，每服五十丸，空腹，用米汤送服。

地黄丸

地黄丸主要用于治疗以下病症：产后腹痛，眼见黑花，发狂如见鬼，胎衣不下，失音不语，心胸胀满，消化不良，心烦口渴，寒热往来，口内生疮，咽喉肿痛，心中忪悸，夜不得睡，产后中风，角弓反张，面赤，牙关紧急。

取生地黄（研后取汁，留滓）、生姜（研后取汁，留滓）各二斤，蒲黄、当归各四两。

将生地黄汁放入银石器内炒生姜滓，再以生姜汁炒生地黄滓，干后四味同焙，之后研为细末，再与醋煮面糊调和成弹子大的药丸，每服一丸，饭前当归酒化过后服用。有的药方中只用地黄和生姜，根据交加法制成末，每服三

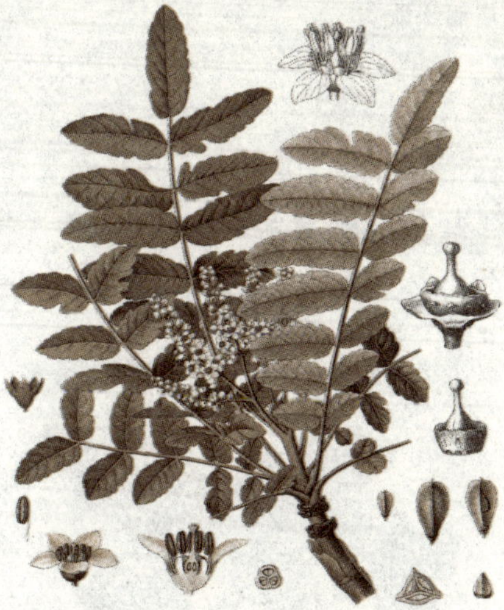

乳香树

干燥树脂入药，味辛、苦，性温。归心、肝、脾经。能活血行气止痛，消肿生肌。

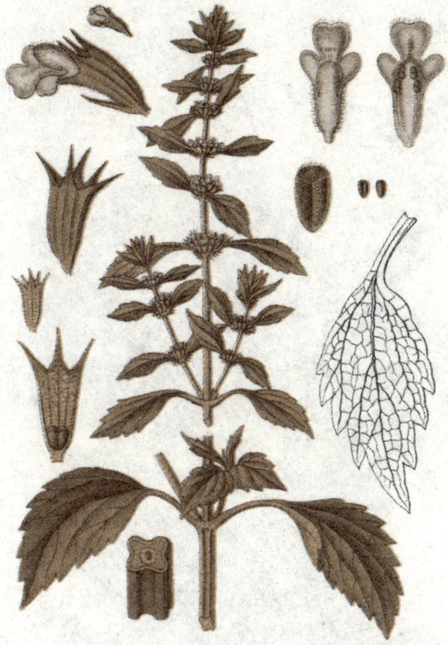

益母草

味辛、苦，性凉。入心包、肝经。可活血，祛瘀，调经，消水。治月经不调，胎漏难产，胞衣不下，产后血晕，瘀血腹痛，崩中漏下，尿血，泻血，痈肿疮疡。

钱，用酒送服。

四味汤

四味汤治疗产后诸疾。

当归（心膈烦者加半钱）、玄胡索（气闷喘者加半钱）、血竭（恶露不快者加半钱）、没药（心腹疼痛者加半钱）等份。

以上诸药研为细末，每服二钱，用童子小便一盅煎至六分后温服，饭前服用。

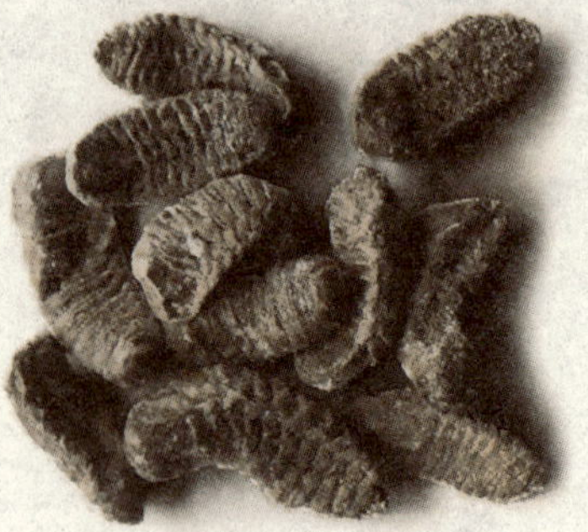

药用蛴螬

味咸，性微温，有毒。主治小儿脐疮，小儿唇紧，丹毒，痈疽痔漏，断酒不饮，目中翳障。

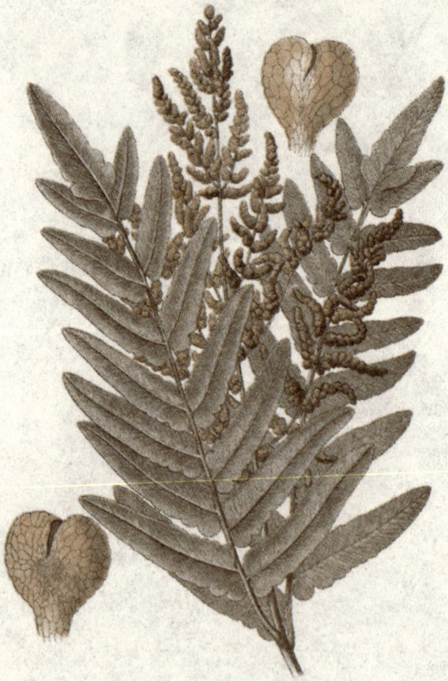

紫萁

性微寒，味苦；入肝、脾、肺经。可清热解毒，润肺理气，补虚舒络，止血杀虫。主治衄血，吐血，赤痢，子宫功能性出血，风热感冒等病症。

玉露散

主要用于治疗产后不下奶，身体壮热疼痛，头晕目眩，大便涩滞等症。

人参、白茯苓、甘草各半两，川芎、苦梗（炒）、白芷各一两，当归二钱半，芍药七钱半研。

以上诸药为细末，每服二钱，用一盏水煎至七分后温服。如果伴有烦热，便秘症状，可在药物中加入大黄二钱半。

地黄煎

地黄煎可以治疗产后各种病症。

将生地黄汁、生姜汁各一升，藕汁半升，大麻仁（去壳，研）三两。

以上诸药和匀，在银器内慢火熬成膏，用温酒调半匙服用。《产宝》中记载的这一药方无麻仁。

地黄酒

地黄酒能够治疗产后多种病症，可在产前一个月酿制，产后即可服用。

地黄汁、好曲、优质净秫米（蒸）各二升，先用地黄汁浸曲令其发开，然后用家常的酿酒方法酿制熟后封口七天，七日之后取清者服，连续服用，使酒气相接，勿使断绝。

服药期间忌食蒜、生冷、油腻、鸡肉、猪肉等。妇女皆可饮用此酒，但是夏季的时候不能酿制，宜在春天、秋天酿制。

桃仁煎

桃仁煎可以用来治疗产后多种病症。

桃仁（去皮、尖及双仁，熬至黄色）一千二百枚捣得极细，加入酒一斗五升同研三四遍，倒入小长颈瓷瓶中密塞，用面将口封严，然后放入水中煮一昼夜，火不能太大，不能让水淹没瓶口，取出之后用温酒送服一合，次日再服一次。

黑神散

又名乌金散，主要用于治疗妇女产后恶露不尽，胞衣不下导致的心胸痞满，脐腹胀痛，以及血晕神昏，眼黑口噤，产后瘀血等病症。

将熟干地黄、蒲黄（炒）、当归、干姜（炮）、桂心、芍药、甘草各四两，黑豆（炒去皮）半升。

以上诸药研为细末，每服二钱，用酒、童便各半盏，同煎后服下。

琥珀散

琥珀散主要用于治疗产后一切危急之症。

琥珀、朱砂、麝香、香墨（醋炙）、僵蚕、当归各二钱半，鲤鱼鳞（炒焦）、桂心、百草霜、白附子、梁上尘（炒令烟出，筛净）各半两。

以上各味药物研为细末，与炒生姜、热酒调和二钱后服下。

千金增损泽兰丸

可以理血气，补虚劳，治疗产后百病。

泽兰、甘草、当归、川芎各一两七钱半，附子（炮）、干姜、白术、白芷、桂心、北细辛各一两，北防风、人参、牛膝各一两二钱半，柏子仁、熟地黄、石斛各一两半，浓朴、蒿本、芜夷各五钱，麦门冬（去心）二两。

将以上各味药物研为细末，与蜜炼制成梧桐子大的药丸，温酒送服二十丸。

▶ 产后调经法

产后月经不调主要是由于孕妇生产的时候伤动血气，生产之后虚损未复，风邪冷热之气侵入子宫造成的月经或前或后，经血或多或少等病症。

琥珀散

主要用于治疗产后月经不调，四肢疼痛，饮食减少，日渐羸瘦等症。

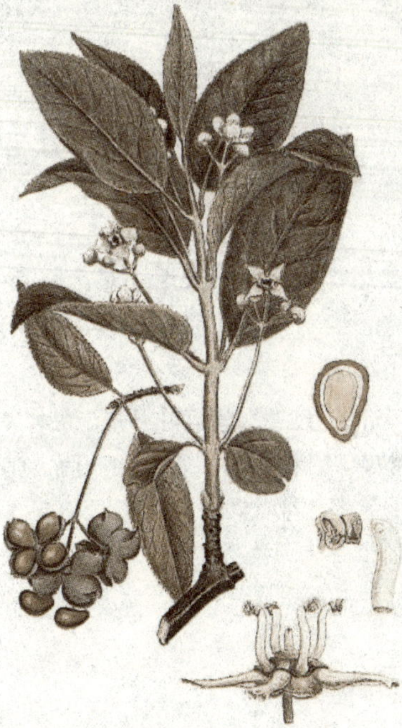

卫矛

别名鬼箭，性味苦寒。功效：行血通经，散瘀止痛。用于月经不调，产后淤血腹痛，跌打损伤肿痛。

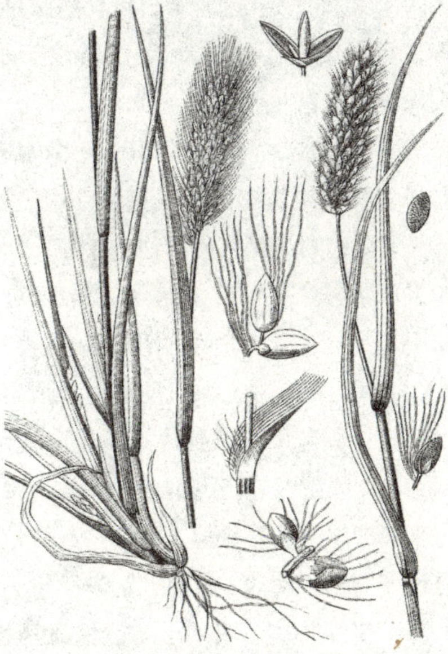

粟

别名秫，味甘，微寒。入肺、大肠经。能益脾和胃、安神、止泻。

琥珀、牛膝、生干地黄、当归各一两，桃仁、赤芍药各半两。

将以上各味药物研为粗末，每服三钱，用水一盏，姜三片，煎至六分，除去渣滓后服用。

姜黄丸

主要用于治疗产后虚乏不足，胸心气短，腹内紧急，腰背疼痛，月经不调，食少口渴，四肢无力等症。

姜黄、当归、熟地黄、牡丹皮、浓朴（制）、桂心、川芎、续断、桃仁、白术各一两，赤芍药、木香各七钱半，羚羊角屑二钱半。

将以上各味药物研为细末，和蜜炼制成梧桐子大的药丸，每服三十丸，饭前温酒送服。

产后身痛的治疗

产后遍身疼痛是什么原因造成的呢？原来，女性生育的时候身体的各个关节都已张开，血脉流散，如果此时女性气弱的话血液就会留滞在各关节之间，造成骨节不利，筋脉抽搐，临床表现就是腰背不能转动，手足不能动摇，身热头痛。如果医生按照伤寒来治，在出汗之后就会出现手足冰冷，筋脉抽搐等一系列病症，而且容易引发其他病症。所以在治疗产后遍身疼痛时一定要诊断清楚病因再进行治疗。

如果以手按压关节部位感到疼痛加剧，就是血滞引起的疼痛，宜服用四物汤加炮姜、红花、桃仁、泽兰，在补充血气的同时疏通瘀血。如果以手按压关节部位感到疼痛减轻，就是血虚引起的，宜服用四物汤加炮姜、人参、白术，在补充血气的同时滋养身体。

有位产妇遍身疼痛（腹部尤甚），发热不食，烦躁不寐，盗汗胁痛，服用了解散祛血药物后病症非但没好，反而出现了不时昏迷，六脉洪大如无的症状。后来病人又服用了补中益气加炮姜、半夏，一剂之后病痛就退了二三分，服用了第二剂之后发热不食，烦躁不寐的症状消失了，但是背部僵直疼痛，后又服用了八珍散大补汤调理后身体痊愈了。

趁痛散

主要用于治疗妇女产后气弱血滞，遍身疼痛，以及身热头痛等症。

牛膝、当归、桂心、白术、黄芪、独活、生姜各半两，甘草、薤白各二钱半。

将以上各味药物切片后捣碎，每服半两，用水三盏，煎至一盏半，除去渣滓后饭前服下。

治疗产后遍身青肿疼痛及其他疾病，可将牛膝、大麦各等份研为细末，在新瓦罐子中填入一重麦，一重牛膝，循环填满，然后用盐泥密封牢固，用火将瓦罐烧的通红之后放冷，服用时以热酒调和二钱即可。

产后风的治疗

妇女在生产过程中伤动血气，损伤腑脏，未曾平复的时候就起早劳动，或者在产后一个月之内伤于房事，导致风邪乘虚侵入体内，引起产妇中风。

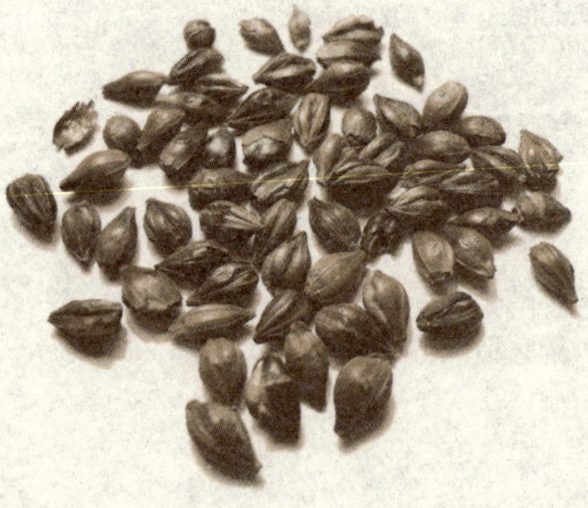

大麦

味甘、咸，性凉。入脾、胃二经。可和胃，宽肠，利水。治食滞泄泻，小便淋痛，水肿，汤火伤。

防风汤

主要用于治疗产后中风，背项僵直，胸满短气等症。

防风、独活（各去芦）、葛根各五两，当归、人参（各去芦）、白芍药、甘草（炙）各二两。

将以上各味药物切片后捣碎，每服八钱，用水一盏半，枣子二枚（掰破），同煎至一盏，除去渣滓后温服，无须定时。

川芎散

主要用于治疗产后中风，身背拘急，如同有绳束缚一般。

川芎、羌活（去芦）、酸枣仁、羚羊角屑、芍药各四两，桑白皮一两半，防风（去芦）一两二钱。

将以上各味药物切片后捣碎，每服一两，用水二大盏，煎至一盏半，除去渣滓后服用，每日三次，无须定时。

经效茯苓汤

主要用于治疗产后风虚头痛，说话不利索等症。

茯苓（去皮）、防风（去芦）、干葛各八钱，麦门冬（去心）一两，芍药、黄芩各六钱，犀角屑四钱，甘草（炙）二两。

以上各味药物切片后捣碎，每服一两，用水一大盏半，煎至一盏，除去渣滓后温服，无须定时。

鹿肉汤

主要用于治疗产后中风，发热头痛，说话不利索等症。

鹿肉三斤，阿胶（炒胀）、黄芩、茯神（去木）、甘草（炙）、白芍药、人参、独活（各去芦）各三两，桂心、干地黄、川芎各二两，半夏（汤洗）一两。

将以上各味药物切片后捣碎，每服五钱，

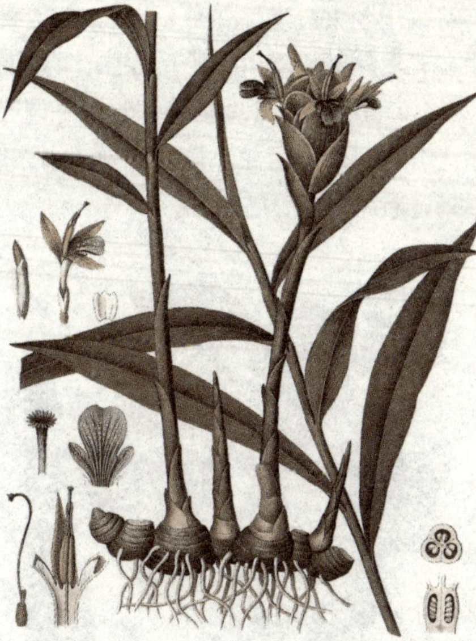

姜

味辛，性热。入脾、胃、肺经。可温中逐寒，回阳通脉。治心腹冷痛，吐泻，肢冷脉微，寒次喘咳，风寒湿痹，阳虚吐、衄、下血。

用水四盏，鹿肉五钱，姜五片，同煎至二盏后取出鹿肉，再煎至半盏，加入阿胶熔化，除去渣滓后温服，每日两次，无须定时。

治疗产后中风，半身手足不遂，说话不利索，恍惚多忘，精神不定等症。

独活、当归、芍药、防风、川芎、玄参、天麻各五钱，桂心三钱。

以上诸药切片后捣碎，用水八升，煮取二升半，分为三服服用。如果伴有身体发热的症状，可在以上药物中加入葛根五钱；如果伴有身体发冷的症状，可以加入白术五钱；如果伴有腹痛的症状，可以加入当归、芍药各七钱半；如果伴有不思饮食的症状，可以加入人参五钱，玄参一两。

保命血气汤

主要用于治疗产后诸风，痿挛无力等症。

秦艽、羌活、防风、白芷、川芎、芍药、当归、白术、茯苓、熟地黄各等份。

将以上各味药物研为细末，一半制成蜜丸，一半制成散，用酒调和后服下五七十丸即可。

治疗产后风虚，手足麻痹，气血不调等症，可将一升大豆炒熟后趁热投入三升酒中，用蜜封口，过断时间后服用即可。

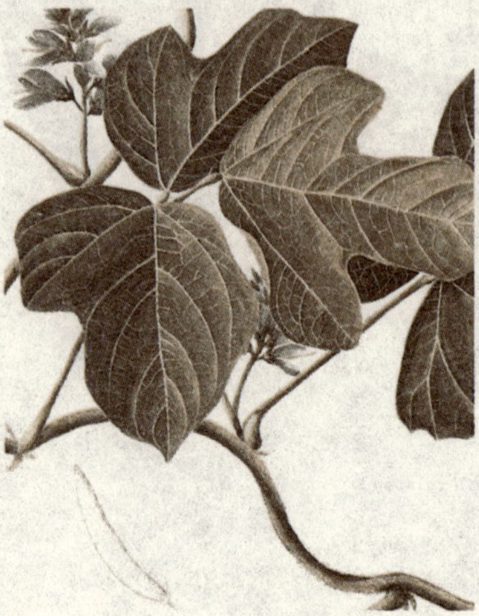

甘葛藤

干燥根入药即为"干葛"，味甘、辛，性凉。归脾、胃经。能解肌退热，透疹，生津止渴，升阳止泻。

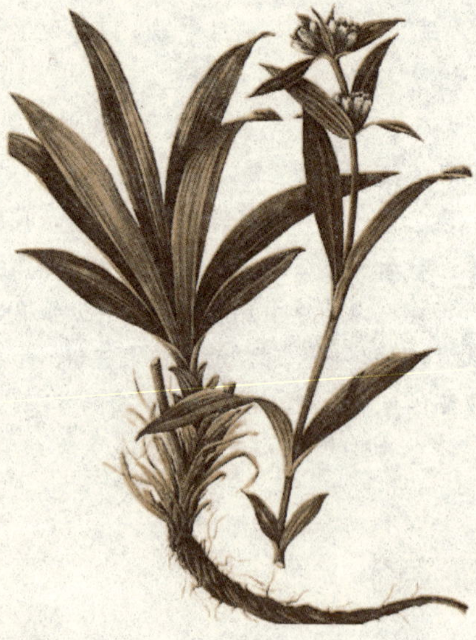

秦艽

干燥根入药，味辛、苦，性平。归胃、肝、胆经。能祛风湿，通络止痛，退虚热，清湿热。

治疗产后中风，说话不利索，四肢拘急等症，可将羌活三两研为末，每服五钱，用水、酒各半盏，煎后除去渣滓，温服即可。

华佗愈风散

主要用于治疗妇女产后中风引起的牙关紧咬，角弓反张，以及产后血晕不省人事，四肢僵直等症。

将荆芥穗微焙为末，每服三钱，豆淋酒调和后服用，或童子尿调和后服用。对于牙关紧咬的病人，可以将病人的口齿掰开，将药灌入口内。

▶ 虚极生风治疗法

妇女以荣血为主，产后下血过多，气无所主，就会出现体冷唇青，汗出，头晕目眩等症，这是人体过于虚弱，虚极生风造成的，遇到这种情况就应该立即服用济危上丹。

如果按照平常的风证进行治疗，那么病人就会有生命危险。

如果是因为心脾血气俱虚引起的上述症状，应该服用十全大补汤；如果是因为肝经血虚引起的，应该服用逍遥散加钩藤；如果是因为心脾二脏过于虚弱引起的，应该立即服用参附汤。

济危上丹

乳香、五灵脂、硫磺、玄精石（同研极细）、阿胶（炒胀）、卷柏（生用）、桑寄生、陈皮（去白）各等份。

将前四味药物研为细末，于银石器内用微火炒（不能炒焦）后再研成极细末，加入研为末的后几味药搅拌，然后与生地黄汁调和成梧桐子大的药丸，每服二十丸，温酒或当归酒送服，饭前服用。

参附汤

人参三钱，附子（炮，去皮、脐）六钱。

以上诸药捣碎，分作三服，每服以水六两，加生姜十片，煎至四两半毫升，去滓，空腹时温服。

中风不语的疗法

产后中风口不语，主要是风邪乘血气虚弱侵入颔颊夹口之筋造成的牙关紧急，口不能张开等症状。

葛根汤

主要用于治疗产后中风，口噤仆地，头目眩晕，痰多气急等症。

葛根、生姜各六两，独活四两，当归（去芦）三两，甘草（炙）、桂心、白茯苓（去皮）、石膏、人参（去芦）、白术、防风（各去芦）、川芎各二两。

将以上各味药物切片后捣碎，每服五钱，用水二盏，煎至一盏半，除去渣滓后温服，每日两次，无须定时。

干葛汤

主要用于治疗产后中风，口噤不能言。

独活（去芦）二两，干葛一两半，甘草（炙）半两，生姜一两二钱半。

将以上各味药物切片后咀嚼，每服一两，用水二大盏，煎至一大盏，除去渣滓后温服，无须定时。

天麻散

主要用于治疗产后中风口噤。

天麻七钱半，白附子（炮），天南星（炮），半夏（汤洗七遍，去滑，姜制）、干蝎（炒）各半两。

将以上各味药物研为细末，每服一钱，与生姜、薄荷、酒调和后服下，无须定时。

当归散

主要用于治疗妇女产后中风，牙关紧急，不省人事，口吐涎沫等症。

将等份当归（去芦）、荆芥穗研为细末，每服二钱，用水一盏，酒半盏，煎至一盏后服用。如果病人牙关紧咬，应掰开其口齿，将药缓缓灌入，服过后即见效。

伏龙肝散

主要用于治疗妇女产后中风口噤，不能言语，腰背疼痛等症。

将伏龙肝一两半，干姜（炮）半两。

两味药研为细末，每服二钱，温酒调和后服下，每日二次，无须定时。

人心有七孔三毛，产后虚弱就会导致瘀血郁积心中，闭了心窍，心窍被闭神志自然不明，又因为心气通于舌，心气闭塞，神志不明，舌就僵硬说不出话。

七珍散

人参、石菖蒲、生地黄、川芎各一两，细辛一钱，防风、辰砂（别研）半两。

将以上各味药物研为极细末，每服一钱，薄荷汤调和后服下，无须定时。

胡氏孤凤散

主要用于治疗产后闭目不语。

将生白矾末用水调和后服下即可，每服一钱。

逐血补心汤

主要用于治疗产后失音不语。

红花、赤芍药、生地黄、桔梗、苏叶、前胡、茯苓、防风、牛胆南星、黄连、粉葛各二钱，当归三钱，薄荷、人参、升麻各一钱五分，半夏二钱五分，甘草一钱。

将以上各味药物锉为散，分作二服，每服用水一盅半，姜三片，煎至七分，空腹服用，渣滓可以再煎后服用。

▶ 角弓反张的疗法

产后角弓反张是产妇体虚受风，风入诸阳之经造成的腰背反折，状如角弓的病症。

羚羊角散

主要用于治疗产后中风，身体反张。

羚羊角屑、当归各七钱，半独活、防风（各去芦），麻黄（去节）各一两，人参（去芦）、赤芍药、细辛（去苗）、桂心各半两。

将以上各味药物切片后捣碎，每服八钱，用水一大盏半，生姜五片，煎至一大盏，除去渣滓后温服，无须定时。

治疗妇女产后中风可将三两川独活（细切）放入三升水中，煮取一升，分二至三次服完，能喝酒的人也可用酒煮过药后服用。

千金鸡矢醴

主要用于治疗产后中风，腰背僵直，时时反折等症。

乌鸡屎三升，大豆二升，先将大豆炒至无声，再将鸡屎炒黄，取酒一升，先淋鸡屎，用淋过鸡屎的汁再淋大豆，每服一升，重者服四五服即可见效。

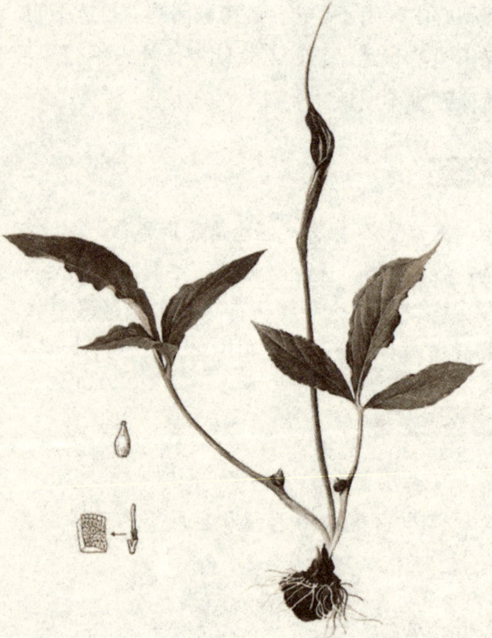

三叶半夏

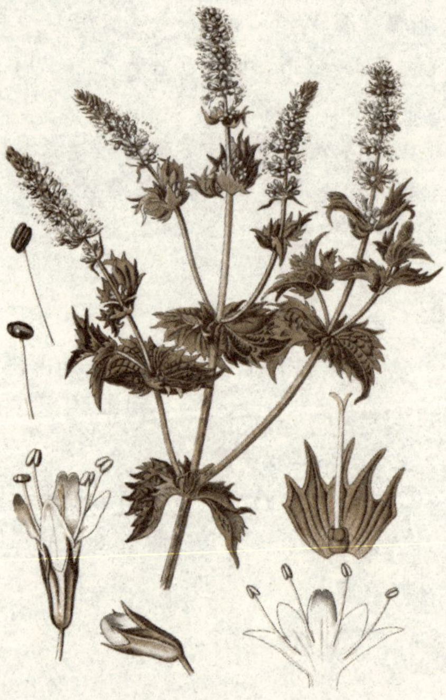

薄荷

干燥地上部分入药，味辛，性凉。归肺、肝经。能疏散风热，清利头目，利咽透疹，疏肝行气。

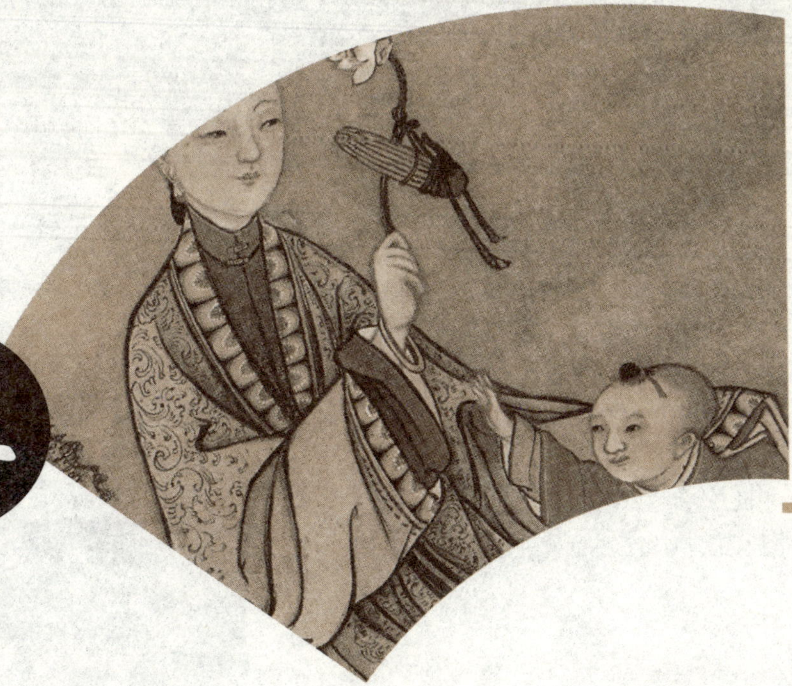

二

呵护你的宝宝

医生觉得幼科是最难的，称之为哑科，因为小患者的病痛不能自己表达出来。黄帝曾经说：我不能治疗小儿，所以要将此作为另外一门学问。我却认为不是这样。幼小的孩子，精神没有受到七情六欲的影响，脏腑没有经过复杂饮食的浸染，此时服食药物，比较容易见效，好像饮食精美的人身体情况通常比较复杂，反而是饮食简单的人服药容易见效一样，这哪有什么难处呢？然而从古到今所编辑的医学书籍都没有完善的，如《心鉴》是乱七八糟，《类萃》是简单不详，《新书》是只有古代的情况而脱离现实，《百问》是挂一漏万，却都一起流通于世。这些都不足以作为幼科的标准。在这里，神医王肯堂对这些病例进行了详细的阐述。

医生觉得幼科是最难的，称之为哑科，因为小患者的病痛不能自己表达出来。黄帝曾经说：我不能治疗小儿，所以要将此作为另外一门学问。我却认为不是这样。幼小的孩子，精神没有受到七情六欲的影响，脏腑没有经过复杂饮食的浸染，此时服食药物，比较容易见效，好像饮食精美的人身体情况通常比较复杂，反而是饮食简单的人服药容易见效一样，这哪有什么难处呢？然而从古到今所编辑的医学书籍都没有完善的，如《心鉴》是乱七八糟，《类萃》是简单不详，《新书》是只有古代的情况而脱离现实，《百问》是挂一漏万，却都一起流通于世。这些都不足以作为幼科的标准。在这里，神医王肯堂对这些病例进行了详细的阐述。

中医眼中的五脏所主

心主惊，实症则会哭叫、发热、饮水多而且抽搐，虚症则卧时悸动不安。

肝主风，实症则目直、大叫、呵欠、项急、顿闷，虚症则多咬牙而且多呵欠，气热则导致外生风，气温则导致内生风。

脾主困，实症则喜睡而且身体发热，饮水多；虚症则上吐下泻而生风。

肺主喘，实症则闷乱、喘息急促，其中有喜饮水的，也有不喜欢饮水的，虚症则会导致咽喉梗气或长出气。

肾主虚，不可能有实症，只有患上疮疹肾实才会转变黑内陷。

辨别清楚虚实症很重要。如果肺病症状中又有肝虚证中的咬牙和呵欠，还容易治疗，因为肝气不能胜过肺。如果患儿还有目直，大声哭叫，项急、顿闷的症状，就很难治了，因为患肺病太久则会造成虚冷，此时肝强实反而能胜肺。治疗时应该看病情发展的时间长短和症状体现的虚实，虚症则补其母，实症则泻其子。

婴儿常见五脏病的外在症状

肝病，患儿多哭叫、目直、多呵欠，顿闷、项急。

心病，患儿多哭叫、惊悸，手足动摇，身体发热，多饮水。

脾病，患儿多困喜睡，下泄，不思饮食。

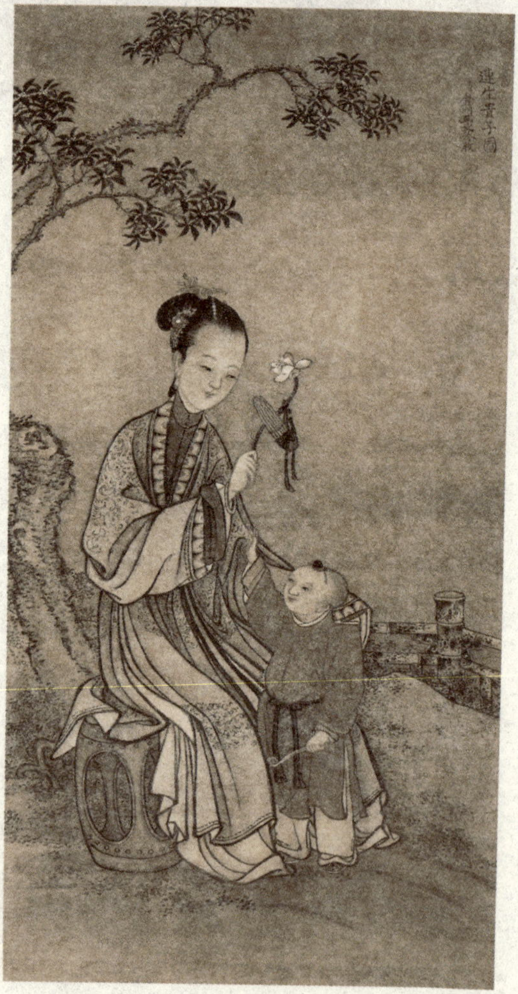

母子图

肺病，患儿闷乱，喉咙哽气，长出气，气短而且喘急。

肾病，患儿眼无精光、怕明、身体感觉沉重。

热邪由心脏而起；寒邪由肾脏而起；咳嗽气上是由肺病而起；风症是由肝脏而起；泻症是由脾脏而起。如果下泻同时又有咳嗽和气上的症状，就是脾肺病了，可以将泻白散、益黄散合起来服用。

脾病苦于湿气，肺病苦于燥气上升。患儿如果出现泻的症状，又加上面色发黄、肠中发出"呦呦"的声响，可以服用理中汤；有下泻而且呕吐症状者，可以服用茯苓半夏汤；如果有下泻、口渴、热多的症状，可以服用黄芩浓朴汤；口不渴而且热少的患者，可以服用白术浓朴汤。

其他五脏患病如果兼有其他症状，都可以以此类推。

附子理中汤

干姜（炮）、白术、人参、甘草（炙各二钱半），附子（炮）二钱。

将以上药物以水二盅，煎至八分，食前温服。

五脏相胜患病原理

在秋天患肝病，使肝胜肺，此时肺弱不能胜肝，所以应该补脾以治疗肝病。补益脾脏是因为虚则补其母，母脏丰可以令子脏实。补脾可以用益黄散，治肝可以用泻青丸。

如果肺病发生在春季，会使肺胜肝，此时肺由于太弱所以受病，应该补肝来治疗肺病，可以服用地黄丸。治疗肺病可以服用泻白散。

如果肝病发于秋季，木旺，此时肝胜肺，可以补肺来泻肝。如在此时患肝病，病情轻微者还能治愈，严重者会唇发白而死亡。

肺病发于春天时，金旺，肺可以胜肝，所以应当泻肺，如此病情轻微者病会消退。严重者眼睛发出淡青的颜色，时常有受惊似的动作，甚至还有眼睛发红的情况，伴随有抽搐的症状。

如果心病发于冬天，此时火旺，心胜肾，应该补肾来治疗心脏。病情轻微者可以治愈，严重者病情会向下蔓延，使患儿不能言语，这是因为肾弱而且虚的缘故。

肾病发于夏天，水胜火、肾胜心，所以应该以泻肾来治疗，病情轻微者会痊愈，严重者会悸动而且抽搐。脾病患儿同时有上述症状，都可以仿照上法治疗。发病时顺应脏器对应的季节者容易治疗，逆者难以治疗。脾脏虚弱的表象应该是面目赤黄。根据五脏相克的情况，也可以根据症状变通治疗。

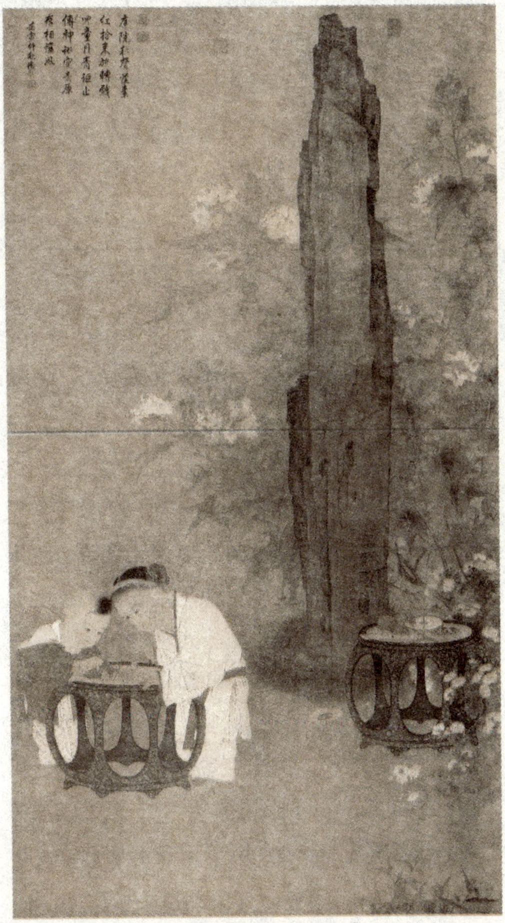

秋庭婴戏图

根据五脏相胜的原理，病情的发展和治疗要根据时令。如果肝病发于春天或者早晨，这是肝发病在对应的季节；如果肝病反而发于秋季或黄昏时，这是对应肺的时令，可知是肺虚极了，才导致肝盛，所以应该补脾肺、泻肝。

肝胜肺，则肝病显示的症状为身体发热抽搐，又有肺虚气喘而且气短的症状。病发于申时、酉时、戌时，这说明肝实在是太盛了。

《黄帝内经》说：应该受制而没有受制，这才叫真强。治疗的方法应该是补脾而且泻肝，可以服用导赤散、泻黄散治疗。

刘宗浓云：这都是五脏相胜，其实致病机理不离五行相生相克的道理。小儿刚出生，没有七情六欲的干扰，只是形体脆弱，血气未定，脏腑和精神还没有发育完善，所以才会出现脏气虚实相胜相乘的病状。但是世俗之人不明白这些道理，遇到这种情况时往往轻率对待，以为是外感或者内伤。根据这些认识用药，枉死的孩子太多了，真可惜啊！

▶ 五脏五邪补泻大法

五脏分为子脏、母脏，虚症、实症，其中自有相克相生的原理。如果不能理解此学说的宗旨，就不容易治疗。

病在母脏者为实邪，补益子脏能令母脏恢复，母脏克制不了子脏就会伤到母脏。子脏又兼有能克制母脏的病症，所以名为实邪。如果情况相反就是虚邪，母脏受病连累子脏，这是因为母脏能使子脏虚。

《黄帝内经》中讲：“子脏能补益母脏，母脏能令子脏虚。”说的就是这个意思。妻子克丈夫太过为微邪，丈夫克妻子太过就叫贼邪，治疗的办法是泻过盛的脏器来补益受病的脏器。自己发病为正邪，应该根据病情治疗，虚则补之，实则泻之。

《内经》讲：滋养幼苗必须先巩固它的根本，要砍伐树木的枝干必须从上面入手。不培养根而砍伐树木，失败是必然的。

心主热，不论是自发的病症还是别的原因导致大热，可以服用泻心汤治疗。有实症会出现身体烦热，可以服用黄连泻心汤治疗；虚症则容易惊悸，可以服用生犀散治疗。

肺克心太过，这是微邪，症状是气喘而且发热，可以服用泻白汤治疗。肝克心太过，此为虚邪，有风热，可以煎大羌活汤下大青丸治疗。脾反而胜土，这是实邪，用泻的方法散热，服用泻黄散治疗。

肾过盛损害到心，这是贼邪，患者容易感到恐怖而且怕冷，可以服用安神丸治疗。肺主干燥，自己发病则会喘气而且咳嗽，可以通过滋润肺部来进行治疗。有实症会导致气喘而且气盛，可以用泻白散治疗，虚症则会喘而且少气，可以先服用益黄散，再服用阿胶散治疗。

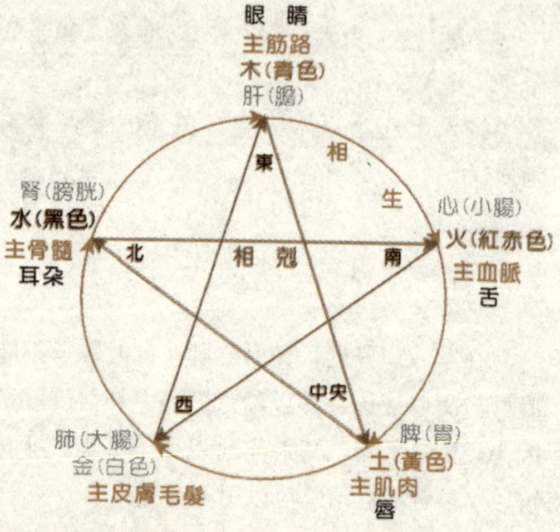

五脏相生相克图

所谓五脏者，藏精气而不泻，故满而不能实；六腑者，传化物而不藏，故实而不能满也。

如果心过盛而损害肺，这是贼邪，病状是发热而且喘息咳嗽，可以先服用地黄丸、中间服用赤散、最后服用阿胶散治疗。肝过盛而损害肺，这是微邪，症状是怕风、眼晕、头晕、咳嗽，可以用羌活膏治疗。肾太盛而损害到肺，这是实邪，症状是怕冷、咳嗽、便清，可以服用百部丸治疗。

脾过盛而损害肺，这是虚邪，患者感到身体沉重、吐痰、下泻、咳嗽，可以服用人参白术散治疗。肝主风，自己发病则会导致抽搐、拘急。肝脏苦于抽筋，抽筋时可以食用些甜食来缓和症状，再以酸苦味配合，以辛味发散。有实症则会导致惊风，手足痉挛，可以服用泻青丸治疗，虚症则会导致惊风无力，可以服用地黄丸治疗。

心过盛而损害到肝，这是实邪，身体会发高烧而抽搐，可以服用利惊丸、凉惊丸治疗。肺太盛而损伤到肝，这是贼邪，气太盛则导致身体向前伸，会呵欠多而且轻微抽搐。治疗的办法是泻肺，可以先补本脏，补肝脏，可以服用地黄丸泻肺，也可以服用泻白散治疗。

脾太盛而损害到肝脏，这是微邪，症状为喜欢睡觉、身体感到沉重而且抽搐。治疗的方法应该是先止住抽搐，可以通过服用泻青丸做到这一点。抽搐停止后如果出现其余的症状，再以别的方法治疗。

肾过盛而损害到肝脏，这是虚邪，症状是怕冷、呵欠多、抽搐，可以用羌活膏治疗。脾主湿，本脏发病的症状是下泻而且多睡，身体感到沉重，昏沉疲倦。如果脾脏苦于湿，本脏发病症状是下泻而且便色发白，睡觉时睁眼，可以服用白术散治疗。

肝过盛而损害到脾，这是实邪，症状是惊风后出现下泻的症状而且伴随呕吐，可以服用茯苓半夏汤治疗。

心过盛而损害到脾脏，这是虚邪，如果身体高热、感到沉重而且下泻，可以服用羌活黄芩苍术甘草汤治疗。

肺过盛而损害到脾脏，这是实邪，症状是食量很大却不大便，还伴有呕吐咳嗽的症状，可以服用煎槟榔大黄汤下葶苈丸。

肾过盛而损害到脾脏，这是微邪，症状是怕冷而且下泻，可以服用理中丸之类药物治疗。肾主寒，自己发病则足胫寒而且逆冷。

人体五脏，只有肾没有实症。小儿患疮疹，肤色变黑而且按之下陷，就是肾实了，肾水克了心火。

如果心胜肾，根据前面理论，这叫做微邪。此时有内热，患者不怕冷，可以服用桂枝汤治疗。

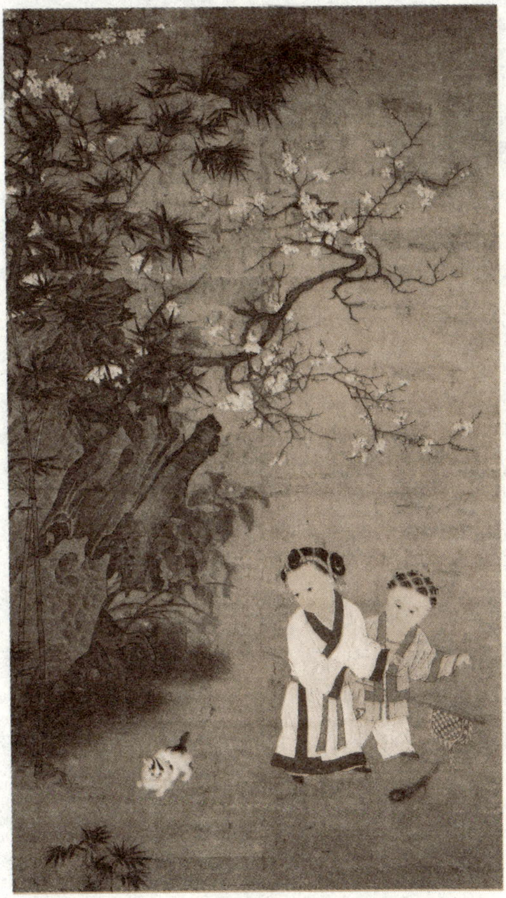

冬日婴嬉图

如果肺胜肾，这是虚邪，会产生咳嗽、皮肤感到涩寒，可以服用百部丸治疗。

如果肝胜肾，这是实邪，症状是身体拘急，抽搐，感到寒冷，可以服用理中丸治疗。

脾胜肾，是贼邪，会有身体沉重、泻痢、身体寒冷的症状，也可以服用理中丸治疗。

凡是五脏虚弱，都是由于体内正气不足，才导致外邪侵入，所以需要补本脏的正气。假如因患肺病而咳嗽，而且发病是在初春，治疗的方法应该补肾；发病在夏天，治疗的方法是补肺；在秋天发病，应该泻肺来治疗；在冬天发病，就要补心、泻本脏，此时的疾病叫做寒嗽。

五脏疾病大体上如果是在自己相应的季节发病的话，会造成本脏气盛不能再补；在所相克的季节发病，治疗时要注意不可以泻此脏之气。

▶ 五脏补泻法

如果患者先有虚症或者已经出现下的症状，或者二者兼具，必定要先补益其母脏，再泻其子脏。如果肺虚有痰实，这就是可以使用下泄疗法的症状，此时应该先益脾，然后再泻肺。泻青丸又名泻肝丸。

钱氏认为没有补肝的方法，所以没有补肝药，王海藏以四物汤内加上防风、羌活等成分，制为细末，加炼蜜制丸，名叫补肝丸。

还可以将泻青丸去掉栀子大黄，名叫镇肝丸，治肝虚。导肝散可以泻丙小肠，泻心汤可以泻丁心。

安神丸治疗心虚疳热、神思恍惚。海藏八物定志丸可以补心，巩固药物的疗效。

益黄散又叫补脾散，海藏说：此方以补脾来祛除湿气。东垣说：益黄散是治疗中寒、湿邪、呕吐，或者腹痛、下便清白的圣药啊！

泻黄散又叫泻脾散，海藏说：此药可以解脾热。

阿胶散又叫补肺散，海藏说：杏仁本来是泻肺的，和人参、天门冬、麦门冬这类药物不同。

泻白散又叫泻肺散，海藏云：治疗肺热、体内潮热外发、无缘无故出汗，都可以用此药泻热。栀子、黄芩也可以用来泻肺，可以根据病在血还是病在气来区分用药。

地黄丸即金匮八味丸去掉桂枝、附子。海藏云：此方可以治疗肾虚、头颅骨缝分裂，即魃病，可以治疗脉毛，即脉象轻虚而且浮。钱氏认为肾没有什么泻的方法，所以没有泻肾药。

海藏泻肾丸可以治疗脉象洪大和脉实，就是将地黄丸中的熟地黄改成生地黄，再去掉山茱萸罢了。这是治疗左手脉象如此，如果是右手尺脉脉象洪实，可以用凤随丹泻热。

察色听声辨病法

▶ 察色辨病

古人说，诊病时通过望诊就能知道病情就是“神医”。且小儿科被称作哑科，脉象不稳定，难以通过把脉来断定病情，所以察色的诊断办法最重要，首先论述这一点。

病情在面部的体现五色。看小婴儿时，必定要看面部显现出来的肤色属于哪种颜色。

人身体分为五部，以头为首，头部有面，面中有眼睛，睛中有神，神就是指目中的光彩。疾病是隐藏在内部的，或者明显，还是突然而至，根据表现的位置而对应五脏疾病。

五色是青、黄、赤、白、黑。五脏的颜色，赤主心、青主肝、黄主脾、白主肺、黑主肾，五脏所主疾病发病在体内，必然表现在外表，所以小儿有病时要先观察他面色代表的各部分器官的形、色，根据具体情况讨论其五行相生相克和病情的吉凶。如果形、色不能对应，然后再通过听声切脉诊断。

面上部位所示的脏器：

左腮代表肝脏。通过左手关脉，可以看出肝胆的情况，肝脏属木，如果有风邪，首先会传到肝脏，是风、寒、暑、湿、燥、火六气中的第一种气。

右腮为肺。通过右手寸脉，可以看到肺部和大肠的情况，肺属金，如果体内有燥热，就会从这里表现出来，是六气中的第五种气。

额头代表心脏。通过左手寸口的脉象可以看出心脏和小肠的情况，心是君主，如果体内有火气就能从这里表现出来，是六气中的第二种气。

鼻子代表脾脏。通过右手关脉可以看出脾胃的情况，脾属土，如果体有湿邪可以从这里表现出来，是六气中的第四种气。

下巴代表肾。通过左手尺下脉象，可以看到肾脏和膀胱的情况，肾属水，如果体内有寒气就会从这里表现出来，是六气中最后一种气。

面色赤，这是有热的表现，发黄是因为有积食，发白是因为受寒，面色青黑是因为小儿身体疼痛，可以根据症状治疗。

《永类钤方》中说：脸色发青是因为受惊后一直没有恢复，这是要得惊风的征兆。

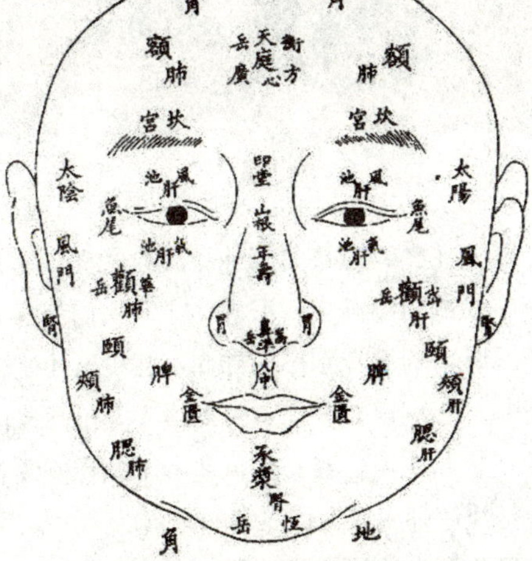

面部所示脏器图

面色红赤是因为体内有热，说明有痰症积累，如果情绪惊悸烦躁会加深病情。

面色发黄也是因为体内有热，是食积导致的症状，可能转化成疳病，或者变成痞癖。如果神思昏沉，这是因为体有潮热，症状还伴有气粗、困倦，或者呕吐，或者泻痢。

面色发白是体有寒气，表现出肺气不通，大肠滑泻，要演变为上吐下泻。

面色发黑是因为疼痛，如果出现变证就是逆侯，这是因为气血失调，此病非常危险。

《全婴方》中说：左颊属肝，主东方，春天左颊发青是正常的。如果颜色深青就是有病了，颜色发白者是绝症，颜色发赤是说明身体有热拘急，难以屈伸。肝热是因为有风邪，面色青黑是因为有惊悸和腹痛，颜色浅赤说明体内的潮热在晚上发作、中午暂停，嘴唇颜色红而且干燥，其脉象必然紧而且快。

右颊属肺，主西方居右，秋天时颜色微白就是正常现象，颜色深白者是有病了，颜色赤红者就不能治愈，颜色较浅是因为有潮热，或者大便坚硬而且气粗，有痰壅咳嗽，颜色青白说明有咳嗽恶心的症状。颜色发青说明风邪已侵入肺部，所以时时咳嗽。颜色青黑说明将要有惊风的症状出现，或者由于寒邪风冷搏于肠间导致肚疼。

上额属心，主南方，火的性质是上升，所以体现的位置也在上面，夏季如果颜色微赤就正常，深红就是有病，颜色发黑为不治之症，颜色赤红说明心经中有风热，心中烦躁惊悸，睡卧不安，颜色青黑者说明病邪在心脏，惊风腹痛，四肢抽动哭叫，颜色特别青黑者说明心脏和腹部俱痛，颜色发黄说明小儿已患惊疳，会体内燥热口渴，皮毛干燥，晚上有盗汗，头发焦黄。

▶ 听声辨病

重实声

重实雄声体热为，三焦气壅在心脾，伤风咳嗽喉咽痛，结涩肠中粪出迟。

悲焦声

声悲焦有燥，恐怖欲生风，重浊声沉静，疳攻必耳聋。

啼哭声

但哭无啼只是惊，多啼不哭痛分明，声轻颤嗄风痫病，速缓声频吐泻成。

迟缓声

语短声迟缓，肠鸣泄泻频，嗄声多不响，风热肺家因。

初生儿的养护

▶ 襁褓的选择

《千金》中论述道：小儿刚出生时用的襁褓，男孩最好用父亲的旧衣服做成，女孩最好用母亲的旧衣服做成。都不要用新的，也不要太厚，恐怕令小儿发热。生疮发痫，都是因为这个原因。

小儿刚生下时，肌肤还没有完全长好，不要穿太暖，否则使筋骨发育迟缓而且柔弱，应该让小儿多见风日，如果不让他见风日，就会使他肌肤脆弱，容易受伤。

婴儿如果总被藏在帷幕内，用厚衣服严密包裹着，就好像是阴处的草木，不见风日的话就发育不好，木质软脆经不起风寒。

婴儿还应该用旧棉花作絮，不要用新棉。

天气和暖无风的日子，要让母亲抱着婴儿在太阳下玩耍，经常让他见太阳受风吹，才能使血凝气刚，肌肉硬密，能承受风寒，而且不容易得病。

婴儿应该穿得少一些，应该从秋天开始训练，不要在春季或夏季突然减衣服，否则容易使小儿中风寒。

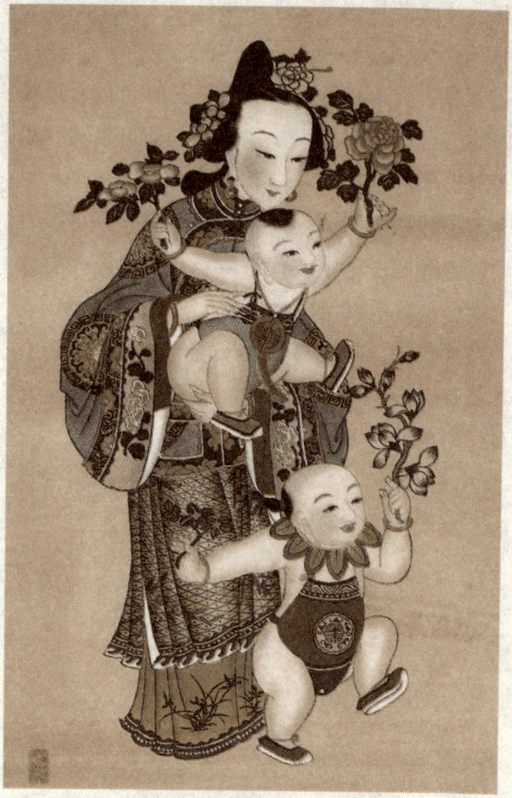

抱子图

婴儿在冬天应该先给他穿夹衣之类，随天气渐渐寒冷而逐渐加入旧棉。通常人们都疼爱孩子，所以给穿特别厚的棉衣，其实这才是害了婴儿。还应该让婴儿身体舒适不要出汗，出汗会使婴儿虚损，容易受风寒。无分昼夜或者是醒是睡，都应该遵循这个原则。

新生婴儿刚刚出满月时，必须裹着襁褓抱着，但是也得处置得宜。比如说在春夏季，这是万物生长的季节，适合让小儿卧在地上接受地气，使婴儿不违背自然生长的规律。如果在秋冬季，是万物收藏的时候，适合待在温暖的地方，使婴儿不违背这些季节收藏的性质，这样才能使血气凝和，百病不生。

丹溪说：人生在十六岁以前，血气都旺盛，好像太阳刚刚升起，好像月亮就要月圆，只是接触地之阴气不足。所以养育孩子的方式方法不可以不谨慎对待。不要给孩子穿皮裘和丝织物，前代先贤的格言都还犹在耳边。

裳是下身穿的衣服，丝织物比布还要温暖，皮裘又比丝织物还暖和。因为下半身主阴，感受凉一些能够滋阴，太暖和则阴气消退。所以下半身不要给孩子穿太厚或者丝类的过暖的衣物，只怕妨碍了阴气的滋生，这个观点很正确。

▶ 小儿拭口法

婴儿刚出生时，应该立刻用绵布包裹手指，擦拭婴儿口中舌上的污血，这叫玉衔。如果等到哭声一出，血即进入腹中，将来必生百病。

如果有连舌的情况，舌下有膜好像石榴子，就会发不出哭声，这时迅速用手指摘断，或者用苇刀割去，会稍微出点血，但婴儿就没事了。如果舌下出血过多，可以烧乱发成灰混合猪油抹一些在伤口。

《圣惠方》说：看到齿根处有黄筋两条，以苇刀隔断，点些猪油最好。如果婴儿难以张口，可以先点猪乳。

小儿上下唇与齿龈相连的地方，都有一条筋牵引，如果上唇筋紧，就是生上炼，下唇筋紧，就是生下炼。

上炼，就是满头生疮，或者眉间有癣状物，瘙痒，还流黄汁，流到哪里，哪里就生疮。下炼，是从腰背到四肢得病，症状如前。如果当时治疗不好，或者头面上下相通，会导致多年难以治疗，或者夭折或者酿成大病，所以每天早晨都要擦婴儿的嘴。

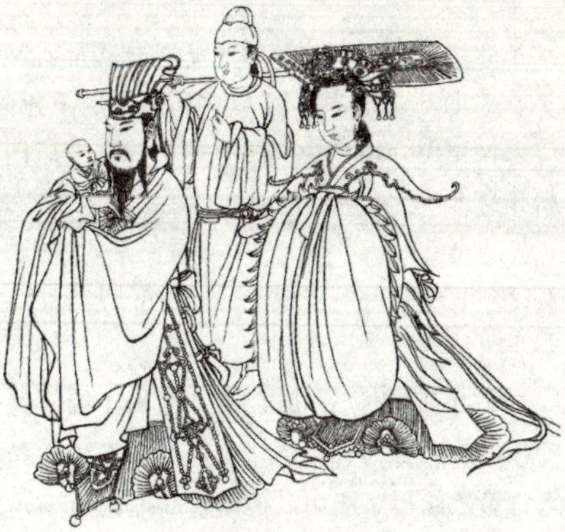

天王送子图

▶ 婴儿洗浴法

婴儿出生三天后，取桑、槐、榆、桃、柳各三寸长，各二三十节煎汤，待冷热合适，放入猪胆二三枚，给婴儿洗浴。

洗浴用猪胆、益母草，可以不生疮疥；用金银、虎头骨、麝、丹砂，可以除恶气、客忤、惊痫；用桃、梅、李、楮根叶，在洗浴时煮好放入水中，可以解婴儿高烧。

洗浴用的水不能太冷或太热，要放在不透风的房间中洗，不要洗太久。洗完后，用粉扑在身上，可以是光粉，或者是蚌粉，扑在身上可以辟邪，很好。

小儿洗浴时，不要先断其脐带，等洗完后再断，这样不致使水进入脐带，免得脐风、脐疮等病。洗时也不要让水打湿脐带。洗后敷脐可以用清油调和发灰。

▶ 怎样裹脐

《千金方》说：捶打白练，使之柔软，剪成四寸见方，上面铺新棉，厚半寸，和丝帛缝在一起裹脐。松紧要适度，太紧则小儿会吐乳。二十天后解开看。如果仅十天左右就哭闹，一定是衣服中有刺，或脐带干了刺到腹部，应该重新裹脐。冬天裹脐时必须关上门放下帷帐，生火使室温合适。换衣服时也如此，之后用温粉扑身上。

▶ 婴儿开眼法

小儿初生时，眼睛闭着，张着小嘴，经常呻吟，这是因为有胎热。可以将凉五脏的药物天竹黄散给母亲服用，再用竹筒煎汤给小儿洗眼。

小儿初生时闭眼，是因为母亲食用热性的食物太多，治疗的方法是，用一点熊胆蒸水洗眼睛，一天洗七次，如果三天眼睛还睁不开，可以服用生地黄汤，但是乳母需要服用山茵陈汤。小儿刚刚出生时，必须将头脸洗干净，否则会有脏水进入眼睛里，使眼睛发红糜烂，长大也治不好。

生地黄汤

治初生小儿眼睁不开。

干地黄、赤芍药、川芎、当归（去芦）、瓜蒌根、甘草。

将以上药物等分，制为细末。各取少许，用灯心煎汤，抹入小儿口中。速服。

四圣散

治婴孩胎受热毒，生下两目不开。

灯心、黄连、秦皮、木贼、枣子各半两。

将以上药物切碎。每服二钱，以水一盏，煎至七分，澄清后去除渣滓，不定时经常洗，两眼自然睁开。

洗眼方

黄连、秦皮、灯心、大枣各等分。

将以上药物用竹筒煎汤洗眼。

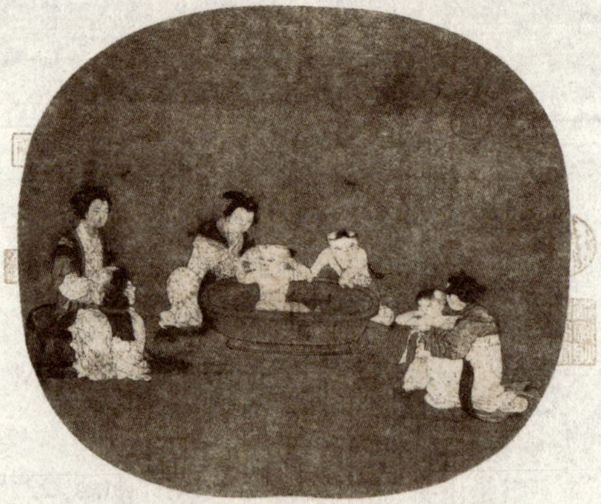

浴婴图

▶ 婴儿乳哺法

小儿哺乳，应该有合适的方法。乳，是母亲的奶；哺，是饮食。吃完母亲的奶后不要立刻给小儿喂其他的食物，喂过食物后也不要给小儿立即吃奶。小儿的脾胃弱，奶和其他食物一起吃了会难以消化。周岁以上的小儿会因此形成乳癖或者食癖，使腹中疼痛或者发热，发展下去就成了疳病。

血气都旺盛，食物容易消化，所以饮食不用固定时间。但婴儿的肠胃脆弱而且通道狭窄，如果食用稠、粘、干、硬，或者酸、咸、甜、辣的食物，包括鱼肉、水果、湿面、烧炙、煨炒在内的食物，都是发热而且难以消化的东西，应该都禁止让孩子吃，应该只给小儿吃些熟菜和白粥，这样非但不容易致病，而且从小不放纵口欲，可以培养德行。

此外，生栗子味道咸，干柿子性凉，都可以帮助婴儿阴气的滋养。只是栗子太补，柿子太涩，都难以消化，也应该少喂。妇女不了解这些，一味纵容，不忍心看小儿啼哭，要什么都给吃，积累成为疾病，后悔时已经晚了。

富贵家庭养的孩子太娇，容易生病，长大了也是筋骨柔弱，都是因为在饮食方面不能忌口自养，居丧时又不能食素尽礼。小节方面不谨慎，也有亏大义，怎能不谨慎对待呢？

至于孩子的母亲，尤其应该谨慎节制。食物咽下之后，就产生乳汁。情绪略有波动，便传到乳汁；生病了也会影响到乳汁，使乳汁凝滞。小儿吃了这种乳汁，立刻就会生病，不吐则泻，不生疮就发热，或者嘴糜烂，或者受惊抽搐，或者晚上哭闹，或者腹痛。得病刚开始的时候，小便一定会减少，这时应该立刻询问孩子的母亲，根据情况治疗母亲的病，母亲痊愈了小儿也会好了。如此就可以将疾病祛除在萌芽状态。

▶ 谷物哺儿法

《肘后方》中说：小儿刚生下三天，应该喂些谷类的食物。用碎米制成就像乳酪那样浓稠，给小儿服用，慢慢使小儿咽服三颗大豆的量，每天多喂几次。二十一天后，就可以正式喂饮食了。

《千金方》中说：小儿喂食太早，不接受谷物，会使小儿头面或身体生疮，好了又发，难以痊愈，还会体弱难养。满月之后，虽然可以喂些谷物，但也不能太多。如果小儿不爱吃，勉强喂他会导致不能消化，又要生病。

如果母乳都不想吃，那是腹中有痰癖，可以喂服四物紫丸使小儿微下，几天内有节制地哺乳，自然就能痊愈。

《卫生宝鉴》中说：小儿五十天后，可以喂食谷物，如弹丸大小，早晚可以喂两次。

不要抱小儿在屋檐下洗澡，在风中解衣。不要在小儿哭的时候喂乳，或者顶着寒气喂乳。也不要在神佛、驴马旁边喂食。不太熟悉的人和各种陌生的东西都不要让小儿突然接触，以免小儿由此而得惊痫。

《黄帝内经》中说：还没有满三岁的小儿不要喂鸡肉，会使腹中生虫。

钱乙说：很多小儿由于过于爱惜，三两岁了都还没有吃过粮食，导致脾胃虚弱，平时经常生病。其实，小儿半岁后应该多食吃些陈米稀粥、面食，十个月后逐渐喂些稠粥和熟烂的食物以补养中气，自然会健康少病。只是要禁忌生、冷、油腻和甜食。

▶ 婴儿不食母乳

是说婴儿刚出生时不吃奶。婴儿刚刚出生时，还没有发出声音，这时应立刻用手擦婴儿的嘴里，将恶血擦净，否则咽下后就会腹满气短，不能吃奶；或者产妇怀孕时保暖不够，使婴儿在胎中受寒，才会导致婴儿腹痛。

可以服用茯苓丸来治疗。

茯苓丸

赤伏苓、川黄连（去须）、枳壳（炒）各等分。

将以上药物制为末，加炼蜜调和制丸如梧桐子大。每服一丸，以乳汁调和服下。

治秽恶入腹，令儿呕吐不乳方

木香、干姜（生）、茯苓、甘草、酸木瓜、丁香各等分。

将以上药物制为粗末。取一捻，以水煎，然后以绵蘸取滴与婴儿咽下。

《外台》方

以乳两合，放入葱白一寸，煎至一两沸。取出葱，余汁给小儿服下，即可进食。

人参丸

人参、龙胆、黄连、马牙硝、甘草（炙微赤）、枳实（麸炒微黄）各二两。

将以上药物捣碎，罗为细末，加炼蜜制丸如桐子。以乳汁研二丸，灌婴儿口中，一日四五服。

▶ 婴儿呕吐不止

婴儿刚出生，就出现呕吐的情况，是因为咽下恶血的缘故，可以服用木瓜丸治疗。

木瓜丸

木瓜、麝香、腻粉、木香、槟榔各等分。

将以上药物同研成为细末，以面调成糊状、制丸如小黄米大。每服一二丸，以甘草水下，随时服用。

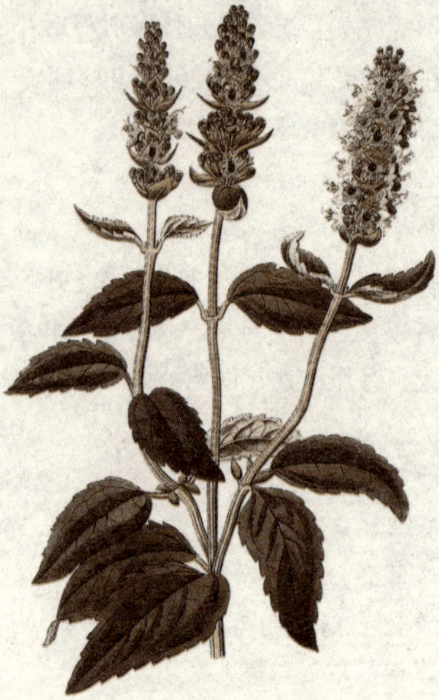

藿香

味辛，性微温。可芳香化浊，开胃止呕，发表解暑。用于湿浊中阻，脘痞呕吐，暑湿倦怠，胸闷不舒。

藿香散

治疗小儿出生，至半月时，呕逆不止。

藿香、紫菀（洗去苗土）各一分，甘草（炙赤）半两，麦门冬（去心，焙）三分，桂心半分。

将以上药物制为散。每服一钱，水一盏，煎余五分，去除渣滓，温度适合时，以绵点滴入口中。

小婴儿刚出生后就得病，多半是因为母亲不节制情绪，不节制饮食，以致传染给婴儿。所以要根据病情先治疗乳母。上面的药方，只怕婴儿脏腑娇嫩脆弱，不能承受药性，给婴儿服用时要谨慎。

▶ 婴儿不小便

婴儿刚出生，如果没有小便，多半是因为在胎里时，母亲饮食不注意，食用过多热性食物，影响到胎儿，所以生下来就腹部肿胀。如果觉得脐带周围有青黑色或者口撮在一起，就不可治疗了，如果还没有青黑色或没有不吃奶的情况，可以服用葱乳汤。

葱乳汤

取葱白三四寸长，破成四份。以乳汁半盏煎好后灌入婴儿口中。

又方

葱生用，将葱捣烂，加人乳搅拌，放入婴儿口内，再给婴儿吃奶，药咽下即通。

豆豉膏

黑豆一勺，田螺十九个，葱一大把。

将以上药物捣烂，以芭蕉汁调和，贴脐下方。

▶ 婴儿不大便

婴儿不大便俗名“锁肚”，由胎儿在胎中受热引起。热毒过盛，结在肛门，所以肛门不通，又没有得到滋润才如此。如果生下三天还不通，要迅速让妇人以温水漱口，吸允婴儿前后心和脐下、手足心，共七处，各四五次，然后以轻粉半钱、少许蜜，以温水化开，时时给婴儿服用少许，以通便为止。

如果还不通，即是肛门内合，应该用器物帮助。金簪最好，玉簪次之，刺入肛门两寸左右，放入苏合香丸，很快就能便出。

如果肚腹膨胀，不能吃奶，而且呻吟，七天都不能大便，就不好治了。

田氏的治疗方法是先用硬葱刺肛门。如果大便不下，然后用牛黄散送服朱砂丸，很快就能见效。

▶ 幼儿断乳法

小儿年龄到了四五岁时应该断乳，如果不肯断乳者，可以用画眉膏断乳。然后逐渐给小儿食肉，就不会得疳癖这类疾病。

画眉膏

山栀（烧存性）三个，上等朱砂、雄黄各少许。

将以上药物制为极细末，加入生麻油、轻粉各少许，调匀。等待小儿睡着，浓抹于两眉上，醒来便不食乳。如不见效，再用此方，其中加黄丹一钱。

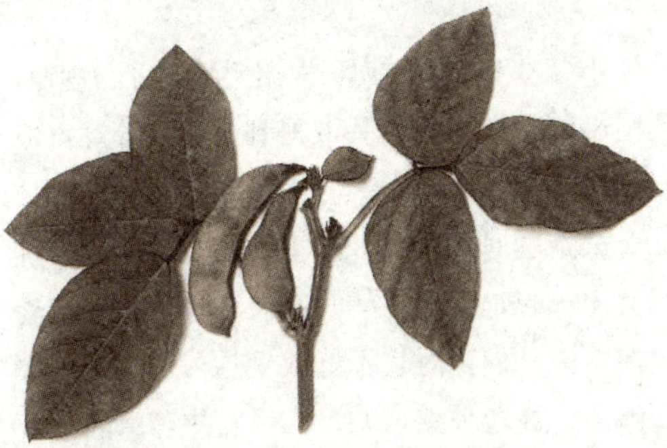

黑豆植株

即大豆的黑色品种，味甘，性平，能活血、利水、祛风、清热解毒、滋养健血、补虚乌发。

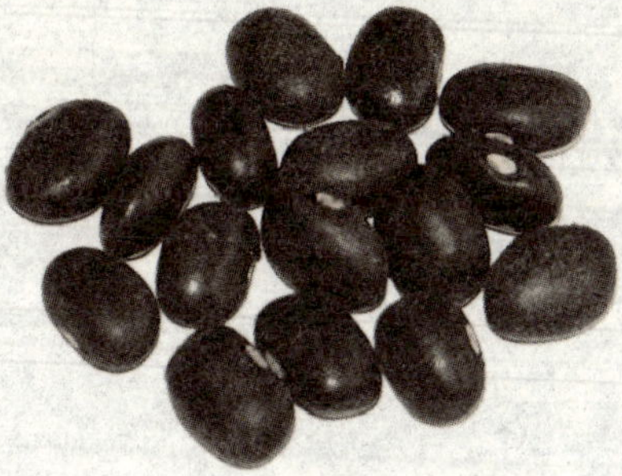

黑豆

▶ 日常养护法

万全说：田间农妇看护的小儿很少得病，就好像草木如果生长在深山水泽之中，容易长成参天大树。至于奇异的果实和特殊的植物，就算是特别用心培养，也会有不尽人意的情况。

其实，这哪里有贵贱的差异！富贵家的小儿经常经受适度的风吹日晒，就会血凝气刚，肌肉硬密，能够经受风寒，就和农村的小儿相似。

田氏说：如果使小儿过于暖和就会生热，太热就会招致风邪，这时抱多了容易生痈，喂多了容易生癖，最应该谨慎。

张涣说：乳母必须每天三次摸小儿颈后的风池穴，如果发热，就应该立刻以热熨之，使小儿微微出些汗就好了。

谚语说：戒养小儿，谨护风池。风池穴在后颈枕骨之下，与风府穴相平，胸锁乳突肌与斜方肌上端之间的凹陷处。

小儿有病可以治疗，但是一点小病不要轻易使用针灸，也不要轻易就用吐的方法。之所以这样说，是因为针灸伤害小儿的经络，吐、下伤害小儿的脏腑。

小婴儿在暑热的时候，要经常待在稍凉快些的地方，母亲不用禁冰水，只是不要太多。婴儿在春、夏天得病，不要随便以“泄”的方法治疗，泄多了会使下焦虚、上焦热，变成大病。

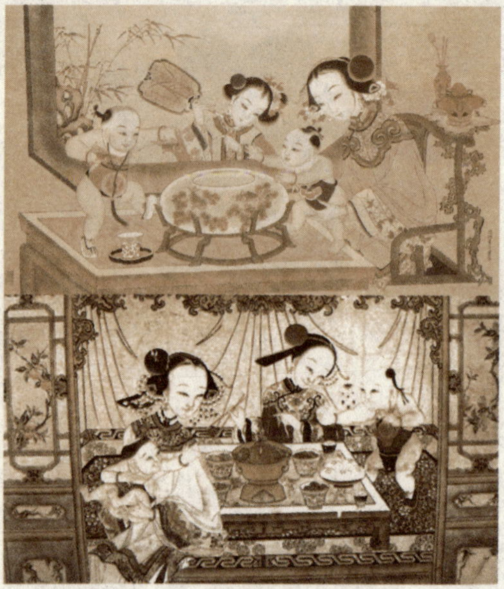

抚婴图

照看婴儿要根据南北地域而有差别，这是因为各地的水土、温度都不同的原因。

婴儿出生后满两月，眼中的瞳仁就发育成熟了。这时小儿能笑，能认人，乳母不要将小儿给陌生人抱，也不要让小儿见到不常见的特殊物品。

婴儿任脉生成，可以翻身，此时乳母应该节制情绪，使自己寒温适当。

婴儿半岁时，尻骨长成，乳母可以教小儿学习坐。

婴儿两百天时，外掌骨长成，乳母可以教婴儿在地上爬。

婴儿三百天时，膑骨长成，乳母可以教婴儿独自站立。

婴儿周岁时，膝骨长成，乳母可以教婴儿走路。

以上说法都是规律，通常人不能依从这个规律，往往是因为抱得太多了，以至于损伤孩子的筋骨，一定要注意。

罗谦甫说：有一小儿五月间，因为食用了冷食而腹中疼痛，于是去药铺里买了些神芎丸服用，结果肚脐和腹部更加冷而且疼痛，时发时停，过了七八年都没有痊愈。想到古人说过，因寒致病要以热疗，即便是医生也不能不依照行事。此病是因为受寒，所用的治疗药物又是寒凉之药，重寒伤胃，造成的冷痛就可想而知了。

人的脾胃喜欢温暖而怕冷，何况小儿血气还太弱，不能经受寒冷。如果阳气潜伏，寒毒滞留而致病，就会导致很久都不能消除。治疗疾病要治本，应该用调中养气的药，以补救从前的损伤，如此服用一个多月就能痊愈。

季康子向孔子赠送药物，孔子拜而接受，但因为医生没来，所以不敢尝试。这是养生中重要的原则。奈何平常人只是沉默不语，任由医生切脉而不陈述病情，以为这就足够了。脉者，人的血气运行在经络之间，太热则导致脉疾，太寒则导致脉迟，脉实则有力，脉虚则无力，怎么能够不加以区分呢！医生不能不细究其病源，病人也不能不陈述其病发于何处，而且这孩子的父亲又不将致病的原因告诉医生就去市场上买药，药铺中的人也不问病因就把药卖了，以致孩子病了七八年。

婴儿常见病的简易疗法

小儿在胎儿状态时，根据阴阳五行的规律，长出脏腑骨骼，凭借胎液得到滋养。等发育成熟，自然就生育了。

分娩的时候，婴儿嘴里往往含有血块。等到哭声一起，就会自然咽下，这时就使毒素潜伏在体内，遇到时气不好或受热久了，或者饮食停滞，或者外感风寒，惊风发热等原因，就会发病成为疮疹。所以必须在哭声未起之前，用软帛裹着手指，将这血块挖去，用黄连、豆豉、朱蜜、甘草解毒。后来即便出痘也会很轻微。

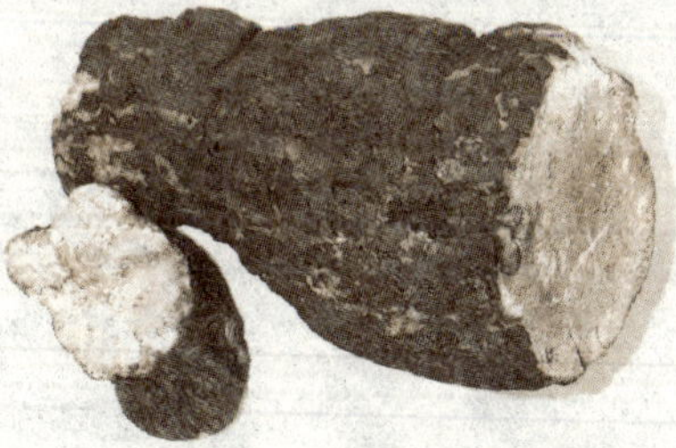

茯苓

可除湿，解毒，通利关节。用于湿热淋浊，带下，痈肿，瘰疬，疥癣，梅毒及汞中毒所致的肢体拘挛。

如果出现咽喉似有物梗塞，影响吞咽或者导致腹胀呕吐，气短、不能进乳的情况，可以用茯苓丸治疗。但黄连性质寒凉，如果母亲饮食味厚过热而导致小儿先天有热，这种情况可以服用；如果母亲饮食清淡，导致胎儿元气虚弱，这种情况就不适合此方。

朱砂也能解此毒，却恐怕金石药性太重，不如只以牛黄约一分的量用蜜调和，给婴儿吸允最好。世人多用犀角解毒丸，其胎气虚弱者服用后反而伤了脾胃，又体生寒气，严重者甚至终生不育。

还有的婴儿，因为难产或者受了风寒而出现生命垂危的情况，此时千万不要立刻断脐带，应该立刻将棉絮烘热，将婴儿包起来抱在怀里，再将胎衣放在火中煨烧，再用大些的纸捻起点燃后在脐带上来回烤，使暖气进入腹中，过一会儿婴儿自然复苏。特别要戒洗浴，因为婴儿的皮肤结构不严密，洗浴促元气外泄而使病邪借此侵入体内。

▶ 脐风

《千金方》记载有脐风、脐湿、脐疮，这三种疾病都是因为断脐后受了风湿造成的。风侵入脐部，使脐部肿，腹胀，四肢不利，爱哭不能吃奶，严重者抽搐，这就是脐风的症状。脐部湿，很久都不干，是脐湿；风湿交加，就会使脐部生疮，很久不会痊愈，这就是脐疮。有一种病没有痊愈，进入经脉之中，都容易变成痫病，这时应该当做痫病治疗。

脐风是指断脐之后，被水打湿脐带，导致风湿侵入脐带而流入心脾，使肚腹胀满、脐肿，身体沉重，四肢僵直，日夜啼哭，不能吃奶，严重者抽搐。如果脐周围颜色青黑，口闭不开，这就是内搐，已不可治愈。指甲发黑者也不可治。如果热在胸膛，伸缩努气，也会令婴儿脐肿，适合服用《千金方》中记载的龙胆汤。

钱氏说：小儿洗澡时，如果不擦干脐部，令风侵入体内成疮，令小儿撮口，严重者会脾虚，胃气不和，应该通过调气治疗，可以服用益黄散。

龙胆汤

龙胆、钩藤皮、柴胡、黄芩、桔梗、芍药、茯苓（一作茯神）、甘草各六铢，蜣螂二枚，

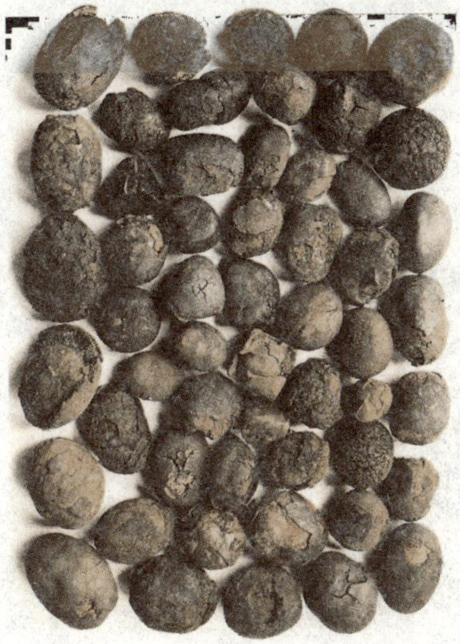

牛黄

味甘性凉。清心，豁痰，开窍，凉肝，息风，解毒。用于热病神昏，中风痰迷，惊痫抽搐，癫痫发狂，咽喉肿痛。

大黄一两。

将以上十味药物，捣碎后，以水一升，煮后余五合，服之如后节度。

儿生一日至七日，一合分为三服；儿生八日至十五日，一合半分为三服；生十六日至二十日，二合分为三服；儿生二十日至三十日，三合分为三服；儿生三十日至四十日，尽以五合为三服。皆得下即止，不要再服。

益黄散

治小儿脾胃虚弱，腹痛泄痢，不思乳食，呕吐不止，困乏神懒，心胁膨胀，颜色青黄，恹恹不醒。

丁香四钱（不见火），陈皮（去白）二两，甘草、诃子（炮去核）、青皮（去白），各一两。

将以上药物制为细末。每服一大钱，水七分盏，煎至五、六分，饭前服用，量大小根据病情加减。

▶ 脐湿

婴儿脐中肿湿，很久不能痊愈，如果超过百天就危险了，应该及时治疗。《颅囟经》中记载治疗脐湿的药方是：

枯矾、龙骨，制为末，加入麝少许，擦拭脐干，放入脐中，避风。

或者烧绛帛灰敷脐中。

或者取干虾蟆、牡蛎各一枚，烧灰细研，将少许敷于脐中，一日三两次。

封脐散

甑带灰、乱发灰、白姜灰、红帛灰（四灰，不得夹别灰）、南星、白蔹、当归头、赤小豆、五倍子、血竭、龙骨、赤石脂各一钱，海螵蛸、百草霜、胭脂各半钱。

将以上药物合研为极细末。脐湿就干敷。脐干则以清油涂上。忌以生水浴脐。

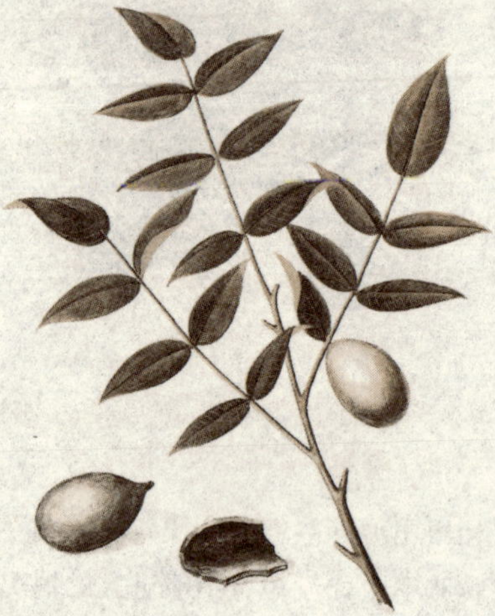

青麸杨上的五倍子

五倍子是在青麸杨或盐肤木树叶上的虫瘿，五倍子蚜寄生而形成，可入药，能敛肺降火、止咳止汗，涩肠止泻，固精止遗，收敛止血，收湿敛疮。

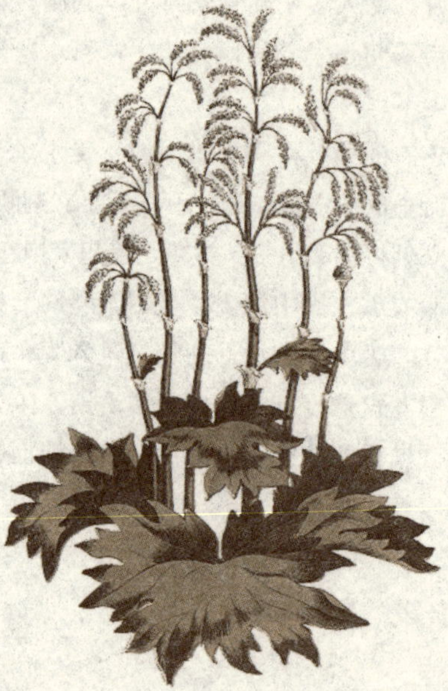

大黄植株

其干燥根茎入药，能泻热通肠，凉血解毒，逐瘀通经。

脐疮

因为给婴儿洗澡使水进入脐中，或者因为尿湿尿布浸染到脐中，使脐部肿烂成了疮，或者因为穿脱衣服不谨慎而被风邪侵袭，使病邪进入经络成为风痫。如果脐部肿胀不干，时间长了就会抽搐。

《肘后方》中记载可以烧蛤蟆成灰敷在脐部，一日三四次。

张涣金黄散

治脐疮久不愈，风气传于经络，变为痫疾。

川黄连二钱半，胡粉、龙骨（烧灰）各一钱。

将以上药五分别研碎，再合研为细末。每次用少许，敷在脐中，时时用。

脐突

刚出生的婴儿，体内有热结在胸膛，就会频频伸头，喉中发出“呃呃”的声音，如果气胀，使其气冲入脐部，所以造成脐突而且肿，如果肿得太大也很危险。没见识的人以为这是断脐时没处理好，其实不是。这是由于出生前母亲经常受惊，或者食用过多热性的食物，应该根据症状服药。

外消散

治婴儿初生十日，外脐突起，有时痛有时不痛，痛则哭闹不已。也可治疗小儿因感湿热搏，致阴器、阴囊浮肿。

大黄、牡蛎各半两，朴硝二钱。

将前二味锉焙为末，然后加入朴硝，放入乳钵内同捣匀。取其中一钱或二钱待用。取田螺净洗，再以水半碗、养田螺一夜，次日去螺，用水调药涂肿处，即消。

二豆散

治婴孩或小儿脐突肿。

赤小豆（不去皮）、豆豉、天南星（去皮脐）、白蔹各一钱。

将以上药物制为极细末。取半钱，用芭蕉汁调和，敷脐周围，一日一次，二日二次，若得下白，就痊愈了。

胎风

小儿刚出生时，如果身体出现好像被热水烫过，火烧伤的颜色，这都是产妇食用太补太热的原因，此时产妇应该服用清胃散和逍遥散，以清其气血，小儿饮用几滴也可以。

身体没有长皮肤，但是也不发红者，是由于产妇的脾气不足，可以用粳米粉敷在身上。如果有赤红发热的情况，是由于产妇胃火太盛，可以用石膏敷。脾主肌肉，肺主皮毛。所以可知是病在脾肺。

如果脑额上生疮，就是心火和脾土一起生病，结果就造成湿邪和热邪一起向下发展，影响到肾水的正常运行。这种情况很难治疗。

如果脚上也生疮，就说明是阴虚火盛。得此病者如果不超过五岁就会难以治疗。

如果患此病的小儿还不满月，出现撮口握拳、腰软不能挺立的情况，就是肾中的病邪胜过正气，使身体衰弱得原因，必然会导致不治而亡。

如果男孩的指头指向里，女孩的指头指向外就还有治疗的希望，眉发红也是不可治。

如果情况还可以治疗的话可以服用全蝎散、钓藤散等药物治疗。

如果因为大病而使胃气亏损，进而使其他脏腑虚弱，可以服用补中益气汤、钱氏地黄丸。

如果出现面唇发赤，这属于肾水不足，肝经阴虚导致火动使体内生风热的原因，应该滋养肾水以克制。

▶ 胎寒

刚出生的婴儿，还没到一百天，就出现口冷腹痛，身上起寒栗，常常发抖，握拳脚曲，日夜啼哭不停，或者不能张口的症状，这叫做胎寒。出现这些症状是因为产妇因腹痛而生产，有话说：胎寒多腹痛。

也有产妇孕期喜欢吃高热量或生冷的水果，或者感染风寒湿热，以凉药治病，结果伤了胎气。婴儿出生后就会昏昏多睡，有时下泻颜色发白，如果不及早治疗，必会造成慢惊风、慢脾风。凡事有这种症状的，适合服用冲和饮、当归散，将药物调和，以水煨姜煎服，使婴儿微下泻，之后再服用匀气散调补。待止泻气匀，神安痛定，手足舒展后，再服用参苓白术散以养胃气，白芍药汤去寒湿。乳母应该少食生冷冰冻的饮料食物，如此婴儿很容易痊愈。

如果还有手足稍冷，嘴唇和面目微微发青、额头出汗、不吃奶、晚上哭闹这些和前面类似的症状，但没有口冷、发抖的情况，这叫脏寒。这种病晚上严重白天稍好，会出现腹痛肠鸣，下便清好像水样。

也有不下泄的，这些都可能在白天内的小儿身上出现，都是因为临产时在地面待的时间太久了，受了冷气，或者用凉水加到热水里给小儿洗澡，或者断脐时留的太短，而且又系得不紧，结果受了寒气才会如此，可以服用白芍药汤及冲和饮加盐炒茴香、茱萸，以水姜煎服，和乳母都服用。

小儿胎里就带寒气，如果出生后又没有好好照顾，再受风寒，其症状是面色青白，四肢逆冷，手足颤动，闭口不开，这是由于胎寒的原因，或者是寒气趁虚侵入内脏，造成腹痛。

冲和饮

治疗感冒风寒，头疼发热，肩背拘急，恶心呕吐，腹痛膨胀，兼寒湿相搏，四肢拘急，冷气侵袭，腰足疼痛。

苍术（米泔水浸夜宿，去粗皮，锉片，炒微黄色）一两二钱，人参（去芦）五钱，前胡（去芦）五钱，桔梗（锉，炒）五钱，枳壳（去瓤，麸炒微黄色）三钱，麻黄（去节）三钱，陈皮（去白）三钱，川芎一钱半，白芷一钱半，半夏（汤洗七次，姜汁浸，晒干，炒）一钱半，当归（酒洗）一钱半，薄桂（去粗皮）一钱半，白芍药，赤茯苓（去皮）一钱半，干姜二钱，厚朴（去粗皮，姜汁浸1宿慢火炒干）二钱，甘草（炙）七钱半。

将以上药物切片，每服二钱，水一盏，加生姜二片，葱一根，煎七分温服，随时服用。

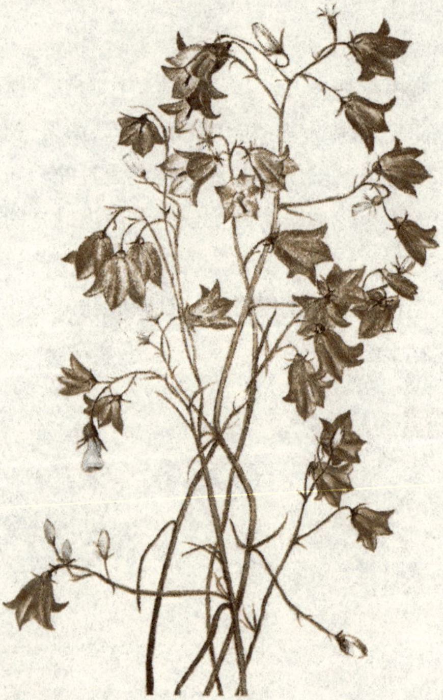

桔梗植株

食根，能宣肺，祛痰，利咽，排脓。

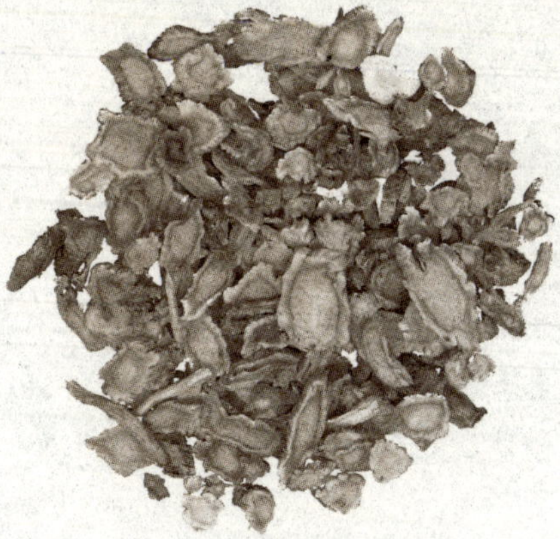

桔梗

当归散

顺调气血，和解表里，爽利心腹，疏理百病，及治温热停积自痢，烦躁不宁。

当归（去芦，酒洗）、赤芍药各二两，甘草（半生半炙）一两，大黄（半生半泡）一两二钱，川芎、麻黄（制）各半两。

将以上药物粉碎。每服二钱，以水一盏，姜二片，煎余七分，随时温服。

白芍药汤

白芍药一两半，泽泻（去粗皮）七钱半，甘草（炙）二钱，薄桂（去粗皮）一钱半。

将以上药物，粉碎。每服二钱，以水一盏，煎余七分，空腹温服。如果有出汗、下利的症状，加人参、南木香各二钱。如果脐下痛，加生姜及盐同煎，或加钓藤亦好。

匀气散

调补通利后及冷疝腹痛，气滞不和。二钱半。

桔梗（锉，炒）二两，陈皮（去白）一两，缩砂仁、木香各半两，白姜（炮）、甘草（炙）四钱。

将以上药物锉焙为末。每服半钱或一钱，空腹以沸汤调服。如有冷疝腹痛，烧盐汤调下。

参苓白术散

主治脾胃虚弱，饮食不进，多困少气，中满痞噫呕吐逆，此药不寒不热，性味和平，常服调脾悦色，顺正去邪。

人参（去芦）、白茯苓（去皮）、甘草、白术白扁豆（炒，去壳）、山药（去黑皮）、缩砂仁、薏苡仁、桔梗（锉、炒）各一两，莲子肉（去心）。

将以上药物锉焙为末。每服半钱至一钱，用枣汤空腹调服，或温米汤亦可。

异功散

治疗脾胃气虚兼气滞证。饮食减少，大便溏薄，胸脘痞闷不舒，或呕吐泄泻等。

人参、茯苓、白术、陈皮、炙甘草，各等分。将以上药物制为细末，每服二钱，水一盏，加生姜五片，大枣二个，同煎至七分，

食前温服，量多少与之。

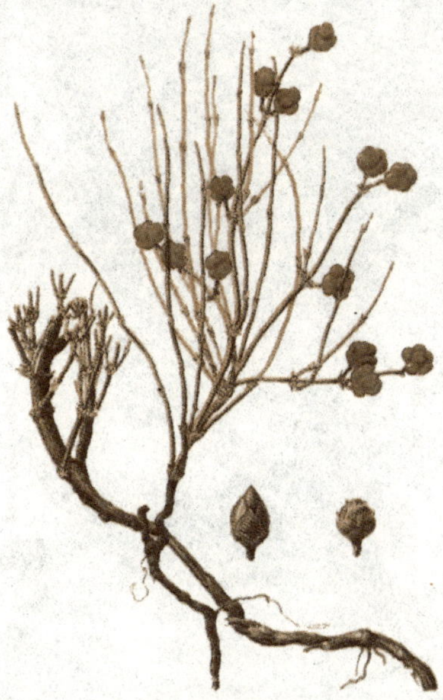

麻黄

▶ 胎黄

婴儿生下后全身及面目都发黄，身体高烧，大便不通，小便发黄，不吃奶，哭叫不停，这都是胎黄的症状。这是因为产妇受了湿热而导致胎儿患病。有这种症状可以母子都服用地黄汤以及地黄饮子。

也有生下白天或半岁，没有生病而身体微黄，这是由于胃热，生下来就黄是胎疸。所有的疸病都是因为有热，颜色深黄可以服用犀角散治疗。颜色淡黄还兼发白者，是胃虚，可以服用白术散治疗。

生地黄汤

治小儿生下胎黄。

生地黄、赤芍药、川芎、当归、瓜蒌根各等分。

将以上药物粉碎，每服半两水煎。乳母服，时时少抹些在婴儿口中。

地黄汤

生地黄、赤芍药、天花粉、赤茯苓（去皮）、川芎、当归（去芦）、猪苓、泽泻、甘草、茵陈各等分。

将以上药物锉散。用水煎，食前服。

地黄饮子

治小儿生下满身面目皆黄，状如金色，或面赤身热，眼闭不开，大便不通，小便如栀子汁，满身生疮。

生地黄、赤芍药各二钱，羌活（去芦）、当归（去芦）、甘草各一钱。

将以上药物制为极细末。用灯心煎汤，食前服。乳母宜服，仍忌酒面五辛之物。

犀角散

治小儿胎黄，一身尽黄。

犀角、茵陈、瓜蒌根、升麻（煨）、甘草、龙胆草、生地黄、寒水石各等分。

将以上药物粉碎，用水煎，不拘时候服。

白术散

健脾养胃，益气升清，清神生津，除烦止渴，止泻痢，调中益气。

人参二钱五分，白茯苓、白术、（炒）、葛根、藿香叶各五钱，木香二钱，甘草一钱。

将以上药物粉碎，每服三钱，水煎服。热甚发渴，去木香；渴者，葛根加至一两。

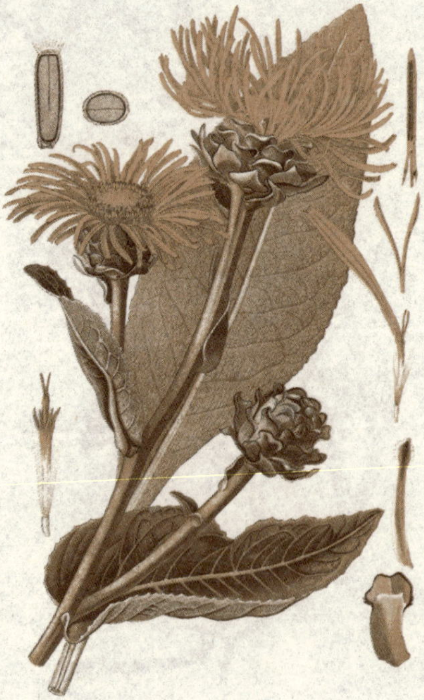

木香

干燥根入药，能行气止痛、健脾消食，用于胸脘胀痛、泻痢后重、食积不消、不思饮食。

▶ 胎赤

张涣说：婴儿刚出生，必须洗干净眼睛，否则赃物进入，使眼睑赤烂，长大也不能痊愈，这也叫胎赤，应该服用二金散。

二金散方

黄连（去须）、黄柏各一钱。

将以上药物捣为粗末，以乳汁浸一夜，焙干。每次用少许，以新绵裹，用荆芥汤浸，放温热，时时洗之。

真金散

治小儿初生，洗眼不净，则秽汁浸渍于眼中，使睑赤烂，至长不愈。或因母食热物热药导致，名曰胎赤。

黄连（去须）、黄柏、当归、赤芍药各一钱，杏仁（去皮、尖）半钱。

将以上药物锉散，以乳汁浸一夜，晒干，制为极细末。用生地黄汁调一字，频频点眼，新绵裹，荆芥汤浸温，时时洗浴。母服洗心散。

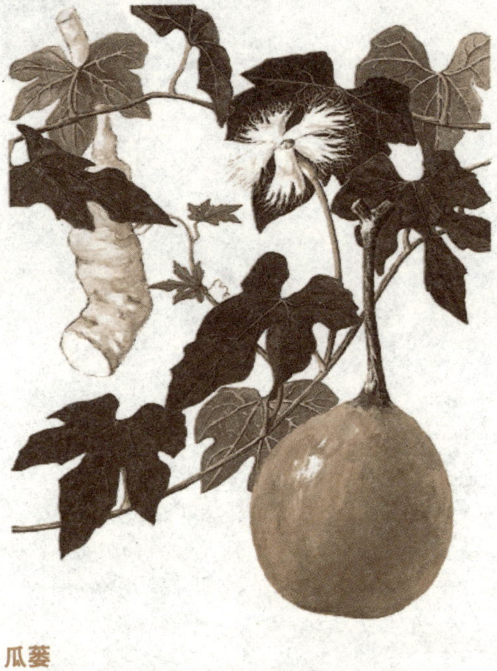

瓜蒌

根入药，亦叫“天花粉”，味甘、微苦，性微寒。归肺、胃经。能清热泻火，生津止渴，消肿排脓。

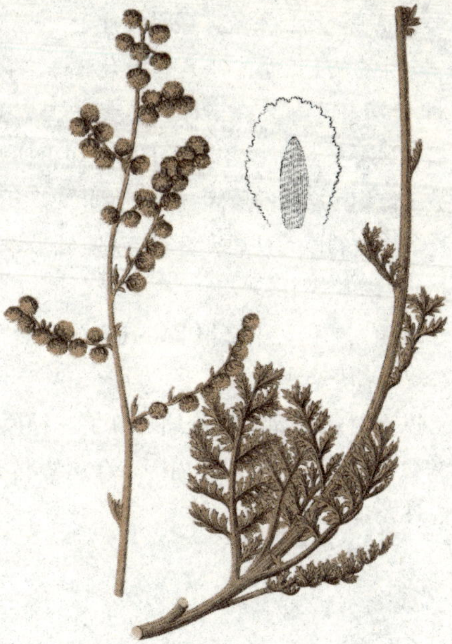

茵陈

地上部分入药，味苦、辛，性微寒。归脾、胃、肝、胆经。能利湿退黄，解毒疗疮。

洗心散

甘草（生）、当归、麻黄、芍药、白术、荆芥穗、大黄（煨）各半钱。

将以上药物制为极细末。用生姜、薄荷煎汤调化，食远服。

▶ 三痫及其治疗

惊痫就是急、慢惊风症。急惊风发病时小儿扑倒在地，口会发声，醒时口中吐沫。慢惊风则不做声，不吐沫。

仁斋说：痫，是小儿的恶病。因为小儿的血脉没有成熟，气骨没有完全聚合，所以被风邪惊动，或者哺乳不当，停结癖积造成。其症状是：当时神色紧张，瞪眼直视，面目牵引，口噤流涎，腹肚膨胀，手足抽搐，或者出声或者无声，或者项背反张、腰脊僵直，但是四肢柔软无力，发病后如果能醒过来就是痫症，如果一身僵硬，终日不醒，就是痉症了。

《千金方》中说：小儿痫病有三种，风痫、惊痫、食痫。风痫，产生的原因是衣服过暖出汗，然后受风导致。症状之初是手指先屈再伸好像数数。惊痫，产生的原因是受到惊吓大哭引发。食痫，产生的原因是哺乳没有节制，小儿呕吐、发热然后病情发作。

风痫、惊痫，不是很多，凡是先冷后发热的情况，都是食痫。

以上对三种痫病的论述，分了三种原因，风痫属于外因，惊痫属于内因，食痫情况不属于内外。

风痫

散风丹

治小儿风痫，先用此药。

牛胆南星二钱，羌活、独活、防风、天麻、人参、川芎、荆芥穗、细辛各一钱。

将以上药物制为末，加炼蜜为丸，如梧桐子大。每服二丸，用薄荷、紫苏、汤不拘时送下。

保安丸

治小儿诸风痫，需久服有效。

五灵脂半两，川乌（生用，去皮尖）二钱半。

将以上药物制为末，加猪心血为丸，如梧桐子大。每服一丸，用生姜汤化下，随时可以服。

独活汤

治小儿风痫，解表通里。

独活、麻黄（去节）、川芎各一钱，大黄、甘草（炒）各半钱。

将以上药物锉碎。每服二钱，用水一钟，生姜二片，煎至四分，不拘时，温服。

细辛大黄汤

治小儿风痫内热。

天麻、防风各半两，细辛、大黄（焙）、川芎各二钱半，甘草（炙）一钱半。

以上药物锉碎。每服二钱，加入犀角少许，用水一钟，煎至四分，不拘时服。

牛黄丸

治小儿风痫造成的迷闷、抽风、体掣、口流涎。

牛胆南星、全蝎（焙，去毒）、蝉壳各二钱半，防风、牛黄、白附子（生）、直僵蚕（炒，去丝嘴）、天麻各一钱半，麝香（半钱）。

将以上药物制为末，以煮枣去皮复选肉，和水银半钱，研极细，然后加入药末和丸如绿豆大。

每服三五丸，用荆芥、生姜煎汤送下，随时可以服。

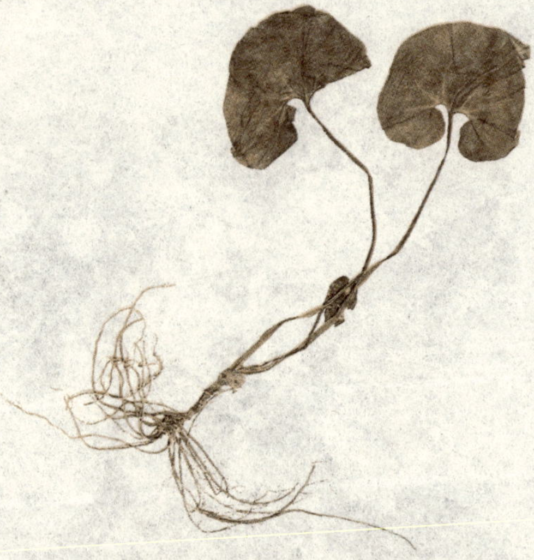

细辛

全草入药，能解表散寒，祛风止痛，通窍，温肺化饮。

化风丹

凉风化痰，退热定搐。

牛胆南星二钱，羌活、独活、天麻、防风、甘草、荆芥穗、人参、川芎各一钱。

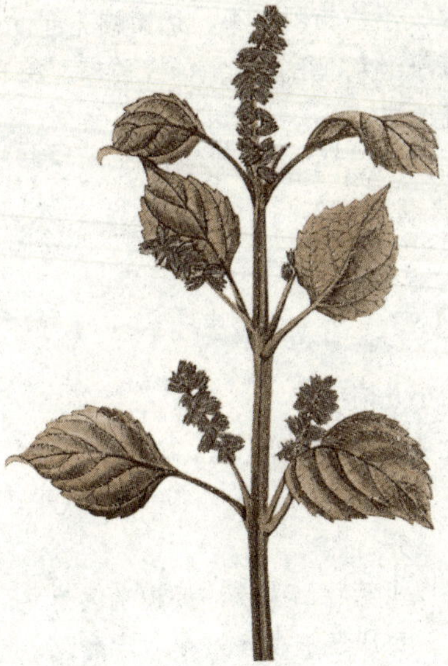

紫苏

茎叶入药，味辛，性温。归肺、脾经。能解表散寒，行气宽中。

将以上药物制为末，加炼蜜为丸，如皂子大。每服一丸，薄荷汤化开服。

一方，有全蝎一枚；一方，有细辛，无甘草。

惊痫

《口议》说可先凉三焦，缓和受惊的情绪，解热，然后调理脏腑，温化痰涎，然后服用治疗惊痫的药物。

比金丹

人参、白茯苓、远志（去心）、山药、辰砂、天麻、石菖蒲、川芎、甘草（炙）各一分，天南星（炮，生姜汁制）二钱，麝香一字。

以上药物制为细末，加炼蜜为丸如皂子大。每服一粒，煎金银、薄荷汤化下。另一方，有琥珀二钱，青黛一钱，无山药。

蛇黄丸

治惊痫，因震骇恐怖，叫号恍惚，是也。

蛇黄（真者，火，醋淬）三个，郁金（一处为末）七分，麝香一匙。

将以上药物制为末，加饭制丸如梧桐子大。每服十二丸，煎金银、磨刀水化下。

镇惊丸

治小儿一切惊痫。

茯神（去木）、铁粉、远志（去心，姜制焙）、紫石英（烧，醋淬，研）、人参（去芦）、琥珀、滑石、蛇黄（醋淬）、南星（炮）各二钱半，龙齿、熊胆各半分，轻粉三分。

将以上药物制为细末，加炼蜜为丸如梧桐子大，朱砂为衣。每服三五丸，煎金银汤磨化，随时可以服。

七宝镇心丸

治小儿惊痫心热。

远志（去心，姜制焙）、雄黄、铁粉、琥珀各二钱，朱砂一钱，金银箔四片，麝香少许。

将以上药物制为细末，煮枣取肉制丸，如梧桐子大。每服三五丸，煎去心麦门冬汤化下，不拘时服。

清神散

治小儿惊痫。

犀角、白藓皮、石菖蒲、远志（去心，姜制焙）、半夏（汤泡）各二钱半，茯神半两，大黄（焙）、人参、甘草（炙）各一钱半。

将以上药物制为末。每服半钱，煎去心麦门冬汤调，随时可以服。

食痫

妙圣丹

治小儿食痫，通利。

雄黄、蝎稍、朱砂、代赭石（醋淬）、轻粉、麝香各二钱半，巴豆（去皮出油）三个，杏仁（去皮尖，微炒）二钱。

将以上药物制为末，蒸枣肉为丸，如梧桐子大。每服三五丸，木香煎汤磨化，可以随时服。

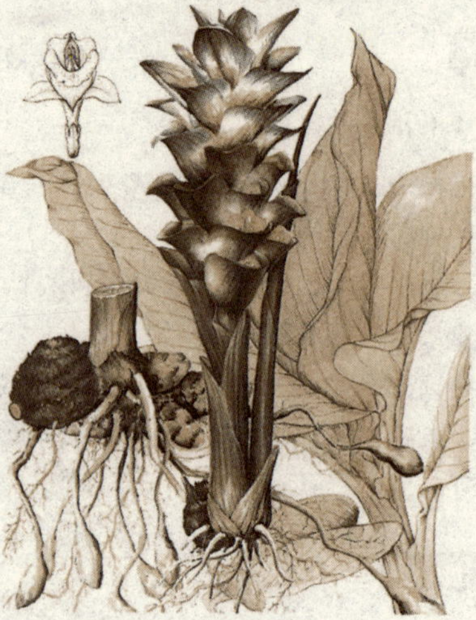

郁金

块根入药，味辛、苦，性寒。归肝、胆、心经。能活血止痛，行气解郁，清心凉血，利胆退黄。

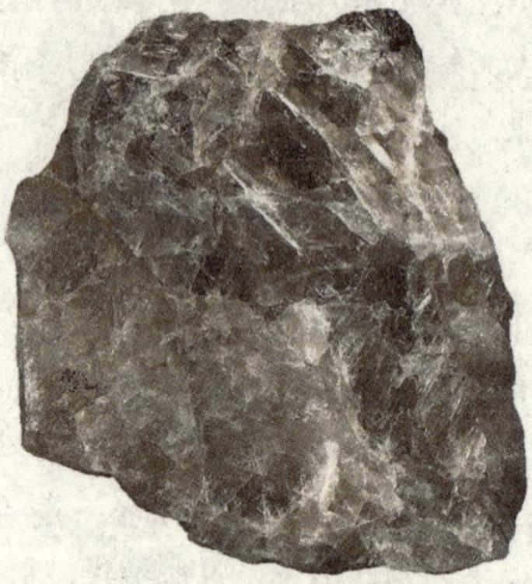

紫石英

矿石的一种，入药能温肾助阳，镇心安神，温肺平喘。

天麻丸

治小儿食痫，有痰。

南星（炮）二钱，白附子（炮）、天麻、牙硝、川灵脂、全蝎（焙）各一钱，轻粉半钱，巴豆霜（去油）二钱半。

将以上药物制为末，稀面糊为丸，如麻子大。每服十丸，用薄荷煎汤或姜汤、送下亦可，可以随时服。

清镇治痫法

蛇黄散

治小儿诸痫。

蛇黄（烧，醋淬七次，研细）一个，郁金、雄黄各二钱，青礞石、朱砂各一钱，铁粉（筛净，细研）三分。

将以上药物制为末，捣粳米饭为丸，如梧桐子大。每服三五丸，人参煎汤磨化，可以随时服。

地龙散

治小儿诸痫，发歇无时。

干地龙（焙）半两，虎睛（炙）一对，人参二钱半，金银箔三十片，天竺黄、朱砂、代赭石（煨，醋淬）、铁粉各二钱半，雄黄一钱半，轻粉半钱。

将以上药物制为末。每服半钱，紫苏汤调，可以随时服。

龙脑安神丸

茯苓三两，人参、地骨皮、甘草、麦门冬、桑白皮各二两，马牙硝二钱，龙脑、麝香各三钱，牛黄半两，朱砂二钱，乌犀一两，金箔三十五片。

将以上药物制为细末，加炼蜜为丸，如弹子大，以金箔为衣。如风痫，冬月以温水化下，夏月以凉水化下，不必定时。二三岁者日进二服，小儿一丸分二服。虚劳发热咳嗽，以新汲水下。

夺魂散

定痫。

白僵蚕（去丝，炒令黄色）半两，蛇含石

（烧红，用米醋淬七八次，碾碎），白附子（炮）各二分，生银、生金、牛黄（如无，以胆制，倍加用之）、乌梢蛇头（七八寸许，酒炙）、白茯苓、天麻各二钱，天南星（末，生姜汁浸一宿，焙）一分，半夏（末，姜汁浸一宿，焙）二钱，赤脚蜈蚣（酒浸炙焦）一条。犀角（镑）二钱，脑子少许，麝香少许。

将以上药物制为末，蒸枣肉为丸，如麻子大。每服十丸至十五丸二十丸，煎金银、薄荷，以汤下。朱砂为衣。

镇心丸

朱砂、龙齿、牛黄各一钱，铁粉、琥珀、人参、茯神、防风、全蝎（炙）七个。

将以上药物制为末，灯心汤调下。三岁，一字。

密陀僧散

治心痫不语及诸惊失音。

用密陀僧为末，每服一匙，米醋汤调下。大人服一钱，热酒下。

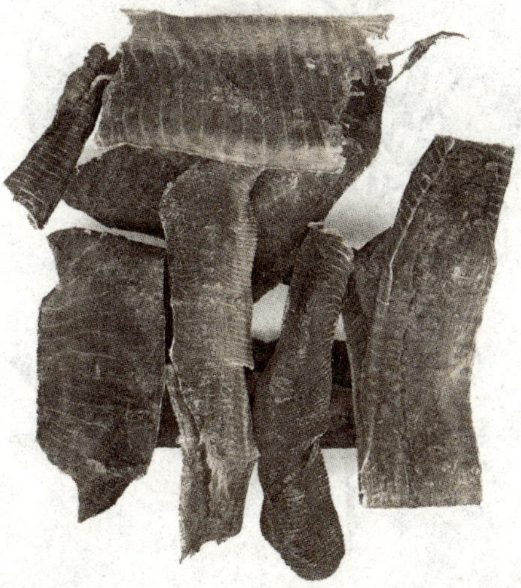

干地龙

为蚯蚓的干燥体，入药能清热定惊，通络，平喘，利尿。

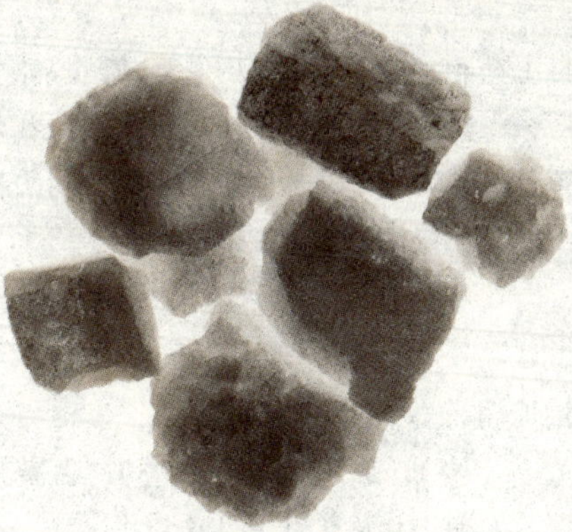

天竺黄

为竹杆内分泌液干燥后的块状物，入药能清热化痰，清心定惊。

神应丹

辰砂（不以多少，研）。

以猪心血和面均匀蒸饼，内裹药，蒸熟取出就丸，如桐子大。每服一丸，食后及临卧，煎人参汤下。

清心养心治痫法

牛黄清心丸

治小儿躁闷，项背强直，腰背反张，时发时醒。

牛黄（研）一两二钱，麝香（研）、龙脑（另研）、羚羊角（末镑）各一两，当归（去芦）、防风（去芦）、黄芩、麦门冬（去心）、白芍药、白术各一两半，柴胡（去苗）、杏仁（去皮尖双仁，麸炒黄，另研）、桔梗、白茯苓（去皮）、芎各一两二钱半，阿胶（锉碎，蛤粉炒）、肉桂（去粗皮）、大豆卷（碎，炒）各一两七钱半、蒲黄（炒）、人参（去芦）、神曲（炒，各二两半），甘草（炒，五钱），雄黄（八钱，另研飞），白蔹、干姜（各七钱半），金箔（一千二百片，内四百片为衣，余入药内，另研），犀角（末二两），干山药（十两），大枣（一百枚，蒸熟去皮核，烂研成膏入药）。

以上药物，除枣、杏仁，及牛黄、麝香、雄黄、龙脑四味，其他药物制为细末，加入前药和匀，加炼蜜与枣膏制丸，每两作十丸，用金箔为衣。每服一丸，温白汤化下，食后服。

清神汤

治惊痫。

犀角（镑）、远志（姜制，焙）、白藓皮、石菖蒲、人参、甘草（炒）各一钱半。

将以上药物制为末，每服五七分，以麦门冬煎汤调下。

养心汤

治心血虚怯惊痫，或惊悸怔忡，盗汗无寐，发热烦躁。

黄耆、白茯苓、茯神、半夏曲、当归、川芎、辣桂、柏子仁、酸枣仁、五味子、人参各三钱，甘草（炒）四钱。

将以上药物粉碎，每服一二钱，姜枣水煎。

妙香散

治心气不足，惊痫或精神恍惚、虚烦少寐、盗汗等证。

辰砂三钱，麝香一钱，木香（煨）二钱五分，茯苓、山药、茯神、远志、黄耆（炒）各一两，桔梗、甘草、人参各五钱。

将以上药物，各自制末。每服一钱，温酒或白汤调服。

祛痰治疗法

星苏散

治诸风口噤不语。

天南星（略炮，锉），每服五七分，加姜四片，紫苏五叶，以水煎，加入雄猪胆少许，温服。

治痫方

治太阳阳明二经为病。

荆芥穗四两，白矾（为细末）二两。

上，加枣肉为丸，如桐子大。每服二十丸，以荆芥汤下，次三十丸，四十丸，又次五十丸，都食前服用。

朱砂滚涎散

治小儿五痫。

朱砂、白矾（生用）、赤石脂、硝石各等分。

将以上药物制为细末，研蒜膏为丸，如绿豆大。每服三十丸，食后以荆芥汤下。

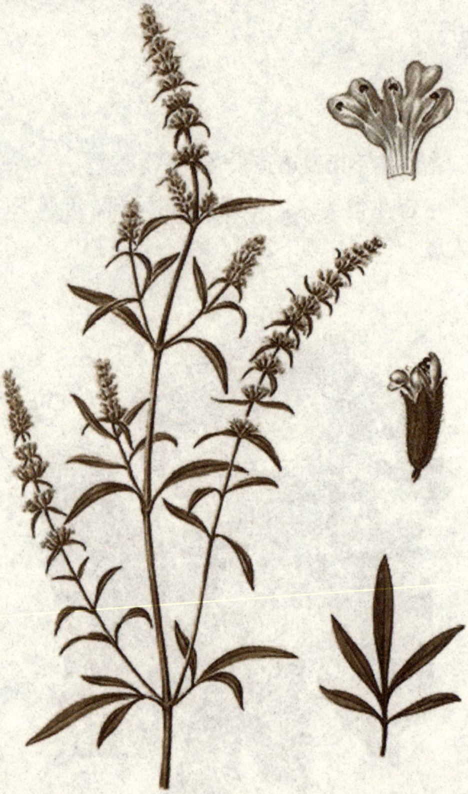

荆芥植株

地上部分入药，味辛，性微温。归肺、肝经。能祛风解表，透疹消疮，止血。

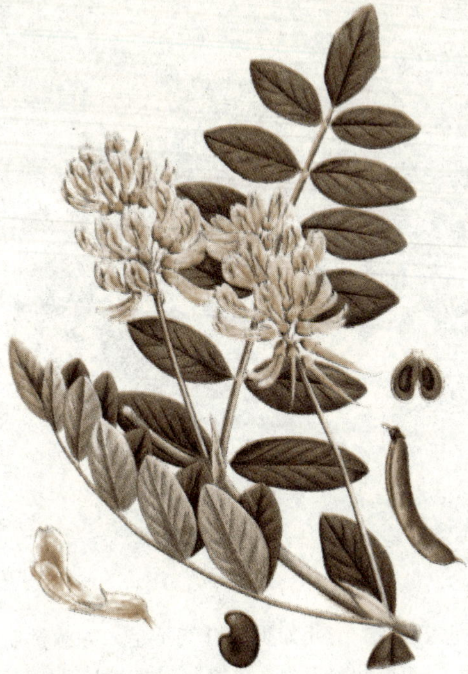

黄芪植株

别名黄耆，根部入药，能健脾补中，升阳举陷，益卫固表，利尿，托毒生肌。

断痫丸

治小儿诸痫痰盛。

皂角（盈尺者，去皮，捶碎，水三升浸，收汁滤过，瓷器内熬成膏）三挺，白矾（枯，研细）一两半，蝎稍（炒）、直僵蚕（炒）、雄黄（另研）、朱砂（另研）、白附子各半两，麝香（另研）一钱，乌蛇（酒浸，取肉，焙干）二钱半，南星（湿纸裹，炮熟）一两，赤蜈蚣（酒浸炙，去头足）一条。

将以上药物制为末，用水煮半夏调和诸药成糊制丸，如梧桐子大。每服三五丸，用生姜汤磨化，可以随时服。

碧霄丹

石绿（研九度，飞）十两，附子尖、乌头尖、蝎稍各五十个。

将以上药物为末，加入石绿令匀，加面糊制丸，如鸡头大。每服，用薄荷汁半盏，化下一丸，更以酒半合温服之，须臾，吐先痰涎，然后随证治之。

控涎丸

川乌（生）、半夏各半两，僵蚕（生姜汁浸一宿）半两，全蝎（去尖）七个，铁粉三钱，甘遂二钱半。

将以上药物制为末，加入生姜自然汁，调制成丸，如绿豆大，朱砂为衣。每服十五丸，姜汤下。忌甘草。

补泻疗病法

当归大黄汤

治小儿诸痫作热，利下心中恶血。

大黄（湿纸裹，微煨）、甘草（炙）、当归赤芍药各三钱，半夏（制），川芎各二钱。

将以上药物制为末。每服一钱或二钱，水八分，煎余四分，可以随时服。

断痫丹

治痫瘥后复作，连绵不除，服之有验。

黄耆（蜜水涂炙）、钓藤钩、细辛、甘草（炙）各半两，蛇蜕皮（酒炙）二寸，蝉蜕（去土）四个，牛黄（另研）一钱。

将以上药物制为末，煮枣肉制丸，如麻子大。煎人参汤送下。每服数丸，可根据小儿的年龄和病情酌情加减。

▶ 手足拘挛和手足不展

续命汤

治小儿手足拘挛，不能屈伸。

麻黄、人参、黄芩、川芎、芍药、甘草（炙）、防风、杏仁（去皮尖炒）、官桂（去皮）、防己、附子（炮裂，去皮脐）各等分。

将以上药物锉碎。每服二钱，水一钟，生姜三片，煎至五分，可以随时服。

追风散

治小儿感冒发热，手足拘挛。

人参、茯苓、防风、川芎、柴胡、羌活、枳壳、桔梗、甘草各等分。

将以上药物锉碎。每服二钱，以水一钟，生姜三片，煎至五分，可以随时服。

薏苡丹

治手拳不展。

薏苡仁（汤浸去皮，研细）、当归（洗，焙）、秦艽（去苗）、防风、酸枣仁（炒）、羌活各等分。

将以上药物制为细末，加炼蜜调和，制丸如芡实大。每服一粒至二粒，以麝香荆芥汤化下，可以随时服用。

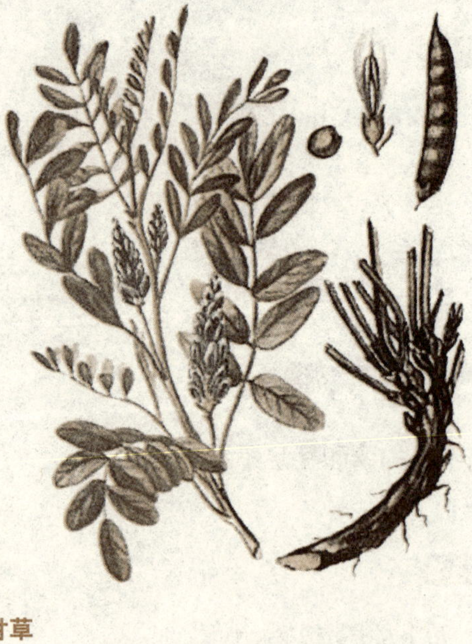

甘草

性平，味甘，能补脾益气，清热解毒，祛痰止咳，调和诸药。

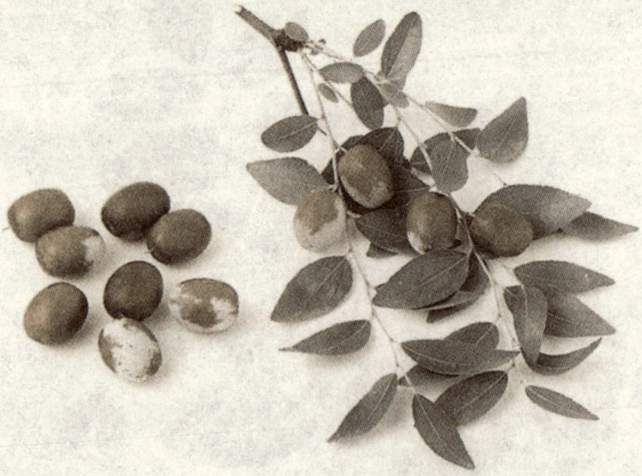

枣

味甘，性温。归脾、胃心经。能补中益气，养血安神。

张涣说：小儿如果因肝气不足，导致筋脉挛缩，两手伸展无力。可以服用薏苡丸治疗。

《圣惠方》说，婴儿出生前，母亲因脏腑虚，受了风寒，婴儿出生后就会肝气不足，导致筋脉挛缩，不能伸展。可以服用薏苡仁散，是根据前方有所加减，药性平和。

薏苡仁散

薏苡仁七钱五分，秦艽、防风、酸枣仁（微炒）、甘草（微炙赤）各半两，当归（焙）、桂心各二钱半。

将以上药物制为散。每服一钱，以水一小盏，煎至五分，不计时候，根据小儿情况加减。

羚羊角散

治儿手不展，是风邪滞气所客，令荣卫不通。

羚羊角、羌活、五加皮、白藓皮、桂心各二钱半，麻黄（去根节）半两，甘草（炙微增）一钱二分半。

将以上药物制为散。每服一钱，水一小钟，煎五分，根据小儿的病情和年龄酌情加减，可以随时服，需温服。

张涣说：因为婴儿在胎里肾气发育不足，气血不充分，所以出生后脚指蜷缩无力，不能伸展。可以服用海桐皮治疗。

海桐皮散

治脚拳不展。

海桐皮、当归（汤洗，焙干）、牡丹皮、熟地黄、牛膝（酒浸，焙）各一两，山茱萸、补骨脂各半两。

将以上药物制为细末，每服一钱，以水八分，加入葱白二寸，煎至五分，去除渣滓，温服，食前服用。

当归散

治疗婴儿脚趾拳缩不展。

当归（焙）、麻黄（去根节）各半两，羌活、酸枣仁（微炒）、人参、杜仲（微炙）、桂心各二钱半。

将以上药物制为细末。每服一钱，水一小盏，姜少许，姜五分，量儿大小，乳前分减服。

干地黄丸

生地黄、郁李仁（汤浸，去皮尖微炒）各半两，牛膝、防风、桂心、海桐皮、羌活、白茯苓、薏苡仁各二钱半。

将以上药物制为末，加蜜制丸，大如绿豆。乳前、温酒下七丸；根据婴儿情况加减。

▶ 小便不通

婴儿小便不通，可分为阴、阳两种情况。阴闭，是因为湿冷趁虚进入，造成不通，这叫做阴闭，可以白芍药汤加南木香，或服用五苓散加入灵砂末，以盐汤空腹服用，还可以将绢帕子包炒盐，放在肚脐周围温热；阳闭，是因为暴热郁结，涩而不通，名曰阳闭。

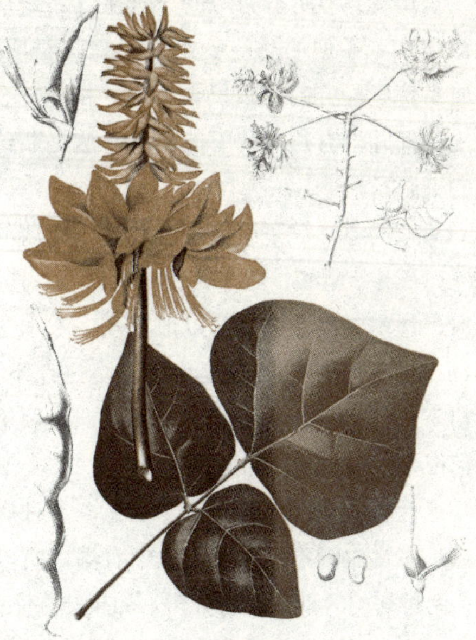

刺桐

树皮入药即为“海桐皮”，味苦、辛，性平。入足太阴、阳明经。祛风湿，通经络，杀虫。治风湿痹痛，痢疾，牙痛，疥癣。

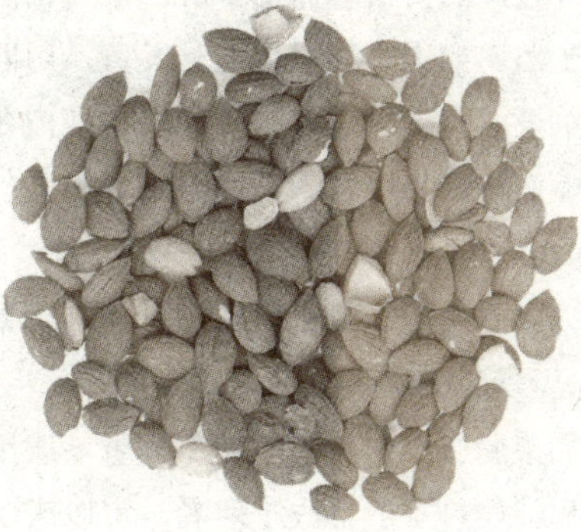

郁李仁

味辛、苦、甘，性平。入脾、大小肠经。可润燥，滑肠，下气，利水。治大肠气滞，燥涩不通，小便不利，大腹水肿，四肢浮肿，脚气。

还有一种癃闭，与淋病不同，《内经》中《宣明五气篇》说：膀胱不利称为癃。癃者，是因为五内气虚，受热而壅滞，小便不通，不痛也不涩，腹胀紧满。可以服用玉露饮、益元散，或者贴姜豉饼在肚脐上。不论阴症阳症都可以治疗。

东垣说：小便不利，也分病在气还是病在血的区别。小便的功能受足太阳膀胱经所主，申时是此经最好的生长机会。申，属金，金能生水，但肺中有热，就不能生水，这是断绝小便的根源啊！

治疗的办法，是用清燥金，使气化薄的药物，如茯苓、猪苓、泻泽、琥珀、灯心、通草、车前、瞿麦之类，都是可以泄肺热，滋水生的药物。如果没有口渴的症状，说明热在下焦，内热重而使通道涩，所以小便不通，必须用气味都很浓，极其阴性的药物治疗。

这两种疾病，一种是病于上焦，一种病于下焦。病在血则不渴，因为血中有湿，所以不渴。两种病的区别很容易分辨。如果热在上焦，津液会深入肠胃，必导致大便泻利，小便涩少。如果热在下焦，会导致津液少小便不能通行，适合服用顺气的药物。

如果乳母肝、心二经中有热，可以服用栀子清肝散。因为恼怒而伤了肝经，可以服用柴胡栀子散。如果小便频繁而且发黄，用四物汤加山茱萸、黄柏、知母、五味子、麦门冬。因为肺虚而气短气少者，可以服用补中益气的药物加山药、麦门冬。

如果有阴挺、萎顿、麻痹、而且频繁发黄的情况，可以服用地黄丸。

如果膀胱结热而且小便不利者，服用五淋散。脾肺燥热不能形成小便者，可以服用黄芩清肺饮。

如果膀胱阴虚，无以生阳导致小便淋沥者，可以服用六味丸。

如果因为乳母饮食过热、或因饮酒而积热者，可以服用清胃散、五淋散。

一小孩十四岁，肢体倦怠，每天黄昏时发热，口干渴，痰很多，小便淋沥，或者面目发红，烦躁不能穿衣。这是因为肾虚阴躁的缘故。可以服用补中益气汤、加减八味丸。

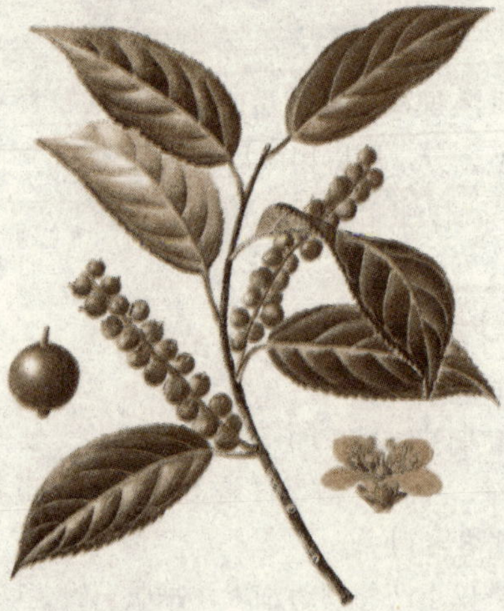

通脱木

干燥茎髓即为“通草”，味甘、淡，性微寒。归肺、胃经。能利尿通淋，通气下乳。

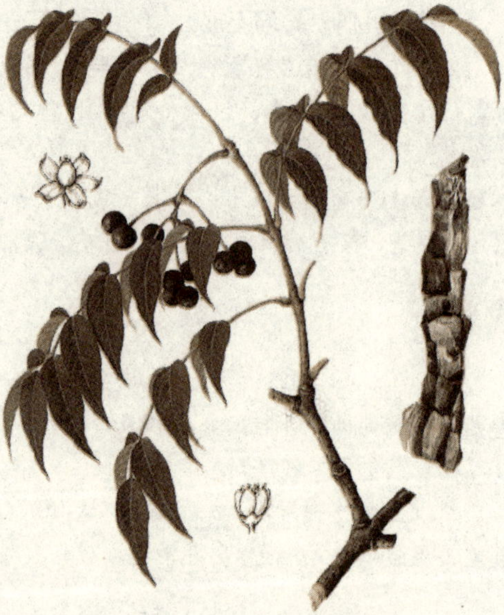

黄檗

干燥树皮即为“黄柏”，味苦，性寒。归肾、膀胱、大肠经。能清热燥湿，泻火除蒸，解毒疗疮。

一小孩五岁，小便不利，服用了五苓散打算利小便、泄热，结果小便更不通，而且阴囊肿。这是因为先前服用的药损阴太重了。如果服用六味丸加牛膝、肉桂、车前子，同时再服用补中益气汤就能痊愈了。

有一小孩八岁，开始小便涩滞，服用五苓散后更加严重。加上木通、车前子之类的药物后，开始腹胀吐痰，加入枳壳、海金砂后，胸满阴肿，身体浮肿。后来用六味丸和滋肾丸治疗就痊愈了。

五苓散

利水渗湿，温阳化气

猪苓（去皮）十八铢，泽泻一两六铢，白术十八铢，茯苓十八铢，桂枝（去皮）半两。

将以上药物捣为散，以白水和服方寸匕，一日三服，多饮暖水，汗出则愈，如法将息。

玉露饮

补气活血，通络下乳。主气血虚弱。

人参、甘草、川芎各一钱，茯苓三钱，芍药、当归、枳壳二钱，桔梗一钱半。

将以上药物以水煎服，每日一剂，日服两次。

益元散

感受暑湿，身热烦渴，小便不利，或呕吐泄泻，或下痢赤白，亦可用于膀胱湿热所致的癃闭淋痛，

滑石六两，甘草一两。

将以上药物制为细末。每服三钱，温水调下，一日三服；欲饮冷者，以新汲水调服。亦可加蜜少许调服。伤寒发汗，煎葱白、豆豉汤调下；难产，紫苏汤调下。

栀子清肝散

治肝火风热上攻，遂成鬓疽，痛连颈项、胸乳，太阳等处，或寒热晡甚，胸胁满闷，口苦舌干者。

牛蒡子、柴胡、川芎、白芍、石膏、当归、山栀、丹皮各一钱，黄芩、黄连、甘草各半钱。

将以上药物以水煎服。

柴胡栀子散

小儿肝胆经有热，疮毒不愈，或发热不止。

柴胡、山栀、牡丹皮各一钱，川芎、芍药、茯苓、当归、牛蒡子各七分，白术（炒）、甘草各半钱。

将以上药物用水煎，母子同服。

地黄丸

滋阴补肾。用于治疗肾阴亏损，头晕耳鸣，腰膝酸软，骨蒸潮热，盗汗遗精，消渴。

熟地黄六两，山茱萸（制）四两，牡丹皮、茯苓、泽泻各二两，山药三两。

将以上六味药物，粉碎成细粉，过筛，混匀。每三两粉末加炼蜜一两到一两五钱与适量的水，泛丸，干燥，制成水蜜丸；或加炼蜜三钱到四钱制成小蜜丸或大蜜丸，即得。

五淋散

治肾气不足，膀胱有热，水道不通，小便频繁不尽，淋沥，有时腹痛，有时腹胀，劳倦时发病，或尿如豆汁，或如砂石，或冷淋如膏，或热淋便血，并皆治之。

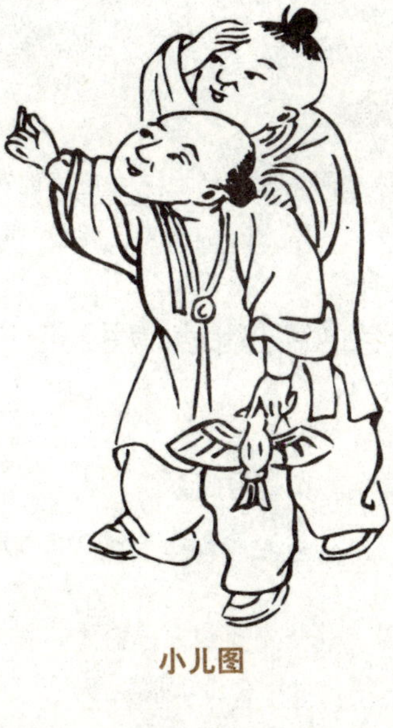

小儿图

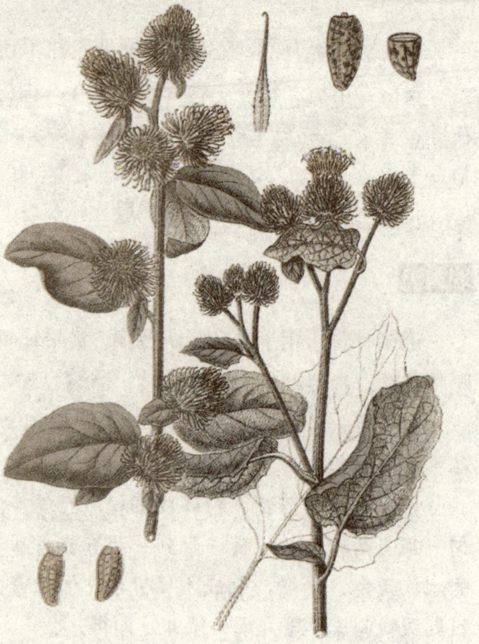

牛蒡植株

干燥成熟果实入药，能疏散风热，宣肺祛痰，利咽透疹，解毒消肿。

赤茯苓六两，当归（去芦）、甘草（生用）各五两，赤芍药（去芦）、山栀子仁各二十两。

将以上药物制为细末，每服二钱，水一盏，煎至八分，空腹，饭前服。

黄芩清肺饮

清热滋阴，凉血活血。主血热郁滞。

川芎、赤芍、生地、葛根、花粉、黄芩三钱，当归、红花二钱，薄荷三分。

将以上药物以水煎服，每日一剂，日服三次。

清胃散

此方可以清胃凉血。

生地黄、当归、黄连二钱，牡丹皮、升麻三钱。

将以上药物制为细末，都作一服，取水一盏半，煎至七分，去滓，放冷服用。

六味丸

滋补肝肾。用于神经衰弱，头晕心悸，耳鸣目眩，夜尿频数。

熟地黄五两三钱，五味子、山药二两七钱，泽泻、牡丹皮、茯苓二两。

将以上六味药物，粉碎成细粉，过筛，混匀，加炼蜜调制成大蜜丸，即得。口服，一次一丸，一日两次。

▶ 遗尿症

《原病式》说：遗尿不止是因为受寒所致。

《内经》说：小便难以约束就会遗溺。仁斋说：小便，是多余的津液。肾主水，膀胱是积蓄津液的器官，肾与膀胱都虚，就是体内有寒气所导致，可以用鸡肠散治疗。也有可能是有外热进入肾部，影响到足厥阴经，使尿道口郁结，气血不能通畅，导致津液渗透到膀胱，小便失禁。薛氏用六味地黄丸治疗。脾肺气虚者用补中益气类药物加补骨脂、山茱萸治疗。曾氏说：这都是因为心、肾运行不当，致使膀胱不能约束。有在睡梦中遗尿者，都是下焦虚冷所致，也是阳气不足的表现，可以用参苓白术散、补肾地黄丸治疗。然而还应该实土（补脾）以存水（养肾），以免渗泻，所以补肾不如补脾，说的好极了。所以可以服用平胃散倍加益智仁挫碎，以姜枣烧盐煎药，空腹温服。

鸡肠散

治因膀胱有热，服冷药过多，小便不能禁止，或遗尿病。

鸡肠草、龙骨、麦门冬（去心，焙）、白茯苓、桑螵蛸各半两、牡蛎粉七钱半。

将以上药物捣为粗散。每服一钱，水一小盏，加入生姜少许，枣二枚，煎至六分，去滓，温服。根据小儿年龄大小加减。

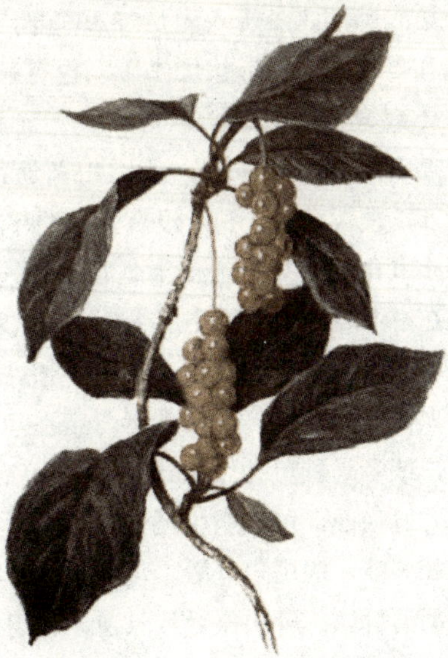

五味子

成熟果实入药，味酸，性温。入肺、肾经。可滋肾，生津，收汗，涩精。治肺虚喘咳，口干作渴，自汗，盗汗，劳伤羸瘦，梦遗滑精，久泻久痢。

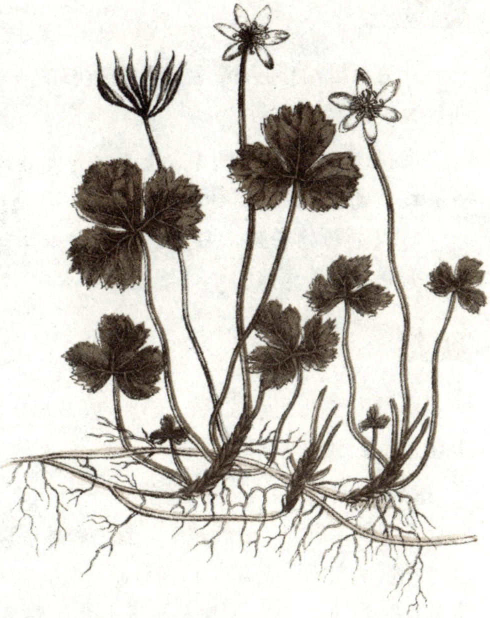

三叶黄连

干燥根茎入药，能清热燥湿，泻火解毒。

益智丸

治脾肾虚热，心气不足，遗尿白浊。

益智仁、茯苓、茯神各等分。

将以上药物制为末，加炼蜜制丸，如梧桐子大。每服五六十丸，空腹以白滚汤下。

参苓白术散

益气健脾，渗湿止泻。

莲子肉、薏苡仁、甘草三钱，缩砂仁、桔梗二钱，白扁豆四钱，白茯苓、人参、白术、山药五钱。

将以上药物制为细末。每服二钱，以枣汤调下。小儿可根据年龄大小加减服之。

补肾地黄丸

小儿先天不足，肝肾虚喘。

熟地黄、怀山药、山萸肉、粉丹皮、白云苓、宣泽泻、北五味、补骨脂各一两，嫩鹿茸、淮牛膝各二两。

将以上药物制为末，加炼蜜制为丸，如绿豆大。每服三钱，空腹以淡盐汤送下。

平胃散

主治脾胃不和，不思饮食，心腹胁肋胀满刺痛，口苦无味，胸满短气，呕哕恶心，噫气吞酸，面色萎黄，肌体瘦弱，怠惰嗜卧，体重节痛，常多自利。

苍术（去粗皮，米泔浸二日）五钱，厚朴（去粗皮，姜汁制，炒香）、陈皮（去白）各三钱，甘草（锉，炒）二钱。

将以上药物制为细末，每服二钱，以水一盏，加入姜二片，干枣两枚，同煎至七分，去姜、枣，带热服，空腹食前，入盐一捻，沸汤点服亦得。

《外台》疗小儿睡中遗尿不自觉方

将桂末、雄鸡肝等分，捣碎，制丸如小豆大。以温水下药，一日三服。

初虞世治小儿遗尿

薏苡仁一合，去心不去壳，敲碎，加入盐一小撮，同炒成黄色，用水二钟，煎至半钟，空腹服之。长服见效。

▶ 小儿疝气的治疗

按照《内经》中说：肾脉大而且沉，肝脉大而且沉的情况，都是疝病的症状。心脉滑而且急是心疝。肺脉沉而且在指下似有搏击之象，就是肺疝。

疝这种病，是寒气聚结所导致，所以令脐腹部绞痛。

巢元方说：所有的疝病，都是阴气在体内聚积，又伤于寒气，导致气血不调，二气虚弱，腹部受寒形成。所以《脉经》说：脉象急，就是脉紧，脉紧就是体内有寒气，内实，所以腹痛。血液因为受寒而停蓄凝结就会形成瘕症，气因受寒而聚结就会形成疝，都是因为本脏已经气虚，又受外界寒湿影响，结果内脏伤于生冷，才使肚脐、小腹绞痛，而且疼痛转移不定，剧痛突然来临难以忍受，这就是疝的症状。应该先服用五苓散调服和解，病情轻微者可以服用白芍药汤、乌梅散、钓藤膏治疗，严重者服用金茱丸、散气丸，没有不痊愈的。

疝者，阴核因为气结而肿大，时时疼痛不定。多半是因为小儿生气啼哭不止，动了阴气导致阴气下结不散而得。或者由于产妇在孕时哭泣，伤到胎儿，使婴儿出生时小肠气闭（小肠落到外面一部分）形成此症。

这是因为阴气不能在体内正常流转，加上有冷风侵入，水道不能畅通而聚结，所以水气上升达到肺部，令病人先是气短喘息，然后因疝气儿疼痛。疝的形状像李子，也有触手柔软的，还有肾部肿大的，也有疝快大而且硬的，结在脐部下，疼痛难忍。应该用药通行气血，去肾邪，使大小便通利，没有其他的疗法。

小儿得阴肿疝气，多半是肝、肾气虚，或者是在寒湿之地坐卧受伤，或者是被风邪所伤，血气相搏，或者哭泣气逆，水道不通。或者是因为禀受父亲肝经虚热，或者母亲在孕期肝气郁结，或者是乳母动怒以致动了肝火所致。如果小儿肝经热，可以服用栀子清肝散治疗。小儿烦躁哭啼，服用匀气散。母亲生气，可以服用柴胡清肝散。肝火盛导致气逆，服用加味逍遥散。小腹疼痛，小便涩滞，服用龙胆泻肝汤。因为久坐凉地而小便不利，可以服用四苓散加柴胡、山栀、车前子。有时发寒有时发热，可以服用加味小柴胡汤。

乌梅散

此方可以治疗腹疼，及初生婴孩脐下冷痛，疝气等疾。

乌梅（去核）、玄胡索、甘草（半生半炙）各五钱，乳香、没药、钓藤各二钱半。

将以上药物粉碎，每服二钱，以水一盏，煎余七分，空腹温服。

钓藤膏

百日内婴儿面青腹痛，夜啼；以及周岁以上婴儿盘肠内吊，诸疝气疾。

钓藤、玄胡索、当归（酒洗）、甘草（炙）、乳香各五钱，肉桂（去粗皮）二钱，麝香一字。

将以上前四味药焙干，肉桂不过火，同研为末；以箬叶裹，熨斗盛火熨透乳香，候冷，入乳钵同麝香细杵，然后加入前药末，再以杵捣匀；加炼蜜制为丸，如芡实大。每服一两丸，以空腹白汤化下。

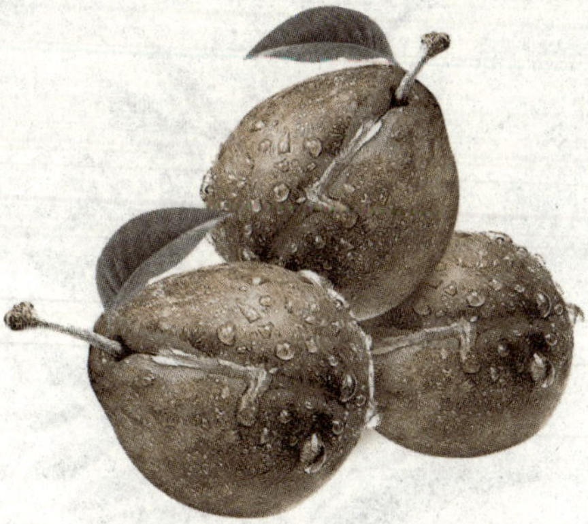

乌梅

味酸，性温。入肝、脾、肺、大肠经。收敛生津，安蛔驱虫。

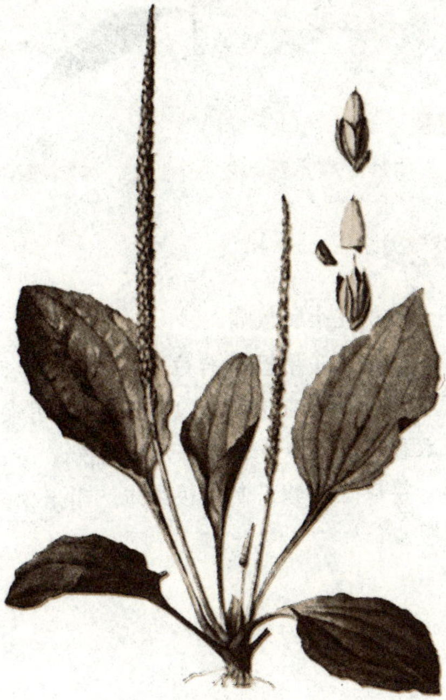

车前

成熟种子入药，能利尿通淋，渗湿止泻，清肝明目，清肺化痰。

金茱丸

治冷疝气痛及肤囊浮肿。

金铃子肉一两，家园茱萸半两。

将以上药物研末，以酒煮至面糊制丸，如麻仁大。每服三十丸至五十丸，空腹，以温盐汤下。温酒亦可。儿小者服丸粟粒大，丸数、下法同前。

散气丸

理诸疝气小便利或不通，脐下作痛、不可忍耐。

海藻（汤浸洗七次，焙干）、泽泻（去粗皮）、木香（炒）、车前子（焙）、萝卜子（瓦上、慢火干焙）、川楝肉（用斑蝥九枚去翅足，同炒、少时，去斑蝥）、大腹皮（净洗，焙干）各一两。

以上药物锉焙为末，酒煮至如面糊制丸，绿豆大。每服三十丸至五十丸，以南木香煎酒，空腹下。或以防风、牡丹皮、煎酒下。不能饮者，在木香汤、防风、丹皮汤中，少加些酒，并空腹服用也可以。或者用盐炒木香煎汤就最好了。

匀气散

治气滞不匀，胸膈虚痞，宿冷不消，心腹刺痛。除胀满噎塞，止呕吐恶心。

丁香、檀香、木香、白豆蔻仁各二两。藿香叶、甘草各八两，缩砂仁四两。

将以上药物制为末。每服一钱，加入盐末一字，用沸汤点服，不计时候。常服调顺脾胃，进美饮食。

加味逍遥散

养血和营，清肝健脾。

当归、芍药、茯苓、白术（炒）、柴胡各一钱，牡丹皮、山栀（炒）、甘草（炙）各半钱。

将以上药物以水煎服。

龙胆泻肝汤

治肝经湿热不利，下部生疮，两拗肿痛，或腹中作痛，小便涩滞等证。

龙胆草（酒拌，炒黄）、泽泻、车前子（炒）、木通、生地黄（酒拌）、当归（酒拌）、山栀黄芩（炒）、甘草各三分。

将以上药物，以水煎，饭前服用。

茱萸内消丸

治小儿阴肿，偏大上攻，脐腹疼痛，肤囊肿胀，或生疮疡，时出黄水。

川楝子（炒）一两半，大腹皮、五味子、海藻（洗）、玄胡索各一两二钱半，桔梗、青皮、山茱萸（去核）各一两，茴香七钱半，木香（炒）、桂心、川乌头（炮，去皮脐）、吴茱萸、桃仁（麸炒，另研）、食茱萸各五钱。

将以上药物制为细末，以酒糊为丸，如麻子大。每服三十丸，空腹以温酒送下。

金铃散

治疝气腹痛，投诸药后，愈而复作，宜服。

金铃子肉六钱，三棱（炮，锉）、莪术（醋煮，锉）、青皮（去白）、陈皮（去白）各二钱半，赤茯苓（去皮）、茴香各半两，南木香二钱，甘草（炙）四钱，槟榔、枳壳（去瓤，麸炒黄）、钓藤（和钩）各三钱。

将以上药物，除槟榔、木香不过火外，余药皆需锉焙，然后仍同槟榔、木香共同制为末。每服半钱至一钱，仍用炒茴香煎无石灰酒，空腹调服。不饮酒者，煎炒茴香汤调下。

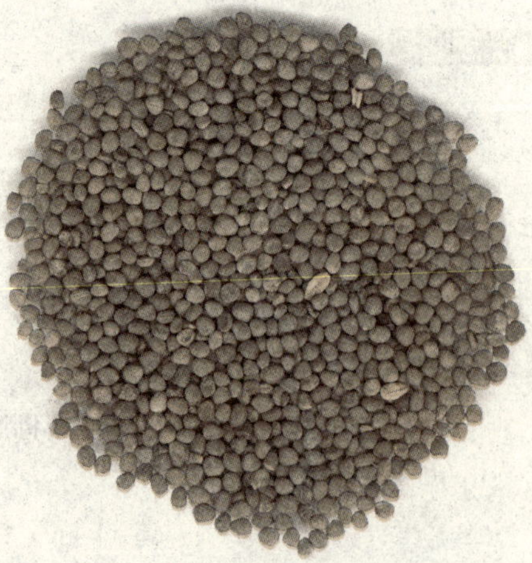

莱菔子

即萝卜的成熟种子，能消食除胀，降气化痰。

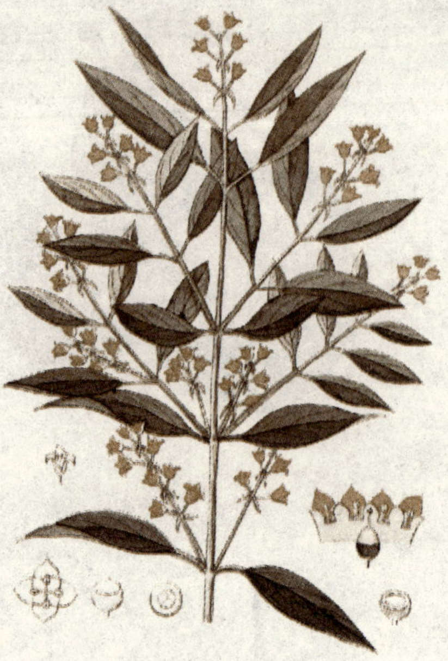

檀香

木质心材入药，能行气止痛，散寒调中。

木香饮

治小儿小肠气痛。

川楝肉（用巴豆七粒，同炒令黄色，去巴豆不用，加入茴香半两）十个，玄胡索半两，南木香二钱，使君子（去壳）五枚。

将以上药物，制为极细末。用米饮，饭前调服。

▶ 小儿诸积的疗法

食积寒热

小儿患食积，是因为脾胃虚寒，饮食不能消化，逐渐积累成为积癖，症状是晚上发热，天亮就退烧。腹痛膨胀，呕吐吞酸，脚冷肚热，精神不振，多睡，大便酸臭。

有前面的症状而且同时有寒热症者，名叫食积寒热。如果食物积在胃之上口，可以通过呕吐的方法治疗；如果食物堆积在胃的下口，可以通过消解的方法治疗；病状为腹痛痞胀，按之更加疼痛，可以通过下利的方法治疗。下利后仍然疼痛，但按下就停止者应该进补。

如果患伤寒兼有食滞，可以服用参苏饮消散。体有高热同时便秘者，先以大柴胡汤下利。如果没有外感，只是伤食，也不太严重，可以服用保和丸调理。

脾是至阴的脏器，所以凡事患脾病的，到了晚上必然发热，又发热又有寒症者，是脾的阴气应该能够克火而未能达到。既然是饮食没有消化，那么消化后寒热自然就能消除。食物消化后，进行补益就好。如果手足冷并且喜欢吃热食，这是脾胃寒的原因，适合温补。大便欲下不能，这是脾气下陷的原因，应该使脾气上升。如果夜间或者早上泻痢，是脾肾俱虚，可以服用四神丸治疗。如果手足虽然发热，却不口渴，大便也不实者，可以用白术散治疗。

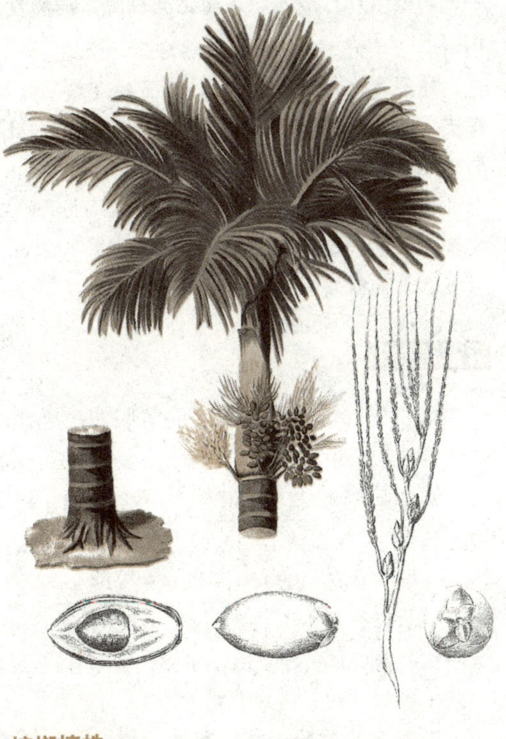

槟榔植株

干燥成熟种子入药，能杀虫消积，行气，利水，截疟。

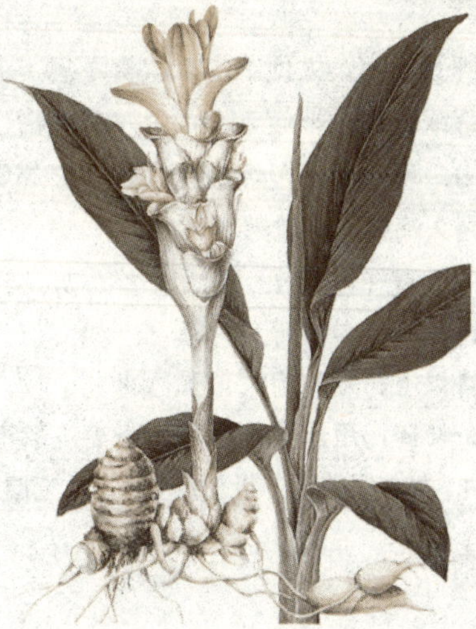

莪术

根茎入药，破血行气，消积止痛。

参苏饮

益气解表，宣肺化痰。

木香五钱，紫苏叶、干葛（洗）、半夏（汤洗七次，姜汁制，炒）、前胡（去苗）、人参、茯苓（去皮）各七钱，枳壳（去瓤，麸炒）、桔梗（去芦）、甘草（炙）、陈皮（去白）各五钱。

将以上药物粉碎。每服四钱，用水煎，加生姜七片，大枣一个，去滓，微热服，不拘时候。若因感冒发热，以被盖卧，连进数服，微汗即愈；如面有余热，更宜徐徐服之，自然平治；若因痰饮发热，但连日频进此药，以退为期，不可预止。

大柴胡汤

治疗少阳阳明合病。往来寒热，胸胁苦满，呕不止，郁郁微烦，心下痞硬，或心下满痛，大便不解或协热下利，舌苔黄，脉弦数有力。

柴胡、生姜五钱，黄芩、芍药、半夏、枳实三钱，大枣四枚，大黄两钱。

将以上药物水煎两次，去除渣滓，再煎，分两次温服。

四神丸

脾肾虚寒，大便不实，饮食不思，或食而不化，或腹痛，神疲乏力，舌淡苔薄白，脉沉迟无力。现常用于慢性腹泻、肠结核等属脾肾虚寒之久泻或五更泄泻者。

肉豆蔻（生用）、五味子各二两，补骨脂（炒）、吴茱萸各四两。

将以上药物制为末，加红枣五十枚，生姜四两，切碎，用水煮至枣熟，去姜，取枣肉和药为丸，如梧桐子大。根据病情加减，空腹时服。

泻黄散

脾胃伏火证。目疮口臭，烦渴易饥，口燥唇干，舌红脉数，以及脾热弄舌等。

藿香叶七钱，山栀仁一钱，石膏五钱，甘草三两，防风四两。

将以上药物锉碎，同蜜、酒微炒香，制为细末。每服一至二钱，水一盏，煎至五分，温服清汁，随时服用。

白术散

小儿脾胃虚弱，呕吐泄泻，频作不止，口渴烦躁，但欲饮水，乳食不进，身体消瘦。

人参两钱半，白茯苓、白术、藿香叶五钱，木香两钱，甘草一钱，葛根（渴者加至一两）五钱。

将以上药物粉碎。每服三钱，水煎服。

食积痢疾

如果患儿因饱食而伤脾，脾气微虚导致食物难以消化，成为积食。如果化积不慎又会成为痢，腹肚微痛。可以先调理胃气，然后再治疗积食，最后再止痢，这样病根就除去了。可以服用和中散理虚养胃，三棱散助脾化积，沉香槟榔丸、守中汤帮助进食止痢。忌食生冷粘腻的食物，才不至于复发。

和中散

小儿久病才愈，面黄清瘦，神昏气弱，脾胃未实，食物过伤，停饮生痰，留滞中脘，耗虚真气，或成吐泻。

药物组成人参（去芦）、白扁豆（炒，去壳）、白茯苓（去皮）、川芎、缩砂仁、香附子、半夏（汤浸，煮透，锉，焙干）、甘草各一两，诃子（去核）、肉豆蔻各七钱。

将以上药物粉碎。每服两钱钱，以水一盏，加生姜两片，大枣一个，煎至七分，空腹温服，或不拘时候。

三棱散

治酒食所伤，胸膈不快，腹胁胀满，呕吐酸水，翻胃脾疼，及食积气块，攻刺腹胁，不思饮食，日渐羸瘦。又治年高气弱，三焦痞塞，常觉妨闷，并宜服之。常服宽胸利膈，消酒食，和胃。

蓬莪术（煨）、益智仁、京三棱（煨.切）、青皮（去白）各二两；白茯苓（焙）四两，甘草三两。

将以上药物制为细末。每服二钱，用水一大盏，取枣一枚擘破，加盐少许，同煎至半盏，温服，不拘时候。

沉香槟榔丸

过食生冷，停寒在里，面黄肌瘦，乳癖，腹胀作痛，诸疳虫积。

沉香、槟榔、檀香、木香、丁皮、三棱（炮，锉）、莪术（炮，锉）、神曲（炒）、谷芽（洗，焙）、厚朴（洗，焙）、苍术（洗，焙）、使君子肉（锉，以瓦焙干）、青皮（去白）、陈皮（去白）、缩砂仁、益智仁、净香附、枳壳、良姜各三钱，甘草（炙）一两五钱。

将以上药物除沉香、槟榔、檀香、丁香、丁皮不过火，余十五味锉焙，仍同沉香等为末，水煮面糊为丸，如麻仁大。每服三十至五十丸，以温米清汤送下，不拘时候。若小儿不能吞咽，炼蜜丸如芡实大，每以一两丸，温汤化服。

守中汤

治疗中焦不和，脾胃积冷，心下虚痞，腹中疼痛，或饮酒过多，胸胁逆满，噎塞不通，咳嗽无时，呕吐冷痰，饮食不下，噫醋吞酸，口苦失味，怠惰嗜卧，不思饮食；及伤寒时气，里寒外热，霍乱吐利，心腹绞痛，手足不和，身热不渴，及肠鸣自利，米谷不化；及脾胃留湿，体重节痛，面色萎黄，肌肉消瘦。

干姜（炮）、甘草（爁）、苍术（米泔浸）、桔梗（去芦）各等分。

将以上药物粉碎水煎，适量温服。

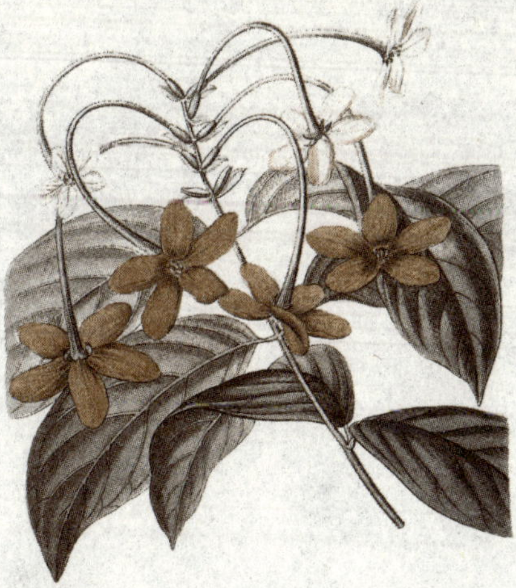

使君子植株

干燥成熟果实入药，味甘，性温。归脾、胃经。能杀虫消积。

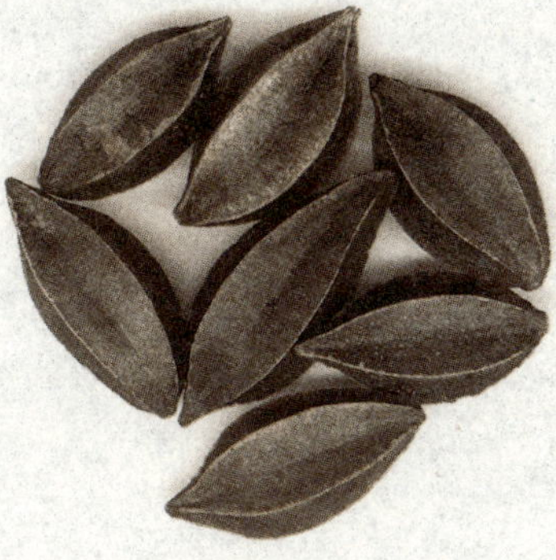

使君子

食积

《卫生宝鉴》中论小儿五积说，积为脏气运行不畅，在一处蓄积不动造成。

心积称为伏梁，疼痛处在脐上方，向上可以伤到心脏，向下影响到胃口；脾积称为痞气，病在胃口上；肝积称为肥气，病在脐部左边；肺积成为息賁，病在脐的右侧；肾积称为賁豚。

这些积的位置会变动，因为这不是饮食造成的，而是气积聚而成的，脏器属阴，所以不能在体内四处移动。积聚，就是六腑之气留聚而成的。腑属阳，阳气运转不停，所以有积聚也不定是在一处。发作时腹痛。

积聚的症状，都是面黄消瘦，肌肉不生，发作时可能身体浮肿。如果腹部胀痛而且时常发困，多半是由于水气。

《五关贯珍珠囊》中说，因为虚而产生积的症状中，凡是因为受惊而得，就叫做惊取，所下大便颜色发青。

凡是虚中有积症，如果有因为伤食导致又泻又吐的情况，身体会渐渐虚弱下去，病也没能痊愈，这也是虚积。如果是这种虚中有积，时常会有消解的意思，但又没有消解，却使积一时潜伏不会发作。

如果是惊积，可以采取下的办法治疗，大便发青。

如果是食积，下的大便会结成团。

凡是疳病中有虚积得症状，是因为疳病发展成泻时，导致身体中虚而疳病不愈，所以大便发白。

凡是婴儿患积症，都是因为哺乳不节制，饮食过于生冷，致使脾胃不能消化，积食在中脘穴，又被风寒侵袭而得。或者由于晚上睡眠没盖好被子，使得头疼面黄身体发热，眼胞微

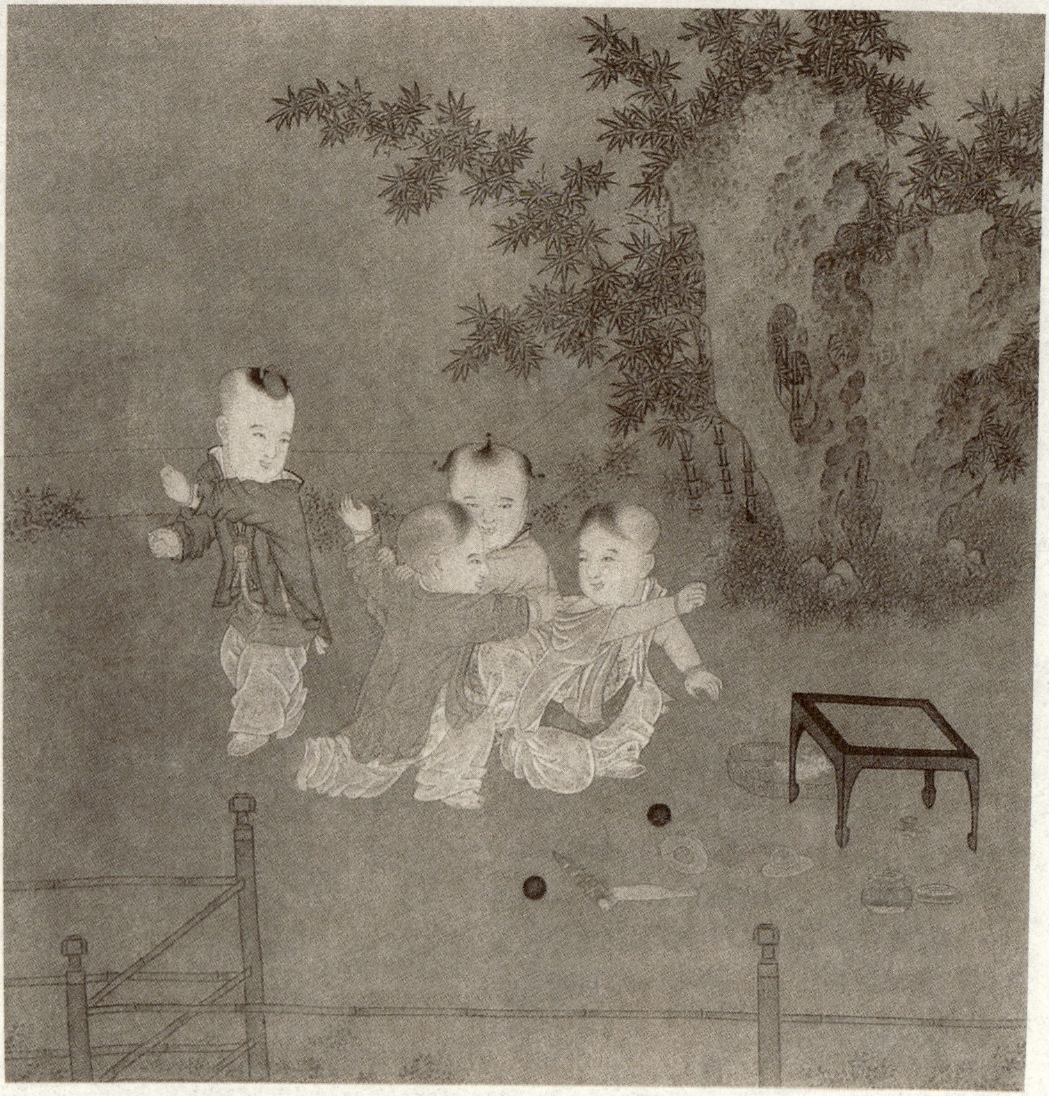

小庭婴戏图

肿，腹痛膨胀，足冷肚热，总是困而且精神昏沉，不思饮食，或者呕吐，或者口中有嗳气、酸水，大便酸臭，这都是积食害的。

如果患病一两日，可以先服用百伤饮以解表热，然后以水姜服用当归散解潮热，热消了积就松动了。可以服用乌犀丸、六圣丸，这是为了下利，然后服用匀气散调补身体。

凡是有积食的现象，必须要辨明虚实症。何况小儿的身体情况、胖瘦、高低、黑白、生长的地方都不一样，不可以一概而论。实症，可以服用进食丸。虚证而且下利微白、有疳症瘦弱者，适合服用肥儿丸。

刚患病，还未伤到元气时，如果腹胀疼痛，大小便不利者，可以先服用白饼子或木香槟榔丸下利，然后服用白术散或者五味异功散调理身体。如果口渴加干葛；如果呕吐加半夏。

下利后热还不退，或者呕吐大泻，不思饮食，这是脾胃俱伤，可以服用六君子汤。手足指冷，喜欢喝热汤，这是脾胃虚寒，可以根据前方加炮姜、木香。面色黄白，眼睛无神，这是脾胃俱虚，可以服用四君子加柴胡、升麻。

腹痛泄利有下垂感，或者小便不利者，可以服用四逆散。黄昏时发热，或者下泻不止，这是脾气下陷。身体潮热口渴，大便不调，就是要变疳症了。可以服用补中益气汤，另加肥儿丸。

《神农本草经》中说：邪气聚集的地方，必然导致气虚，长期不能去除，一定会造成结实。还是要以调脾为主，然后消解辅助。古人说养正自能消积。正是这个意思。

百伤饮

感冒风寒邪气，不拘冷热二证。

干葛三两，净香附二两，升麻（净洗）、陈皮（去白）、谷芽（净洗，焙干）、麦芽（净洗，焙干）、桔梗（锉，炒）、紫苏（和根）、甘草、缩砂仁、神曲（炒）、赤芍药、青皮（去白）各一两，麻黄（不去根节）七钱半，枳壳（切片，麸炒微焦）七钱半。

将以上药物粉碎，每服二钱，以水一盏，煎至七分，不拘时候温服；或加生姜、葱白同煎。如有积，加水酒曲；热多，添灯心、竹叶。

当归散

小儿变蒸，有寒无热，及虚寒腹痛。

当归二钱，木香、官桂、甘草（炙）、人参各一钱。

将以上药物锉散。每服二钱，用水七两，加生姜三片、大枣一枚（去核），同煎服。

进食丸

安和脾胃，消化积滞，止呕哕吐利，除心腹胀满，利胸膈，散满痞。常服消水谷，进乳食。

丁香一钱，肉豆蔻两个，木香半钱，巴豆（去皮，生用）九个，五灵脂七钱。

将以上药物制为细末，面糊为丸，如绿豆大。每岁一两丸，饭后生姜汤送下，一日两次。

肥儿丸

健胃消积，驱虫。用于小儿消化不良，虫积腹痛，面黄肌瘦，食少腹胀泄泻。

肉豆蔻（煨）、槟榔、麦芽（炒）各一两六钱，木香七钱，六神曲（炒）、胡黄连、使君子仁三两。

将以上七味药物，粉碎成细粉，过筛，混匀。每三两粉末加炼蜜三到四两，制成大蜜丸，即得。

紫双丸

可以治疗小儿身体发热头痛，饮食不能消化，腹中胀满；或者小腹绞痛，大小便不利。或者下利严重。

小儿得此病没有其他原因，只有饮食过度，自己不懂得节制，又哺乳不当。或者因为惊悸寒热导致。这都可以通过服用此丸治疗，如果不能痊愈，可以再服。小儿有下利的症状，是发热的迹象。傍晚时饮食减少，精神不愉快，晚上哭闹不睡，这是腹内不调和，都可以服用此丸，不用服用其他药。

巴豆（去皮）、蕤核仁（去皮）各十八铢，甘草（炙）五铢，牡蛎（火烧赤）、黄蜡各八铢，甘遂、朱砂各二铢，麦门冬（去心）十铢。

上八味药中，以煮熟的洗巴豆，研碎，以新布绞去油，另外捣甘草、甘遂、牡蛎、麦门冬，过筛。再研蕤核仁令极熟，放入药散，再捣二千杵，如果药干燥不能成丸，可以加入少量蜜就可以。

半岁小儿服如荏子一双，一岁二岁儿服如半麻子一双，三四岁者服如麻子二丸，五六岁者服如麻子大二丸，七岁八岁服如小豆二丸，九岁十岁微大于小豆二丸，要在鸡鸣时服之。如至日出时仍不下者，可以放在粥里，饮数合即下。下利严重者，饮以冷粥即止。

万灵丸

主小儿诸积症，根据形证用之。

木香、黄连、蓬莪术各半分，陈橘皮、青橘皮（各去瓤）一分，槟榔（一钱半重者）一枚。

将以上药物制为末，每匕药一钱，用巴豆一粒去心膜用醋煮，以巴豆一枚煮药令巴豆紫色，用杏仁一枚去皮尖灯火上留性，二味都研，用醋面糊为丸，如小绿豆大。每服五丸七丸十丸，以薄荷姜汤吞下。

肝部发硬而且其他地方热，或者泻或者呕吐，这是因为饮食过饱，饱后就睡而得之病。可以先用牛黄丸散积，再用匀气散调理。可以常服万灵丸，也可服用钱氏消积丸、珍珠丸。

快膈消食丸

治小儿乳食积滞。

砂仁、净陈皮、三棱、莪术、神曲、麦芽各半两，净香附子（另炒）一两。

将以上药物制为末，糊丸如麻子大。食后白汤下。看轻重，却用下积药，一方，加制枳壳。

万灵丸

主小儿诸积，根据形证用之。

木香、黄连、蓬莪术各半分，陈橘皮、青橘皮（各去瓤）一分，槟榔（一钱半重者）一枚。

将以上药物制为末，每匕药一钱，用巴豆一粒去心膜用醋煮，巴豆一枚煮药令巴豆紫色，用杏仁一枚去皮尖灯火上留性，二味都研，用醋面糊为丸，如小绿豆大。每服五丸七丸十丸，以薄荷姜汤吞下。

珍珠丸

治疗小儿虚中，一切积聚、惊涎、宿食、乳癖，治大小便涩滞，疗腹胀，行滞气。

木香、白丁香（真者）、丁香（末）、轻粉（留少许为衣）各半钱，白滑石（末）二钱，巴豆（水

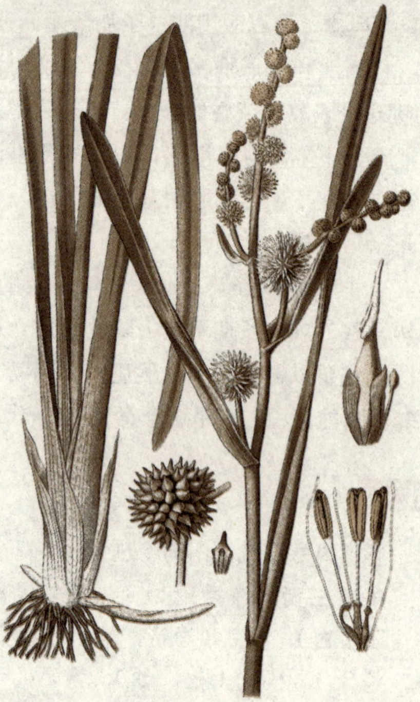

黑三棱植株

浸一宿，研极腻）十四粒。

将以上药物制为末，研匀，湿纸裹，烧栗米饭丸麻子大。一岁一丸，八九岁以上至十五岁服八丸。炮皂子煎汤放冷下。挟风热难动者，先服凉药一服。乳癖者，减丸数，隔日、临卧一服。

乳积

小儿出现吐乳，并且有酸臭气症状，是因为啼哭还没有停止就给奶吃，以致乳停滞不能消化而得。可以先服用丁香散止吐调胃，再以牛黄丸下利消奶积，然后再服匀气散，平时常服健脾散就能痊愈。

《圣惠》记载乳癖的症状，是面色青黄，高烧时发时消，时常吐乳，喜睡，口内生疮，渐渐消瘦，腹内有结块不散。这是由于乳母饮食无常，醉饱过度，没有恢复就给小儿喂乳。

或者乳母保持一个姿势喂乳，小儿不能转身就睡着了。乳滞多在肋下，因为结聚成块而疼痛。

丁香散

治疗伤寒后，胃虚，呕哕不下食。

丁香、人参（去芦头）、白术、陈橘皮（汤浸，去白瓤，焙）、诃黎勒（用皮）各三分，藿香半两。

将以上药物，以水一中盏，煎至六分，和滓稍热服，不拘时候。

牛黄丸

治疗少小痰实结癖，或腹内坚强，惊痫百病。

牛黄、玄参、干姜各二分，苦参、丹参、桔梗、甘草（炙）、人参各四分，甘遂（炒）、沙参（炙）各五分，蟅虫十四个，大黄十二分，蜀椒（汗）四分，巴豆（净，炒，研）一百粒，葶苈（炒）一合半。

将以上药物制为末，加炼蜜为丸，如小豆大。每服两丸，饮送下。

健脾散

助小儿胃气。

白茯苓（去皮）、人参各一两，厚朴（用姜汁炙）三两，苍术（米泔浸一宿）四两，陈橘皮（去白）五两，甘草（半生半熟）二两，草果子（去皮）二两。

以上药物制为末。每服一钱，加生姜、大枣，同煎服。

京三棱散

治乳癖结实，或有滞恶停积不化，令儿日渐羸瘦，面色痿黄，春夏多发，不欲乳食。

京三棱、川大黄（微炒）、槟榔、鳖甲、赤茯苓各半两，枳壳（麸炒微黄）二钱半，

将以上药物捣罗为散。每服一钱，水一小盏，煎至五分，去滓，分为二服，一日三四服。逐下恶物为度。

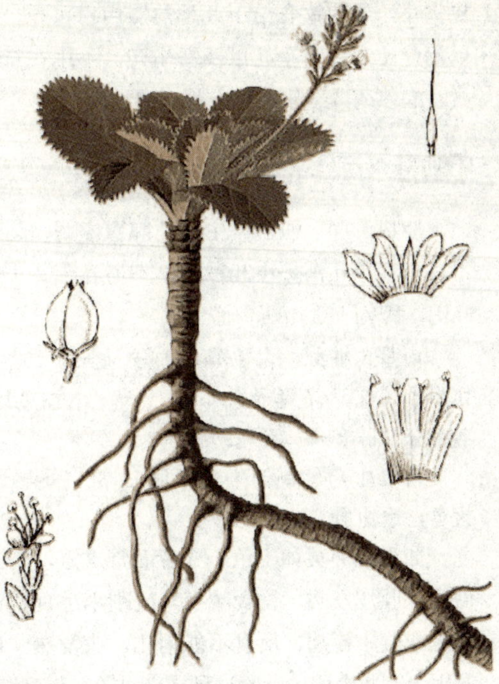

胡黄连

干燥茎根入药，味苦，性寒。归肝、胃、大肠经。能退虚热，除疳热，清湿热。

三棱散

治小儿乳癖结实不瘥。

京三棱（炮，锉）、赤茯苓、当归（洗，焙干）、鳖甲（醋炙黄，去裙）各一两，枳壳（麸炒，去穰）、木香、白术各半两。

将以上药物捣碎过筛，取细末。每服一钱；或以水一盏，加入生姜七片，煎至五分，去滓放温，时时与服。

气积

症状表现为面色黄白，不进食，腹痛，身体屈伸哭叫，下泄如蟹沫状，这都是长时期气血不和导致的。茅先生建议服用万灵丸、匀气散、醒脾散、健脾散配合调理。

《秘录》中记载治疗小儿气癖，可以取三棱汁和米面做羹粥，给乳母服用。每天取一颗

枣大小，做成饮食给小儿趁热服用也可以。可以治疗十岁以下小儿以及新生儿，不用在意是否有痫热或者结癖，此方都无碍。

醒脾散

驱风醒脾，酿乳。主小儿脾胃虚弱，运化不良，食少吐泻。小儿胃虚，不消乳食。小儿吐泻，脾困不食。痰作惊风。

南星、橘红、白茯苓各一分，全蝎（焙）、白附子（炮）、石莲子、人参、甘草、木香（炒）各半分，陈仓米二百粒。

将以上药物制为末。每服三字，加生姜，大枣，水煎服。

如患儿面黄如土色，或者面带虚浮，脐上微痛，肚皮发热，饮食减少，或刚刚进食就说脐上或腹中疼痛，所食不能消化，头发热。这是因为刚才食用的食物过硬或者过冷，伤到脾，可以先服用青金丸，以下泄法治疗。泄后已消

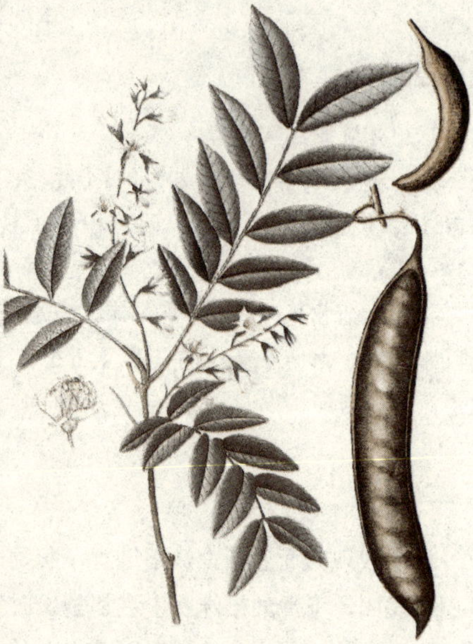

皂荚

果实入药，味辛、咸，性温。有小毒。归肺、大肠经。能祛顽痰，通窍开闭，祛风杀虫。

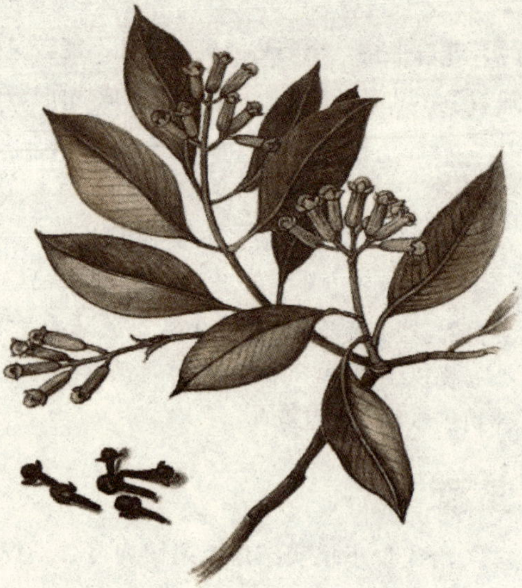

丁香

花蕾入药，能温中降逆，散寒止痛，温肾助阳。

除了脾中积食后，再服用匀气散、醒脾散调理。长期服用建脾散、万灵丸就可以痊愈。

青金丸

治婴孩小儿，解散胎热、化痰涎、镇惊邪。

人参（去芦）、天麻（煨）、茯神（去皮木）、白附子（炮）、牛胆南星（炒）各二钱，甘草（炙）一钱半，青黛一钱，朱砂（水飞）半钱，麝香少许。

将以上药物制为极细末，加炼白蜜制丸，如梧桐子大。用钓藤、皂荚子煎汤研化，可以随时服。

惊积

有时小儿下泄如清水如生米汁，这是因为体虚而产生积，情绪烦闷，时常生气，这是惊积。应该先解惊，再治积。解惊可以服用五苓散或者百解散，理积三棱散或者乌犀丸以及三解散，炒神曲、生姜、煎汤调服醒脾散、沉香槟榔丸，定惊化积，补气和胃，但是仍需节制冷食、喂乳，自然能够平和。

白解散

主和解百病。虚慢阴证不宜。

干葛二两半，升麻、赤芍药各二两，黄芩一两，麻黄（制）七钱半，薄桂（去粗皮）二钱半，甘草一两半。

将以上药物粉碎。每服二钱，以水一盏，姜二片，葱一根，煎余七分，可以随时温服。有风热盛，加薄荷同煎。

乌犀丸

消宿食，破滞气，发散疖毒。

巴豆（并去心膜，对对排列得定，不可失落星儿，更用沉香水浸过，去心壳膜，务在精制，稍有不净，难取神效。盖膜能伤胃，心能发呕）一百零八粒，橘皮（去白，切如小指面大，片片令匀，将巴豆拌和，受晓露七夜，两件锅内文武火炒令黑色，拣出巴豆，令出油尽）一两，苍术（去粗皮，浓煎，犀角水浸，受太阳七日晒干，入锅内微炒，遂将橘皮同碾为细末，加巴豆加入末内，再研为细末）六钱。

将以上药物制为末，和匀，以水浸蒸饼糊为丸，如萝卜子大。临睡前生姜汤送下。

三解散

上焦蕴热，伤风，面红目赤，狂躁气急，渴水，惊啼烦闷，丹毒，口疮，痰嗽，搐掣；露丹，小儿生后，百日之内，半岁以上，忽两眼红晕微起，面青黯色，夜间烦哭，或脸如胭脂。初则满面状如水痘，脚微红而不壮，出没无定，次至颈项，赤如丹砂。

人参（去芦）、防风（去芦）、天麻、茯神（去皮、木根）、郁金（无，以山栀仁代）、白附子、大黄各两钱半，赤芍药、黄芩、僵蚕各五钱，全蝎（去尖毒）十五尾，枳壳（水浸润，去瓤锉片，麸炒微黄）两钱，甘草六钱。

将以上药物锉、焙，制为末。每服半钱至一钱，用温薄荷汤或灯心汤调下，可以随时服药。

庄氏紫金丸

治大人小儿，因惊积聚粘滑毒物在脾胃，累曾用药取不下，变成虚中积。大人吃食吐逆，心腹胀满，夜有虚汗，日渐瘦恶，用姜枣汤下七丸。妇人血气，米饮下五丸至七丸。小儿惊积，体热困重，目不开，用黄连、甘草、桃仁、薄荷、汤化腻粉少许下。一岁上三岁下三丸，小儿只可一丸二丸。

蝎梢二十一个，犀角末、银末、朱砂各一钱。

将以上药物研为极细末，用水面糊为丸绿豆大。根据前汤使。

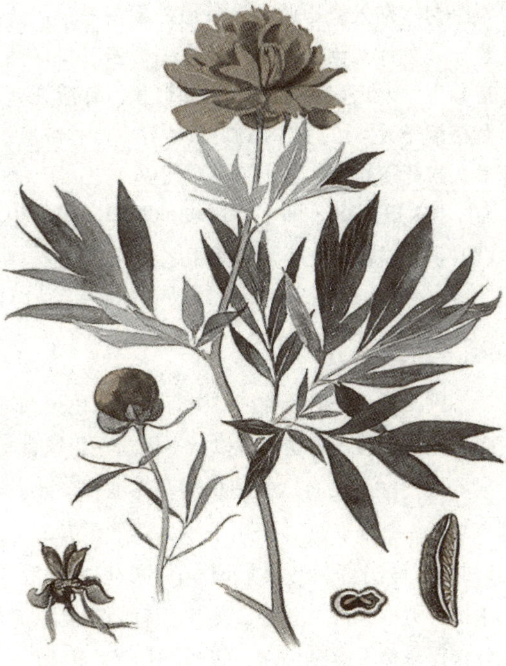

赤芍药

干燥根能清热凉血，散瘀止痛。

虚中积

其症状是浑身微热，不思饮食，精神不振，

抱在怀里好像总没睡醒，肚热足冷。多半是因为呕吐、下泻或者大病、受伤之后才会得此病。可以用青金丸下积，再用匀气散、醒脾散调理。也可常服万灵丸。

王先生灵砂丹

治疗下虚中积、脏腑虚滑泄泻，这是因为时间久了通过经络转入内腑，导致恶痢暴泻久不止，神效。

通明硇砂一钱，颗块辰砂（通明、有墙壁者）二钱半。各细研。

以上二味药，研磨极细，用黄蜡半两，先于盏内熔化，加入去皮全巴豆二十一粒煎，候巴豆紫色为度，漉豆出，细研，入前二味再研匀，于黄蜡内三分取一，再熔成汁，倾药入内，急搅令匀，刮入瓷合收之。每服，暴泻恶痢，旋绝三丸如绿豆大。浓煎艾汤，先呷三五口，然后吞下。水泻，冷水吞下。如取积，每服三丸如梧桐子大，浓煎甘草汤，放冷吞下，临卧服。其久积药随积下，其小可不动便安。

按：既是虚，即不宜用峻剂取积，仍须用四君子、益黄散之类，相兼服之。

积痛

仲阳说：患积痛者，口中有热，面色黄白，眼睛无神，或者眼睛白多以及多困，不思饮食，或者大便酸臭。有这些症状需要先消积，然后自然就不痛了。应该服用下积丸。严重者，可以服用白饼子治疗。然后调和胃气，以白术散、小沉香丸、感应丸治疗。如果还有因为食积而肚痛，身体发热的情况，可以服用芍药甘草汤加干葛治疗。有呕吐的情况可以加半夏、生姜、枳实。

下积丸

治乳食伤积，心腹胀满，气粗壮热，或泻或呕。

丁香、缩砂仁各十二个，使君子（焙）五个，乌梅肉（焙）、川巴豆肉（不去油）各三个。

将以上药物研为细末，和匀如同烂饭，然后制为丸，如麻子大。每服三丸，用橘皮煎汤送下。

白饼子

治疗小儿痰食、积滞、内阻，致发惊搐，癫痫，或腹有癖积及夹食伤寒，身体温，多唾多睡，或吐不思食，大便乳食不消，或白色；小儿腹中有癖，但饮乳者，及漱而吐痰涎乳食；小儿夹食伤寒，发热呕吐，嗳气，肚疼者。

滑石末、半夏末、南星末一钱，轻粉五分，巴豆（去皮膜，用水一升，煮干研细）二十四个。

以上药物制为末，加入巴豆粉，次入轻粉，再研匀，然后加入其余者药末，如上法处理令匀，加糯米粉制为丸，如绿豆大。根据小儿病情的虚实用药，三岁以下，每服三到五丸，空腹紫苏汤送下。若三到五岁儿，壮实者不以此为限，加至二十丸，以下利为度。忌食热物。

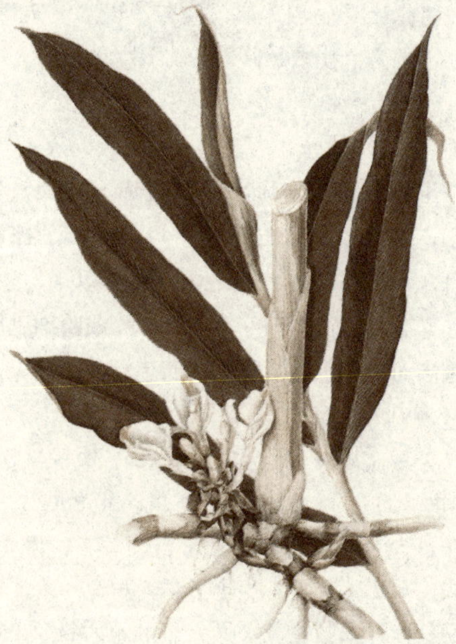

砂仁植株

其干燥成熟果实能化湿行气，温中止泻，安胎。

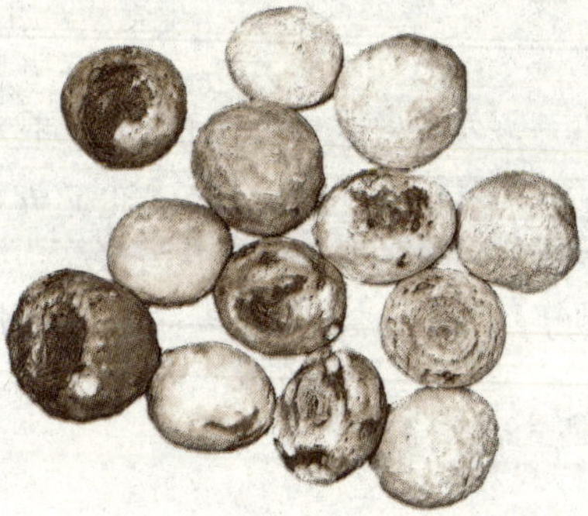

天南星

味苦、辛，性温。有毒。归肺、肝、脾经。能燥湿化痰，祛风解痉；外用散结消肿。

小沉香丸

和中顺气，进食消痰。

砂仁、蓬术（煨）各四钱，香附子（去毛，炒）一两八钱，舶上丁香皮二两四钱，沉香六钱，甘松（去土）三两六钱，益智仁（微炒）一两二钱，甘草（炙）一两四钱。

将以上药物制为细末，以汤浸，然后蒸饼制丸，如桐子大。每服三十或四十丸，饭后以温姜汤下，或嚼破更妙。

感应丸

寒积内阻，不能运化，心下坚满，两胁膨胀，心腹疼痛，噫宿腐气，及霍乱吐泻，久利赤白，脓血相杂，米谷不消。

肉豆蔻、川姜（炮）、百草霜各六十克，木香四十五克，荜澄茄、京三棱（炮）各三十克，巴豆（去皮、心，别研）一百粒，杏仁（去皮、尖，别研）一百粒酒蜡一百二十克，油、丁香各三十克。

将以上药物中，除巴豆、杏仁外，其余药物制为细末，然后下巴豆、杏仁等，和匀。先将油煎蜡令熔化，倒在药末内，制和成剂。再放入臼内，杵千余下，旋丸如绿豆大。每服三到五丸，熟水吞下，食后临卧服。小儿如黍米大二到三丸。

芍药甘草汤

温养脾土而生阴血；酸甘化阴，缓急止痛。

芍药、甘草（炙）各四两。

将以上药物，以水三升，煮余一升五合，去滓，分两次温服。

积寒热

良方妙香丸

治小儿虚中积，潮发寒热，心腹胀满疼痛。

辰砂一两，牛黄、生龙脑、麝香各二钱半，金箔十四片，粉霜、腻粉各一钱，黄蜡二两，巴豆（肥者）一百二十粒。

将以上药物制丸如弹子大。量病情虚实加减，以龙脑树汁下，后半夜服。脏虚即以龙脑米饮下，每服三丸如小豆，如欲药势缓和，即将药按扁。疾坚者加至十丸，皆以针刺作数孔，以行药力。小儿取积，丸如绿豆，治小儿吐逆尤效。此药最下胸中烦及虚积。

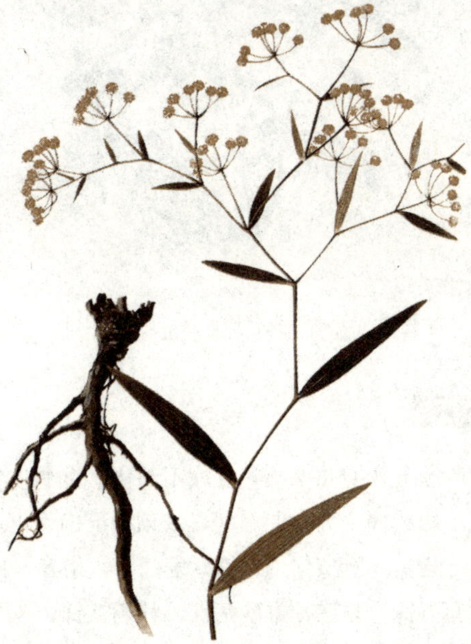

柴胡

干燥根能解表退热，疏肝解郁，升举阳气。

《婴孺》说，治疗小儿下后得寒热，血结成癖气在左胁下，或者是因为饮水过凉，或者是因为冷食积聚以致气动，心口热，饮食不能消化，逐渐消瘦。应该先服用少饮子散气下食，再服用紫双丸消宿积。

饮子方

柴胡、茯苓、人参、白术、鳖甲（醋涂，炙香熟）各半两。

以上药物，切如豆大，以水二升，煮余五合。空腹分温三四服。服药相间时间如人行一二里之久，再服，然后食粥将息。

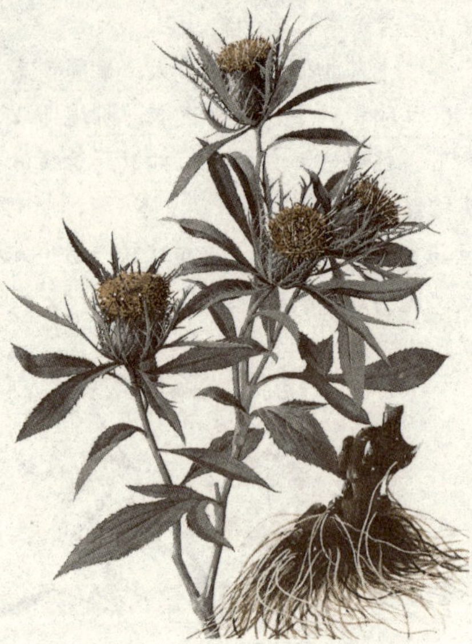

白术

干燥根可健脾益气，燥湿利水，止汗，安胎。

紫双丸

小儿患身热头痛，食饮不消化，腹中胀满，或小腹绞痛，大小便不利，或频频下痢不止。

巴豆、蕤核仁十八铢，麦门冬、蜡各十铢，甘草五铢，甘遂、朱砂两铢，牡蛎八铢。

上以汤熟洗巴豆，研碎，以新布绞去油，别捣甘草、甘遂、牡蛎、麦门冬，下筛讫。研蕤核仁令极熟，乃纳散更捣二千杵，药燥不能相丸，更入少蜜足之。半岁儿服如荏子两丸，一到两岁小儿服如半麻子两，三四岁者服如麻子两丸，五六岁者服如大麻子两丸，七八岁儿服如小豆两丸，九十岁，微大于小豆两丸。常在鸡鸣时服，至日出时不下者，饮数合热粥即下，丸皆双出也。下利严重者，饮以冷粥即止。

小儿有癖

茅先生说，小儿生下五个月至七岁之间，如果腹部有结块，如同梅核大小，位置可以转移，或者像鸡蛋大小，在两胁之间疼痛者叫做癖。服用蓬莪术散和健脾散就好。如果出现面黑、眼睛发直、下泻黑血，鼻口发冷，手足发冷，不进饮食者不治。

钱氏说小儿病癖，是由于乳食不能消化，留在腹中，时凉时热，导致或口渴或咳喘，病情与潮热相似。如果不能及时治疗，必会转成疳病。因为体内结癖，所以才会令小儿不思饮食，导致脾胃虚弱而且发热，所以才会多饮水，这是为了清洗肠胃，补充失去的津液。胃不能消化食物，所以脉象沉细，更加不欲进食，以致脾胃虚弱，四肢无力，所以病邪容易入侵，大多数会消瘦，逐渐成为疳病。

有这样一个案例：曹宣德子三岁，面色发黄，时寒时热，不思饮食，但是饮水和乳极多，医生都以为是潮热，给小儿服用牛黄丸、麝香丸，结果不能痊愈，后来服用止渴散，结果反而呕吐。钱氏说：这是癖啊，应该以白饼子下法治疗，然后补脾，所以给小儿服用消积丸来帮助消化。结果痊愈了。为什么？不能进食却能饮水，是因为饮食停留在消化管道内却没有消化，以致发寒。服用止渴药呕吐的原因，是药冲克脾，下利就好了。

仁斋说：癖，就是一层血膜包着水，在胁下时时作痛。

只有癖，可以发潮热，可以发寒热，所以有的疟病患者的中脘容易积蓄黄水，时间久了又结成癖，时寒时热不止。小儿的脏腑和平，气血通畅，津液自然能够流通，即是饮水多了，也不会因此致病，只有哺乳失调，三焦关隔，才导致水饮停滞在肠胃之中，不能通畅，如果再遇到冷气侵袭，就会结聚成癖。症状轻微者可以积滞木香丸，严重者可以服用取癖丸。曾氏说：婴儿刚出生，发育还未完善，在襁褓中照顾不周，哺乳不当，才会为病邪侵袭，五脏因为气虚，冷气长时间积留于脾，不能消化以致结成癖，在胁下左右转移。

治疗癖的方法，气实者也需要温补胃气，然后再用乌犀丸或水晶丹下之，下两三次后，即服用些稀粥，停药。待所有症状都消失后，再服用补益类的药物。气虚者，可以先服用调理脾胃，巩固元气的药物，面色稍正，能多进饮食时，再服用下药。如果虚的太严重，可以服用三棱散、化癖丸逐渐消癖，治疗时应该顺应身体的阴阳平衡，以身体平和为目的。然而先补后泻，以霸道的方法治疗，可以除去长期积累下来冷积。如果面色发黄，嘴唇发白，头发竖立，肌肉消瘦，就是虚极了，不可以轻易使用下的疗法，要逐渐用药物帮助身体消化调理最好。如果患者是婴儿，更应该让乳母经常服用藿香饮，使药性渗透到乳汁中，对婴儿也能有所帮助。

蓬莪术散

主小儿癖气，一切气疾。

蓬莪术、青橘皮、益智各半两、木香二钱半、糯米一两。

以上药物制为末。每服一大钱，用陈米汤调服，一日进四服。

木香丸

治吐乳泻乳，其气酸臭，由啼叫不已，以乳与儿，停滞不化，是为乳积。

肚硬热渴吐泻，由饮食无度，过饱即睡，是为食积。腹痛啼叫，利如蟹渤，由触忤其气，荣卫不和，淹延日久，是为气积，疟后肚内结癖成块。

木香、蓬术、砂仁、青皮（去白）、朱砂（研细）、代赭石（研）各二钱，大丁香、川巴豆肉（纸压去油）各一钱。

将以上药物制为细末，和匀，飞白面糊为丸，麻子大。每服二三丸，如果是乳伤，就以乳汁下药，如果是食伤，就以米饮下药。

取癖丸

此方是非常药性非常重的药，不到实积得很严重时不能用。

甘遂（微炒）、芫花（炒）、牵牛（半炒半生，研取末）、辣桂、蓬术、青皮（去穰）、木香、桃仁（浸，去皮，炒）、五灵脂各二钱。

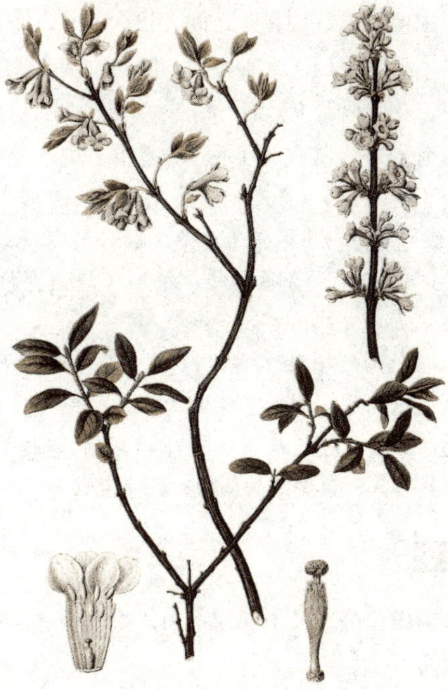

芫花植株

干燥花蕾能泻水逐饮，祛痰止咳，杀虫疗疮。

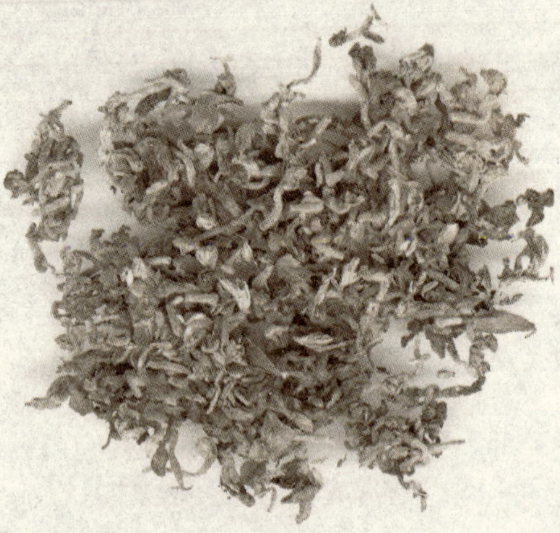

芫花

以上药物制为细末，加入去油巴豆一钱研磨调和，加十分细飞面糊制丸如麻子大。每服一二丸，以姜蜜煎汤灌下，泄后，服冷粥补，仍需调和胃。

曾氏化癖丸

主治癖结气块在胁之间，日久不化，乍寒乍热，脏腑不调，米谷不消，哽气喘促，胸腹满闷。及可调理丁奚症与哺露症。

南木香、陈皮（去白）、莪术（炮，锉）、三棱（炮，锉）、青皮（巴豆九粒、去皮膜心，微炒，去巴豆）、枳壳（去穰，麸炒）、槟榔各半两，白术、丁香各二钱，细辛（烧，存性）四钱。

以上药物中除木香、槟榔、丁香不过火，其余七味药焙，同前三味制为末，曲糊丸作麻仁大。每服十五丸至二十一丸，清米汤、空腹下。有寒热往来，以柴胡饮间服，忌油腻生冷。

藿香饮

理虚化痰，及治脾胃不和，饮食少进，正气除邪。

人参（去芦）、半夏（汤煮透滤，锉片、焙干）、赤茯苓（去皮）、甘草（炙）各一两，苍术（去粗皮，米泔水浸一宿，滤干，锉片，用火炒至微黄色）二两，陈皮（去白）、藿香（去梗）各七钱半，浓朴（去粗皮，制）一两半。

以上药物粉碎。每服二钱，以水一盏，加姜二片，枣一枚，煎余七分，空腹温服，或入烧盐同煎。

▶ 小儿气喘

《素问》中是如此论说虚实的。

黄帝说：小儿中风发热时，呼吸困难，脉象又是如何呢？

岐伯说：呼吸困难者，脉象实大，如脉缓者则能生，脉急则死。

小儿喘息困难，比咳嗽还要严重，然而也要区分虚实冷热，不能一概而论。有实热者，可以服用清肺饮加五和汤，以水姜葱煎药。以及泻肺汤、碧玉丸治疗。

《神农本草经》中说：喘急多半是因为气过剩，因为肺主气。虚冷者，服用枳实汤以水姜煎药，并且加如意膏、补肺散（一名阿胶散）、坎离汤就会有效。这是肺虚受风，气不能正常升降，以致产生此症。服用定喘饮通常都会有效，也不必区分冷热症，都可服用。有痰拥堵着以致发不出声音的，可以服用二圣散治疗。

钱氏论肺盛又受风寒时说：胸满气短，气急咳嗽导致上气，应该先解肺热，然后发散风冷，散肺可以服用泻白散，发散风冷，可以服用大青膏。肺只是伤于寒冷，就没有胸满的症状。

钱氏论肺藏怯时说：唇色发白，应当补肺，可以服用阿胶散治疗。如果感到闷乱气粗，喘息急促而气哽者就难治了，因为肺虚损太过。患脾肺病太久就会肺虚因而嘴唇发白，因为脾是肺的母脏，如今母子皆虚，不能相互助力，所以名曰怯。肺主嘴唇，嘴唇发白但是有光泽者可以康复，发白但是如枯骨者就不治。

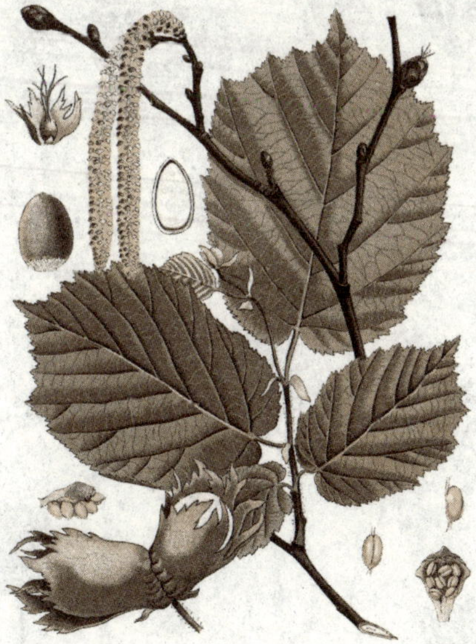

榛树

浓朴即为榛树的树皮，主中风寒热，止呕逆吐酸，消痰下气。

黄芩清肺饮

黄芩（炒）、山栀（炒）等分。

以上药物每服二钱，以水煎服。

五和汤

主宣通下利，解脏腑积热，调和荣卫。

当归（酒洗）、赤茯苓（去皮）各半两，甘草（炙）、大黄、枳壳（水浸润，去穰，锉片麦麸炒微黄）各七钱半。

将以上药物粉碎。每二钱以水一盏，煎至七分，不定时温服。

泻肺汤

治小儿肺气盛，气急喘嗽。泻肺汤又称泻白散。用于高热惊厥，或由高热惊厥而转属癫痫者

葶苈子（微火熬令紫色，捣如泥）、桑根白皮（切）各三两，大枣二十枚，。

以上药物以水三升，煮枣及桑根白皮，至余一升，去除渣滓，放入葶苈子泥如弹丸许，搅令消散，再煮去三分之一，调冷暖合适，一顿服之。很久后当吐恶物，微下利一两次，疗效之好，好像如热汤立刻把雪融化，服药后即得安卧。

碧玉丸

治痰嗽气喘胸满，饮食减少，睡不得宁，烦躁有热。

青黛、明白矾（生用）、天南星（生用）、滑石（四味）各二钱半，轻粉五十帖，全蝎（去尖毒）十五尾，巴豆（去壳膜心，存油，碎切，入乳钵极细杵）四十九粒。

以上药物除轻粉、巴豆外，其余五味，或晒或焙，制为末，仍加入前二味，同在乳钵杵匀，姜汁煮糯米粉为糊、丸粟壳大。每服七丸，至九丸或十一丸，用淡姜汤空腹投，发热严重者，以薄荷汤送服，或不拘时。

枳实汤

主伤风伤寒，胸满气促，咳嗽不活，食多夹痰吐出。

枳实（去瓤，锉片，麸炒微黄）、赤茯苓（去皮）各半两，甘草六钱，半夏（汤煮透，滤，仍锉，焙干）七钱，桔梗（锉，炒）七钱半。

以上药物粉碎。每服二钱，以水一盏，姜三片，煎至七分，随时服用。

如意膏

治痰喘气促，咳嗽连声不已，冷热二证皆可投。

半夏（炮裂）、南星（炮裂）各一两半。

以上二味药物制为末，以生姜汁和匀，捻作小饼如钱样，用慢火炙干，再为末，复取姜汁如前，经两次炙干，仍焙为末，炼蜜丸芡实大。每服一丸至二丸，仍用姜蜜汤无时化服，如果有热，以薄荷汤送服。

补肺散（阿胶散）

治久患咳嗽，肺虚气促，有痰恶心。

阿胶（锉，炒）一两半，白茯苓、马兜铃（去老梗）、糯米各半两，杏仁（汤泡，去皮尖）二十一粒，甘草（炙）四钱。

以上药物锉碎。每服二钱，以水一盏，煎余七分，无时温服。

坎离汤

治虚喘昼轻夜重，食减神昏。

荜澄茄、石菖蒲各一钱，白术、白茯苓（去皮）、南木香各二钱，甘草（炙）、半夏（汤煮透，滤，仍锉，焙干）、紫苏子（略炒，杵碎）四钱。

以上药物锉碎。每服二钱，以水一盏，煎余七分，温服无时。

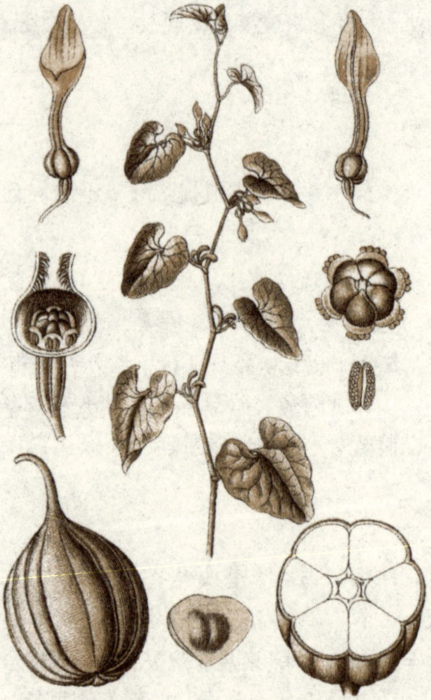

马兜铃

成熟果实入药，能清肺化痰，止咳平喘，清肠消痔。

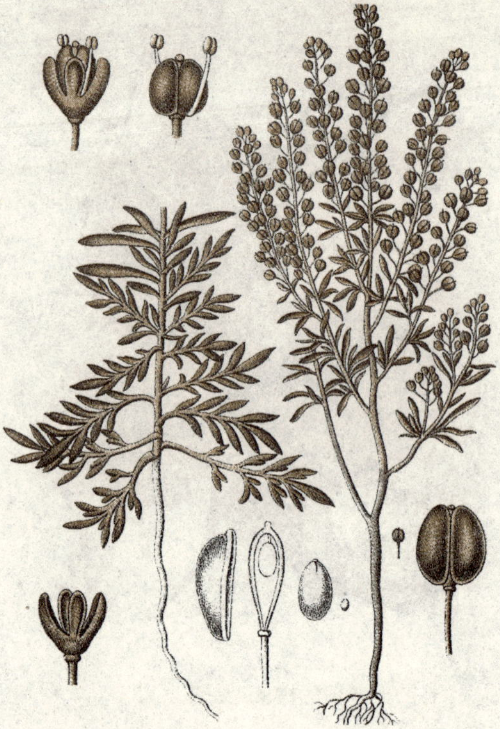

葶苈植株

种子能泻肺平喘，利水消肿。

二圣散

救小儿垂死。

板蓝根一两，甘草（炙）七钱半。

以上药物制末。每服半钱，取雄鸡冠血三两点，同温酒少许，食后调下，可以随时服用。严重者则三五服，立效。

丹溪云，蓝，能分散败血。

泻白散

治疗肺热喘咳证。气喘咳嗽，皮肤蒸热，日晡尤甚，舌红苔黄，脉细数。（可用于小儿麻疹初期、肺炎或支气管炎等属肺中伏火郁热者）

地骨皮、桑白皮（炒）各一两，甘草（炙）一钱。

以上药物锉散，加入粳米一撮，水二小盏，

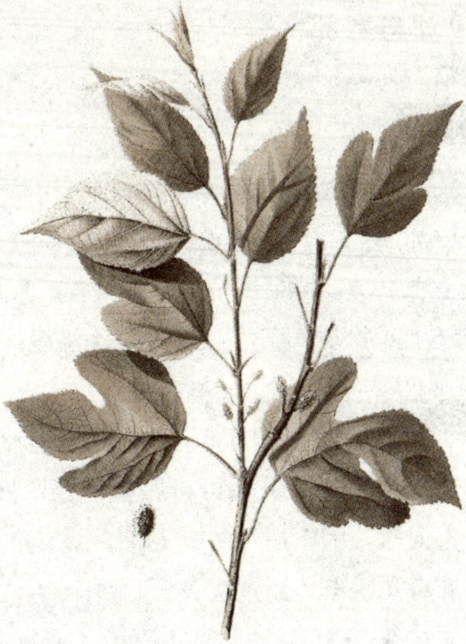

桑树枝

根皮入药即为"桑白皮"，能泻肺平喘，利水消肿。

煎余七分，饭前服（现代用法：水煎服）。本方药性平和，尤其适合于正气未伤，伏火不甚者。风寒咳嗽或肺虚喘咳者不宜使用。

大青膏

主小儿热盛生风，欲为惊搐，口中气热者。

天麻（制末）一钱，白附子（制末，生）一钱五分，青黛（研）一钱，蝎尾（去毒，生，末）、乌梢蛇肉（酒浸，焙干，取末）各一钱，朱砂（研）一分，天竺黄（研）一钱。

上药共研细末，生蜜和成膏。每服半皂子大至1皂子大，月中儿，粳米大；同牛黄膏、薄荷水溶化混匀服；五岁以上，同甘露散服之。

杏仁煎

治小儿咳嗽，心烦喘粗。

杏仁（汤浸，去皮尖双仁，麸炒微黄）、天门冬（去心）、寒食面各一两，蜜、酥（各一合），生地黄汁一大盏，贝母（微炒）半两。

以上药物，煎贝母及天门冬至五分，便研，绞取汁，入杏仁膏等同熬如稀饧。每服，用温水调下半钱已来，量儿大小，以意加减。

八味理中丸

治小儿心肺不和，息数脉急，上下不升降，中膈痞满，郁隘胸臆，坐卧烦闷，神情不乐，饮食不下。

人参、甘草（炙）、白术、干姜、枳实（制炒）、白茯苓、五味子（去梗）、桑白皮（去赤皮）。

以上药物等分，制为细末，加炼蜜为丸，如小指头大。每服一丸，淡豆豉五粒，水一小盏，煎至半，去豉，通口服，不拘时候。

平气散

治小儿气不和，定喘和气，补虚思食。

人参、白茯苓、百合、甘草（炙）、白术、桔梗各等分。

以上六味药物，制为末。每服一钱，以水八分，加生姜少许，同煎至五分，温服。

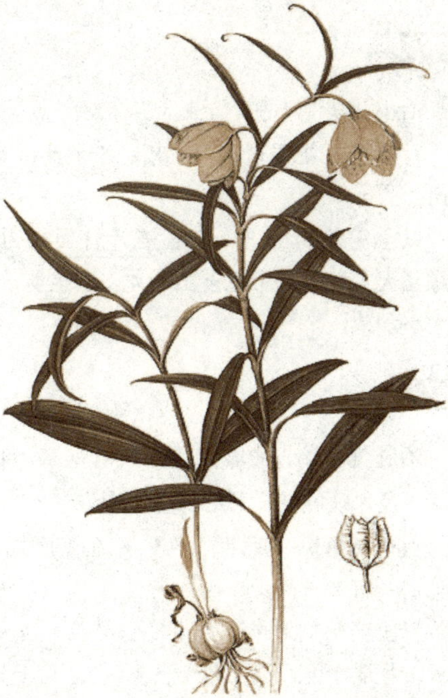

贝母植株

鳞茎入药，能清热化痰，散结消痈。

热实与痰实

云岐说：小儿体有结热上气喘息者，服用四顺清凉饮子。

四顺清凉饮

治疗小儿血脉壅实，脏腑蓄热，颊赤作渴，五心烦热，睡卧不安，四肢惊掣，及因乳哺不时，寒温失度，令儿血气不顺，肠胃不调，大小便涩，欲发惊痫，或风热结核，头面生疮，目赤咽痛，疮疹余毒。一切壅滞挟热，泄泻不止，加木香、煨大黄。

赤芍药、当归、甘草、大黄各等分。

以上药物锉碎。三岁小儿用二钱，以水六分，薄荷二叶，煎八九沸，去除渣滓，不拘时服。如小便不通，加灯心木通。

丹溪说：有痰咳、痰喘的症状，可以用涌法吐之。严重者可以服用瓜蒂散，病情轻微者服用苦参、赤小豆末，需要配虾齑汁调服。

生白丸

治小儿痰涎不利，上喘咳嗽。

白附子（新罗者）、天南星各半两，半夏一两。

以上药物制为末，用生姜汁打面糊为丸，如绿豆大。每服二十丸至三十丸，以生姜汤下，量大小加减。

半夏丸

治肺气不调，咳嗽喘满，痰涎壅塞，心下坚满。及风痰呕吐，恶心涕唾稠黏。

白矾（焙）一两半，半夏（汤泡七次，生姜汁制一宿）三两。

以上药物制为末，加生姜自然汁制丸如赤豆大。每服十丸，以姜汤下药。

风邪与寒邪

紫苏饮子

治肺受风寒，喘热痰嗽。

紫苏叶、桑白皮、青皮、五味子、杏仁、麻黄、甘草（炙）、陈皮各二分，人参、半夏各三分。

以上药物加姜三片，以水煎，温服。

麻黄杏子甘草石膏汤

治伤寒发汗后，不可再服桂枝汤，汗出而喘，无大热。因下后所致喘亦治。

麻黄（去节，汤泡去黄汁，焙干秤）二两，杏仁（去皮尖）二十五个，石膏（研）四两，甘草（炙）一两。

以上药物锉散。每服二钱，以水小盏，煎余六分，去滓温服。

悲哭

《万全方》说，小儿有惊啼，有夜啼，有躯啼。惊啼，是由于风邪侵入心脏，脏腑生热，体内有热则精神不定，睡卧不安，所以惊啼。夜啼，是脏器受冷，晚上阴气盛，阴盛则与体内的寒气相互感应，比白天要感觉难受，所以啼哭。也有一种说法是触犯一些禁忌，也会使小儿啼哭。躯啼，是由于腹中疼痛严重，小儿身体伸张，气息紧张而啼哭。还有因为胎寒而啼哭的，这是因为小儿在胎里就已受病。其症状是肠胃虚冷，乳食不消化，腹胀下痢，面色青白，有时啼哭。

悲苦，是肺的声音，泪，是肝的液体。如果六脉弦紧，可以先用温水擦小儿身体，使小儿出汗，然后再用凉膈散之类药物清理其内热，这是张子和的治疗方法。如果是因为乳母肝火太盛，反而影响到肺金，金木相击，所以发出悲哭的声音。适合服用六君、柴胡、山栀以补

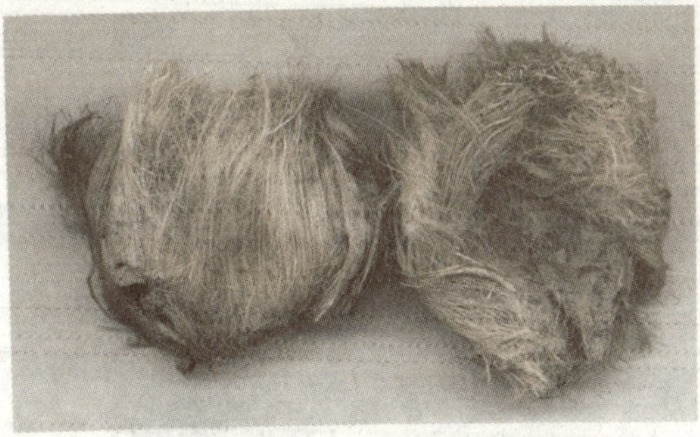

大腹皮

为槟榔的干燥果皮，味辛，性微温。入脾、胃、大小肠经。可下气宽中，行水。治脘腹痞胀，脚气，水肿。

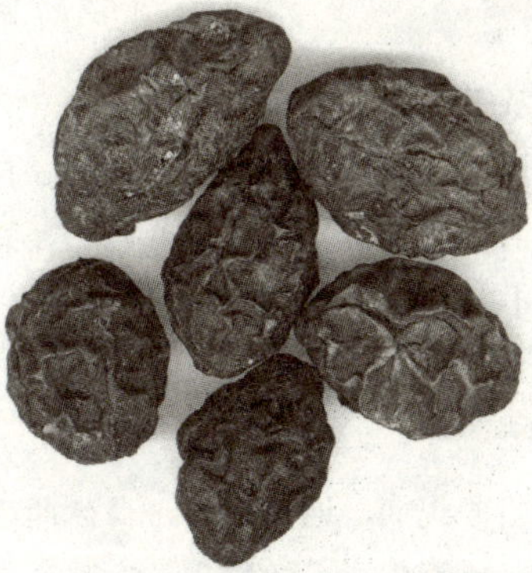

诃子

为植物诃子的成熟果实，治久咳失音，久泻，久痢，脱肛，便血，崩漏，带下，遗精，尿频。

脾清肝，用六味丸壮水生木。

有因为患惊风，却过度服用祛风燥血药物而致病者，有因为吐泻而体内失去津液而致病者，以及先天肾阴不足不能滋养肝脏，这都需要根据症状的不同治疗。如果小儿忽然哭声大作，丹溪说这是肾阴不足，虚火上升的原因，难以治疗，可以服用六味丸。

钱氏蝉花散

治惊风夜啼，切牙咳嗽，及疗咽喉壅痛。

蝉花（和壳）、白僵蚕（直者，酒炒熟）、甘草（炙）各一分，延胡索半分。

将以上药物制为末。一岁一字，四五岁半钱，以蝉壳汤下。

龙齿散

治小儿拗哭。

龙齿、蝉壳（去翅足泥土）、钓藤（有钩子者）、羌活、茯苓、人参各等分。

将以上药物制为末。每服一大钱，煎六分，去渣，温热服。

惊啼

惊啼就是晚上睡觉时忽然啼哭而醒。钱氏说：小儿惊啼，是因为热邪侵入心脏，应该安心。可以服用安神丸治疗。

安神丸

此方可以治疗心虚疳热，神思恍惚。

麦门冬（去心，焙）、马牙硝、白茯苓、干山药、寒水石（研）、甘草各半两，朱砂（研）一两，龙脑（研）一字。

将以上药物制末，加炼蜜为丸，如芡实大。每服半丸，以沙糖水化下，可随时服用。

乳香丸

治惊风内钓，腹痛惊啼。

乳香半钱，没药、沉香各一钱，蝎稍十四枚，鸡心槟榔一钱半。

将以上药物制为末，加炼蜜制丸如桐子大。每服二丸，以菖蒲、钓藤汤调下。

青云散

治孩儿因惊啮齿，唇赤口干，面部色青，梦中叫唤。

石莲心一分，天南星（炮）、僵蚕（取直者）、全蝎、郁金（皂角煮）各一钱半，雄黄一钱，粉霜半钱。

将以上药物制为末。每服一字半钱，根据小儿大小决定药量，以蜜汤调下。

《圣惠方》犀角散

治小儿惊啼。

犀角屑、钓藤、升麻、黄芩、甘草（炙）各一分，人参三分。

将以上药物粉碎。每服一钱，以水一盏，煎至五分，可根据小儿年龄的大小服之。

龙齿散

治疗小儿惊啼烦热，眠卧不安。

龙齿、麦门冬各半两，白芍药、川升麻、川大黄（炒）、甘草（炙）各一分。

将以上药物粉碎。每服一钱，以水一小盏，煎至五分，去渣滓，温服，根据小儿年龄大小，加减药量服之。

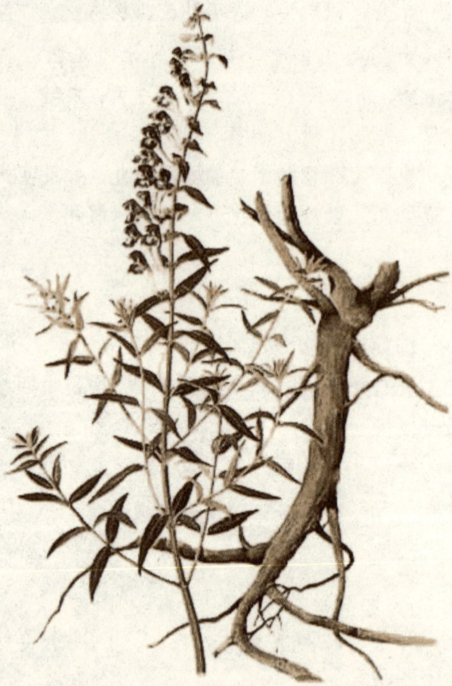

黄芩植株

干燥根入药，味苦，性寒。入心、肺、胆、大肠经。可泻实火，除湿热，止血，安胎。

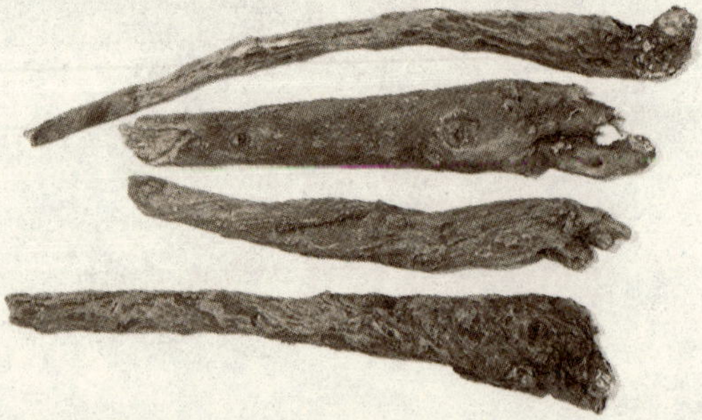

黄芩

躯啼

巢氏说：小儿在胎里时，母亲伤于风冷，使寒邪进入胎胞以致伤到小儿脏腑，所以小儿初生之后，病邪好像还在小儿腹中，和正气相搏，使小儿腹痛，所以小儿痛苦啼哭。

白术当归煎丸

治胎寒腹痛，遇夜啼叫，身体曲张，有如痫状，呕吐不止，大便酸臭，乳食虽多，不生肌肤。

白术、当归、木香。

将以上药物等分，制为细末，加炼蜜制为丸，如桐子大。每服一丸，煎木香汤化下。

六神散

治腹痛啼哭，面青口中冷气，四肢亦冷，曲腰而啼，或大便泄泻，及不吮乳。

人参、山药、白术各半两，甘草二钱，茯苓、扁豆（炒）各一两。

将以上药物制为末。每服二钱，加姜二片，枣一枚，煎服。

另一方，用当归、白芍药、人参各二钱半，甘草、桔梗、陈皮各一钱，制为散，每服二钱，以水煎，时时服。

夜啼

《三因》说小儿夜啼有四种症状，一是寒夜啼，二是热夜啼，三是重舌口疮，四是客忤。寒夜啼是腹痛而啼，面色青白，口中呼出冷气，腹部也发凉，弯腰而啼，这是寒症的症状。热夜啼是心燥而啼，面色发红，小便也发红，口中热，腹部热，啼哭时可能会出汗，哭时仰躺，这就是热症的症状。如果重舌口疮，表现为不能吮乳，口接触到乳房就哭，身体和额头都微微发热，看小儿的口，好像又没有生疮，其实必然是舌下血脉肿胀，好像又生一舌，这就是重舌。客忤，是因为见到陌生人，被陌生气息冲犯而啼哭。各症可以根据症状治疗。

钱乙论夜啼说：这是由于脾脏受寒而导致疼痛，可以服用温中的药物治疗，例如花火膏。

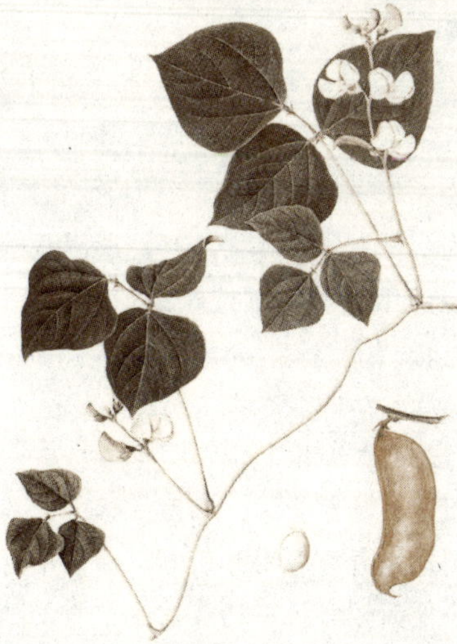

扁豆植株

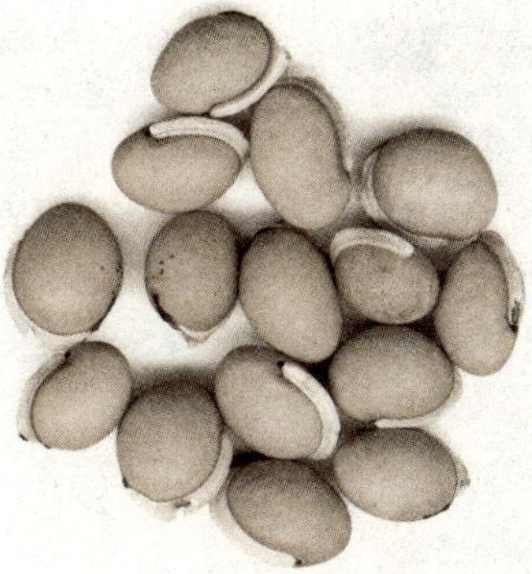

扁豆

钱氏当归丸

凡小儿夜啼者，脏寒而腹痛也，面青手冷，不吮乳者是也，宜此方。

当归、白芍药、人参各一分，甘草（炙）半分，桔梗、陈橘皮（不去白）各一钱。

将以上药物制为细末。水煎半钱，时时少与服。

张涣万金散

治婴儿脏寒，禀气怯弱，或多囟解，面色青白，遇夜多啼，甚者烦闷，状若神祟，亦由触犯禁忌所致，此名曰夜啼，宜用此方。

沉香（锉）、丁香、人参、五味子、当归各一两，赤芍药、白术各半两，桂心一分。

将以上药捣碎，罗为细末。每服一钱，用淡温浆水一小盏，煎至五分，放温，时时滴儿口中，立效。

钓藤膏

治百日内婴孩面青腹痛夜啼，及周岁以上者盘肠内吊诸疝气疾。

钓藤（和钩）、玄胡索、当归（酒洗）、甘草（炙）、乳香各五钱，肉桂（去粗皮）二钱，麝香一字。

将上述药物，前四味焙干，桂不过火，同制为末，乳香以叶裹，熨斗盛火熨透，候冷，放入乳钵同麝细杵，然后加入前药末再杵匀，加炼蜜制丸如芡实大。每用一丸至二丸，白汤空腹化服。

钓藤饮

治小儿夜啼，乃脏冷也，阴盛于夜则冷动，冷动则为阴极发躁，寒盛作疼，所以夜啼不歇也，可以服用钓藤散治疗。治惊啼，加蝉蜕、防风、天麻。

钓藤钩、茯神、茯苓、川芎、当归、木香、甘草、白芍药各一钱。

将以上药物制为末，每服一钱，以姜枣略煎服。其间或者有时心热而烦，啼时必有脸红舌白，小便赤涩之证，钓藤饮去木香，加朱砂末一钱，研和，每服一钱，木通汤调下，或锉散煎服亦可。

《圣惠方》乳头散

治小儿夜啼不止，腹中痛。

黄芪（锉）、甘草（炙）、当归、赤芍药、木香。

以上药物各等分，捣细，罗为散。每服取少许着乳头上，因儿吃乳，服之。

热夜啼

吉氏朱砂膏

治疗诸惊啼夜啼。

朱砂、人参、白茯苓、甘草各一钱，脑麝少许。

将以上药物制末，加蜜制为丸。每服一块如皂子大，金银薄荷汤下。

安神散

治一应惊啼。

犀角、雄黄、人参、车前子各半两，茯苓一两。

以上五味制为末。每服一钱，以桃仁汤下。

三因灯花散

治疗热证心躁夜啼。

以灯花三四颗，研细，用灯心煎汤、调涂口中，以乳汁送下，一日三服，无灯花、用灯心烧灰亦妙。又一法，灯花七枚，硼砂一字，辰砂少许，研细，蜜调，抹唇上立安。

朱丹溪治小儿夜啼法

人参二钱半，黄连一钱半，甘草（炙）五分，竹叶二十片，生姜一片。

将以上药物，以水煎服。

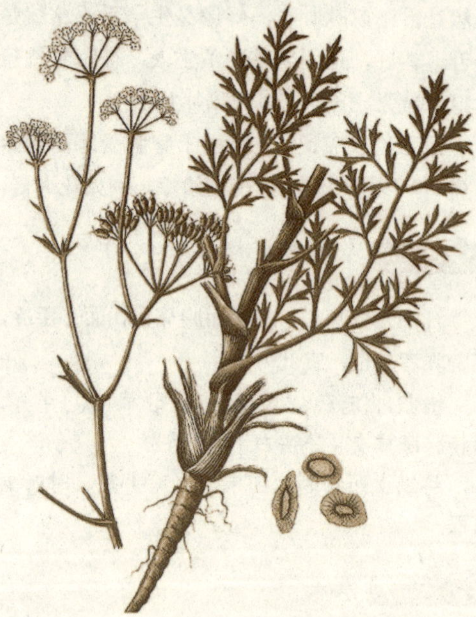

防风植株

干燥根能祛风解表，胜湿止痛，止痉。

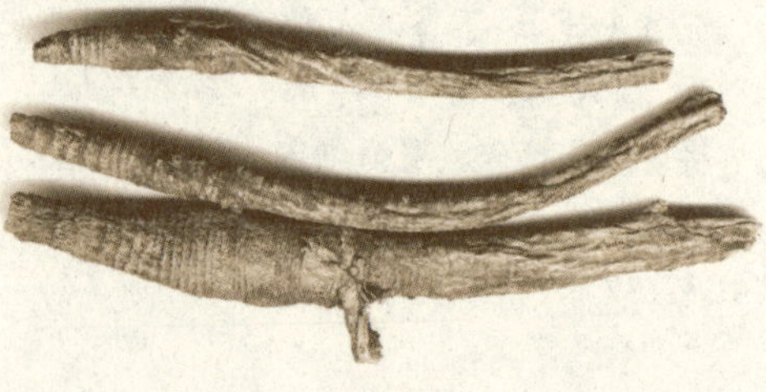

防风

▶ 小儿疟疾的简易疗法

治疗小儿疟疾，方法和成人差不多，以出汗为痊愈的标志，适合服用桂枝、柴胡、麻黄、参、苓这类药物。还要看病人的饮食情况，痰的情况，随时调理治疗。此病大多是饮食不加节制造成，治疗时以消化引导为先就可以。

《内经》论疟说：疟都是生于风，但发作却有时令的区别，为什么？岐伯说：夏天伤于暑热，秋天必发疟。因为夏季时腠理开所以出汗，遇风而病邪得以侵入，或者洗澡时水气停留在皮肤上，气虚时侵入。疟病刚发生时，症状是打呵欠、起寒栗，腰背痛，骨关节烦疼。寒去后则内外皆热，头疼而口渴，这是阴阳二气相争冲突，虚实轮替造成的。如果阴气过盛一定会造成阳虚，所以先打寒战，腰背头颈以及关节都感到疼痛；阳气过盛则会导致阴虚，所以症状为先发热，发热时不欲饮食，多呕吐，头疼腰痛，小便不利。

阴盛阳虚者内外皆寒，阳盛阴虚则内外俱热。这是因为外受六淫侵害或内被七情所伤，体内蕴积痰饮，病气与卫气并行，所以病情隔天发作，卫气白天在阳经中运行，晚上在阴经中运行，遇到阳气就可以一起外发，遇到阴气则蕴藏在五脏之内。因为蕴于五脏，病气深藏，不能和卫气一起外发，所以隔天发作。当卫气循环到病气所在地时，如果在阳经就会产生发热的症状，如果病邪在阴经就会出现寒冷的症状。《内经》中说过强则会造成危害，过于极端就会走向相反的方向，等到阴阳都衰竭的时候，卫气与病气相交杂则病邪也自然消失，如果阴阳相搏，卫气和病邪会再度集合导致病情反复，随着卫气运行的地方，和病邪相合导致发病。先寒后热者，是先被寒气所伤然后又伤于风邪，名叫寒疟。先发热再发冷者，是先被风邪所伤然后又受寒，名叫温疟。只发热不感到寒冷者，名叫瘅疟。身体感到沉重时寒时热，

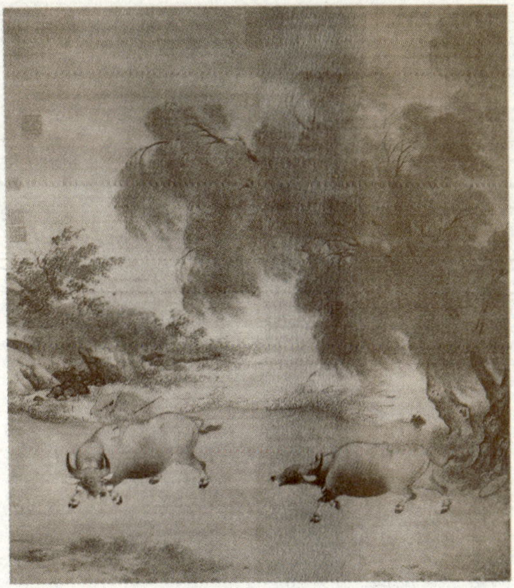

风雨归图

夏季炎热，更要注意风、寒、湿、冷的侵袭，以免诱发疾病。

骨头关节疼痛，腹部胀满，不由自主出汗，经常呕吐者，名叫湿疟。只感到寒冷不发热者，名叫牝疟疟这种病，症状并不单一，所以治疗处方，要根据其阴阳虚实，脉象情况，出汗呕吐，下利发热等情况统一考虑，根据表现症状实施治疗，以调理使身体恢复平衡为目的。然而生病的人，必定是因为正气虚弱，才会感染到病邪。病邪滞留体内不消，逐渐使病情加重，从肌表感染到体内脏腑。治疗时先发寒再下利，从古到今都不会改变。所以治疗疟的方法，必须先解表热，可以服用百解散，以水姜葱煎药，然后服用小柴胡汤，其中加入桂枝、水、姜、枣煎服，以解表热。

如果表里皆实，可以服用当归散、五和汤或乌犀丸、六圣丸下利，以匀气散调补。然后服用藿香饮加草果、良姜，以水、姜、枣煎服，正胃气，去寒邪，病情自然平复。如果解表后还时常有寒热往来，可以服用二仙饮治疗，待寒热消除后，用平胃散加茴香汤和匀，以盐汤空腹调服。可以温胃燥脾，增加食量。脾胃调

和健康，外邪自然难以侵入，这是至论。如果寒多热少，疾病经久不能痊愈，会导致脾胃弱，饮食减少，神色改变，可以服用二姜汤和清脾汤治疗。疟症，详细讨论可以分为痰疟、食疟、劳疟、暑疟、鬼疟、瘴疟的不同。

痰疟，胸膈先有痰停留，长期不消形成疟。令人心下胀满，气逆心烦呕吐。

食疟，是饮食不周，伤于脾脏，患者噫气吞酸水，这是胸膈不调和导致。

劳疟，患疟日久而不愈，表里俱虚，外邪不能消除，真气还没有恢复，虽然疾病不是天天发作，但是稍有劳累就会复发。

暑疟，患者面色不好，口渴，虽然表热已退，还是常常出汗。

鬼虐，是疟病时来时去，发作没有规律。

瘴疟，是因为感染山岚中的瘴气而得，症状是寒热的发热很有规律。

如果疟病很久都不能痊愈，名叫牝疟。牝疟，就是老疟，老疟不愈，在两胁之间结癖，名叫疟母。这是由于开始没能解表散热，或者后来又再次感染风寒，又加上内伤饮食，所以很久不能痊愈。治疗的方法是，风邪和暑邪乃是从外而入，适合以解表的疗法散热，解表后，就可以扶持胃气。所以丹溪说：不出汗者应该让他出汗，以散邪为主。有汗者应该要止汗，以巩固正气为主。突然发作的疟病适合解表，长期发作的疟病适合补脾。治疗寒疟适合温补，治疗温疟适合调和脾胃，治疗瘴疟适合清热。疟中带有痰的应该去痰。疟中兼有食积的要消食。治疗劳疟最好让患者多休息。治疗暑疟适合先解热，治疗鬼疟应该祛除病邪为主。治疗瘴疟适合以解热为主。热多寒少者服用小柴胡汤。寒多热少者服用清脾饮子。没有汗者服用桂枝麻黄各半汤。有汗者服用柴胡桂枝汤。

汗多口渴者服用白虎汤。口渴而小便不利者服用五苓散。小便发红，热多而口渴者服用小柴胡汤。热多出汗，腹胀便硬者，可以服用大柴胡汤，有口渴的症状加上葛根。治疗痰疟，可以服用二陈汤加柴胡、黄芩，严重者加枳实。治疗食疟，先服用大安丸，然后服用异功散。治疗劳疟、牝疟，服用补中益气汤。治疗暑疟，服用十味香薷饮。治疗鬼疟，服用鬼哭散。治疗瘴疟，可以服用四兽散。治疗疟母，服用鳖甲散。

凡是因为脾胃虚而患疟病者，无论有汗无汗，病在三阴六经的哪里，都以六君子汤治疗。如果热多可以加柴胡、山栀，寒多可以加干姜、肉桂，有汗的话可以加浮麦，无汗的话可以加苍术、葛根，元气下陷，以及肝气疏泄太过，以犯脾胃，可以加升麻、柴胡最好。如果服用青皮、草果、常山等药物，作为强势治疗的方法，会导致正气更加虚弱，邪气更加强盛，使疾病

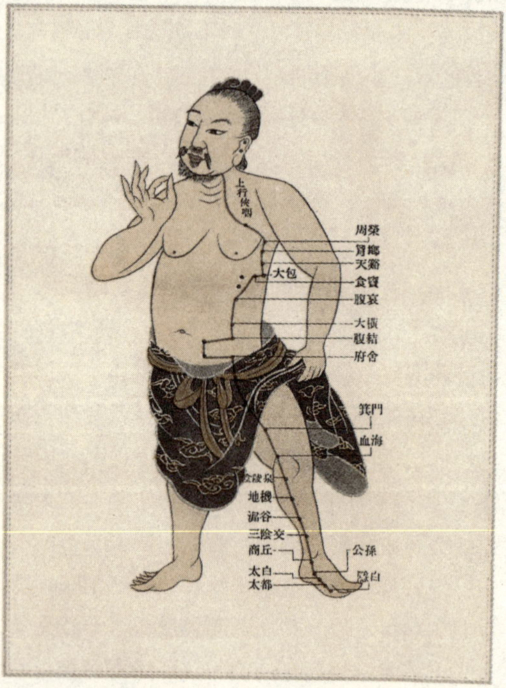

足太阴脾经循行图

人体十二主经脉之一，共 21 穴，本经腧穴可治疗脾、胃等消化系统病症。例如胃脘痛、恶心呕吐、嗳气、腹胀、便溏、黄疸、身重无力、舌根强痛及下肢内侧肿痛、厥冷等。

难以迅速痊愈。因为劳、热致病的常会出现这种情况。如果乳母不能克制七情六欲，再加上饮食不调，或者自己发病时寒时热，肝火炽盛导致小儿患病的情况，还应该治疗乳母，一定不会错。

《全生指迷》中说：寒热病，或者寒症结束了发热，或者发热结束了有寒。如果寒热交替使人打寒战，皮肤起栗，头痛得好像要破裂，身体紧张，总打呵欠，口渴想喝水，或者先寒再发热，或者先发热再发寒，或随时发作，或隔天发作，到发作期就发作，发作后又恢复正常，这就是疟。疟病的主脉为弦脉，如果同时出现脉快就是有热，同时脉象慢就是有寒，这都是因为在冬天时受了风寒，寒气渗透到骨髓之中，到了春天阳气上升的时候开始发作。

邪气不能自己发作，遇到暑天，阳气与病邪相合而发作。寒多的患者适合温补，可以服用姜桂汤，热多的患者适合服用鳖甲汤调节。大人和小儿患疟疾，如果寒气从背部始发，但也不至于打寒战，倒像要发热出汗，或者同时开始头痛，有时呕吐，脉象迟慢而且小，这是由于脾胃本来就弱，又受寒，所以饮食留在脏腑内不能消化，变成痰伏在体内。阴气上升胜过阳气，所以感到寒冷，逼出冷汗。适合服用旋复花汤丸和半硫丸。

大柴胡汤

治疗少阳阳明合病。往来寒热，胸胁苦满，呕不止，郁郁微烦，心下痞硬，或心下满痛，大便不解或协热下利，舌苔黄，脉弦数有力。

本方常用于急性胰腺炎、急性胆囊炎、胆石症、胃及十二指肠溃疡等属少阳阳明合病者。

柴胡、生姜各五钱，黄芩、芍药、半夏、枳实各三钱，大枣四枚，大黄二钱。

以上药物以水煎两次，去渣，再煎，分两次温服。

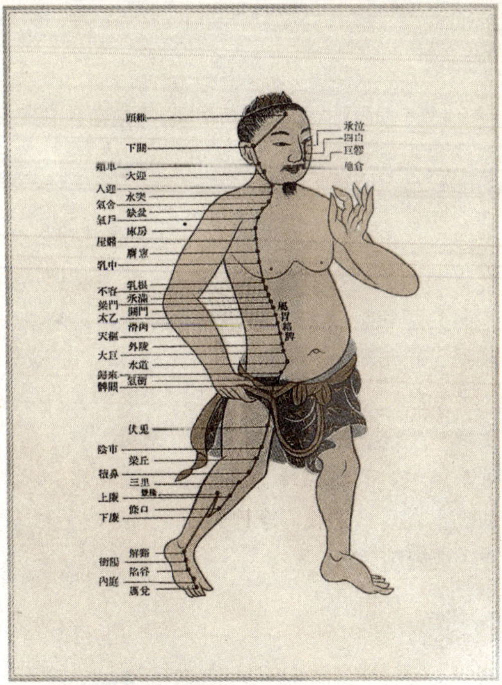

足阳明胃经循行图

人体十二主经脉之一，共45穴，主治消化系统，神经系统，呼吸系统，循环系统和头、眼、鼻、口、齿等器官的病症。

二陈汤

治痰饮为患，或呕吐恶心，或头眩心悸，或中脘不快，或发为寒热，或因食生冷，脾胃不和。

半夏（汤洗，七次）、橘红各五钱，白茯苓三钱，甘草（炙）一钱半。

将以上药物锉散。每服三钱，以水一盏，加姜三片，乌梅一个，同煎。

大安丸

木香二钱，黄连、陈皮、白术各三钱，枳实、山楂肉、莱菔子（炒）、连翘、神曲（炒）、麦（炒）、砂仁各一钱五分。

将以上药物制为末，以神曲调糊为丸。以陈廪米汤下。

六圣丸

治诸积和胃，大能主气浓肠，消痞快膈。

莪术（炮，锉）、净黄连、陈皮（去白）、白姜（炮）各五钱，南木香二钱半。

以上药物除木香不见火，余四味锉焙，同木香制为末，每一钱重，巴豆三粒去壳膜心，存油，碎切，放入乳钵细研，同前药再研匀，醋煮面糊丸麻仁大。每服十五粒至二十五粒或三十五粒，五更空腹淡姜汤下。下利三五次后，服用匀气散止利进补（方见疝）。常服助脾化积，进食消痞，临睡以净汤或汤酒下三粒及五粒。每次止丸药末三钱，净巴豆九粒为则，不可多合，久则味散。

茴香汤

和脾胃，进饮食，理腹痛，散邪气。

茴香（炒），良姜（锉，用东壁土炒）各一两半，苍术（如前制）二两，甘草（炙）一两。

将以上药物制为末。每服一钱，烧盐汤，空腹调服。

补中益气汤

治烦劳内伤，身热心烦，头痛恶寒，懒言恶食，脉洪大而虚。或喘或渴，或阳虚自汗，或气虚不能摄血。或疟痢脾虚，久不能愈。

黄芪、甘草（炙）各半钱，人参（去芦）三分，当归（酒焙干或晒干）二分，橘皮（不去白）、升麻、柴胡各二分，白术三分。

将以上药物粉碎，都作一服。用水一升，煎至一半，去滓，空腹时稍热服。

六君子汤

脾胃气虚兼痰湿证。食少便溏，胸脘痞闷，呕逆等。

人参、白术、茯苓各三钱，甘草（炙）二钱，陈皮一钱，半夏一钱五分。

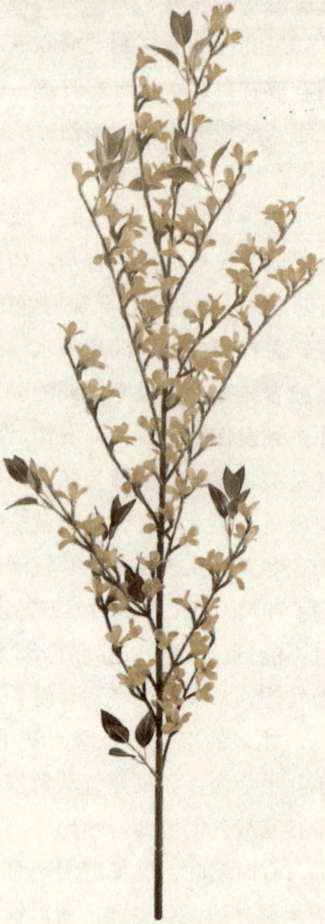

连翘

干燥果实入药，味苦，性凉。入心、肝、胆经。可清热，解毒，散结，消肿。治温热，丹毒，斑疹，痈疡肿毒，瘰疬，小便淋闭。

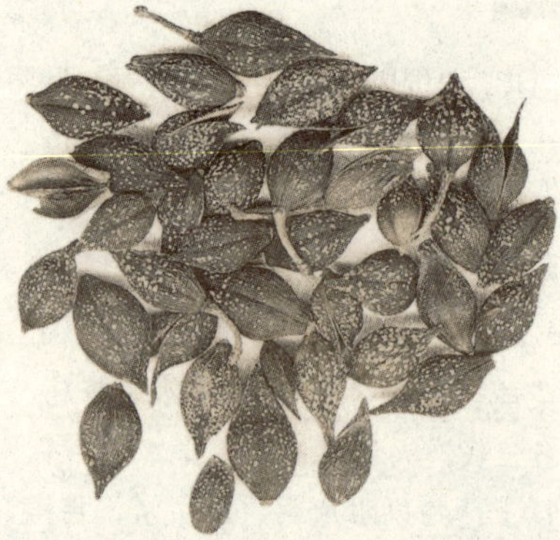

连翘

将以上药物制为细末，作一服，加大枣二枚，生姜三片，以新汲水煎服。

鬼哭散

可以止疟疾。

常山、大腹皮、白茯苓、鳖甲（醋炙）、甘草（炙）各等分。

将以上药物，除甘草、鳖甲炙外，其余三味不得见火。用桃柳枝各七寸同煎。临发略吐涎不妨，只用常山、白茯苓、甘草也会很有效。

热多于寒

小柴胡汤

治疗往来寒热，胸胁苦满，不欲饮食，心烦喜呕，口苦，咽干，目眩；妇人伤寒，热入血室；疟疾、黄疸与内伤杂病而见少阳证者。

柴胡四钱，黄芩三钱，人参二钱，半夏（洗）三钱，甘草（炙）一钱五分、生姜（切）三钱、大枣（擘）四枚。

将以上七位药物，以水三升，煮至半，去除渣滓，再煎取一半，分两次温服。小儿适量。

《全生指迷》瓜蒌汤

瓜蒌根四两，柴胡（去苗）八两，人参、黄芩、甘草（炙）各三两。

将以上药物制为粗末。每服五钱，以水二盏，加生姜三片，枣一枚，掰破，煎至一盏，去滓温服。

寒多于热

清脾饮子

治疗瘅疟脉弦数，但寒不热，或寒多热少，膈满不食，口苦舌干烦渴，小便黄赤，大肠不利。

青皮（炒）、浓朴（姜制）、白术、草果、柴胡、茯苓、半夏（汤泡七次），黄芩、甘草（炙）各等分。

将以上药物，每服二三钱，以水煎服。

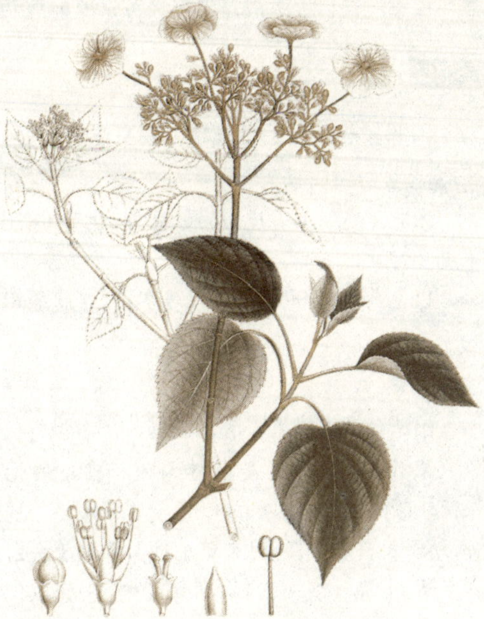

常山植株

根入药，味苦、辛，性寒。有毒。归肺、心、肝经。能涌吐痰涎，截疟。

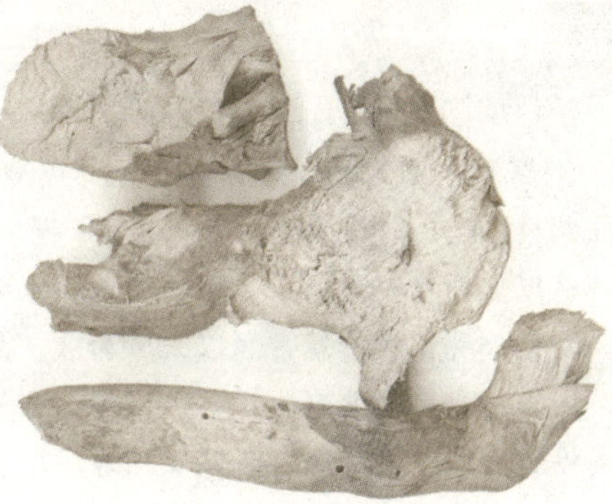

常山

《全生指迷》姜桂汤

干姜、牡蛎（火通赤）、甘草（炙）各二两，桂（去粗皮，取心）三两，柴胡八两，瓜蒌根四两，黄芩（《活人书》中用三两）二两。

将以上药物制为粗末。每服五钱，以水二

盏，煎至一盏，去除渣滓温服，可以随时服药。

草果饮

治寒多热少，手足厥冷，遍身浮肿，肚腹疼痛。

浓朴（姜制）、青皮、草果、藿香、甘草（炙）、丁皮、神曲、良姜、半夏、曲。

以上药物等分，粉碎。以姜枣煎，空腹服用。

清脾汤

治诸疟久不瘥者，脾胃虚弱，形容憔悴。

浓朴（去粗皮，姜汁拌匀酿一宿，炒干）一两，乌梅（打破，去仁）、半夏（汤煮透，滤，锉，焙干）、良姜（锉，用东壁土炒）、青皮（去白）各半两，甘草（炙）三钱，草果（炮，去壳取仁）二钱半。

将以上药物粉碎。每服二钱，加水一盏，姜二片，煎余七分，在病未发前并三服。仍忌生冷油腻，时果毒物。

二姜丸

治疟疾往来寒热，经久不愈者。

良姜（锉片，东壁土炒）一两，白姜（锉片，巴豆九粒去壳，同炒微黄，去巴豆）一两。

将以上药物制为细末，用猪胆汁和水煮面糊，制丸如麻仁大，就带润以朱砂为衣。如热多，用温汤早晨面北空腹送下。寒多，亦于清旦用温酒面南空腹咽服。若寒热相等，用阴阳汤，以一半冷水一半热汤参和是也，不拘向南北投服。

寒热相等

胡黄连散

治小儿疟。

人参、胡黄连、草果、槟榔、甘草、柴胡各等分。

将以上药物锉散。加水一盏，煎三分服。

张涣桃仁汤

桃仁（汤浸，去皮尖双仁，麸炒微黄）、鳖甲（酥炙微黄，去裙。各一两），桂心、黄芩、赤茯苓、川升麻（各半两）。

以上药物制为粗散。每服一钱，以水一小盏，煎至五分，去滓温服，量儿大小加减。

《全生指迷》鳖甲汤

鳖甲（汤浸，刮净，醋炙黄）、白术、桂（去皮）、常山、柴胡（去苗）各一两，牡蛎（火赤）半两。

将以上药物制为粗散。每服五钱，以水二盏，煎至一盏，去滓温服。

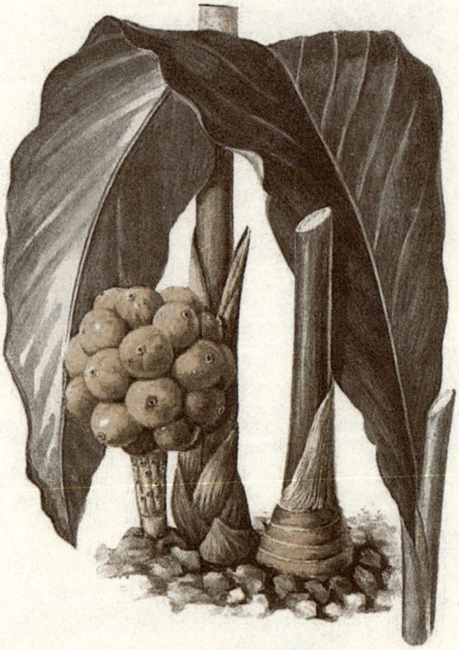

草果植株

干燥果实入药，味辛，性温，有有燥温除寒、健胃消滞、祛痰截 的功效。

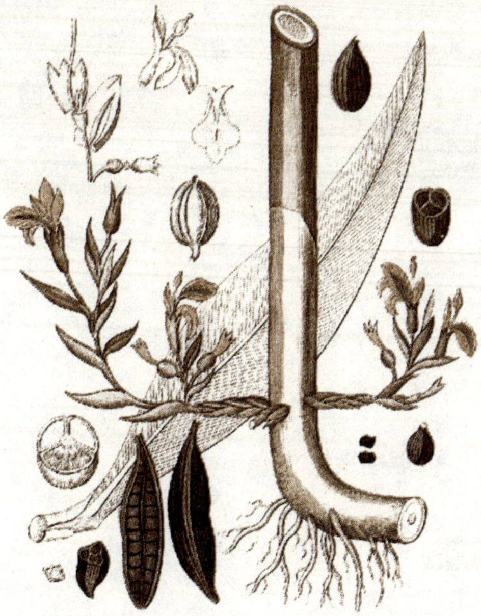

良姜

干燥根茎入药，能散寒止痛，温中止呕。

寒而不热

张涣乌梅丹

治小儿发寒疟甚者。

乌梅肉（炒干）一两，母丁香、干漆（微炒）、当归、桂心各半两，麝香（细研）二钱半。

将以上药物捣罗为粗散，拌匀，加炼蜜和丸如黍米大。每服十粒，以粥饮下，可根据小儿年龄大小加减。

《全生指迷》旋复花丸

旋复花、桂心、枳实（麸炒）、人参各五分，干姜、芍药、白术各六分，茯苓、野狼毒、乌头（炮，去皮）、矾石（火炼一伏时）各八分，细辛（去苗）、大黄（湿纸裹，煨）、黄芩、葶苈（炒）、浓朴（去粗皮，姜汁炙）、吴茱萸（炒）、芫花（炒）、橘皮（洗）各四分，甘遂（炒）三分。

将以上药物制为细末，加炼蜜和丸，如梧子大。以米饮下三丸，服后没有感觉后可以加至七丸，小儿服用似黄米大二丸。

半硫丸

半夏（汤洗七次）三两，硫磺（研飞）二两。

将以上药物制为末，加生姜汁煮面糊丸，如桐子大。每服三十丸，以米汤饮下，不拘时候，小儿服用如黍米大三五丸。

热而不寒

治瘴疟但热不寒方

用黄丹。以火通红，临发时，以蜜汤调下，能饮酒用酒调。一法，专服小柴胡汤，次服人参前胡汤。

张涣知母丹

治小儿发热疟甚者。

知母（微炒）、鳖甲（酥炙，去裙）、川大黄（细锉，微炒）、赤茯苓、朱砂（细研水飞）各一两，川芒硝川升麻各半两，龙脑（研）一钱。

将以上药物同拌匀，加炼蜜和丸，如黍米大。每服五粒至七粒，以生姜汤下，大便利下即愈，量儿大小加减。

《活人书》治疟疾但热不寒方

知母六两，甘草（炙）二两，石膏一斤，桂（去皮秤）三两，粳米二合。

将以上药物锉如麻豆大。每服五钱，以水一盏半，煎至八分，去滓服。

外散风暑之邪

桂枝麻黄各半汤

治发热自汗或无汗。

桂枝、白芍药、生姜、甘草（炙）、麻黄各一钱，杏仁（汤泡，去皮尖）十粒。

将以上药物，以水一钟，大枣二枚，煎余四分，服药时间不要距离进食时间太近。

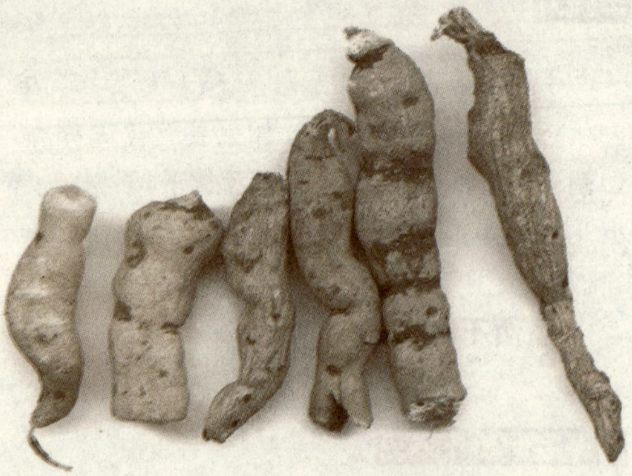

甘遂

味苦、甘，性寒，有毒。入脾、肺、肾经。可泻水饮，破积聚。通二便。

知母麻黄汤

治伤寒，或十数日，或半月二十日，整天不能清醒，时常昏沉没有精神，言语错缪，又无寒热，或者好像有中风的症状，多般治之不瘥，或朝夕潮热颊赤，或有寒热似疟，都是发汗不尽，余毒留在心胞络间所致。

知母、麻黄（去节）、甘草（炙）、芍药、黄芩各半两，桂枝（去粗皮，盛暑可减半）半两。

将以上药物锉散。每三钱，以水一盏，煎余七分，去滓温服。令微汗，如果因为心烦不能入睡，欲饮水，可以稍稍服些药，令胃气和即愈，如果不能出汗就可再服，根据小儿年龄大小加减。

柴胡桂枝汤

治疟身热多汗。

柴胡八钱，黄芩、桂枝、芍药、甘草各三钱，半夏二钱半。

将以上药物，每服二三钱，以姜枣水煎。

白虎加桂汤

治小儿疟疾发渴。

石膏（碎如米）五钱，知母一钱，甘草五分，桂枝五分。

将以上药物，以水一盏，加粳米一撮，煎服。

十味香薷散

香薷一两，人参、白术、黄耆、橘红、白扁豆、干木瓜、浓朴（姜制）、白茯苓、甘草（炙）各半两。

将以上药物制为细末。每服一钱，不拘热汤或冷水，调下。

内理中气法

养胃汤

治疗外感风寒，内伤生冷，温中快膈，能辟除山岚瘴气，寒疟，脾胃虚寒。

浓朴（姜汁炙）、苍术（米泔浸，去皮，锉，炒）、半夏（汤泡）各一两，藿香、草果仁、茯苓、人参各半两，甘草（炙）、橘红各二钱半。

将以上药物锉散。每服三钱，以水一盏，加姜七片，乌梅一个，煎至六分，去滓热服。

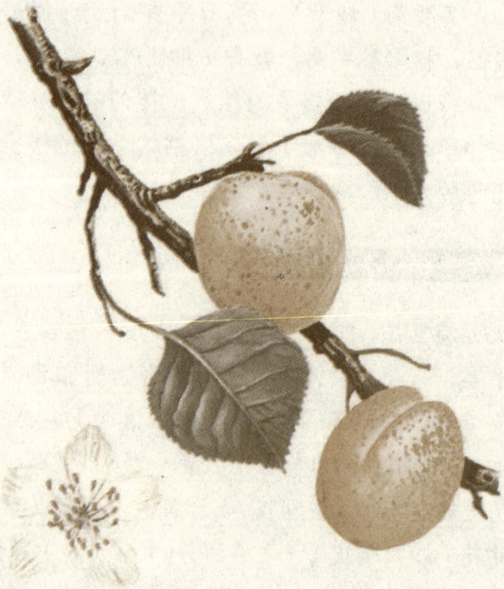

杏

杏仁入药能止咳、润肠。

兼治冷饮伤脾，发为疟疾，或中脘虚寒，呕逆恶心。寒疟加桂。

又方

陈皮（汤浸，去白）三钱半，甘草（炙）、浓朴（姜制）、半夏（泡）各三钱，人参、草果各二钱，白茯苓四钱，藿香（洗）七钱，青皮（去穰）、三棱（煨）、蓬术（煨）、大腹皮各一钱半，苍术、乌梅各五钱。

将以上药物锉散。每服三钱，以姜枣水煎。

四兽饮

治阴阳相胜，结聚涎饮为疟，兼治瘴疟。

半夏、茯苓、人参、白术、草果、橘红各等分，甘草（减半）。

将以上药物用乌梅、姜枣，以湿纸裹，煨香熟，焙干入药。每服二钱，水煎服。

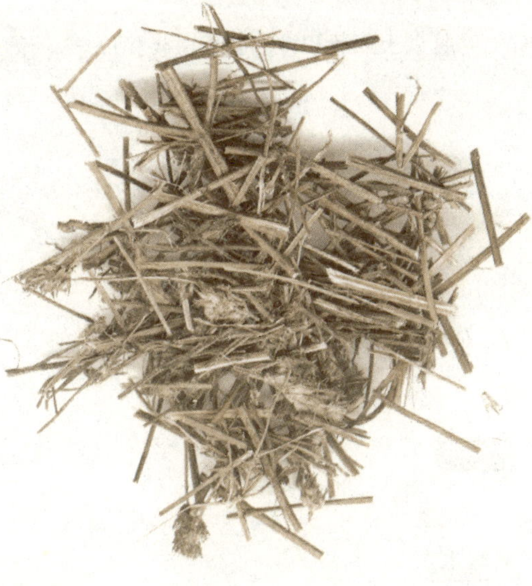

香薷

为植物石香薷的干燥地上部分，味辛，性微温。归肺、脾、胃经。能发汗解表，化湿和中，利水消肿。

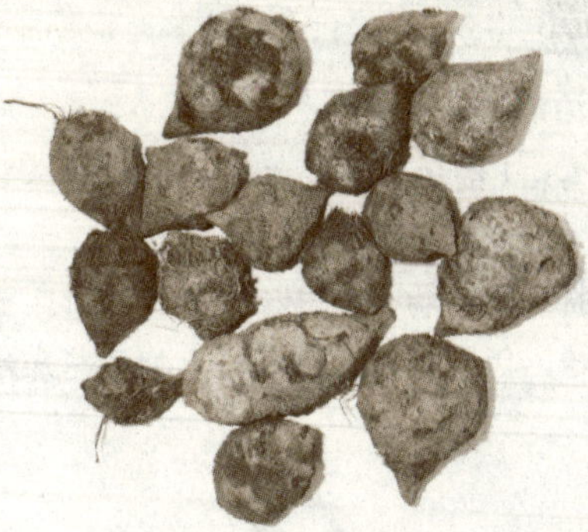

三棱

为植物黑三棱的干燥块茎，入药能破血行气，消积止痛。

截疟法

三圣丸

治疗诸疟，不拘远近。

穿山甲（汤浸透，取甲，碎锉，同热灰铛内慢火焙令焦黄色）、鸡骨常山、鸡心槟榔（二味各一两，薄锉，晒干）。

将以上药物，再晒，制为末，水煮加糯米粉为糊，制丸如绿豆大，就带润以红丹为衣，阴干。

每服三十丸至五十丸。未发病前，隔夜用酒空腹服一服，病情严重者服二服。如经久不瘥，加祛疟丹。

二仙饮

治疗症状同前。

青蒿（去梗，五月五日采，晒干）二两，桂枝（去粗皮）半两。

将以上二味药物俱锉，焙干，制为细末。每服一钱，于寒热未发前用凉酒调服，或先隔晚以酒调下。加香薷叶二两、好茶芽半两，分别研成末，又名斩邪饮，治证同法，疗暑疟尤胜，服法同前服。

祛疟丹

治疟经久不瘥。

常山（细锉）二两，乌梅（和核，薄锉）一两，红丹（好者）半两。

将以上药物，除乌梅以屋瓦别焙，常山或晒或焙，仍同乌梅、红丹研为细末，加糯米粉煮糊制丸如麻仁大。每服三十丸至五十丸，未发前凉酒空腹送下，或隔晚酒下。重者二服，轻则一服。忌鸡、面、羊、生冷冻饮料食、毒物。

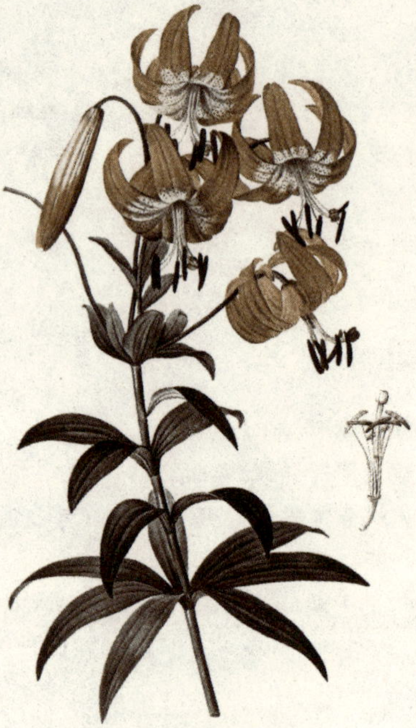

百合花

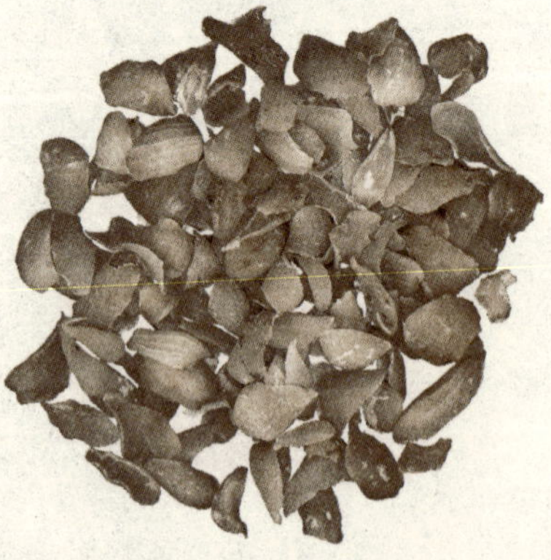

百合药材

为百合的肉质鳞叶，味甘，性微寒。归肺、心、胃经。能养阴润肺，清心安神。

疟后浮肿

大腹皮汤

治小儿疟疾，用药太早退热，变作浮肿，外肾肿大，饮食不进。

大腹皮、槟榔、三棱、蓬莪术各五钱，苍术、枳壳各二两，甘草三钱。

将以上药物锉散。每服三钱，加生姜皮、萝卜子、椒目同煎。

青皮汤

治小儿疟后浮肿，兼寒热不退，饮食不进。

白术、茯苓、浓朴、青皮、陈皮、半夏、大腹皮、槟榔、三棱、蓬莪术、木通、甘草各等分。

将以上药物粉碎，每服三钱，以姜水煎。

疑难杂症不用愁

伤冷气喘涎多

吉氏方

瓜蒌（大者，开一盖子）一个，阿胶一分，沙糖半两。

以上药物中，将后二味投入瓜蒌内，以盖子依旧封着，用白纸都糊好，放入饭甑蒸两遍，然后倒出。

根据小儿年龄大小酌量服用，冷服。

珍珠散

治小儿气喘多涎。

珍珠（末）、生犀角（镑）各半钱，香附子四钱，龙脑少许。

以上药物制为末。每服半铜钱，煎桃仁汤调下，婴儿一字，一岁以下者半钱。

茅先生小儿诸喘气急方

海螵蛸、黑牵牛（末）、牡蛎、马兜铃（去皮）。

将以上药物各秤二钱，制为末，拌匀。每服抄一钱，用鲫鱼淡煮汤调下。

▶ 喉间有声

梅花饮子

治小儿因受惊而发潮热，五脏积热，上焦蕴热，手足心热，喉中多痰涎，面色或红或白，呀鼻流清涕，气急肝肺壅热，目赤咳嗽，或被人惊，夜啼不安，或伤寒渐安，尚有余热，亦宜服化痰退热。

硼砂、马牙硝、芒硝、人参各一两，甘草半两，梅花脑子、辰砂、麝香各一字。

上八味，制末，以瓷器收贮。遇有此证，以麦门冬汤调下，如气喘咳嗽，以桑白皮汤下。常服，以薄荷汤调下。

▶ 失音

二圣散

治风痰壅闭，语音不出，气促喘闷，手足动摇，似搐非搐。

诃子（大者，半生半炙，去核）十枚，大腹皮（净洗，焙干）五钱。

以上药物锉碎。每服二钱，以水一盏，煎余七分，无时温服。

通治定喘饮

治夹风痰喘气促，不拘冷热二证。

人参（去芦头）、麻黄（不去根节）、防己（去黑皮）、诃子（去核）、半夏（汤洗，去滑）、甘草各五钱。

以上药物锉为散。每服二钱，水一盏，加姜二片，煎余七分，无时温服。总治十六般哮嗽。

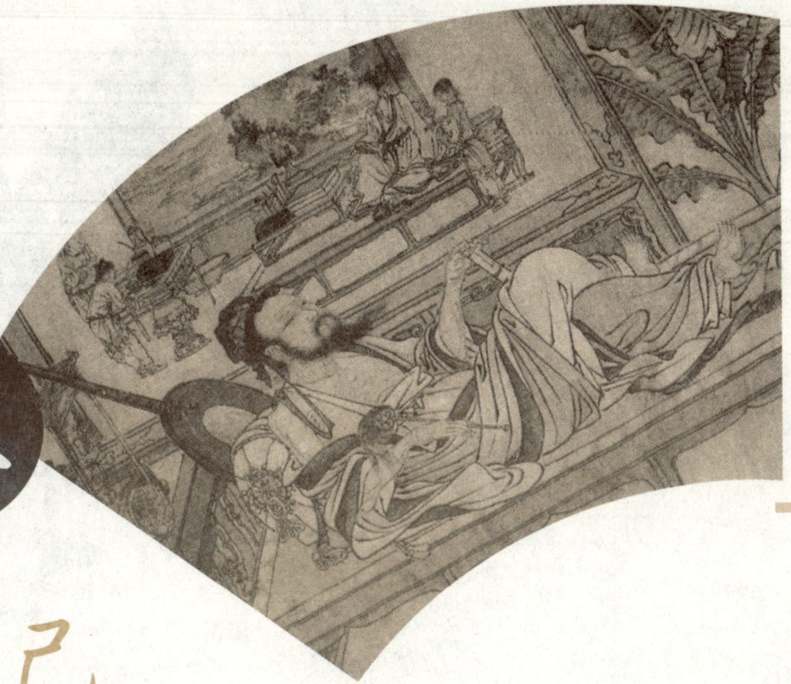

三 做自己的医生

养生的目的是为了健康长寿，特别是中医学有着一整套养生防病、健康长寿的方法和理论，讲究“上工治未病”。高明的医生，是叫人不病；不高明的医生，只知道看病。同样，明智的人明白祛病延年才是养生之道。

掌握一些必要的医疗常识和健康保健知识就显得尤为重要。因为只有这样，才能真正做到“无病防病，没病健身”，当疾病来临的时候我们也不至于手忙脚乱。在王翰林的指导下，相信我们每个人都能成为自己的医生。

养生的目的是为了健康长寿，特别是中医学有着一整套养生防病、健康长寿的方法和理论，讲究“上工治未病”。高明的医生，是叫人不病；不高明的医生，只知道看病。同样，明智的人明白祛病延年才是养生之道。

掌握一些必要的医疗常识和健康保健知识就显得尤为重要。因为只有这样，才能真正做到“无病防病，没病健身”，当疾病来临的时候我们也不至于手忙脚乱。在王翰林的指导下，相信我们每个人都能成为自己的医生。

伤暑和燥热的预防及治疗

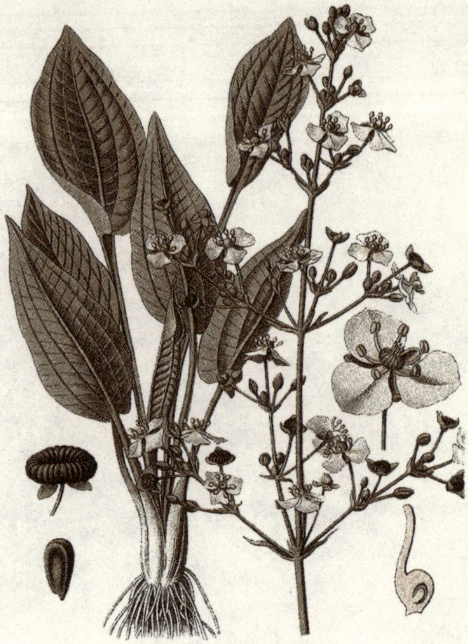

泽泻

干燥块茎入药，味甘性寒。利小便，清湿热。用于小便不利，水肿胀满，泄泻尿少，痰饮眩晕，热淋涩痛，高血脂。

▶ 暑热

因暑热而致病的病因，在于露天睡眠，然后又被冷风侵袭。此人无缘无故地出汗，身体疼痛头也疼痛，脱掉衣服就觉得冷，穿着衣服又觉得烦，有的患者发热，有的不发热，但都适合服用六和汤，里面加入扁豆、砂仁。还有一个方子用薷香，另一个方子用紫苏，可以治疗先中暑，又受寒；或者身体伤于生冷食物，服用藿香、紫苏还可以兼解表，砂仁、扁豆可以温中。

有时觉得冷，有时觉得热但不出汗的，只适合服用煎制的药物。如果中暑之外又有伤风，就一定多汗，这样的症状适合服用五苓散，里面加上桂枝最好。

老百姓容易得此病，往往是白天冒着酷暑做事，晚上开着窗睡觉，希望能凉快些，没盖好被子，当时也没有感觉，后来发病了。这些情况用药时应该详细了解。

有这类症状，而且有潮热，好像疟疾又没成为疟疾的，可以服用六和汤、养胃汤各半贴，混在一起煎。有这类症状又流清鼻涕，或者鼻孔里时常出热气的，可以服用六和汤加川芎半钱，羌活、黄芩各七分。如果有因为中暑，然后立刻大量饮用冷水，以致暑毒留结在心胸，导致精神昏聩，不能出声者，可以煎香薷汤化苏和香丸一起服用。如果是先饮用大量冷水然后中暑的情况，可以服用五苓散治疗。这种症状必然心下结痞，可以服用生姜汤调和服用最好。或者服用四君子汤调中也好。

中焦调和后，如果出现小便不利，或者阴茎中疼痛，适合服用蒲黄三钱，滑石五钱，甘草一钱。又因为中暑后，用冷水洗脸，或者进入水中洗澡，造成暑湿相搏，无缘无故就出汗，又发热，身体沉重，小便不利，适合服用五苓散。中暑后大汗不止，严重的话使真元耗散，此时适合尽快收汗，服用生料五苓散加双倍桂枝，加黄芪和白术一样的量。如果因为中暑而无缘无故的出汗，手足厥冷者，可以服用六和汤调和苏合香丸。因为中暑而无缘无故出汗，有时自已腕、踝关节剧烈屈曲、肌肉痉挛者，称为暑风。因为先前已经中暑，毛孔张开，而被邪风趁机侵袭，适合服用香薷饮或者香薷汤，再加上羌活一钱。痰太盛，可以服用六和汤半贴和星香散半贴。夏天时身体发痒好像针刺，有的地方还红肿，也叫暑风，可以将六和汤末子和消风散酒调和服用。因中暑风而同时有吐泻交加者，服用六和汤、藿香正气散各半贴，再加全蝎三个。

六和汤

治心脾不调，气不升降，霍乱吐泻，寒热交作，伤寒阴阳不分，冒暑伏热烦闷，或成痢疾，中酒烦渴畏食。

香薷二钱，缩砂仁、半夏（汤洗七次）、杏仁（去皮尖）、人参（去芦）、甘草（炙，各五分），赤茯苓（去皮）、藿香（去土）、白扁豆（姜汁略炒）、浓朴（姜制）、木瓜各一钱。

以上药物以水二盅，姜五片，红枣一枚，煎余一盅，可以随时服。

五苓散

治小便不利而渴。

猪苓（去皮）七钱半，泽泻一两二钱七分，茯苓七钱半，桂（去皮）半两，白术七钱半。

将以上五味，制为末，以白饮和服方寸匕，一日三服，多饮暖水，汗出即愈。

香薷汤

白扁豆（炒）、茯神、浓朴（去粗皮，锉，姜汁炒）各一两，香薷二两，甘草（炙）半两。

将以上药物制为细末，每服二钱，不拘时，沸汤点服，盐汤点亦得。

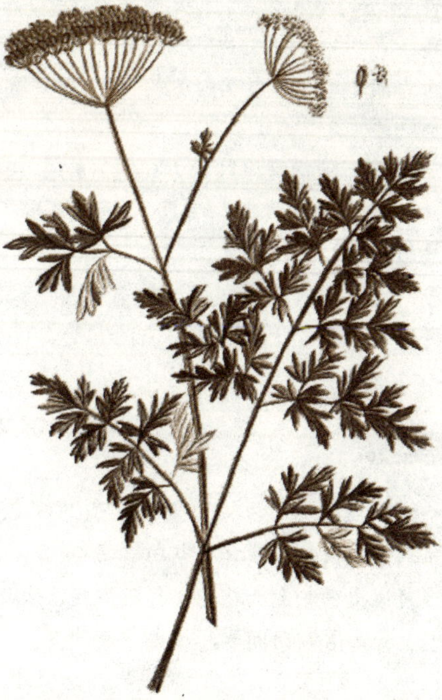

川芎植株

干燥根茎入药，能活血行气，祛风止痛。

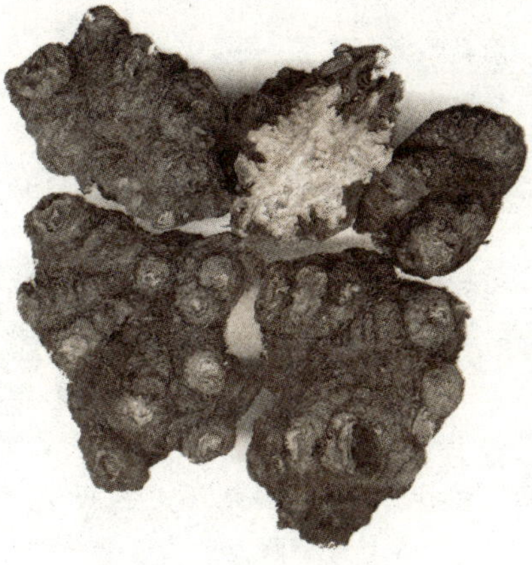

川芎

苏合香丸

疗传尸骨蒸，肺痿，疰忤鬼气，卒心痛，霍乱吐痢，时气鬼魅瘴疟，赤白暴痢，瘀血月闭，痃癖疔肿，惊痫，鬼忤中人，小儿吐乳。

白术、青木香、乌犀角（屑）、香附子（炒，去毛）、朱砂（研，水飞）、诃藜勒（煨，取皮）、白檀香、安息香（另末，无灰酒一升熬膏）、沉香、麝香（研）、丁香、荜茇各二两，龙脑（研）、苏合香油（入安息香膏内）各一两，熏陆香（别研）一两。

将以上药物制为细末，研匀，用安息香膏并加炼白蜜调和成剂，每服旋丸如梧桐子大。早晨取净水，温冷任意，化服四丸，老人小儿化服一丸，温酒化服亦得，并空腹服之。用蜡纸裹一丸如弹子大，绯绢袋当心带之，一切邪神不敢近。

四君子汤

治真气虚弱，及短气脉弱。

白术、人参、黄芪、茯苓各等分。

将以上药物制为粗末，每服五钱，水一盏，煎至七分，服药时间要和饮食时间错开。

一方，无黄芪，有甘草减半。加陈皮，名异功散。加陈皮、半夏，名六君子汤）

星香散

南星半两，木香一钱，生姜七片。

将以上药物粉碎，制散。酌量服用。

藿香正气散

治伤寒头疼，憎寒壮热，或感湿气，霍乱吐泻。常服除山岚瘴气，伏暑吐泻，脚转筋。加香薷、扁豆、黄连，名藿薷汤。

大腹皮、白芷、茯苓、紫苏茎叶、藿香各三两，浓朴、白术、陈皮（去白）、桔梗、半夏各二两，炙甘草一两。

将以上药物粉碎，每服三钱，姜三片，枣一枚煎，热服。

大顺散

治疗冒暑伏热，引饮过多，脾胃受湿，水谷不分，霍乱呕吐，脏腑不调。

甘草（锉寸长）三十斤，干姜、杏仁（去皮尖，炒）、肉桂（去粗皮）各四斤。

将以上药物中的甘草用白砂炒及八分黄熟；然后加入干姜同炒，令姜裂；再加入杏仁同炒，令杏仁不作声为度，用筛筛净；最后加入肉桂，放在一处捣罗。每服二钱，水一盅，煎余七分，温服；如烦躁，井花水调服；可以随时服，以沸汤点服亦得。

枇杷叶散

治中暑伏热，烦渴引饮，呕哕恶心，头目昏眩。

枇杷叶（去毛，炙）、陈皮（汤浸，去瓤，焙）、丁香、浓朴（去皮，涂姜汁炙）各半两，白茅根、麦门冬（去心）、干木瓜、甘草（炙）各一两，香薷七钱半。

将以上药物捣罗为末，每服二钱，以水一盏，生姜三片，煎余七分，温服，温汤调服亦得，如烦躁用井花水调下。

小儿三岁以下，可服半钱，更量大小加减。

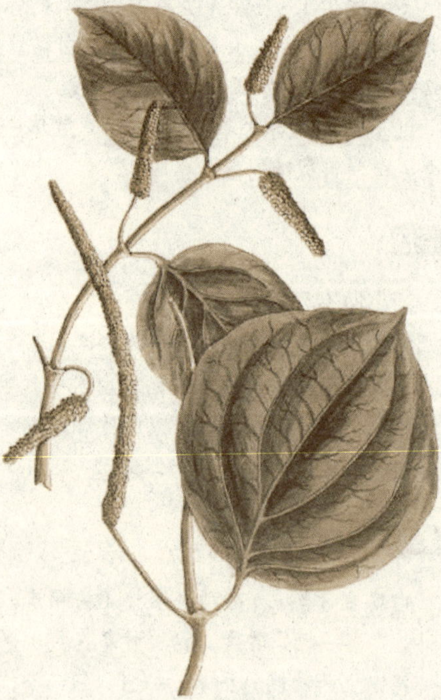

荜茇

干燥果穗入药，能胃寒腹痛，呕吐，呃逆，泄泻。

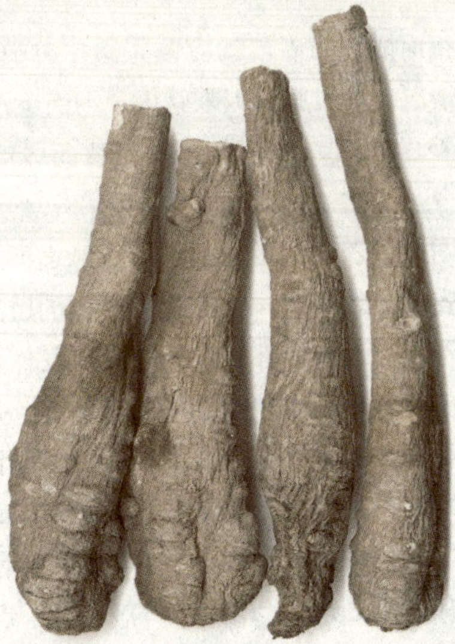

白芷

味辛，性温。治头痛，眉棱骨痛，齿痛，鼻渊，寒湿腹痛，肠风痔漏，赤白带下，痈疽疮疡，皮肤燥痒，疥癣。

缩脾饮

消暑气，除烦渴。

缩砂仁、乌梅肉（净）、草果（煨，去皮）、甘草（炙）各四两，干葛（锉）、白扁豆（去皮，炒）各二两。

以上药物制末，每服四钱，以水一碗，煎至八分，去滓，水沉冷服以解烦，或欲热欲温任意服，代熟水饮之极妙。

生脉散

治热伤元气，肢体倦怠，气短懒言，口干作渴，汗出不止。或湿热大行，金为火制，绝寒水生化之源，致肢体痿软，脚攲眼黑，最宜服之。

人参五钱，五味子、麦门冬各三钱。

以上药物以水煎服。

地榆散

治中暑昏迷，不省人事，欲死，并治血痢。

地榆、赤芍药、黄连（去须）、青皮（去白）各等分。

以上药物制为末，每服三钱，以浆水调服，如无，只以新鲜水亦得，若血痢，水煎服。

▶ 伤湿

湿气，有天带来的湿气，这就是雾、露、雨。天本来就是气，所以容易先到达体表，造成体表气血的不和。地的湿气，就是水和泥了。

地关乎人的形体，所以伤于地的湿气先伤人的皮肉筋骨血脉。有伤于饮食的湿气，就是酒水乳酪这类的饮料造成的。胃是容纳水谷的地方，所以伤于饮食时首先就会造成脾胃受伤。也有伤于汗液，汗液也是气，只会造成外感。有人伤于空气的湿气，这是太阴湿土所化成德湿气，就会伤到中焦。治疗由于天气造成的湿病，应当参照司天运气，上焦极湿而且发热者，以温苦类的药物来平衡，以甘辛类药物相辅，出汗即见效，可以停药。治疗土地造成的湿气，应该参照在泉运气。如果湿气侵入到体内，以苦热的药物治疗，以酸淡的药物辅助。以苦药

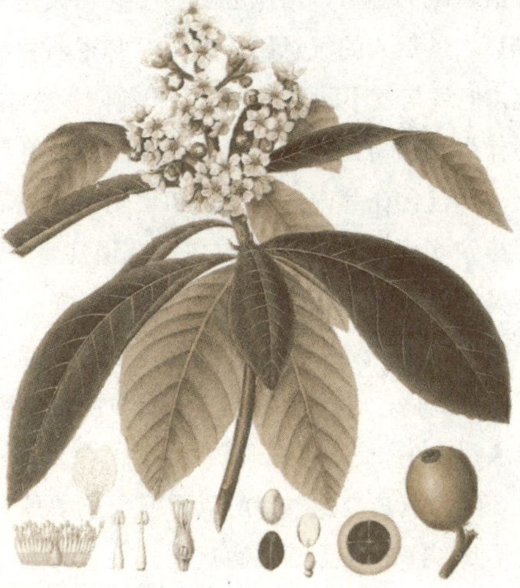

枇杷植株

枇杷叶入药，味苦，性凉。入肺、胃经。清肺和胃，降气化痰。治肺热痰嗽，咳血，衄血，胃热呕哕。

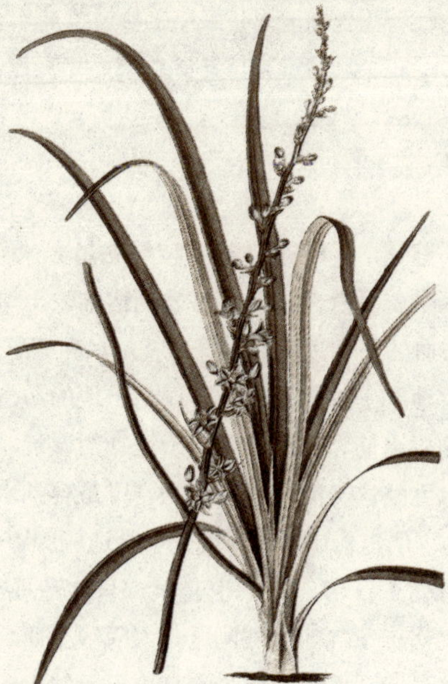

麦门冬植株

其块根入药，能养阴生津，润肺清心。

干燥内湿，以淡药泄去湿毒。治疗饮食造成的湿病，如果病在中焦就以药物消化它，在上焦就使呕吐法吐出，在下焦就用泄法排出。汗液造成的湿毒，治法应当参照啊司天运气的推算。虽然人的气息属于太阴经脾土所化的湿气，但气与气不同，在治疗上和前四种有不同。为什么？因为土兼有四气，寒热温凉，升降沉浮，都包含在其内。脾胃，如果阴阳异位，就会导致实者更实，虚者更虚，有逆症者加剧，顺畅者更顺畅，所以说阳盛则木胜，在一起就形成风湿；阳极盛则火胜，在一起就形成湿热。阴盛则金盛，在一起就形成燥湿。阴极盛就形成水胜，在一起就形成阴湿。

因为兼具这四气，所以湿邪上下中外，无处不到。湿邪在上则生病呕吐，头重胸满，在表外则身体沉重发肿，在下则足胫肿，在中焦则腹胀中满痞塞，治疗时应该区分上下中外，分别治疗，根据其兼有的寒热温凉症状辅助用药。如果因为脏腑过度乘克，以致脾虚造成津液聚积而成湿症者，就应该先治疗脏腑过度的这个情况。如果脾胃本来就虚，因而生湿邪者，则以补虚为主。如果由于热郁结而成湿症者，要以发热为主。如果脾胃中的湿邪已经扩散到其他四个脏器，到达筋骨皮肉血脉之间者，因为湿容易导致痞塞，所以湿邪所到的脏腑，都滞涩不能疏通，本脏的疾病因此而发作。湿邪如在皮肉血脉之间，则容易造成痿痹。其中缓弱痛重，没有通治的方法，所选用的药物也各个不同。况且湿邪这种疾病，《内经》所作出的论述，分布于各个章节，《本草》治疗湿邪也没有一定之规。凡是治疗有效的就死好药。丹溪所著的医书中特别推重苍术这一味药，这不和道理。伤湿造成的疾病，症状有发热怕冷，身体沉重，无故出汗，骨节疼痛，小便不畅，大便多泄，腰脚麻痹而冷，这都是因为坐卧之地过于低洼潮湿，或者被雨露打湿，或者穿了湿衣服而致病，都可以服用除湿汤。具备前面所列病症，而腰痛特别严重以致不能转侧者，就是湿气进入肾了，因为肾主水，水流湿，病症也与此类似。

肾着汤、渗湿汤，可以治疗小便不利，大便泄泻，这是由于雨的湿邪进入到了腹部，还可以服用五苓散加戊己丸。戊己属土，土克水，所以才叫这个名字。五苓散是治疗湿邪的重要药物，所谓治湿不利小便，因为不对症。受了湿邪又兼受了风寒者，既有前列的症状，又怕风不敢去衣被，或者额头上微微出汗，或者身体微有浮肿，这些症状是因为汗渍湿了衣服，又受了风寒造成的。适合服用除湿汤、桂枝汤各半贴在一起和服。微微出汗就好。如果发汗很多，则风邪去了但湿邪还在。已经出了汗但发热没有解除者，服用败毒散加苍术一钱，防己半钱。伤湿又兼怕冷者，有前面列出的症状，但没有出汗，只是感到身上烦痛，可以服用五积散和除湿汤半帖，再加五苓散半帖。伤湿又同时伤于风寒者，出汗了但身体感到沉重，怕风，气喘，心满，骨节烦疼，症状好像历节风，脐下连着脚感到冷和麻痹，不能屈伸，所谓风寒湿三邪合一而成麻痹。适合服用防己黄芪汤，或者五痹汤。如果因为洗完澡身上还没干就睡着了，使湿邪进入肾经，导致外肾肿痛，腰背挛曲，可以服用五苓散一贴，加入少许，配合木青香丸服用，如此服用三服，脏腑才通畅，消肿腰直，疼痛自然停止。湿热交加者，可以服用清热渗湿汤。症状为肩背沉重疼痛，上焦热，胸膈不利，以及全身疼痛者，可以服用拈痛汤。酒面乳酪停滞不能消化，体内湿邪盛者，可以服用除湿汤及苍白二陈汤，加补药燥之。

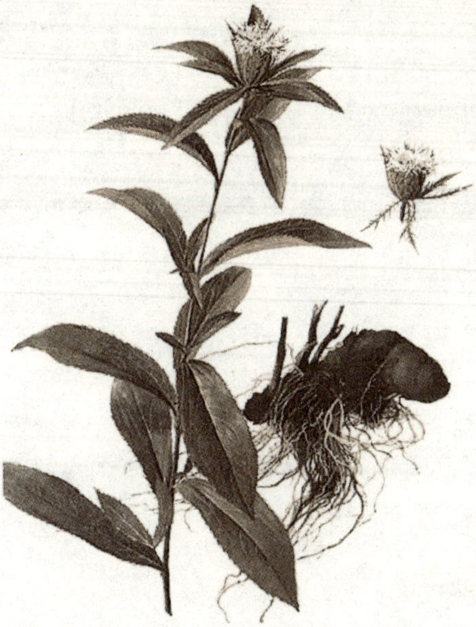

苍术植株

性温，味辛、苦。可燥湿健脾，祛风，散寒，明目。用于脘腹胀满、泄泻、水肿、脚气痿辟、风湿痹痛、风寒感冒、雀目夜盲。

除湿汤

治寒湿所伤，身体感到沉重移动困难，腰脚酸疼，大便溏泄，小便或涩或利。

半夏曲（炒）、浓朴（姜制）、苍术（米泔制）各二两，藿香叶、陈皮（去白）、白茯苓（去皮）各一两，草（炙）七钱，白术（生用）一两。

将以上药物粉碎，每服四钱，以水一盏，姜七片，枣一枚，煎七分，食前温服。

桂枝汤

桂枝、芍药、生姜各三两，甘草（炙）二两，大枣（擘）十二枚。

将以上药物粉碎，以水七升，微火煮取三升，去滓，适寒温，服一升。服已须臾，啜热稀粥一升余，以助药力，温覆令一时许，遍身微似有汗者益佳；不可令如水流漓，病必不除。若一服汗出病瘥，停后服，不必尽剂。

败毒散

羌活、独活、前胡、柴胡、芎、枳壳、白茯苓、桔梗、人参以上各一两，甘草半两。

将以上药物制为细末，每服二钱，水一盏，加入生姜二片，煎至七分，温服，或以沸汤点服亦得。治伤寒温病，风湿风眩，拘蜷风痰，

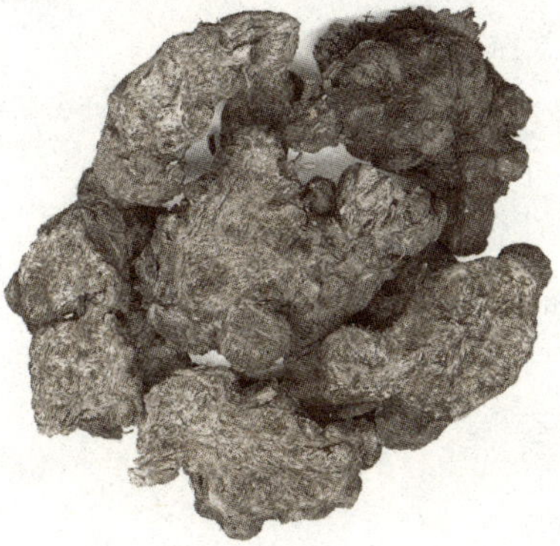

苍术

头疼目眩，四肢痛，憎寒壮热，项强睛疼，及老人小儿皆可服。或瘴烟之地，或瘟疫时行，或人多风痰，或处卑湿脚弱，此药不可缺也。每日二三服，服药后以有感觉为度。如果感到烦热口干，加黄芩。

五积散

治感冒寒邪，头疼身痛，项背拘急，恶寒

呕吐，或有腹痛。又治伤寒发热，头疼恶风，无问内伤生冷，外感风寒，及寒湿客于经络，腰脚酸疼，及妇人经血不调，或难产并治。

白芷、茯苓、半夏（汤洗七次）、当归、川芎、甘草（炙）、肉桂、芍药各三两，枳壳（去瓤，麸炒）、麻黄（去节根）、陈皮（去白，各六两），桔梗（去芦，十二两），浓朴（去粗皮，姜制）、干姜各四两，苍术（泔浸，去皮）二十四两。

将以上药物粉碎，每服四钱，水一盏，姜三片，葱白三根，煎余七分，热服。如果因为冒寒致病可以用煨姜，挟气则加茱萸，妇人调经催产则加艾醋。

防己黄芪汤

治身重，汗出恶风。

防己一两，黄芪一两二钱半，白术七钱半，甘草（炙）半两。

将以上药物锉碎，每服五钱匕，加生姜四片，枣一枚，以水一盏半，煎至八分，去滓温服，良久再服。如有腹痛加芍药。

五痹汤

治五脏痹症。

人参、茯苓、当归（酒洗）、白芍药（煨）、川芎各一钱，肝、心、肾痹倍之，五味子十五粒，白术一钱，脾痹倍之，细辛七分，甘草五分。

以水二盅，姜一片，煎至八分，服药时间不可距离进食过近。

肝痹，加酸枣仁、柴胡。

心痹，加远志、茯神、麦门冬、犀角。

脾痹，加浓朴、枳实、砂仁、神曲。

肺痹，加半夏、紫菀、杏仁、麻黄。

肾痹，加独活、官桂、杜仲、牛膝、黄芪、萆薢。

青木香丸

治胸膈噎塞，气滞不行，肠中水声，呕哕痰逆，不思饮食。常服宽中利膈。

黑牵牛二十四两，炒香，后取末十二两，补骨脂（炒香）、荜澄茄、槟榔（用酸粟米饭裹，湿纸包，火中煨令纸焦，去饭）各四两，木香二两。

将以上药物制为细末，清水滴为丸，如绿豆大。每服三十丸，茶汤、热水送下。

清热渗湿汤

黄柏（盐水炒）二钱，黄连、茯苓、泽泻各一钱，苍术、白术各一钱半，甘草五分。

以上药物用水二盅，煎八分服。如单用渗湿，去黄连、黄柏，加橘皮、干姜。

拈痛汤

治湿热为病，肢节烦疼，肩背沉重，胸膈不利，遍身疼痛，流注手足，肿痛不可忍。

羌活、甘草（炙）、黄芩（酒炒）、茵陈（酒

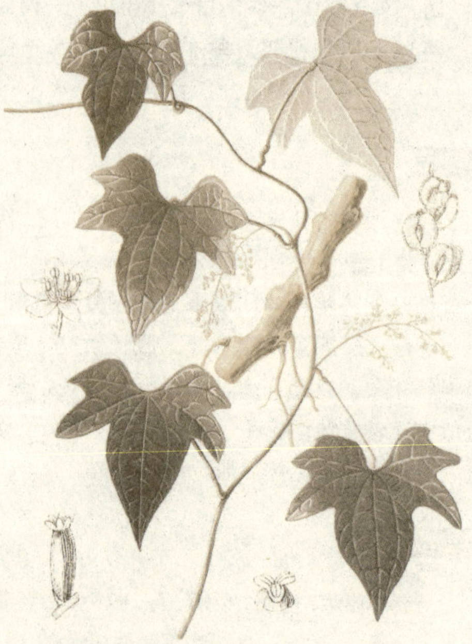

萆薢

根茎入药，味苦，性平。入肝、胃、膀胱经。治风湿顽痹，腰膝疼痛，小便不利，淋浊，遗精，湿热疮毒。

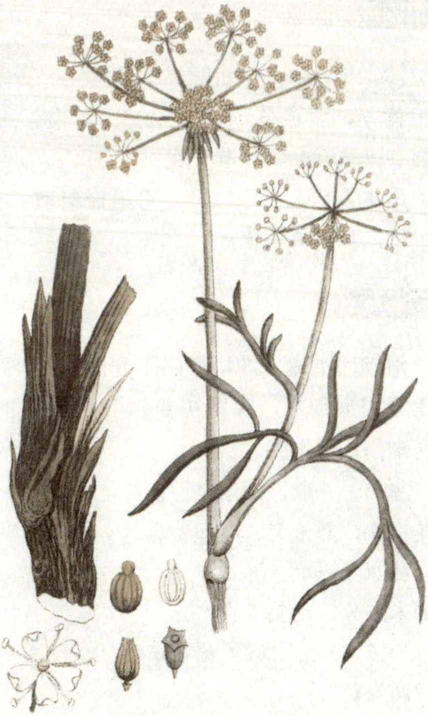

前胡植株

根入药，能降气化痰，疏散风热。

炒）各半两，人参、苦参（酒洗）、升麻、葛根、苍术、当归身各二钱，白术一钱半，泽泻、猪苓、防风、知母（酒洗）各三钱。

将以上药物以水煎，随时服用。

▶ 燥热

《内经》中说：所有这些干燥枯涸，干硬皴皮，都属于燥。这是阳明经络燥热使肺金与大肠干燥。燥这种病，都是属于使肺金干燥受伤的缘故，然而能使金干燥受伤的，无非火而已。所以说干燥万物者，莫过于火。

肺金主阴，为水之源，被燥气所伤后，寒水生化的源头就枯竭了，不能再灌溉全身，使四肢百骸得到充分的营养，所以肤色发干不润泽，毛发也得不到滋养。或者大病后过于损伤元气，或者呕吐下利丧失津液，或者为了预防疾病或为养生而误服金石药饵，或者房事太过导致体虚而又用了补虚的热性药物，或者饮食过于浓厚、辛热的食物太多，醇酒烤肉，这都是能够导致上火而伤阴的。

阴经中有火，每天逐渐煎熬，使血液耗费衰竭，将燥热转变为其他诸病。火在外则导致皮肤皴干起皮；火在上焦则导致咽鼻焦干；在中焦则导致水液减少而感到烦渴；火在下焦则肠胃枯涸，津液不润使大小便不利；火在手足则导致痿弱无力，脉象细涩而微弱。这都是阴血被火热所伤。

治疗的办法应该服用甘寒滋润的药物，因为甘能生血，寒能胜热，阴得到滋润火就灭了，津液得到滋润燥就消除，生津的源泉得以下降至正常，精血上升使皮肤光泽，这样就是气液

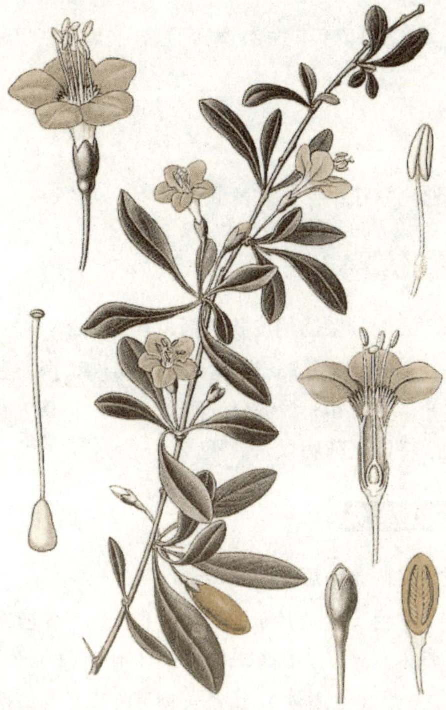

枸杞

枸杞子能滋补肝肾，益精明目，可用于虚劳精亏，腰膝酸痛，眩晕耳鸣，内热消渴，血虚萎黄，目昏不明。

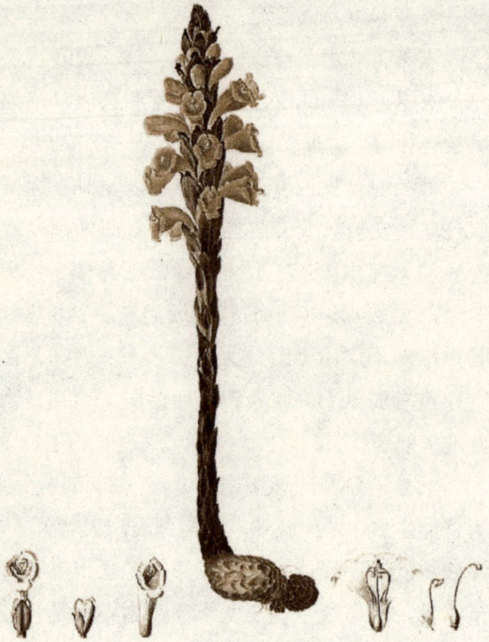

肉苁蓉

肉质茎入药，主治肾阳亏虚，肠燥津枯便秘。

宣通，内在平衡外表就润泽。

滋燥养荣汤

滋燥养荣汤治皮肤皴揭，筋燥爪干。

当归（酒洗）二钱，生地黄、熟地黄、白芍药、秦艽、黄芩各一钱五分，防风一钱，甘草五分。

将以上药物以水煎服。

大补地黄丸

治精血枯涸燥热。

黄柏（盐酒炒）、熟地黄（酒蒸）各四两，当归（酒洗）、山药、枸杞子（甘州佳）各三两，知母（盐酒炒）、山茱萸肉、白芍药各二两，生地黄二两五钱，肉苁蓉（酒浸）、玄参各一两五钱。

将以上药物制为细末，加炼蜜制丸如桐子大。每服七八十丸，空心淡盐汤送下。

清凉饮子

治上焦积热，口舌咽鼻干燥。

黄芩、黄连各二钱，薄荷、玄参、当归、芍药各一钱五分，甘草一钱。

用水二盅，煎至八分，可随时时服。如大便秘结，加大黄二钱。

导滞通幽汤

治幽门不通上冲，吸门不开，噎塞，气不得上下，大便难，脾胃初受热中，多有此证，治在幽门，以辛润之。

当归、升麻、桃仁泥、甘草（炙）各一钱，红花少许，熟地黄、生地黄各五分。

将以上药物，水二大盏，煎至一盏，调槟榔细末五分，稍热服。

一方，加麻仁、大黄各等分，唯红花少许，名“润燥汤”。

益血润肠丸

熟地黄六两，杏仁（炒，去皮尖）、麻仁各三两（以上三味俱杵膏），枳壳（麸炒）、橘红各二两五钱，阿胶（炒）、肉苁蓉各一两半，苏子、荆芥各一两，当归三两。

将以上药物制末，以前三味膏同杵千余下，仍加炼蜜制丸，如桐子大。每服五六十丸，空心白汤下。

苁蓉润肠丸

治发汗、利小便亡津液，大腑秘结，老人虚人皆可服。

肉苁蓉（酒浸，焙）二两，沉香（另研）一两。

将以上药物制为末，以麻子仁汁打糊制丸，如梧桐子大。每服七十丸，空心米饮送下。

八正散

治大人小儿心经邪热，一切蕴毒，咽干口燥，大渴引饮，心忪面赤，烦躁不宁，目赤睛疼，唇焦鼻衄，口舌生疮，咽喉肿痛。又治小便赤涩，或癃闭不通，及热淋、血淋，并宜服之，亦气分药也。

瞿麦、扁蓄、车前子、滑石、甘草（炙）、山栀子仁、木通、大黄（面裹煨，去面，切，焙）各一斤。

将以上药物制为散，每服二钱，水一盏，入灯芯，煎至七分，去滓温服，食后临卧。小儿量力，少少与之。

伤食症的治疗

东垣说：根据阴阳应象论的说法，水谷的寒热，感染了就会使人六腑都受害。阴气，静可以使五脏健旺，燥热则使五脏逐渐受损。饮食过多，就会伤到肠胃。这其实是言论混淆了，应该分成两部分说：饮，食。

饮，就是水，无形之气。所以饮水过多就导致气逆，身体还感到寒冷时就饮用冷水会伤到肺，肺部生病就会导致咳喘、肿、下泻像水。病情轻微可以通过发汗、小便通利的方法使上下焦分别消散湿气。服用解醒汤、五苓散、生姜、半夏、枳实、白术之类的药物。如果病情严重就造成蓄积而满，可以服用芫花、大戟、甘遂、牵牛等利下的药物，这是基本的方法。食，是物，是有形的血液。

《生气通天论》说：因为饱食，筋脉横满解裂，肠也形成痔。又有这个说法：饮食伤到太阴厥阴经时，寸口脉大于人迎脉两倍三倍者，会出现或者呕吐，或者痞满，或者下利的症状，应该区分寒热轻重的不同治疗。病情轻微者从内部消化，病情严重者以下利治疗。

如果伤于寒物，可以服用半夏、神曲、干姜、三棱、广术、巴豆类的药物治疗；如果伤于热物，可以服用枳实、白术、青皮、陈皮、麦蘖、黄连、大黄之类的药物治疗。

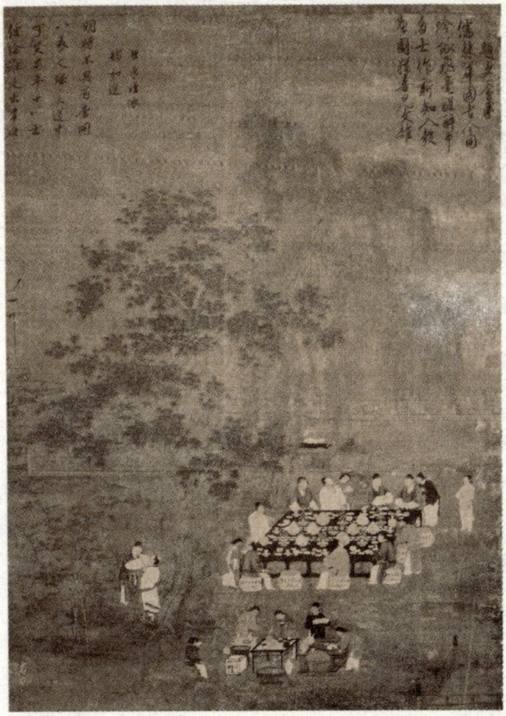

文会图

本画描绘了北宋时期文人雅士品茗雅集的场景，树下置一大桌，其上摆满果盘、点心、酒樽、杯盏等，饮食的雅致尽显其中。

也有呕吐者，《阴阳应象论》说：在上焦者可以吐出去，服用瓜蒂散。但也不可以服用过量，否则反而伤害肠胃。因为先是因为饮食伤害到肠胃，又加上药物过度治疗，使肠胃再次受伤，气不能化去，饮食更加难以消化了，逐渐会使人虚弱。《素问·五常政大论》中说：大毒的药物治病，十分病去六分，小毒的药物治病，十分病去七分，平常毒性的药物治病，十分病去八分，无毒的药物治病，十分病去九分，不可以过量。

这是圣人的教诲。伤于饮食的症状是：胸膈痞塞，呕吐咽酸，噫气阴臭，怕饮食，头痛，发热怕冷，好像是伤寒，但寸口脉象大于人迎数倍，身体也不疼痛。

体内无热和伤于冷食者，可以服用治中汤加砂仁一钱，配合服用红丸子、小七香丸；内有热和伤于热物者，服用二黄丸、枳术导滞丸、通用保和丸、枳术丸、曲蘖枳术丸、木香枳术丸、槟榔丸；伤于肉食湿面辛辣浓味这类的食物，导致填塞闷乱，胸膈不快，可以服用三黄枳术丸；伤于湿面，心腹满闷，肢体沉重者，可以服用除湿益气丸；伤于热食，痞闷想要呕吐，烦乱不安者，可以服用二黄丸；伤于湿热食物，不能运转消化，形成痞满，闷乱不安者，服用枳术导滞丸；伤于螃蟹，服用紫苏丁香汤；伤于豆粉湿面油腻之类的食物，可以服用白术丸；食用狗肉不能消化，心下坚硬，或者腹胀口干，发热，胡说八道，可以煮芦根汁饮用；食用鱼和生肉在胸膈中不能消化，必然形成瘕，可以捣马鞭草汁和生姜汁饮用；伤于冷食者，服用半夏枳术丸，小便淋可以加入泽泻，寒热不调，每服加二黄丸十丸，或者服用木香干姜枳术丸、丁香烂饭丸。

瓜蒂散

治大满大实，气上冲逆，上部有脉，下部无脉，填塞闷乱者用之。如尺寸俱盛者，宜用备急丸。

瓜蒂（炒）、赤小豆（煮，等分）。

将以上药物制为细末，每服二钱，温浆水调下，取吐为度。仲景以香豉七合煮汁，和散一匕服之。若不至两尺脉绝者，不宜便吐，此药恐损元气，令人胃气不复。若止胸中窒塞，闷乱不通，以物探之，得吐则已。如探不去，方以此剂吐之。

治中汤

即理中汤加陈皮、青皮等分。

红丸子

壮脾胃，消宿食，去膨胀。

京三棱（浸软，切片）、蓬莪术（煨）、青皮（去白）、陈皮（去白）各五斤，干姜（炮）、胡椒各三斤。

将以上药物制为末，用醋面糊丸，如梧桐子大，矾红为衣。每服三十丸，食后姜汤送下，小儿临时加减与服。

小七香丸

温中快膈，化积和气。治中酒呕逆，气膈食噎，茶酒食积，小儿疳气。

甘松八两，益智仁六两，香附子（炒）、丁香皮、甘草（炙）各十二两，蓬术（煨）、缩砂各二两。

将以上药物制为末，蒸饼为丸，如绿豆大。每服二十丸，温酒、姜汤、熟水任下。

上二黄丸

治伤热食痞闷，兀兀欲吐，烦乱不安。

黄芩二两，黄连（酒洗）一两，升麻、柴胡各三钱，甘草二钱，枳实（炒）半两。

将以上药物制为末，以汤浸蒸饼丸。每服五七十丸，白汤下。

枳术导滞丸

治伤湿热之物，不得旋化，而作痞满，闷乱不安。

黄芩、茯苓、白术、黄连各三钱，泽泻二钱，枳实（麸炒，去瓤）、神曲（炒）各五钱，大黄（煨）一两。

将以上药物制为末，以汤浸蒸饼为丸。服药时间不可距离进食过近，白汤下五十丸。

保和丸

治食积酒积。

山楂肉二两，半夏（姜制）、橘红、神曲、麦芽（炒）、白茯苓各一两，连翘、莱菔子（炒）、黄连各半两。

将以上药物制为末，滴水为丸。加白术二

两，名大安丸。

枳术丸

治痞积，治食强胃。（海藏云：本仲景枳术汤也，今易老改为丸，治老幼虚弱，饮食不化，或脏腑软弱者）

枳实（去瓤，麸炒）一两，白术二两。

将以上药物制为末，荷叶裹烧饭为丸，如桐子大。每服五十丸，白术汤下。服白术者，本意不取其食速化，但久服令人胃气强实，不复伤也。

曲糵枳术丸

治强食所致心胸满闷不快。

神曲（炒）、麦糵（炒）、枳实（去瓤，麸炒）各一两，白术二两。

以上药物制丸，服药方法如同枳术丸法。

木香枳术丸

破滞气，消饮食，开胃进食。

木香、枳实各一两，白术二两。

亦照前法制丸服。

槟榔丸

消宿食，破滞气。

槟榔三钱，木香、人参各二钱，陈皮五钱，甘草一钱。

将以上药物制为末，蒸饼制丸。每服二三十丸，饭前白汤下。

木香槟榔丸

治一切气滞，心腹痞满，胁肋胀闷，大小便涩滞不快利者。

木香、槟榔、青皮（去白）、陈皮（去白）、枳壳（麸炒）、广术（煨，切）、黄连各一两，黄柏（去粗皮）、香附（拣，炒）、大黄（炒）各三两，黑牵牛（生，取头制末）四两。

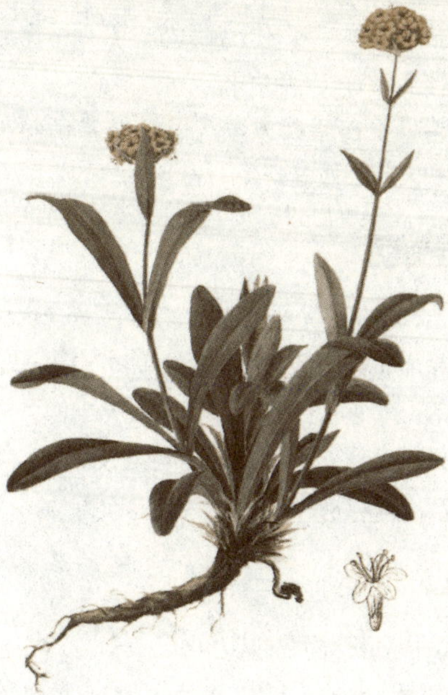

甘松

根茎入药，主治脘腹闷胀，疼痛，思虑伤脾，不思饮食等。

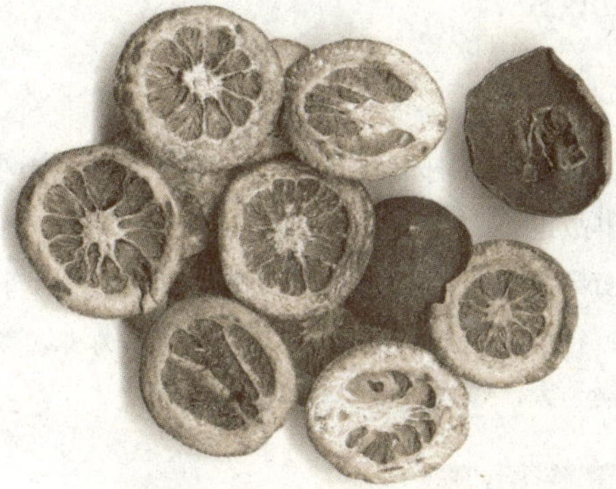

枳实

性微寒，味苦、辛、酸。可化痰散痞，破气消积。用于积滞内停、痞满胀痛、泻痢后重、大便不通、痰滞气阻胸痹。

将以上药物制为末，滴水制丸，如豌豆大。每服三五十丸，食后姜汤送下，加至微利为度。

三黄枳术丸

治疗伤肉食湿面辛辣浓味之物，填塞闷乱，胸膈不快。

黄芩二两，黄连（酒炒）、大黄（煨）、神曲（炒）、白术、陈皮各一两。

将以上药物制为末，以汤浸蒸饼制为丸，如绿豆大。每服五十丸，白汤下。

除湿益气丸

治伤湿面，心腹满闷，肢体沉重。

枳实（炒）、白术、黄芩（生用）、神曲（炒）各一两，红花三钱，萝卜子（炒）半两。

将以上药物制为末，以荷叶烧饭丸。每服五十丸，白汤送下。

白术丸

治伤豆粉湿面油腻之物。

白术、半夏（制）、神曲（炒）、枳实（炒）各一两，橘红七钱，黄芩半两，枯白矾三分。

将以上药物制为末，以汤浸蒸饼为丸。量所伤多少，加减服之。如素食多用干姜，故以黄芩泻之。

半夏枳术丸

治因冷食内伤。一方，有泽泻一两，为小便淋故也。

半夏（姜制）、枳实（炒）各一两，白术二两。

将以上药物制为末，以荷叶烧饭为丸，如梧桐子大。每服五十丸，以白汤送下。

木香干姜枳术丸

破滞气，消寒饮食。

木香三钱，干姜（炮）五钱，枳实（炒）一两，白术（一两半）。

将以上药物制为末，以荷叶烧饭为丸。食前白汤下五十丸。

丁香烂饭丸

治食伤太阴，又治卒心胃痛。

丁香、木香、广术（炮）、京三棱（炮）、甘草（炙）各一钱，丁香皮、甘松（净）、缩砂仁、益智仁各三钱，香附子半两。

将以上药物制为末，以汤浸蒸饼为丸，如绿豆大。每服三十丸，白汤下，或细嚼亦可。

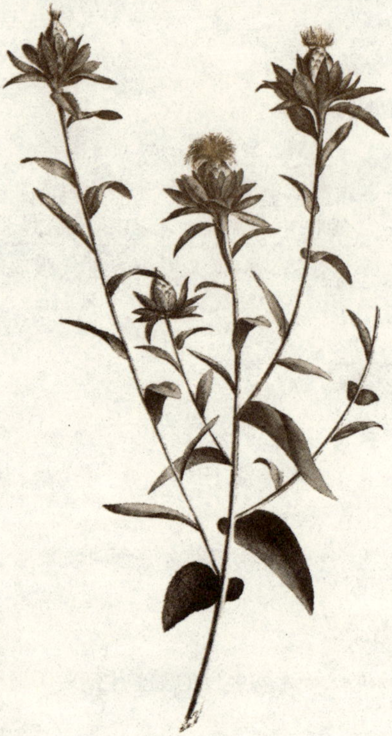

红花植株

花冠入药，味辛、性温，归心、肝经。气香行散，入血分具有活血通经，祛瘀止痛的功效。

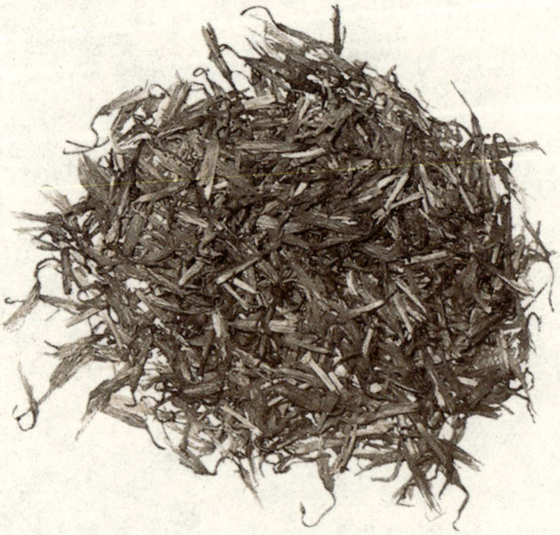

红花

身体虚弱的调养

劳倦过度

东垣说：调经篇中说过，阴虚就会生内热。岐伯说：因为劳倦，所以形体衰弱，胃气不盛，上焦不通畅，下脘也不通。如果胃气热，热气熏到胸中，所以内热。

《举痛论》说：劳累则耗气，气喘而且出汗，内外都有消散，所以损耗气。如果喜怒不加以节制，起居又没有规律，有所劳伤，这都会损耗气，气衰则火旺，火过于旺就反而影响到脾土，脾主四肢，所以困热没有力气动，懒得说话，动作喘息乏力，表热所以无故出汗，心烦不安。生病的时候，适合安心静坐来养气，以甘寒来泻热火，以酸味收敛散气，以甘温补中气。

《皇帝内经》中说，劳累者应该以温药养护。因为人受水谷之气的滋养生活，所谓清气、营气、运气、卫气、春升之气，都是胃气的别称。胃气是储藏水谷的地方，饮食进入胃之后，化为精气，向上输送到脾脏，脾将饮食中的营养成分有效地输送至全身，向上送到肺，调节水道使之通畅，向下输送到膀胱，由脏腑共同协作来完成对水液的代谢，运行的规律符合四季的节气和五脏的属性，使阴阳平衡，这一切的代谢和运行都有规律。如果阴阳失去调节，寒温不合适，就会伤到脾胃。喜怒忧恐，这些情绪也会损耗元气。脾胃衰弱了，元气就不足，所以导致心火独盛。心火，就是阴火，起源于下焦，归于心脏，但是心脏不能发挥正常功能，以肝肾的火替代。

肝肾的火，是和元气对立，必然一胜一负。脾胃气虚就会影响到肝肾，使阴火有机会因脾虚清阳不升，这是因为清阳之气下流肝肾占位，迫使肝肾之火离位之故。所以因为脾的问题，出现了气高而喘，身体发热而烦，头痛，口渴，脉象洪大的症状。

补中益气汤

黄芪（病甚热甚者）一钱，人参（有嗽去之）三分，甘草（炙）五分，当归身（酒制）、橘皮、升麻、柴胡各二分，白术三分。

以水二盏，煎至一盏，量气弱气盛，临病斟酌水盏大小，去渣，食远稍热服。如伤重者，不过二服而愈，若病久者，以权立加减法治之。

朱砂安神丸

治心乱烦热怔忡，心神颠倒，兀兀欲吐，胸中气乱而热，有似懊之状。皆膈上血中伏热，蒸蒸不安，宜用权法，以镇阴火之浮行，以养上焦之元气。用甘草之甘温补之，当归、生地又为长生阴血之圣药。黄连去心烦，除湿热。朱砂纳浮游之火，而安神明。

朱砂（研，水飞）一钱，黄连（净酒炒）一钱半，甘草（炙）五分，生地黄、当归头各一钱。

将以上药物制为极细末，蒸饼为丸，如黄米大。每服十丸，津下。

小建中汤（即桂枝芍药汤）

桂枝（去粗皮）、甘草（炙）、生姜（切）各三两，芍药六两，大枣（擘）十二枚，胶饴一升。

将以上六味药物，以水七升，煮至三升，去滓，放入胶饴，再用微火消解，温服一升，日三服。呕家不可用建中汤，以甜故也。

白术附子汤

白术、附子（炮）、陈皮、苍术（制）、浓朴（制）、半夏（汤泡）、茯苓（去皮）、泽泻（各一两），猪苓（去皮）半两，肉桂四钱。

以上药物制散，每服五钱，以水一盏，生姜三片，煎至半盏，食前温服。量虚实加减。

当归补血汤

黄芪一两，当归（酒洗）二钱。

将以上药物粉碎，作一服，以水三盏，煎至一盏，去滓温服，饭前服用。

菟丝子丸

治肾气虚损，五劳七伤，脚膝酸疼，面色黧黑，目眩耳鸣，心忡气短，时有盗汗，小便滑数。

菟丝子（酒洗制）、鹿茸（酥炙，去毛）、泽泻、石龙芮（去土）、肉桂、附子（炮，去皮）各一两，石斛（去根）、熟地黄、白茯苓、牛膝（酒浸，焙）、山茱萸肉、续断、防风、杜仲（制）、肉苁蓉（酒浸，焙）、补骨脂（去毛，酒炒）、荜澄茄、巴戟肉、沉香、香（炒）各七钱半，五味子、川芎、桑螵蛸（酒浸，炒）、覆盆子各半两。

将以上药物制为细末，以酒煮面糊丸，如桐子大。每服三十丸，温酒、盐汤任下。

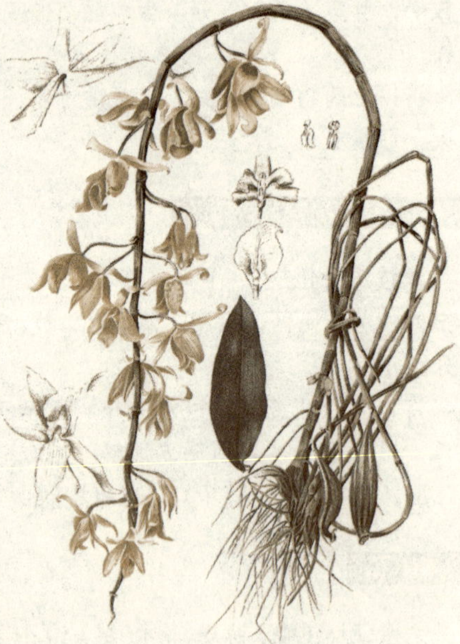

石斛植株

茎入药，味甘，性微寒。归胃、肾经。能益胃生津，滋阴清热。

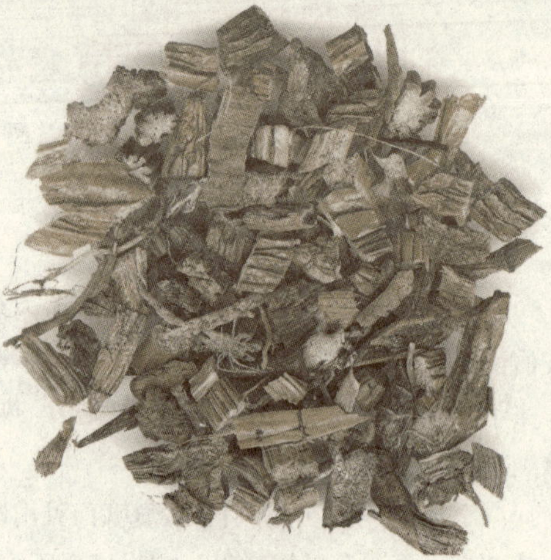

石斛

十补丸

治肾脏虚冷，面黑足寒，耳聋膝软，小便不利。

附子（炮）、五味子各二两，山茱萸肉、山药、牡丹皮、鹿茸（制）、桂心、茯苓、泽泻各一两。

将以上药物制为末，加炼蜜制丸，如梧桐子大。每服六七十丸，以盐汤下。

调中益气汤

黄芪一钱，人参、甘草（炙）、当归、白术各半钱，白芍药、柴胡、升麻各三分，橘皮二分，五味子十五粒。

以上药物，以水二盏，煎至一盏，去滓温服，食前。

升阳顺气汤

黄芪一两，半夏（汤洗七次）三钱，草豆蔻二钱，神曲（炒）一钱五分，升麻、柴胡、当归身、陈皮各一钱，甘草炙、黄柏各五分，人参（去芦）三分。

将以上药物粉碎，每服三钱，以水二盅，生姜三分，煎至一盅，去滓温服，食前。

升阳补气汤

浓朴（姜制）五分，升麻、羌活、白芍药、独活、防风、甘草（炙）、泽泻各一钱、生地黄一钱半，柴胡二钱半。

将以上药物制为粗末，每服五钱，以水二盏，生姜二片，枣二枚，煎至一盏，去滓，饭前大温服。

门冬清肺饮

紫菀茸一钱五分，黄芪、白芍药、甘草各一钱，人参（去芦）、麦门冬（去心）各五分，当归身三分，五味子三粒。

将以上药物分作二服，每服以水二盏，煎至一盏，去滓，饭后温服。

▶ 虚劳过度

《素问》中说：脉虚、气虚、尺虚，这就是重虚。所谓气虚，没有固定的发病部位；尺脉虚者，走路时也惶恐不安；寸口之脉虚，则说明手太阴肺虚，阴气不足。又有话说：脉象细，皮肤寒凉，气少，泄利前后，导致不能进饮食，这叫作五虚。五虚可以致死，多食用浆粥，就能止泄注，可以挽救。治疗此病可以服用黄芪建中汤、理中汤之类。

这是《素问》所说的，虽然虚但是并不扩散。凡是外感六淫，内伤七情，其病邪传播到五脏，以致使支持四肢的骨骼枯槁，彷佛不能支撑身体，肌肉瘦削，这些症状都显现出衰弱，极度疲乏的摸样，如果出现了真脏脉，就是不能救治了。又比如二阳经足阳明胃和手阳明大肠经受病而致虚，则会引起风消，身体消瘦；息贲，呼吸急促，气逆上奔。如果三阳太阳、阳明和少阳都受病而致虚，则会引起索泽，症状为皮肤枯涩，失去润泽，此为为精血枯涸之兆；或引发瘅病，即疟疾高烧，直至导致消中，其症状为多食善饥，口干饮水。大便硬，小便如泔。如果大肠的热转移到胃部，胃热又转移到胆，都会造成饮食多却消瘦。以曾经高贵而后低贱来比喻病从内生，此状态叫作脱营。以曾经富有而后贫穷可以用来比喻失精。突然大喜狂笑，或者开始极乐而后又痛苦，这些都会损伤精气。精气损失殆尽后，必然造成形体受到严重损害。离别痛苦，喜怒忧惧，都会造成五脏空虚，血气离守。

《灵枢》中说：心脏容易因惊悸和过分思虑而伤神，如神气被伤，会造成心无主宰，时常流露出恐惧的神态：心气大伤，血不能营运周身，所以形消肉脱，毛发干枯肤色黯淡，容易在冬季身亡。

黄芪建中汤

黄芪、桂枝各一钱半，白芍药三钱，甘草一钱。

以上药物制散，每服五钱，以水一盅半，姜五片，枣二枚，煎余八分，去除渣滓，加入稠糖稀一大匙，再煎服。旧法说如果有微稀便或呕吐者，就不用糖稀。

四君子汤

治真气虚弱，及短气脉弱。

白术、人参、黄芪、茯苓各等分。

将以上药物制为粗末，每服五钱，以水一盏，煎至七分，饭前饭后温服。

八物汤

白术、茯苓、人参、黄芪、当归、芍药、川芎、熟地黄，各五钱。

将以上药物制为散，以水二盏，煎至一盏，去除渣滓，饭后温服。

十全大补散

治疗男子或妇女多种体虚、五劳七伤、不进饮食、久病虚损、时常感到潮热、气攻骨脊，以及拘急疼痛，夜夜遗精，导致面容委顿发黄、脚膝无力、咳嗽中满、脾肾气弱、心中烦热伴两手足心有发热感觉，这一切症状都可治疗。

肉桂、甘草、芍药、黄芪、当归、川芎、人参、白术、茯苓、熟地黄各等分。

将以上药物制为粗末，每服二大钱，以水一盏，生姜三片，枣二枚，煎至七分，不拘时温服。

肉桂、芍药、甘草，这是小建中汤的组成药物；黄芪加上这三味药物，即成黄芪建中汤；人参、茯苓、白术、甘草，这是四君子汤的配方；川芎、芍药、当归、地黄，是四物汤的配方。因为其气血俱衰，阴阳并弱，所以效仿天地之成数，故名十全散。

圣愈汤

治疗一切失血，或血虚导致的烦渴躁热，睡卧不宁，或疮证脓水出多，五心烦热作渴等证。

熟地黄（生者，自制）、生地黄、当归（酒拌）各一钱，人参、黄芪（炒）、川芎各二钱。

将以上药物以水煎服。

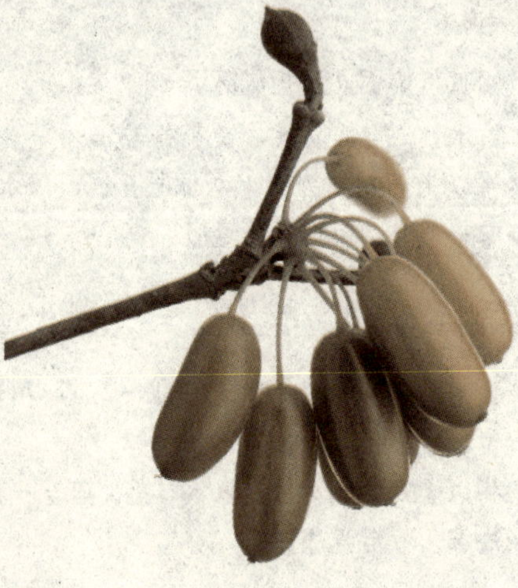

山茱萸

味酸，性微温。主治腰膝酸痛，眩晕，耳鸣，阳痿，遗精，小便频数，肝虚寒热，虚汗不止，心摇脉散。

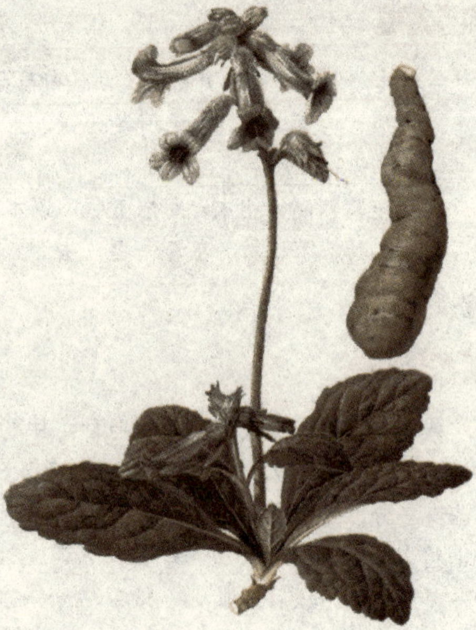

地黄

生地黄性寒，味甘、苦，能清热凉血，养阴生津；熟地黄味甘，性微温能补血养阴，填精益髓。

六味丸（一名地黄丸，一名肾气丸）

治疗肾经不足，发热作渴，小便淋闭，气壅痰嗽，头目眩晕，眼花耳聋，咽燥舌痛，齿牙不固，腰腿痿软，自汗盗汗，便血诸血，失音，水泛为痰，血虚发热等证，其功能不能尽述。

熟地黄（杵膏）八两，山茱萸肉、干山药各四两，牡丹皮、白茯苓、泽泻各三两。

将以上药物各另为制末，和地黄成膏，加炼蜜制丸，如梧桐子大。每服七八十丸，空腹服用，饭前热水下。

八味丸

治疗命门火衰，即指肾阳衰微，不能生土，导致脾胃虚弱，不思饮食，大便稀，肚脐和腹部疼痛，晚上多便这些症状。此药就是六味丸加肉桂、附子各一两制成。

头痛头重的简易疗法

▶ 偏头风

就是半边头痛。丹溪说：患此病者，大多数有痰。如果是由于有风症，可以用荆芥、薄荷治疗。如果是由于血虚，可以服用川芎、当归治疗。头顶痛如果是由于痰症，可以服用苍术、半夏治疗；头顶痛如果是由于热证，可以服用黄芩治疗。因热头痛可以用生萝卜汁治疗。病人仰卧，将生萝卜汁注入鼻中，左边头痛者注入右边，右边头痛者注入左边。有一妇人患偏头痛，导致一边鼻塞不闻香臭，时常流清鼻涕，还时时发出臭气，服了很多治疗头痛的药，例如芎、蝎子等，但都没有效。后来有一个医生叫她服用《局方》中的芎犀丸，服了没十几服，忽然打了个喷嚏，喷出一块稠脓，从此疾病就痊愈了。

芎犀丸

川芎、朱砂（研，纳一两为衣），石膏（研）、片脑各四两，人参、茯苓、甘草（炙）、细辛各二两，犀角（生用）、栀子各一两，阿胶（炒）一两半，麦门冬（去心）三两。

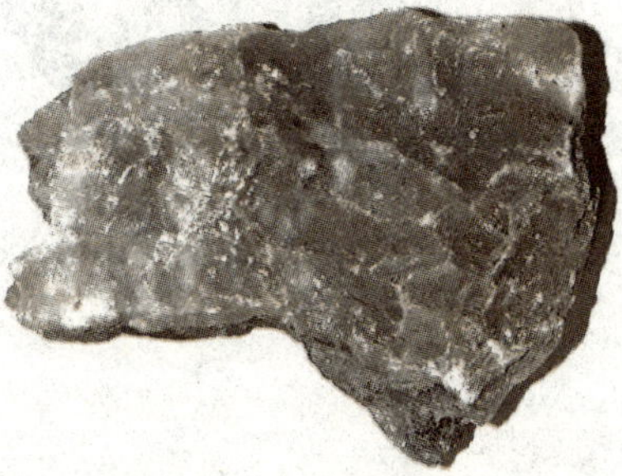

石膏

药用矿石，生用可清热泻火，除烦止渴；煅用可敛疮生肌，收湿，止血。

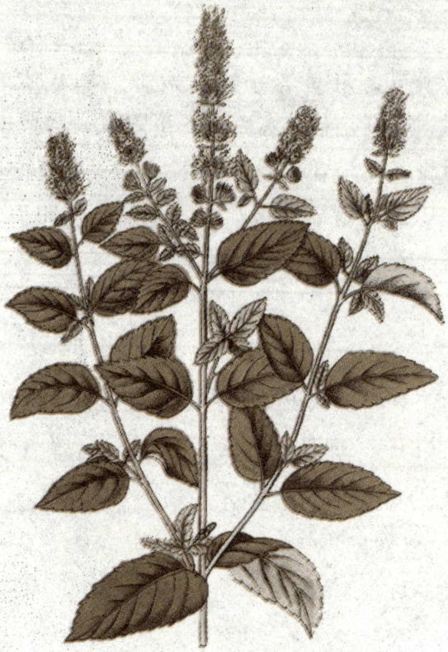

薄荷

地上部分入药，主治风热感冒，头疼眩晕，目赤多泪，肝郁气滞，胸闷胁痛等。

将以上药物制为细末，加炼蜜制丸，如弹子大。每服一丸或二丸，饭后细嚼，以茶、酒任下。

荆芥散

治头风。

荆芥、石膏（存性）等分。

将以上药物制为细末，每服二钱，加姜三片，葱白三寸和须，使水一盏，煎至七分，食后服。

治头痛方

治疗丈夫妇女风虚头疼，气虚头疼，妇人胎前产后伤风头疼，一切头疼，并皆治之。

茵陈（拣净）五两，麻黄、石膏（存性）各二两。

将以上药物制为末，每服一钱，腊茶调下，饭后服，服药后仰卧一会儿。

羌活附子汤

黄芪、麻黄各一钱，羌活、苍术各半钱，防风、升麻、甘草各二分，黑附子一分，白芷、白僵蚕、黄柏各三分。

以上药物以水煎，去除渣滓，温服，食后服用。若有寒嗽，加佛耳草三分。

川芎散

治头风，偏正头痛昏眩，妙方。

川芎、细辛、羌活、槐花、甘草（炙）、香附子、石膏各半），荆芥、薄荷、菊花、防风（去叉）、茵陈各一两。

透顶散

治偏正头风，夹脑风，并一切头风，不问年深日近。

细辛（表白者）三茎，瓜蒂七个，丁香三粒，糯米七粒，脑子、麝香各一黑豆大。

上将脑、麝，置乳钵内研极细，另将前四味药别处研细拌匀，然后放入乳钵内，和脑、麝一起拌匀，用瓦罐密封盛好。根据患者头痛的左右方位搐鼻，用量为一个大豆大小，过段时间会吐出涎水大约一升，病就好了。

▶ 雷头风

头痛，而且头上起肿块就是雷头风了。或者头中好像有雷鸣的感觉，这是由于头部中了风邪导致，风动就会产生脑鸣。所以治疗雷头风时，很多药都没有效果，就是因为症状与药物不符合。雷者，震也；震，卦象上虚下实，好像一个盆子，所以过去东垣制药时用荷叶，就是取它和震卦形状相同，颜色又是绿色，与震卦相合。

治疗此症可以服用升麻汤，也叫清震汤。张子和用茶调散治疗，使患者呕吐，然后以神芎丸下之，再服用乌荆丸以及愈风饼子之类药物。身体衰弱者用凉膈散消风散热。头上有赤肿块状者，或者像酸枣状的小包，可以用排阵刺，使之出血就好了。也有因有痰火而产生头痛的情况，这是因为痰生热，热生风的缘故。痰火上升，堵塞住气道，再加上风动，就会产生脑鸣。轻微者好像蝉鸣，严重者好像打雷，所以叫作雷头风。可以用以下方法治疗。

用半夏（牙皂、姜汁煮）一两，大黄（以酒浸透，用湿纸包好煨干，如此反复三次）二两，白僵蚕、连翘、橘红、桔梗、天麻各五钱，片芩（酒炒）七钱，薄荷叶三钱，白芷、青礞石、粉草各一钱。

将以上药物制末，以水浸，然后蒸，制丸如绿豆大小。饭后及睡前以茶吞服二钱，以顺利出痰为度，然后用清痰降火的煎药调理。

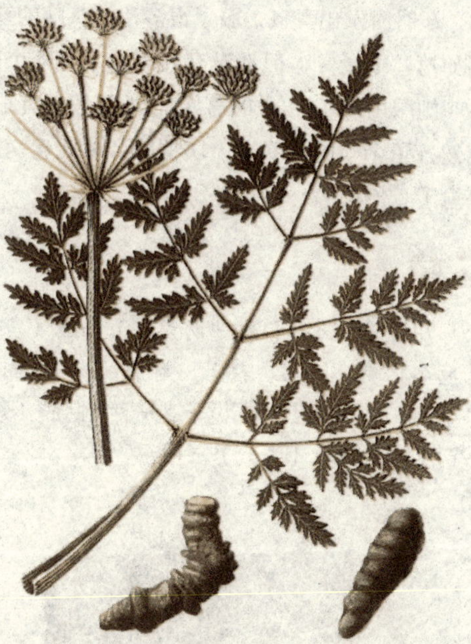

羌活

根茎入药，主治风寒感冒，风寒湿痹。

▶ 眉棱骨痛

眉骨，眼睛上面直到脑部，眼睛也属于脑部控制，所以眉棱骨痛也属于头痛。如果诸阳经被外界的风邪侵袭，郁结成为风热毒，往上使头脑疼痛，往下传到眼睛，然后穿过眼睛到眉骨，使上下一起疼痛。如果心脏和肝脏有热邪拥堵，往上传至眼睛也会痛，而且牵连到眉骨一起疼痛。

如果胸膈有风痰，向上攻也是如此后果。如果太阴经胜就会导致湿气内郁，寒气压迫下焦，使头部疼痛，牵连到眉间也痛，这种疼痛有酸痛的情况，有抽搐的情况，有身体沉重的情况，有感到昏闷得情况，根据不同情况就可以具体辨别出是哪种气胜。以东垣选奇汤治疗眉骨痛效果非常好。

丹溪说：属于风热和有痰者，治疗方法和头风相同。风热致痛者，适合以祛风清上散治疗。因痰而痛者，以二陈汤加酒、黄芩、白芷；因风寒而痛者，服用羌乌散。

戴云又说：眼眶痛者有两种情况，都属于肝病。如果是因为肝虚而痛，一见光就眼眶痛得厉害，适合服用生熟地黄丸。如果是肝经的问题造成停饮，则会眉棱骨疼痛，不能睁眼。白天比较平静，晚上病情加剧。此时适合服用导痰汤，或者小芎辛汤加半夏、橘红、南星、茯苓。

选奇汤

防风、羌活各三钱，酒黄芩（冬不用。如能食，热痛者加之）一钱，甘草（夏生，冬炙用）三钱。

每服三钱，以水煎，稍热服，食后随时服用。

祛风清上散

治风热上攻，眉棱骨痛。

酒黄芩二钱，白芷一钱半，羌活、防风、柴胡梢各一钱，川芎一钱二分，荆芥八分，甘草五分。

以水二盅，煎余八分，饭后服。

羌乌散

治因风眉骨痛不止者。

川乌、草乌（此二味俱用童便浸二宿）各一钱，细辛、羌活、片芩（酒拌炒）、甘草（炙）各半钱。

将以上药物制为细末，分二服，用茶调和服下。

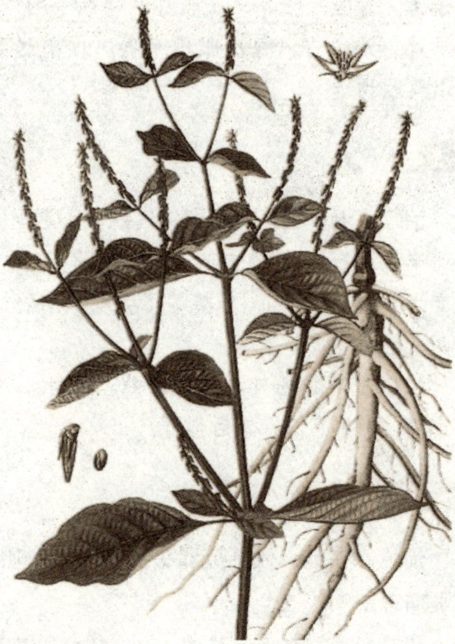

牛膝植株

根入药，味苦、甘、酸，性平。归肝、肾经。能活血通经，补肝肾，强筋骨，利水通淋，引火（血）下行。

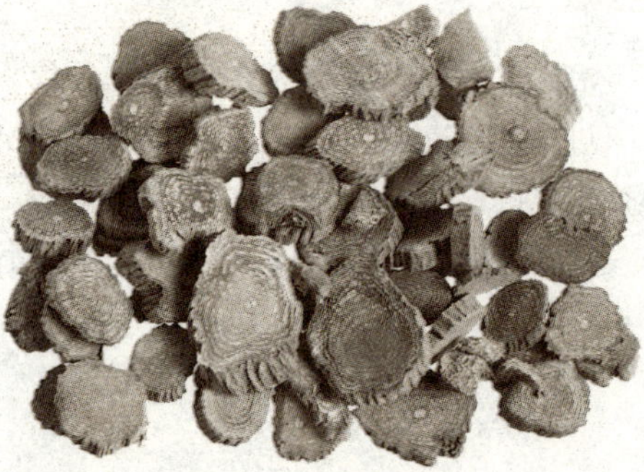

牛膝

生熟地黄丸

治疗因肝虚儿眼睛发暗，黑睛上生疮，翳膜侵及瞳神，数量很多，或者时常好像有飞虫在眼前，很难痊愈。或者看不清东西，眼睛浑浊流泪，翳膜遮住眼睛，这些都可以此方治疗。

石斛、枳壳、防风、牛膝各六两，生地黄、熟地黄各一斤半，羌活、杏仁各四两，菊花一斤。

将以上药物制末，加炼蜜调和制丸，如梧桐子大。每服三十丸，以黑豆三升炒令烟尽为度，淬好酒六升，每次服用半盏，饭前送下，或以蒺藜汤送下。

导痰汤

治疗痰涎壅盛，胸膈留饮，痞塞不通。

半夏（汤洗七次）四两，天南星（炮，去皮）、枳实（去瓤，麸炒）、赤茯苓（去皮）、橘红各一两，甘草（炙）半两。

将以上药物粉碎，每服四钱，以水二盏，姜十片，煎余八分，饭后温服。

小芎辛汤

治风寒在脑，或感湿邪头痛脑晕，及眉棱眼眶痛者。

川芎三钱，细辛（洗去土）、白术各二钱，甘草一钱。

以水二盅，加姜二片，煎余八分，饭前或饭后服。

上清散

治头痛、眉骨痛、眼痛不可忍者。

川芎、郁金、芍药、荆芥穗、芒硝各半两，薄荷叶、乳香、没药各一钱，片脑半钱。

将以上药物制为细末，每次用一字，导入鼻内搐之。

▶ 头风头屑

罗谦甫说：肝经风盛，木自摇动。《尚书》也说：满招损。老子说：东西长得太壮了就开始老了。所以肝木太盛克了脾土，肺金就会克制肝木，是为母藏报仇。如果梳头时皮屑很多，就是肺金的症状，因为肺主皮毛。如果大便坚实，可以用泻青丸治疗。如果有虚证，服用人参消风散治疗。万病紫菀丸可以治疗头皮屑。每天服用三丸、五丸到七丸，以姜汤送服。按照上述方法治疗一定会有风热上攻，如果使头和眼睛眩晕疼痛，就暂时不要服用。如果只是治疗皮屑，只用白芷、零陵香之类药物，外用就可以了。

万病紫菀丸

治疗脐腹部有像碗那么大的癖，以及其他黄病。每次地气起来时，上气冲心，绕脐绞痛，或者有虫咬，以及十种水病，十种蛊病，以及反胃呕吐，饮食不消，流行疾病，女人多年月经不调，或者小腹肿胀好像怀孕，其实里面是血，天阴就痛。还可以治疗十二种顽固风痹，也不知何时得上的，只是昼夜不安，做梦与鬼相处，头发很多头屑，或哭或笑，好像被鬼魅附身，腹中生疮疼痛，服用此药都有效。

紫菀（去苗土）、菖蒲（九节者，去毛）、吴茱萸（汤洗七次，焙干）、柴胡（去须）、浓朴（姜制）各一两，桔梗（去芦）、茯苓（去皮）、皂荚（去皮弦子，炙）、桂枝、干姜（炮）、黄连（去须）八钱，蜀椒（去目及闭口者，微炒出汗）、巴豆（去皮膜，出油研）、人参（去芦）各半两，川乌（炮，去皮脐）半两加三钱，羌活独活、防风各半两。

将以上药物制为细末，加入巴豆研匀，加炼蜜调丸如梧桐子大。每服三丸，逐渐加至五丸、七丸，以生姜汤送下，饭后服用，或临睡前服。有孕者不宜服用。

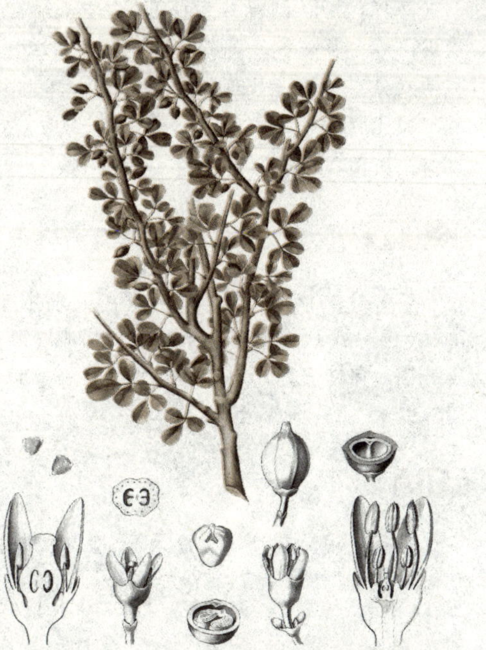

没药树

其树脂入药，主治跌打损伤瘀滞疼痛，痈疽肿痛，疮疡溃后久不收口以及一切瘀滞痛证。

▶ 头重

红豆散

麻黄根（炒）半钱，苦丁香半钱，红豆十粒，羌活（烧）、连翘各三钱。

上五味，制为细末，送入鼻内搐之。

治头内如虫蛀响，名天白蚁。用茶子细末吹鼻中。

又方

羌活根（烧）、连翘各三钱，红豆半钱。将以上药物制末，送入鼻中。

周身麻木的防治与疗法

《内经》说，风寒湿三气杂合形成痹。风胜者为形痹。意思是在体内流转不定，也称之为走注疼痛和历节这样的病。寒气胜者为痛痹。意思是疼痛苦楚，也被称作是通风或白虎、飞尸之类。

湿气胜就形成痹。患此症者，身体患病部位麻木不仁。痹，就是闭，五脏六腑被邪气所遮蔽，所以麻木。《灵枢》说：病患一臂不能动，后来又转移到另一臂。痹，不是中风。《要略》说：风症的症状应该是半身不遂。如果只有臂部麻木就是痹了。

在冬天得病是会骨痹，春天得病会是筋痹，夏天得病会是脉痹，天气极阴时得病会是肌痹，秋天得病会使皮痹。凡是因为风寒湿气导致的行痹、痛痹这类痹病，根据所得的时期所侵害的部位命名。

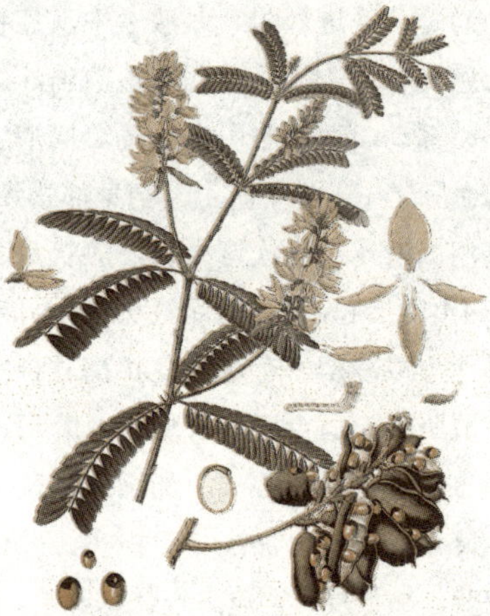

红豆植株

干燥成熟种子入药，味甘、酸，性平，能除热毒，散恶血，消胀满，利小便，通乳。

风痹，在体内游走不定，根据其所到位置和血气相搏，聚集在关节处，筋脉松弛，此症适合服用防风汤；寒痹，患者四肢痉挛疼痛，关节浮肿，适合服用五积散；湿痹，在一个部位发病而不会移动，出汗多，四肢力量弱，皮肤麻木不仁，昏昏沉沉，适合服用茯苓川穹汤；热痹，热在脏腑之间移动，又遇到外来病邪侵入经络与之相搏，就停留在此部位不再移动，阳气被阴气阻住，所以产生痹。然而会感到闷，肌肉发热，感觉好像有老鼠在身体上跑，嘴角、嘴唇干裂，皮肤变色，这种情况适合服用升麻汤。如果三种邪气都有，合起来形成痹，症状则是皮肤发硬，或者肌肉酸痛，这是因为病邪已经运行到了全身，侵入血脉，而且积年不能消除，以致形成了瘾疹风疮，搔之也不痛，还伴随头发脱落，适合服用疏风凉血的药物治疗。肠痹，症状为喝水多而小便不通，感到中气不足，呼吸困难，吃完就泄，这种情况适合服用五苓散加桑皮、木通、麦门冬，或者吴茱萸散。

胞痹，患者小腹膀胱除下按时里面疼痛，小便涩，流清鼻涕。适合服用肾着汤、肾沥汤。血痹，乃是邪气进入阴经血液之中，症状是身体时常感到有风吹动，骨弱劳瘦，出汗，躺下时还不时摇动，适合服用当归汤。周痹者，病邪侵入血脉之中，上下游走，全身都感到疼痛。适合服用蠲痹汤。支饮这种病，症状是手足麻痹，臂痛不能抬起，喜欢睡而且头晕，不能忍尿，膝盖发冷形成冷痹，有这些症状都适合服用茯苓汤。五脏痹，适合服用五痹汤。肝痹，五痹汤加酸枣仁、柴胡。心痹，加远志、茯苓、麦门冬、犀角。脾痹，加浓朴、枳实、砂仁、神曲。肺痹，加半夏、紫菀、杏仁、麻黄。肾痹，加独活、官桂、杜仲、牛膝、黄芪、萆薢。痹在五脏交接处可以挽救，如果已经侵入五脏之内就不可治了。

防风汤

防风、当归(酒洗)、赤茯苓(去皮)、杏仁(去皮尖，炒)各一钱，黄芩、秦艽、葛根各二钱，羌活八分，桂枝、甘草各五分。

以水二盅，姜三片，煎余七分，加入好酒半盏，饭前或饭后服用。

茯苓川芎汤

赤茯苓一钱半，桑白皮、防风、苍术（米泔浸一宿，炒）、麻黄、芍药（煨）、当归（酒洗）各一钱，官桂五分，川芎一钱二分，甘草四分。

以水二盅，加枣二枚，煎余八分，饭前温服。

升麻汤

升麻三钱，茯神（去皮木）、人参、防风、犀角（镑）、羚羊角（镑）、羌活各一钱，官桂三分。

以水二盅，煎余八分，加入竹沥半酒盏，不拘时服。

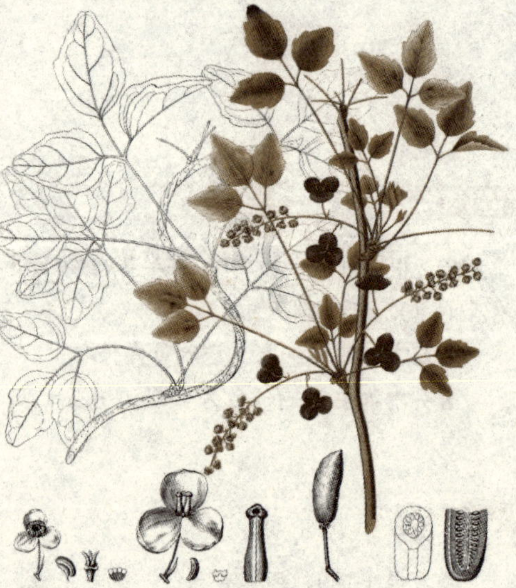

木通植株

干燥藤茎入药，味苦，性凉，主治热淋涩痛，水肿，口舌生疮，心烦尿赤，经闭乳少等症。

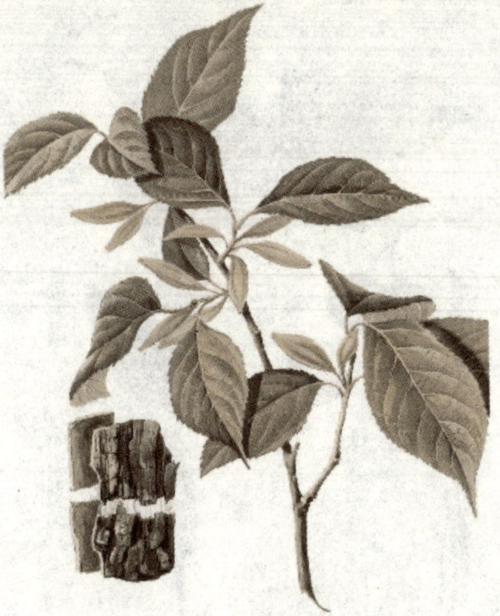

杜仲植株

树皮入药，味甘，性温，能补肝肾，强筋骨，安胎。

五苓散

治疗因伤寒而小便涩者。

茯苓、猪苓、白术各一两五钱，桂枝五钱，泽泻二两五钱，木通、滑石、甘草（炙）各一两。

将以上药物制末，每服五钱，加入姜汁和蜜各少许，以白滚汤调服。

吴茱萸散

吴茱萸、肉豆蔻（面裹煨）、干姜（炮）、甘草（炙）、砂仁、神曲（炒）各一钱，白术、浓朴（姜汁制）、陈皮各二钱。

将以上药物制为细末，每服二钱，空心以米汤调服。

肾着汤

治疗肾虚伤湿，身体沉重腰部寒冷，好像坐在水中，不感到口渴，小便自利。

干姜（炮）、茯苓各四两，甘草（炙）、白术各二两。

每服四钱，以水一盏，煎余七分，空心温服。

肾沥汤

麦门冬（去心）、五加皮、犀角各一钱半，杜仲（姜汁炒去丝）、桔梗、赤芍药（煨）、木通各一钱，桑螵蛸一个。

以水二盅，加入羊肾少许，煎余八分，饭前服。

蠲痹汤

治疗周身麻痹及手足冷痹，脚腿沉重，或身体烦疼，背项拘急。

当归（酒洗）、赤芍药（煨）、黄芪、姜黄、羌活各一钱半，甘草五分。

以水二盅，加姜三片，枣二枚，随时服。

茯苓汤

半夏（汤泡七次）、赤茯苓、橘红各二钱，枳壳（麸炒）、桔梗（去芦）、甘草（炙）各一钱。

以水二盅，姜五片，煎剩八分，随时服。

加味五痹汤

治五脏痹症。

人参、茯苓、当归（酒洗）、白芍药（煨）、川芎（肝、心、肾痹倍之）各一钱，五味子十五粒，白术（脾痹倍之）一钱，细辛七分，甘草五分。

以上药物水二盅，加姜一片，煎余八分，饭前或饭后服。

肝痹，加酸枣仁、柴胡。

心痹，加远志、茯神、麦门冬、犀角。

脾痹，加厚朴、枳实、砂仁、神曲。

肺痹，加半夏、紫菀、杏仁、麻黄。

肾痹，加独活、官桂、杜仲、牛膝、黄芪、萆薢。

石楠散

治疗热痹，肌肉热极，体上如鼠走，唇口反坏，皮肤色变，兼治诸风。

石楠叶（醋炙）、山芋、葳蕤（锉）、天雄（炮，去皮脐）、升麻（各一两），黄芪（锉）、桃花（生用）、菊花（未开者，炒）、甘草（各五钱），石膏（另研，一两），珍珠（另研，二钱半），山茱萸（去核，一两半），丹砂（二钱半，别研，仍与珍珠、石膏末一处同研极细）。

将以上药物制为细末，再加入其他需要增加的药物一起研磨均匀。每服一钱，逐渐加至二钱，空心用温酒调服。

防风丸

治热痹。

防风（去叉）、羌活（去芦）、茯神（去木）、五加皮、枳壳（麸炒）、牛膝（酒浸）、桂心（去粗皮）、麦门冬（去心）、人参、玄参、薏苡仁、生地黄（焙）、芍药、丹参各一两，槟榔二两，磁石（火醋淬）四两，大黄（锉，炒）、松子仁、木香各半两。

将以上药物制为细末，加炼蜜制为丸，如梧桐子大。每服三十丸，渐加至四十丸，空心温酒下。

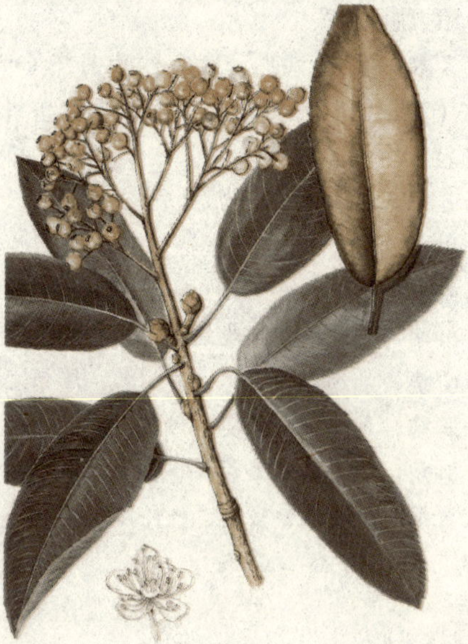

石楠

干燥叶入药，味辛、苦，性平。有小毒。归肝、肾经。能祛风湿，通经络，益肾气。

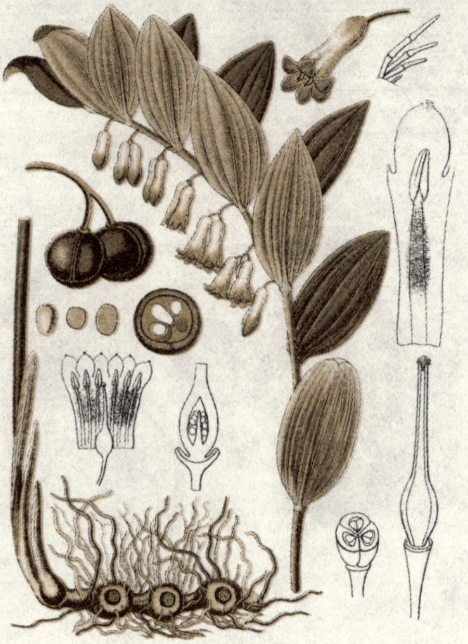

葳蕤

别名“玉竹”，根茎入药，味甘，性微寒。归肺、胃经。能养阴润燥、生津止渴。

巴戟天汤

治疗冷痹，脚膝疼痛，行履艰难。

巴戟天（去心）三两，附子（炮，去皮脐）、五加皮各二两，牛膝（酒浸，焙）、石斛（去根）、甘草（炙）、萆各一两半，白茯苓（去皮）、防风（去叉）各一两七钱半。

将以上药物锉如麻豆大，每服五钱，加生姜三片，以水一盏半，煎至一盏，去滓，空心温服。还有一方，无生姜。

补肝汤

治疗肝痹，两胁下满，筋急不得太息，疝瘕四逆，抢心腹痛，眼睛视物不明。

乌头（炮，去皮脐）四枚，附子（炮，去皮脐）二枚，山茱萸（去核）各七钱半，官桂（去粗皮）七钱半，薏苡仁、甘草（炙）、独活各半两，白茯苓（去皮）一两二钱，柏子仁（另研）、防风（去叉）、细辛各二两。

将以上药物锉如麻豆大，加入研药拌匀。每服五钱，以水一盏半，大枣二枚去核，同煎至八分，去滓，不拘时温服。

犀角散

治疗心痹，精神恍惚，恐畏闷乱，不得睡卧，志气不定，语言错误。

犀角（屑）、牛黄（别研）、麝香（另研）、羚羊角（屑）、白鲜皮、茯神（去木）、沙参（去芦）、天竺黄（别研）、防风、天麻、独活、人参、升麻、龙齿、远志（去心）、甘草（炙）各二钱五分，麦门冬（去心）、丹砂（别研）各半两，龙脑（别研）一钱二分。

将以上药物制为细末。每服二钱，随时服用，以麦门冬汤调下。

黄芪丸

治脾痹，肌肉消瘦，心腹胀满，水谷不化，食即欲呕，饮食无味，四肢怠惰，或时自利。

黄芪（锉）、石斛（去根）、附子（炮，去皮脐）、肉苁蓉（酒浸，切，焙）、益智（去皮）、白术、人参各一两，厚朴（去皮，姜汁炙）、桂心各一两半，五味子、当归、白豆蔻（去壳）、枳实（麸炒）、沉香（锉）、良姜各七钱五分，诃藜勒（煨，去核）二两，吴茱萸（汤泡）、丁香各半两。

将以上药物制为细末，煮枣肉和捣五百杵，制丸如梧桐子大。每服三十丸，食前用温酒送下。

当归汤

治疗肺痹，上气闭塞，胸中胁下支满，时发时停，不得饮食，唇干口燥，手足冷痛。

当归（切，焙）、防风（去杈）、黄芪各二两，杏仁（去皮尖，炒）五十粒，黄芩（去腐）、细辛（去苗）、麻黄（去根节，水煮二三沸，掠去沫，控干），人参各一两，桂心三两，柴胡（去苗）八两，半夏（汤泡去滑）五两。

将以上药物粉碎，每服四钱，以水一盏，加姜七片，枣二枚，煎余七分，去滓，随时温服，日三夜二。

舒筋丸

治筋骨不能屈伸。

海桐皮、没药、血竭、木香各二钱，肉桂、牛膝、虎骨、防风、木瓜、天麻各二钱半，乳香三钱，甜瓜仁半两，沉香、楮实子各一钱半，自然铜、当归各一钱。

将以上药物制为细末，加炼蜜为丸，如弹子大。每服一丸，细嚼，用温酒送下。忌热物。未服药前，先饮酒半盏然后再服药。

眩晕症的治疗

眩，就是眼睛发黑，头晕，眼前好像一切在旋转，世人所说的头旋就是这样了。《内经》上说眩症，病属肝木，属于上虚。丹溪说眩症，主要应该以补虚降痰火的方法治疗。仲景治疗眩症，也是以治疗痰饮为先。

诸邪为什么称作火又形成眩晕呢？《原病式》解释说：风火都属于阳，通常有兼化得关系，阳也主动，和风火两动相搏，就会造成头目眩晕而且旋转了。

火本来也是动态的，得了风助自然就会旋转，于是就会头晕，这就不是风邪，而是因为火造成的了。那么又该如何治疗呢？因火而引发，可以根据其所动之因而治疗。因为实热而动者，治疗热；因为病邪而动的，治疗其邪；因为厥逆逼上的，从下治疗厥；因为阴虚而发病的，补阴，克制阳，疗法以压抑收敛为主；因为有郁结而发病者，从其郁结下手，治疗以开解、发散为主；因为精血不足导致的要补，不好补就想办法使其宣泄出来；因为中气虚而眩晕，可以补土使身体安定。上焦气虚，不能稳定而眩晕，也要补中焦的谷气，推动到上焦而使其稳定。

因为五脏六腑向上注入的精气不够，因而眩晕的话，要考察是哪里虚，根据情况补虚。这样就算不是为了败火，火也能自己消了。治疗凡是因为上火而得的病都是如此，并非只有眩晕而已。

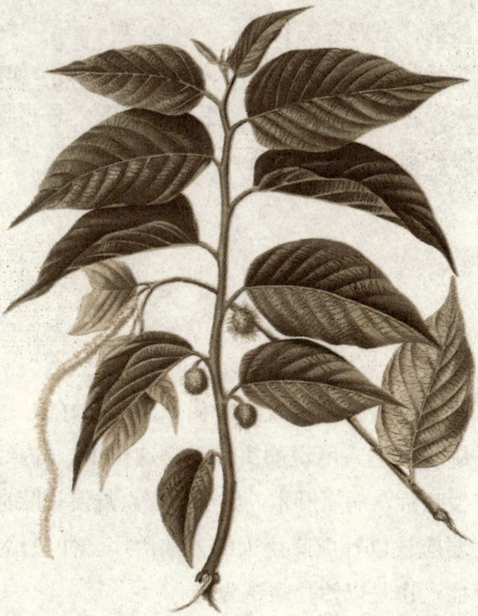

构树

干燥成熟果实入药即为“楮实子”，味甘，性寒。归肝、肾经。能滋肾，清肝，明目，利尿。

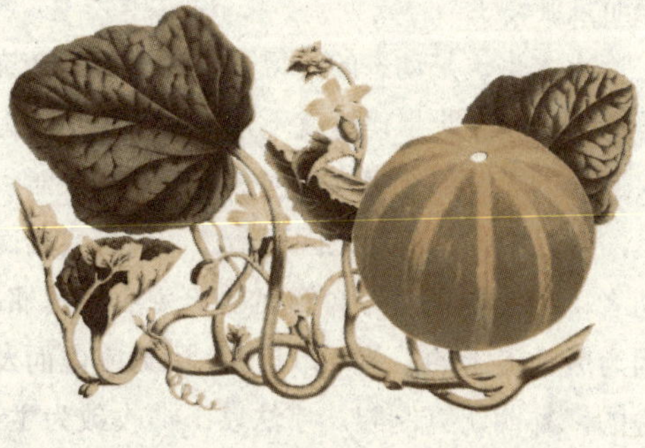

甜瓜

根、茎、叶、花、果、果蒂、果皮、种子均可供药用，种子能散结消瘀、清肺化瘀、润肠、排脓。

川芎散

治风眩头晕。

山茱萸一两，山药、甘菊花、人参、茯神、小川芎各半两。

将以上药物制为细末，每服二钱，以酒调服，随时服用，一日三次。不可误用野菊花。

羚羊角散

治一切头眩。

羚羊角、茯神各二钱半，芎、防风、白芷、甘草、半夏（汤洗）各半两，枳壳、附子各二钱半。

将以上药物制为细末，每服四钱，水一盅，生姜五片，慢火煎余七分，温下。

都梁丸

治疗风吹项背，头目昏黑眩痛。

香白芷（大块者，用沸汤泡洗四五次，焙干）。

将以上药物制为末，加炼蜜制丸如弹子大。每服一丸，细嚼，用荆芥汤点茶下。

白术饮

治风邪在胃，头旋不止，复加呕逆。

白术、厚朴（去皮姜炙）、甘菊花各半两，防风（去叉）、白芷、人参各一两，

将以上药物粉碎，每服五钱，以水一盏半，加生姜五片，煎余一盏，饭前温服。

防风饮子

疗风痰气发即头旋，呕吐不食。

防风、人参、橘皮各二两，白术、茯神各三两，生姜四两。

将以上药物锉碎，以水六升，煮余三升，去除渣滓，分温四服，一日令尽。忌醋、桃、李、雀肉、蒜、面。

菊花散

治一切风，头目昏眩，面浮肿。

菊花、旋复花、牛蒡子、羌活、独活、甘草（炙。各等分）。

将以上药物锉碎，每服五钱，以水二盅，加生姜三片，煎至一盅，饭前饭后服。

《济生方》三五七散

治疗阳虚风寒入脑，头痛目眩运转，如在舟车之上，耳鸣，风寒湿痹，香港脚缓弱等疾。

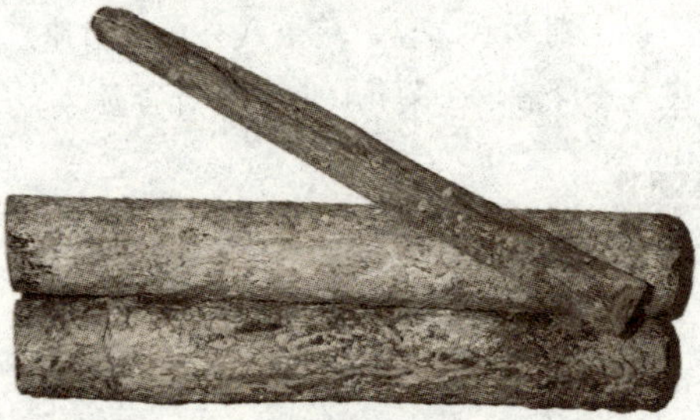

厚朴

为木兰科的一种植物，树皮入药，能燥湿消痰，下气除满。

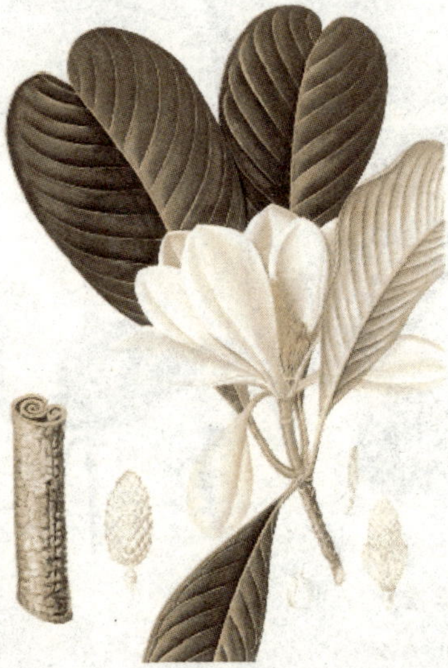

厚朴植株

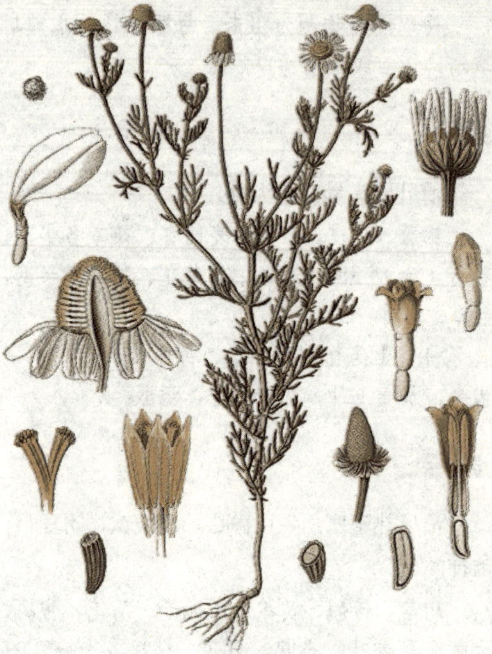

甘菊

味微苦、甘，主治头痛，眩晕，目赤，心胸烦热，疔疮，肿毒。

天雄（炮，去皮）、细辛（洗去土）各三两，山茱萸（去核）、干姜（炮）各五两，防风、山药（炒）各七两。

将以上药物制为细末，每服二钱，饭前温酒调下。

《济生方》芎术汤

治因冒雨而患中湿，眩晕呕逆，头重不食。

川芎、半夏（制）、白术各一两，甘草（炙）半两。

每服四钱，以水一盏，加生姜七片，同煎，随时服用。另有一方，有附子、桂心，无半夏。

羌活汤

治风热壅盛上攻，头目昏眩。

羌活、防风、黄芩（酒洗）各一两，柴胡七钱，黄连（酒煮）一两，黄柏（酒炒）、瓜蒌（酒洗）各半两，甘草（炙）七钱，白茯苓五钱，泽泻三钱。

将以上药物制为粗末，每服五钱，水煎后取清，饭后或睡前通口热服，一日二服。

钓藤散

治肝厥头晕。清头目。

钓藤、陈皮、半夏、麦门冬、茯苓各半两，石膏（生）一两，人参、甘菊花、防风各半两，甘草二钱半。

将以上药物制为细末，每服四钱，以水一盅半，加姜七片，煎余八分，温服。

仙术芎散

治风热壅塞，头目昏眩。消痰饮，明耳目，清神。

川芎、连翘、黄芩、山栀子、菊花、防风、大黄、藿香叶、当归、芍药、桔梗各七分，石膏、滑石各一钱半，苍术、甘草各一钱，薄荷叶、缩砂仁、荆芥各四分。

将以上药物作一服，以水二盅，煎至一盅，饭后服。

蔓荆子散

治风头旋晕闷，起则欲倒。

蔓荆子、甘菊花、半夏（汤泡）、羚羊角（屑）、枳壳（麸炒）、茯神（去木）、芎、黄芩、防风各七钱半，麦门冬（去心，焙）、石膏各一两，地骨皮、赤箭、细辛、甘草（炙）各半两。

将以上药物粉碎，每服三钱，以水一中盏，加生姜半分，煎至六分，去滓，随时温服。忌热面、饴糖、羊肉。

羌活汤

治风头眩，筋脉拘急，痰涎壅滞，肢节烦疼。

羌活、前胡（去苗）、石膏（研碎）、白茯苓（去皮）、芎、枳壳（麸炒）、黄芩（去黑心）、甘菊花、防风、细辛（去叶）、甘草（炙，锉）、蔓荆子、麻黄（去根节，煮，掠去沫，焙）各一两。

将以上药物粉碎，每服三钱，以水一盏，加生姜三片，鸡苏三叶，同煎至七分，去滓，可以随时服用。

益气补肾汤

人参、黄芪各一钱二分，白术二钱、白茯苓一钱，甘草（炙）五分，山药、山茱萸肉各一钱半。

以上药物，水二盅，加枣二枚，煎余八分，饭前服。

补肝养荣汤

当归、川芎各二钱，芍药、熟地黄、陈皮各一钱半，甘菊花一钱，甘草五分。

以上药物水二盅，煎余八分，饭前服。若肾虚气不降者，去菊花，加入前补肾汤。

守中丸

治风头眩脑转，目系急，忽然倒仆。

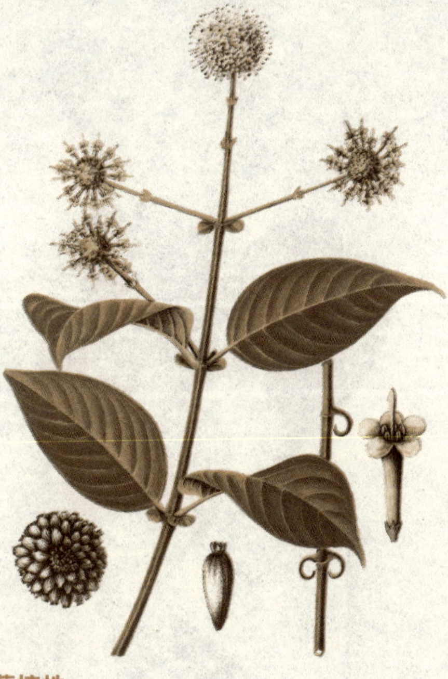

钓藤植株

干燥藤茎入药，主治头痛眩晕、肝风内动，惊痫抽搐等症。

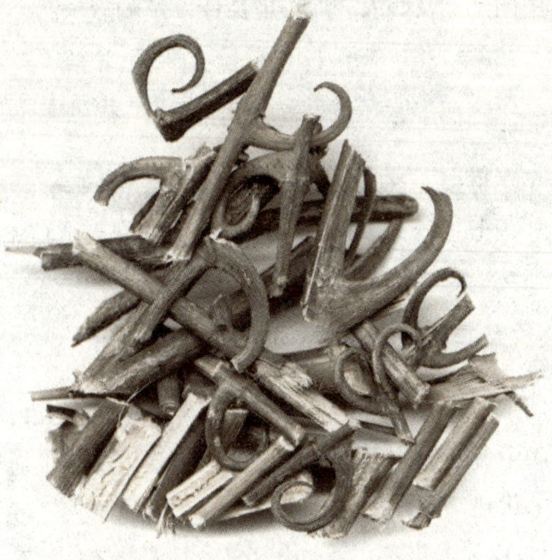

钩藤

人参、白术、甘菊花、枸杞子、山药各二两，白茯苓（去皮）十两，麦门冬（去心）三两，生地黄（绞取汁）二十斤。

将以上药物制为细末，先用生地黄汁于银器内，加入酥三两，白蜜三两同煎，逐旋掠取汁上金花令尽，得约五升，在银器内拌炒前七味药，渐渐令尽，等待干后加入白蜜同捣数千杵，制丸如梧子大。每服五十丸，空心以温酒送下。服百日后，五脏充满，肌肤滑润。此药须择四季旺相日或甲子日修合，也叫五芝地仙金髓丸。

柴胡半夏汤

治风证不敢见风，眼涩头痛，有痰，眼黑，恶心兀兀欲吐，风来觉皮肉紧，手足重难举，居暖处有微汗便减，如见风即复作。也叫补肝汤。

柴胡、苍术各一钱半，半夏二钱半，白茯苓二钱，炒曲、藁本各一钱，升麻半钱。

将以上药物作一服，以水二盅，加姜五片，煎至一盅，饭前饭后服。

人参前胡汤

治风痰头晕目眩。

人参（去芦）一钱半，前胡、南星（汤泡）、半夏曲、木香、枳壳（麸炒）、橘红、赤茯苓、紫苏叶、甘草（炙）各一钱。

将以上药物作一服，以水二盅，加生姜五片，煎一盅，饭后服。

麝香天麻丸

治风痰气厥头疼，目眩旋晕，四肢倦怠，睡卧不宁，精神不爽。

麝香（研）二钱，天麻（酒浸）、防风、芎（各一两），甘菊花七钱五分，南星（重一两者，先用白矾汤洗七次，后用水煮令软，切片焙干）一枚。

将以上药物制为细末，加炼蜜调和制丸，如鸡头实大。每服一丸，随时服用，服时细嚼，以荆芥汤送下。

虚烦不是感冒

《活人书》中说：虚烦症状像感冒，其实不是感冒。

成无己说：伤寒中有虚烦，有心中烦，有胸中烦。

这两种说法不同，但是根据医书考证，成无己的话，其实出自于张仲景的说法。然而往往有没有患伤寒而虚烦者，所以这两个说法都留着吧。

陈无择说：虚烦者身体没有觉得热，头目昏疼，口干，咽喉干燥，但不觉得渴，晚上清醒睡不着，这都是虚烦的症状。

《保命集》说：起卧不安，睡眠不稳，这就是烦。适合服用栀子豉汤、竹叶石膏汤。

《活人书》说：如果只感到热，这是虚烦。

很多虚烦症状与伤寒相似，但不怕冷，身体也不疼痛，所以可知不是伤寒。此时不要发汗。头不痛，脉象不紧也不快，所以可知不是内实，不可用下的方法治疗。患这种病，内外都不可攻，否则一定会形成烦渴，应该服用竹叶汤。如果有呕吐的情况，再服用一剂陈皮汤，不能痊愈就再服。

栀子豉汤

栀子（擘）十四枚，香豉四合。

以上二味，以水四升，先煮栀子，得二升半，放入豉，煮余一升半，去除渣滓，分二服，温进一服，如果呕吐，就不要再服。

竹叶石膏汤

治疗大病后，表里俱虚，内无津液，烦渴心躁，及诸虚烦热。

淡竹叶五钱，生石膏八钱，肥知母三钱，麦门冬三钱，生甘草二钱。

以上药物加生姜少许，以水煎服。

人参竹叶汤

治汗下后，表里虚烦，不可攻者。

淡竹叶一握，人参、炙甘草各二两，制半夏二两半，石膏、麦门冬（去心）各五两。

将以上药物粉碎，每服四钱，以水一盏半，加姜五片，粳米一撮，煎熟去滓，空腹服用。《剂生方》中，除去石膏，加茯苓、小麦。

陈皮汤

治疗动气在下，不可发汗，发之反倒无汗，心中大烦，骨节疼痛，目眩恶寒，食反呕逆，不能进饮食。

陈皮（去白）一两半，甘草（炙）五钱，人参二钱五分，竹茹五钱。

将以上药物锉如麻豆大，每服五钱，以水一盏半，加姜三片，枣一枚，煎余七分，饭前服。

淡竹茹汤

治疗心虚烦闷，头疼气短，内热不解，心中闷乱。及妇人产后心虚惊悸，烦闷欲绝。

麦门冬（去心）、小麦各二两半，甘草（炙）一两，人参、白茯苓各一两半，半夏（汤洗七次）二两。

将以上药物锉散，每服四钱，以水二盏，加姜七片，枣三枚，淡竹茹一块如指大，煎至七分，饭前服。

朱砂安神丸

治疗心乱烦热怔忡，心神颠倒，兀兀欲吐，胸中气乱而热，感觉烦恼。这都是由于膈上血中伏热，蒸蒸不安，宜用权法，以镇阴火之浮行，以养上焦之元气。用甘草之甘温补之，当归、生地又为长生阴血之圣药。黄连去心烦，除湿热。朱砂纳浮游之火，而安神明。

朱砂（研，水飞）一钱，黄连（净酒炒）一钱半，甘草（炙）五分，生地黄、当归头各一钱。

将以上药物研为极细末，蒸饼为丸，如黄米大。每服十丸，以唾液下。

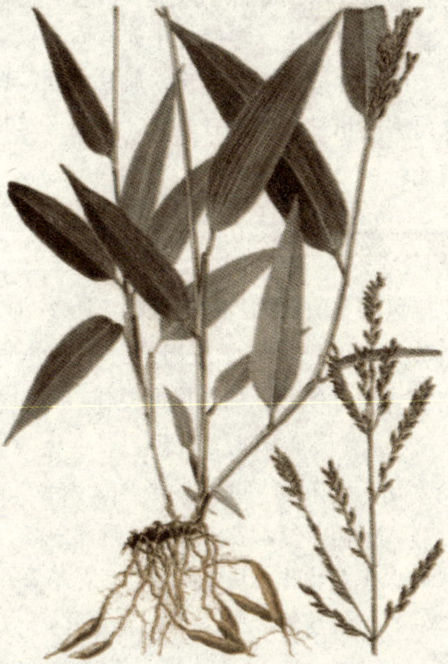

淡竹叶

味甘、淡，性寒，能清热泻火，除烦、利尿。

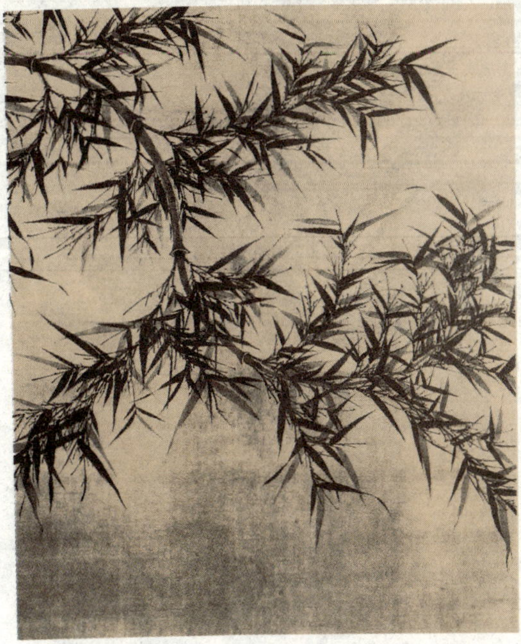

墨竹图

竹茎的中间层为“竹茹”，味甘，性微寒。归肺、胃经。能清热化痰，除烦止呕。

远志汤

治心虚烦热，夜卧不宁，及病后虚烦。

远志（黑豆、甘草同煮，去骨）、黄芪、当归（酒洗）、麦门冬（去心）、酸枣仁（炒，研）、石斛各一钱半，人参（去芦）、茯神（去皮木）各七分，甘草五分。

以上药物以水二盅，严重者，加竹叶、知母水，煎余八分，服药时间不可距离进食过近。

《剂生方》小草汤

治虚劳忧思过度，遗精白浊，虚烦不安。

小草、黄芪（去芦）、当归（去芦，酒浸）、麦门冬（去心）、石斛（去根）、酸枣仁（炒，研）、人参各一两，甘草（炙）半两。

将以上药物锉散，每服三钱，以水一盏，加生姜五片，煎服，随时服用。

地仙散

治大病后烦热不安，一切虚烦热。

地骨皮（去木）二两，防风（去芦）一两，甘草（炙）半两。

以上药物锉散，煎同上。

分气饮

治疗脾胃虚弱，气血不和，胸膈不利，或痰气喘嗽，饮食少思。

陈皮、茯苓、半夏（姜汁炒黄色）、桔梗（炒）、大腹皮、紫苏梗、枳壳（麸炒）、白术（炒）、山栀（炒）各一钱，甘草（炙）五分。

将以上药物加姜、枣，以水煎服。

三物黄芩汤

黄芩一两，苦参二两，干地黄四两。

上以水八升，煮至二升，温服一升。多吐下虫。

竹皮大丸

生竹茹、石膏各五钱，桂枝二钱半，甘草一两七钱半，白薇二钱半。

以上五味药，制末，加枣肉和丸如弹子大。以饮服一丸，日三夜二服。有热者，倍双倍白薇；烦喘者，加柏实二钱半。

痰多症的治疗

痰产生大的原因都是因为脾湿，少寒多热。如果肝经有湿气，就叫作风痰；心经有湿气，就叫作热痰；如果脾经有湿气，就叫作湿痰；如果肺经有湿气，就叫作气痰；如果肾经有湿气，就叫作寒痰。风痰的症状是，脉弦，面色发青，四肢满闷，大小便涩，情绪暴躁，可以服用水煮金花丸、川芎防风丸。如果是热痰，症状为脉洪，面色发赤，烦热心痛，唇口干燥，心情好，喜欢笑。可以服用小黄丸、小柴胡汤加半夏。湿痰，脉涩，面色发黄，肢体沉重，喜欢睡觉，容易受惊，腹部肿胀消化不好。可以服用白术丸、防己丸治疗。气痰，症状是脉涩而且面色发白，气上而多喘息，时冷时热，心情忧郁。可以服用玉粉丸、桔梗汤。寒痰，症状为脉沉，面色黧黑，小便急而且痛，脚冷，有呕逆的情况，无故感到恐怖。可以服用姜桂丸、胡椒理中丸、吴茱萸汤治疗。如果心下痞闷，可以加枳实五钱。身体如果感到热，可以加黄连五钱。如果身体感到沉重，可以加茯苓、白术各一两。如果有气逆而上的情况，可以加苦葶苈五钱。如果气促，加人参、桔梗各五钱。如果浮肿，加郁李仁、杏仁各五钱。如果大便便秘，可以加大黄五钱。

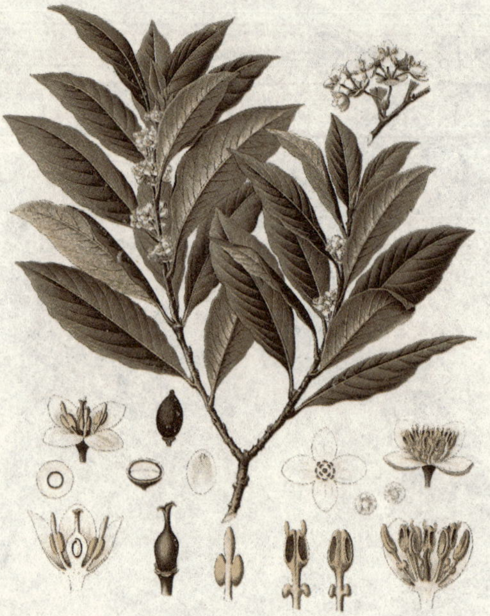

桂枝

嫩枝入药，主治风寒感冒，心悸，寒凝血滞诸痛证。

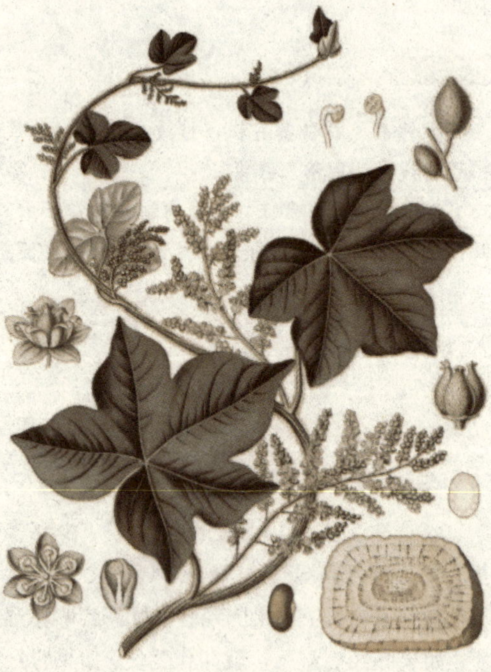

防己植株

干燥根入药，主治风湿痹证，水肿，小便不利，脚气，湿疹疮毒等症。

水煮金花丸

南星、半夏（俱生用）各一两，天麻五钱，雄黄二钱，白面三两。

将以上药物制为细末，滴水为丸。每服五十丸至百丸，先煎浆水至沸腾，放入药煮令浮起为度，漉干再以淡浆水浸泡，另用生姜汤下药。

防风丸

治一切风及痰热上攻，头痛恶心，项背拘急，目眩旋运，心忪烦闷，手足无力，骨节疼痹，言语謇涩，口眼瞤动，神思恍惚，痰涎壅塞，昏愦健忘，虚烦少睡。

防风（洗）、川芎、天麻（去苗，酒浸一宿）、甘草（炙）各二两，朱砂（研，水飞）半两。

将以上药物制为末，加炼蜜为丸，每两作十丸，以朱砂为衣。每服一丸，以荆芥汤化服，茶、酒嚼下亦得，随时服用。

川芎丸

消风壅，化痰涎，利咽膈，清头目。治疗头痛旋运，心忪烦热，颈项紧急，肩背拘倦，肢体烦疼，皮肤瘙痒，脑昏目疼，鼻塞声重，面上游风，状如虫行。

川芎、龙脑薄荷叶（焙干）各七十五两，桔梗一百两，甘草（爁）三十五两，防风（去苗）二十五两，细辛（洗）五两。

将以上药物制为细末，加炼蜜搜和，每一两半分作五十丸。每服一丸，腊茶清细嚼下，饭后或睡前服用。

丹溪搜风化痰丸

人参、僵蚕、槐角、白矾、天麻、陈皮（去白）、荆芥各一两，半夏（汤浸）四两，辰砂半两。

将以上药物制为末，以姜汁浸蒸饼为丸，以辰砂为衣。每服四十丸，姜汤下。

小黄丸

治热痰咳嗽。

南星（汤洗）、半夏（汤洗）、黄芩各一两。

将以上药物制为细末，以姜汁浸蒸饼为丸如桐子大。每服五七十丸，以生姜汤下，饭后服用。

白术丸

治湿痰咳嗽。

南星、半夏（俱汤洗）各一两，白术一两半。

将以上药物制为细末，以汤浸蒸饼为丸如梧子大。每服五七十丸，饭后生姜汤下。

玉粉丸

治气痰咳嗽。

南星、半夏（俱汤洗）各一两，橘皮（去白）二两。

将以上药物制为细末，以汤浸蒸饼为丸如梧桐子大。每服五七十丸，以人参、生姜汤下，饭后服用。

桔梗汤

除痰下气。治胸胁胀满，寒热呕哕，心下坚痞，短气烦闷，痰逆恶心，饮食不下。

桔梗（细锉，微炒）、半夏（汤洗七次，姜汁制）、陈皮（去白）各十两，枳实（麸炒赤黄色）五两。

将以上药物制为粗末，每服二钱，以水一中盏，加入姜五片，同煎至七分，去滓，随时温服。

胡椒理中丸

治肺胃虚寒，气不宣通，咳嗽喘急，逆气虚痞，胸膈噎闷，胁腹满痛，迫塞短气，不能饮食，呕吐痰水不止。

款冬花（去梗）、胡椒、甘草（炙）、荜茇、良姜、细辛（去苗）、陈皮（去白）、干姜各四两，

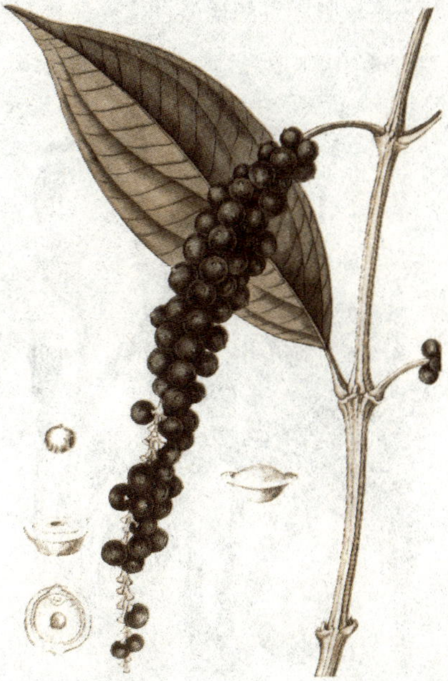

胡椒

味辛，性热。归胃、大肠经。能温中散寒，下气消痰。

白术五两。

将以上药物制为细末，加炼蜜为丸如梧子大。每服三十丸，加至五十丸，温汤、温酒、米饮任服，随时可以服，一天两次。

吴茱萸汤

吴茱萸（洗）一升，人参三两，生姜（切）六两，大枣（擘）十二枚。

以上药物四味药物，以水七升，煮余二升，去滓，温服七合，一日三服。

小胃丹

芫花（好醋拌匀过一宿，于瓦器内不住手搅炒令黑，不可焦）、甘遂（湿面裹，长流水浸半月，煮，晒干）、大戟（长流水煮一时，再用水洗，晒干）各半两，大黄（湿纸裹煨勿令焦，切，焙干，再以酒润，炒熟焙干）一两半，黄柏（炒）三两。

将以上药物制为末，以白术膏调和制丸，如萝卜子大。临卧时以津液吞下，或以白汤送下。取膈上湿痰热积，根据情况调理服用。如果希望利便，空腹服用。另一方，加木香、槟榔各半两。

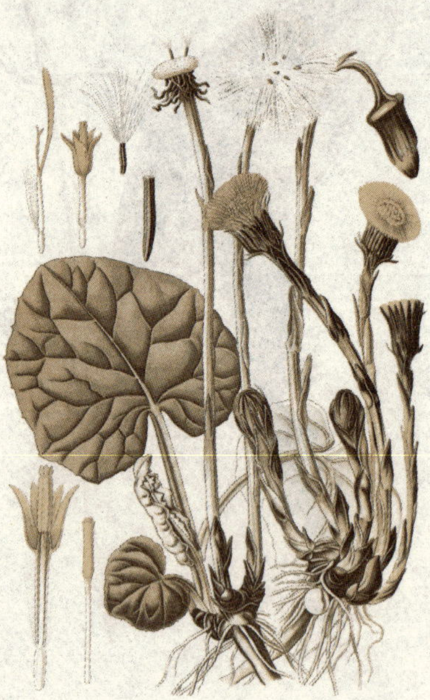

款冬花

花蕾入药，味辛、微苦，性温。归肺经。能润肺下气，止咳化痰。

大青龙汤

麻黄（去节）六两，桂枝（去粗皮）二两，甘草（炙）二两，杏仁（去皮）四十粒，生姜（切）三两，大枣（擘）十二枚，石膏（如鸡子大，碎如米）。

将以上七味药，以水九升，先煮麻黄，减二升，去上沫，放入其他诸药煮余三升，去滓，温服一升。

大五饮丸

远志（去心）、苦参、藜芦、白术、乌鱼骨、甘遂、大黄、石膏、桔梗、五味子、半夏（汤泡）、紫菀、前胡、芒硝、瓜蒌、桂心、肉苁蓉、贝母、芫花、人参、当归、茯苓、芍药、大戟、葶苈、黄芩各一两，常山、甘草、薯蓣、厚朴、细辛各七钱半，巴豆（去皮心，熬）三十粒。

将以上三十二味药物，制为细末，加炼蜜制丸如桐子大，以酒下三丸，一日三服，可以根据情况稍加。忌肉食、生物、饧饴、冷水。

祛风丸

有人喜欢吃酸咸的食物，又加上酒色不节制，逐渐形成痰饮，聚集在胸膈中，多了就呕逆，恶心流涎，一臂麻木。向上蔓延则会头晕目眩，向下蔓延则会腰脚疼痛。严重者还会瘫痪，轻微的也会因为身体僵硬而突然摔倒。这方药宽中去痰，搜风理气，和血驻颜，延年益寿。

半夏曲、荆芥各四两，槐角子（炒）、白矾（生）、橘红、朱砂各一两。

将以上药物制为末，以姜汁糊调和制丸。每服五六十丸，以生姜、皂角子仁汤送下，一日三服。

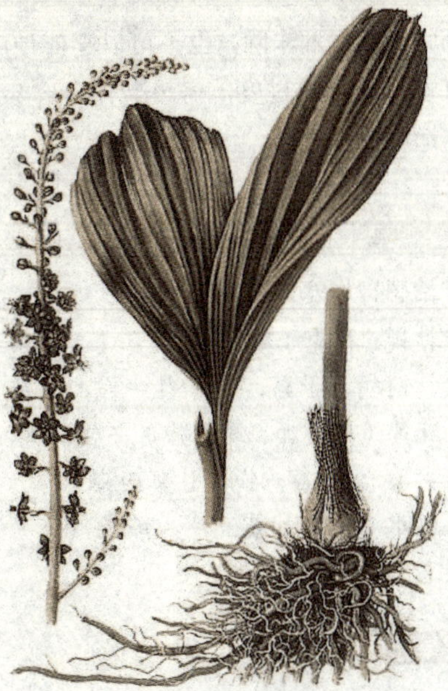

藜芦

味苦、辛，性寒，有毒。主蛊毒，咳逆，泄痢，肠澼，头疡，疥瘙，恶疮，杀诸虫毒，去死肌。

理中化痰丸

治脾胃虚寒，痰涎内停，呕吐少食，或大便不实，饮食难化，咳唾痰涎。

此症属于中气虚弱，所以不能收敛涎水归源。

人参、白术（炒）、干姜、甘草（炙）、茯苓、半夏（姜制）。

将以上药物制为末，以水制丸如桐子大。每服四五十丸，以白汤送下。

鹅梨煎丸

治热痰，凉心肺，利胸膈，解热毒，补元气。

大鹅梨（去皮核，用净布绞取汁）二十枚，薄荷（生，研汁）半斤，皂角（不蛀者，去皮子，浆水二升，挪取浓汁）十挺，白蜜半升，生地黄（研取汁，同上五味，慢火熬膏，和下药）半斤，人参、白茯苓（去皮）、白蒺藜（炒，去刺）、肉苁蓉（酒浸，切，焙干）、牛膝（酒浸）、半夏（汤泡）、木香各一两，槟榔（煨）二两，防风（去杈）、青橘皮（去白）、桔梗（炒）、羌活、白术、山药各七钱半，甘草（炙）各半两。

将以上药物制为细末，同前膏拌匀，杵令相互充分渗透，制丸如梧子大。每服十五丸，逐渐加至二十丸，饭后荆芥汤送下，一日二服。

麝香丹砂丸

治痰热，咽膈不利，头目昏痛。

麝香（另研）、木香、丁香、犀角、甘草（炙）各二钱半，龙脑（另研）一钱，人参、藿香（去梗）、牛胆南星、防风（去叉）、黄芪（各半两），麦门冬（去心）七钱半，丹砂（另研）一两。

将以上药物制为细末，加炼蜜和丸，如鸡头实大。每服一丸，饭后嚼破，用荆芥汤下。

各种咳嗽的预防和治疗

咳就是没有痰只有声音，伤了肺气，使肺气不清。嗽是说没有声音却有痰，这是由于脾湿而产生了痰。咳嗽是又有声音又有痰，是因为伤了肺气产生咳，牵动了脾湿，从咳转变成嗽。

咳嗽是肺部出了问题，为什么脏腑都会受影响呢？因为咳嗽这种病，有从外界而进入身体的，有从身体内部自发形成的。风寒暑湿是外界的原因，七情饥饱是体内的成因。风寒暑湿是先从皮毛进入，皮毛，是肺功能的体现部位，所以外邪要想传播到脏腑必须先通过这个途径，形成咳嗽，然后才能进入内脏。七情饥饱使内脏受伤，就会导致邪气上升，肺就是邪气出入的通道，所以五脏的邪气向上蔓延到肺，就形成了嗽，这是由内而发的原因。然而也有虽然经历了风寒暑湿，却没有形成嗽的，是因为感染太重，直接就伤了脏腑，不会在皮毛上有所体现。因七情受伤也有不形成嗽的，也是因为病情比较浅，只停留在了发病的器官，没

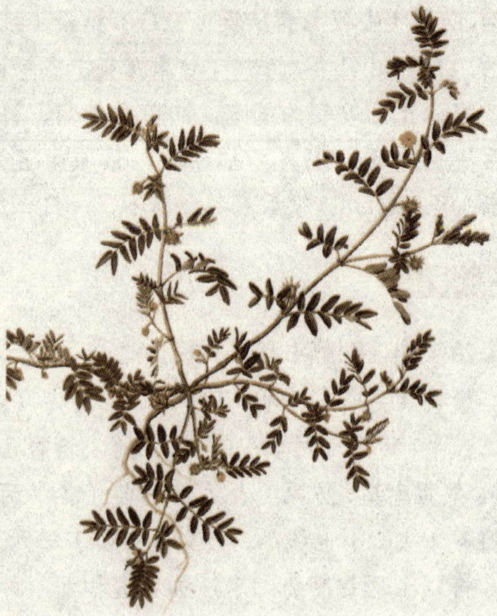

蒺藜植株

果实入药，味辛、苦，性微温。有小毒。归肝经。能平肝疏肝，祛风明目。

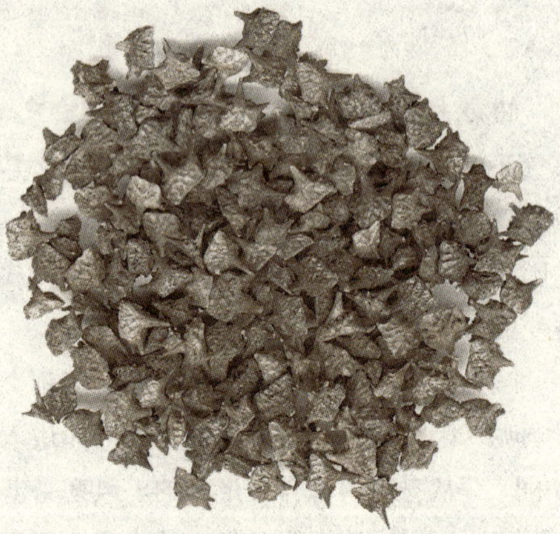

蒺藜

有蔓延开。所以患伤寒后，以有嗽为轻症，而由于七情饥饱产生的嗽，要过段时间才能了解。

治疗的方法应该先根据脉象找到原因。如果是因为外邪入侵，发汗就可以，但还得根据虚实冷热的原因。如果是因为七情受伤，则应找出气口脉象表现出的相应部位，还是以顺气为先，下痰为次。有停饮造成咳的情况，还需要消咳的药方，不能使用乌梅、罂粟这类酸涩的药物。其寒邪未除，也不可以仓促使用补药。尤其要忌讳忧思过度，房事劳伤，容易形成痨病，适合养脾生肺。

宁嗽化痰汤

治感冒风寒，咳嗽鼻塞。

桔梗、枳壳（麸炒）、半夏（姜汤泡七次）、陈皮、前胡、干葛、茯苓各一钱，紫苏一钱二分，麻黄（冬月加，夏月减）一钱，杏仁（炒，去皮尖）、桑皮各一钱，甘草四分。

以水二盅，加姜三片，煎余八分，饭前后热服。

金沸草散

治肺感寒邪，鼻塞声重，咳嗽不已。

旋复花（去梗）、麻黄（去节）、前胡（去芦）各七分，荆芥穗一钱，甘草（炒）、半夏（汤洗七次，姜汁浸）、赤芍药各五分。

以上药物以水一盏半，加生姜三片，枣一枚，煎余八分，随时温服。

栀子仁汤

郁金、枳壳（麸炒）、升麻、山栀仁（炒）各等分。

将以上药物，水煎，每服五钱。

麦门冬汤

治火热乘肺，咳嗽有血，胸膈胀满，五心烦热。

麦门冬、桑白皮（炒）、生地黄各一钱，半夏、紫菀、桔梗、淡竹叶、麻黄各七分，五味子、甘草各五分。

将以上药物用姜水煎服。

华盖散

治疗肺受风寒，咳嗽声重，胸膈烦满，头目昏眩。

麻黄（去根节）、紫苏子（炒）、杏仁（炒，去皮尖）、桑白皮（炒）、赤茯苓（去皮）、橘红各一钱，甘草五分。

以水二盅，加生姜五片，红枣一枚，煎至一盅，去滓，随时服。

加减麻黄汤

治肺感寒邪咳嗽。

麻黄（去节）二钱，杏仁（炒，去皮尖）、半夏（姜制）、陈皮各一钱，辣桂、甘草（炙）各半钱。

以水二盅，加生姜四片，紫苏半钱，同煎至一盅，去滓，随时服用。

八风丹

治疗诸风及痰热上攻，头痛面赤，目眩旋运，鼻塞咽干，颈项不利，痰唾稠浊，神情如醉，百节疼痛，耳啸蝉鸣，面上游风，口眼蠕动。

滑石（细研）、天麻（酒浸）各一两，龙脑（研）、麝香（研）各二钱五分，白僵蚕（微炒）、白附子（炮）各半两，半夏（白矾制）二两，凝水石（火烧通赤，细研水飞）半斤。

上件药，捣罗为细末，再加入研好的药同研令匀，加炼蜜制丸如樱桃大。每服一丸，细嚼，以温荆芥汤送下，茶清亦可以，饭后服。

蛤蚧汤

治咳嗽吐脓血，及肺痿羸瘦，涎涕稠黏。

蛤蚧（酒浸，酥炙）、知母（焙）、贝母（焙）、鹿角胶（炙令燥）、枇杷叶（去毛，炙）、葛根、桑皮（炙）、人参、甘草（炙）、杏仁（汤浸，去皮尖双仁，炒）各一两。

以上药物制散，每服三钱，以水一盏半，煎至八分，去滓，随时温服。

保和汤

治疗因劳证久嗽，肺燥成痿，此方非常有效。

知母、贝母、天门冬（去心）、麦门冬（去心）、款冬花各一钱，天花粉、薏苡仁（炒）、杏仁（去皮尖，炒）各五分，五味子十二粒，马兜铃、紫菀、桔梗、百合、阿胶、蛤粉（炒）、当归、百部各六分，粉草（炙）、紫苏、薄荷各四分。

以水二盅，加姜三片，煎余七分，加入饴糖一匙，饭后服用。

如果吐血或痰带血，加炒蒲黄、生地黄、小蓟。痰多加橘红、茯苓、瓜蒌仁。如果有喘，去紫苏、薄荷，加苏子、桑皮、陈皮。

知母茯苓汤

治肺痿喘嗽不已，往来寒热，无故出汗。

知母、白术各八分，茯苓（去皮）、五味子、人参、半夏（汤泡七次）、柴胡、甘草（炙）各一钱，薄荷、川芎、阿胶各半钱，款冬花、桔梗、麦门冬、黄芩各七分。

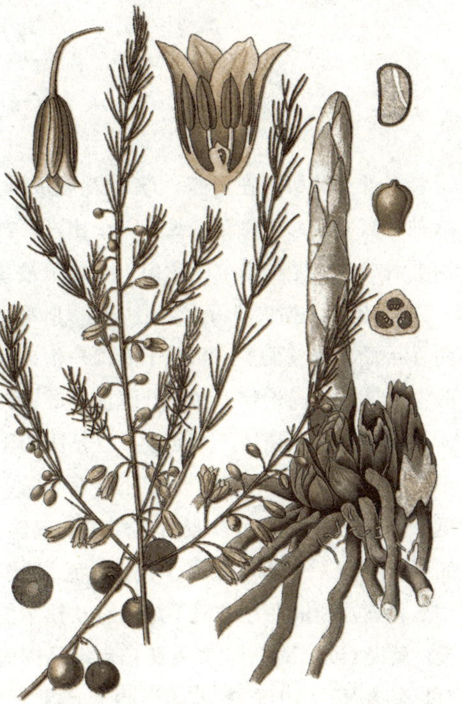

天门冬

块根入药，主治肺阴虚证，肾阴虚证，热病伤津之食欲不振、口渴及肠燥便秘等证。

以水二盅，加生姜五片，煎至一盅，饭后服。

紫菀散

治咳中有血，虚劳肺痿。

人参、紫菀各一钱，茯苓、知母、桔梗各一钱半，阿胶（蛤粉炒）一钱，贝母一钱二分，五味子十五粒，甘草五分。

以水二盅，煎余八分，饭后服。

五味子汤

治疗咳嗽，皮肤干燥，唾中有血，胸膈疼痛。

五味子（炒）、桔梗（炒）、紫菀、甘草（炒）、续断各五分，竹茹一钱，赤小豆一撮，生地黄、桑白皮（炒）各二钱。

将以上药物水煎服。

肺部疾病的治疗

▶ 肺痿

张仲景说：热在上焦，咳能发展成肺痿，这是怎么回事？老师说：或者由于出汗，或者由于消渴，小便频繁，或者由于便秘又被重药下利，都是由于损失津液太多造成的。肺痿，咳，而且吐涎、唾液很多，咽喉干燥而口渴，可以服用生姜甘草汤治疗。肺痿吐涎而不咳者，其人如不渴就必然遗尿，小便频。这是因为上虚不能制下。这是肺中冷，一定还会有头晕、多涎水唾液的症状。可以服用甘草干姜汤温补。如果服了汤后口渴，就属于消渴。患肺痿者，如果有咳、唾液而且咽喉干燥，喜欢饮水的情况，就能自愈。情不自禁就张口者，是因为短气。有咳而且口中有津液，舌上胎滑，这是浮寒，不是肺痿。

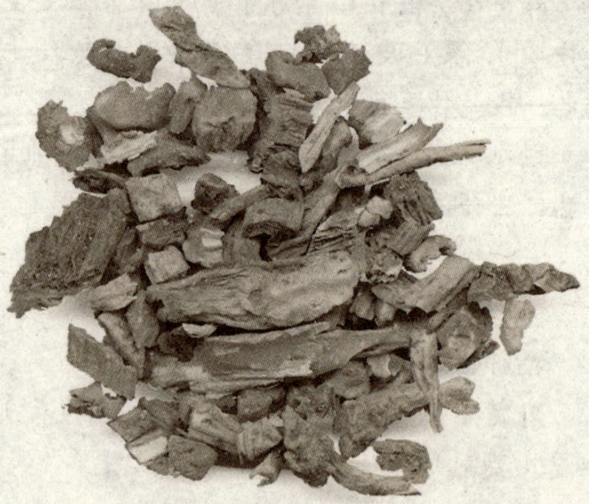

百部

为植物百部的干燥块根，味甘、苦，性微温。归肺经。能润肺止咳，杀虫灭虱。

生姜甘草汤

生姜五两，人参二两，甘草四两，大枣十五枚。

以水七升，煮余三升，温服三服。

炙甘草汤

治肺痿涎唾多，心中温温液液者。

甘草一味，以水三升，煮余半升，温服分三服。

桂枝去芍药加皂荚汤

治肺痿吐涎沫。

桂技、生姜各三两，甘草一两，大枣十枚，皂荚（去皮弦、炙焦）十枚。

以上药物以水七升，微火煮余三升，温服分三服。

甘草干姜汤

治疗肺中冷，头晕眩，多涎唾。

甘草（炙）四两，干姜（炮）二两。

以水三升，煮余一升五合，温服两服。

▶ 肺胀

仲景说：有咳而且上气，这是肺胀。脉象浮大者，可以用越婢加半夏汤治疗。又有人说：肺胀，咳而且上气，烦躁而且气喘，脉象浮者，是心下有水。可以服用小青龙汤加石膏治疗。丹溪的治疗方法主张收敛，用药以诃子为主，附加海石、香附（以童便浸泡三日）、瓜蒌仁、青黛、半夏曲、杏仁、姜汁、蜜，将上列药物调和噙在口里。肺胀而且有嗽者，辗转不能入眠，这是由于痰中有淤血阻碍了气得运转而造成，适合养血以使气流动，降火疏肝以清痰，可以服用四物汤加桃仁、诃子、青皮、竹沥、韭汁之类药物。拥堵严重不能入睡者，就难以治疗了。

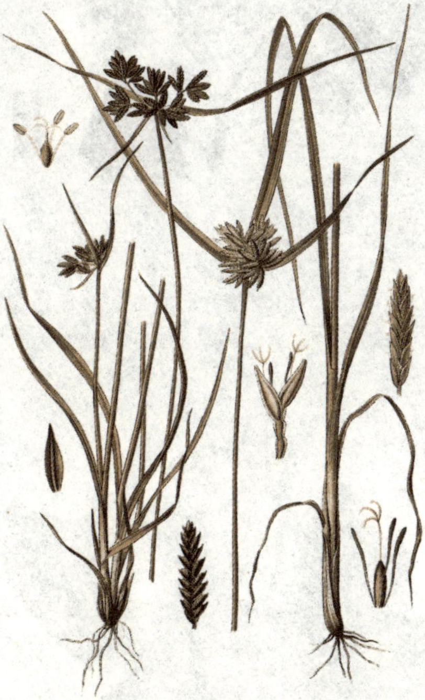

莎草

干燥茎根入药即为“香附”，味辛、微苦、甘，性平。可理气解郁，调经止痛。用于肝郁气滞，胸、胁、脘腹胀痛，消化不良，月经不调，经闭痛经，寒疝腹痛，乳房胀痛。

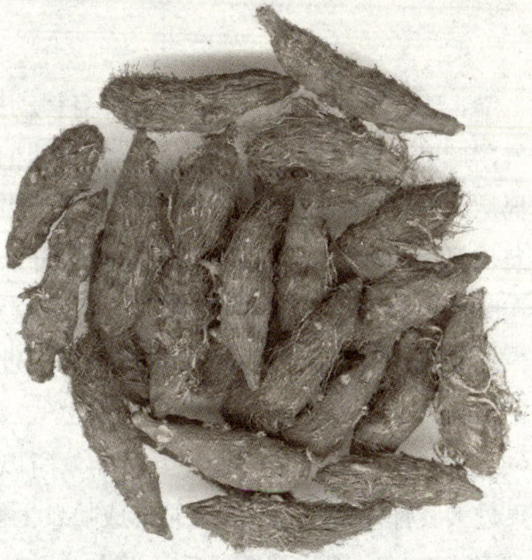

香附

厚朴麻黄汤

治疗咳而脉浮。

厚朴五两，麻黄四两，石膏（如鸡子大）、杏仁、半夏、五味子各半升，干姜、细辛各二两，小麦一升。

将以上药物以水一斗三升，先煮小麦至熟，去渣，放入诸药，煮余三升，温服一升，一日三服。

半夏汤

治肉虚极，体重，连肩胁不能转，动则咳嗽，胀满痰饮，大便不利。

半夏、白术、人参、茯苓、陈皮（净）、附子（炮）、木香、肉桂、大腹皮、炙甘草，各等分。

将以上各味药物粉碎，每服四钱，以水一盏，加姜五片，煎服，随时服用。

小青龙汤

麻黄、芍药、干姜、炙甘草、细辛、桂枝各三两，五味子、半夏（汤洗）各半升。

将以上八味药物，以水一斗，先煮麻黄减二升，去上沫，放入诸药，煮余三升，去滓，温服一升。

▶ 气喘

喘，气急，呼吸紧张，张口耸肩，身体动摇。短气，呼吸虽然急促但不能顺畅，好像喘但是不摇肩，好像呻吟但是又没有哪里痛，呼吸虽然急但是没有痰声。逆气，气快速往上冲，拥堵在肺部不能下行，这些症状都应该详细辨别。

如果问为什么会发生喘病？也曾考察过古今的方论，自从《巢氏病源》称，肺主气，是阳气运行的依托，全靠肺运行到脏腑，所以气如果过多就都停留在肺部，或是形成喘息上气，或是形成咳嗽。因此到了严氏，说人的五脏都会有上气，肺为其总，这是由于他位置在于五脏之上，这个位置是华盖，喜欢清虚不能被阻碍。如果调理失当，或者被风寒暑湿灯邪气侵害，就会产生肺气胀满，形成喘，使呼吸急促，坐卧不安。或者由于七情内伤，郁结而生痰，使脾胃俱虚，不能妥善调节身体的痰液，这也能造成喘。治疗的方法应该根据具体情况而定。如果是因为外感就祛邪，如果是由于气郁就调理顺气，如果因为脾虚就温补。

麻黄定喘汤

治小儿寒郁而喘，喉鸣，腹内鸣坚满，鼻流清涕，脉沉急而数。

麻黄、草豆蔻各一钱，益智仁一分半，厚朴、吴茱萸各二分，甘草、柴胡梢、黄芩（生）各一分，当归尾、苏木、升麻、神曲各半分，红花少许，全蝎一枚。

将以上药物分二服，以水一大盏，煎余七分，稍热服，饭前后服。忌风寒，微汗后见效。

麻黄苍术汤

治疗秋暮冬天时每夜连声嗽不绝，剧烈喘，至天明日高时才能缓和，口苦，两胁下痛，心下痞闷，睡时容易受惊，筋挛肢节痛，痰唾涎沫，日晚神昏呵欠，不进饮食。

柴胡根、羌活根、苍术各五分，麻黄八分，防风根、甘草根（生）、归梢各四分，黄芩、熟甘草各三分，五味子九个，草豆蔻六分，黄芪一钱半。

以上药物分二帖，以水煎，稍热服，临卧时服。

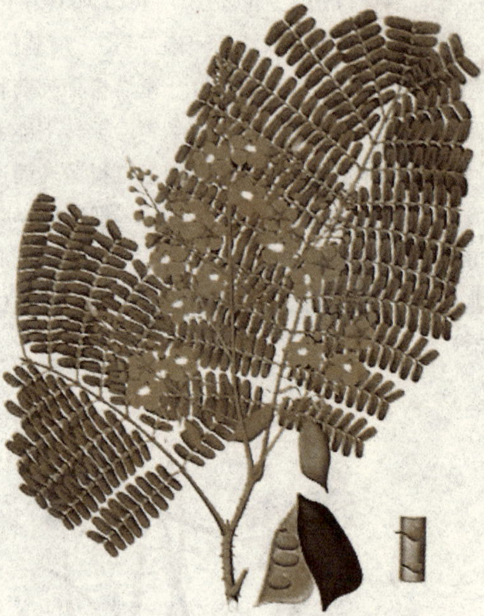

苏木植株

心材入药，味甘、咸，性平。可行血，破瘀，消肿，止痛。治妇人血气心腹痛，经闭，产后瘀血胀痛喘急，痢疾，破伤风，痈肿，扑损瘀滞作痛。

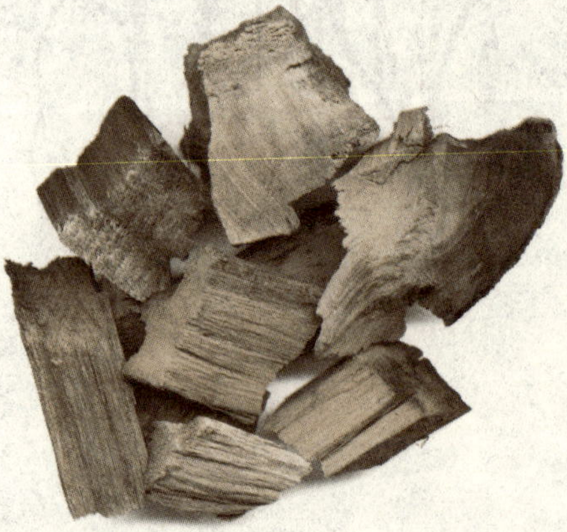

苏木

平气散

白牵牛（半生半炒，取头末一半）二两，青皮（去白）、鸡心槟榔各三钱，陈皮（去白）半两，大黄七钱。

将以上药物制为细末，每服三钱，以生姜汤一盏调服，随时服用。

《内经》说：肺如果有气上逆，要尽快以苦味泻之。所以用白牵牛这种苦寒的药物泻气解湿热，攻克喘满，所以作为主药君药。陈皮味苦性温而燥，所以可以宣理肺气；青皮味苦性质辛平，可以散去肺中滞气，所以作为辅药。槟榔味道辛性质温和，沉重，可以降痰降气。大黄性质苦寒，可以荡涤满实，所以作为药使调节。

加减泻白散

桑白皮一两，地骨皮、知母、陈皮（去白）、桔梗各五钱，青皮（去白）、黄芩、炙甘草各三钱。

将以上药物粉碎，每服五钱，以水二盏，煎至一盏，饭后温服。

木防己汤

木防己三两，石膏（鸡子大）一块、桂枝二两，人参四两。

将以上四味药，以水六升，煮余二升，温服分两服。

木防己加茯苓芒硝汤

木防己、桂枝各二两，人参、茯苓各四两，芒硝三合。

将以上五味药，以水六升，煮余二升，去滓，放入芒硝，再微煎，分温两服。有微利则愈。

葶苈大枣泻肺汤

治疗肺痈，胸膈胀满，上气喘急，身面目俱浮肿，鼻塞声重，闻不出香臭。

葶苈（炒令黄）随意多少，细研制丸如弹子大，以水三盏，枣十枚，煎余一盏，去枣，放入药煎余七分，饭后服。服法为先服小青龙汤三服，再进此药。

千缗汤

治喘急有风痰者。

半夏（炮制，四片破之）七个，皂角（去皮弦）、甘草（炙）各一寸，生姜（如指大）一块。

将以上药物用水一碗，煮去半，一顿服。另有一方，不用甘草，但用半夏末一两，皂角半两，生姜七片，一同入纱袋中，以水三升，煎至一盏五分，以手揉洗取清汁，分作三服，连服两次见效。

半夏丸

治因伤风而痰作喘逆，兀兀欲吐，恶心欲倒。

半夏一两，槟榔、雄黄各三钱。

将以上药物制为细末，以姜汁浸蒸饼为丸如桐子大。每服三五十丸，以姜汤送服。小儿服用时制丸如米大。

槐角利膈丸

治疗风胜痰实，胸满，及喘满咳嗽。

皂角（酥炙，去皮弦子）一两，半夏、槐角（炒）各半两，牵牛一两半。

将以上药物同研为细末，以生姜汁和面糊丸如梧桐子大。每服三十丸，饭后以生姜汤送下。

定喘饼子

芫花（醋浸一宿，炒）、桑白皮（炒）、吴茱萸（炒）、马兜铃、陈皮（去白）各一两，寒食面三两，白牵牛（半生半炒，取头、末）二两。

将以上药物制为末，调和均匀，滴水制丸如樱桃大，再捏成饼子。取热灰半碗，在锅内与药饼子同炒，热后每夜服一饼，嚼烂，以煎马兜铃汤下。如患者心头不快，加上一饼或二饼，天亮前就有利下，神效。

妇人有孕者不可服。

木香金铃散

治疗暴热心肺，上喘不已。

大黄五钱，金铃子（去核）、木香各三钱，朴硝二钱，轻粉少许。

将以上药物制为末，以柳白皮煎汤调下，以利为度。

人参平肺散

治肺受热而喘。

桑白皮（炒）二钱，知母一钱半，甘草（炙）、茯苓、人参、地骨皮、天门冬（去心）各一钱，青皮、陈皮各六分，五味子（捶碎）三十粒。

以水二盅，加生姜五片，煎余一盅，饭前后温服。如发热严重，加黄芩、薄荷叶各一钱。

参苏温肺汤

治肺因受寒而喘。

人参、肉桂、甘草、木香、五味子、陈皮、制半夏、桑白皮、白术、紫苏茎叶各二两，白茯苓一两。

将以上药物粉碎，每服五钱，以水一盏半，加生姜三片，煎至七分，去滓，饭后温服。如冬寒，每服药加上不去节麻黄半分，先煎去沫，然后再放入其他药。

肾虚须补益

安肾丸

治肾经久积阴寒，膀胱虚冷，下元衰惫，耳重唇焦，腰腿肿疼，脐腹撮痛，两胁刺胀，小腹坚疼，下部湿痒，夜梦遗精，恍惚多惊，皮肤干燥，面无光泽，口淡无味，不思饮食，大便溏泄，小便滑数，精神不爽，事多健忘。常服补元阳，益肾气。

肉桂（去粗皮，不见火）、川乌头（炮。去皮脐）各十六两，桃仁（麸炒）、白蒺藜（炒，去刺）、巴戟（去心）、山药、茯苓（去皮）、肉苁蓉（酒浸，炙）、石斛（去根，炙）、萆、白术、破故纸各四十八两。

将以上药物制为末，加炼蜜为丸如梧子大。每服三十丸，以温酒或盐汤送下，空腹饭前服用。小肠如有气，以茴香酒下。

小安肾丸

治肾气虚乏，下元冷惫，夜多旋溺，肢体倦怠，渐觉羸瘦，腰膝沉重，嗜卧少力，精神昏愦，耳作蝉鸣，面无颜色，泄泻肠鸣，眼目昏暗，牙齿蛀痛。

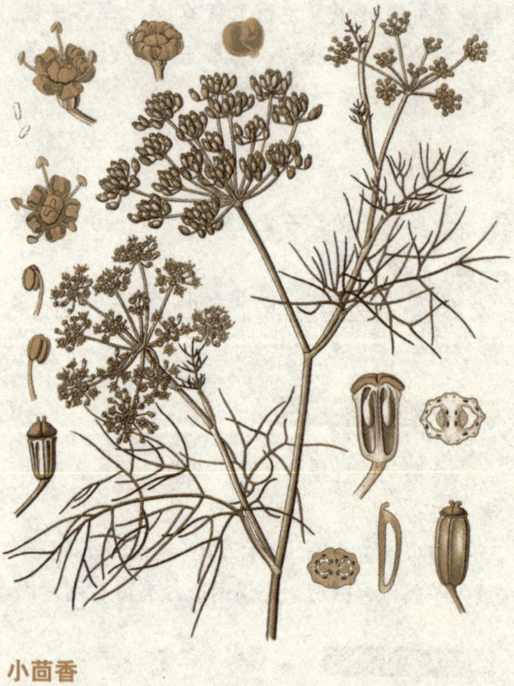

小茴香

味辛，性温。归肝、肾、脾、胃经。可散寒止痛，理气和胃。用于寒疝腹痛，睾丸偏坠，痛经，少腹冷痛，脘腹胀痛，食少吐泻，睾丸鞘膜积液。

香附子、川乌头、川楝子（用盐四两，水四升，同煮候干，切，焙）各一斤，茴香十二两，熟地黄八两，川椒（去目及闭口者，微炒出汗）四两。

以上六味药物，制为细末，以酒调糊为丸如桐子大。每服二十丸至三十丸，空腹睡前服用，以盐汤、盐酒送下。

胃病的治疗

▶ 呕吐

东垣说：呕、吐、哕这些证候都属于胃部的问题，胃是器官中的总司，根据其中气血的多少表现不同的症状。如果呕，就是病在阳明经，阳明血多气多，所以症状表现既有声音又有实物，这是因为气血都出了问题。仲景说：呕多虽然说明了病在阳明经，但要谨慎不要用下的方法治疗。孙真人说：呕吐者应该多吃些生姜，这是治疗的圣药。气逆者一定要用散的方法治疗，所以要以生姜为主。吐者，病在太阳经，太阳经多血少气，所以症状表现为多气少血，所以发病时有声音但没有吐出实物，因为本来是气病。服用药物以姜和半夏为主。所以朱奉建议治疗呕、吐、哕，要用生姜、半夏、陈皮这类药物。

探查这三种症的根源，都是因为脾气虚弱，或者因为外来的寒气伤了胃，再加上饮食不当才会造成。适合服用丁香、藿香、半夏、茯苓、陈皮、生姜这类药物。如果因为有内伤而产生这类症状，还是应该先分清楚虚实证，实证要内消，有痰饮的情况一定用下的方法治疗，但应该分清楚病在那些经络，对症下药，不能乱用。

大半夏汤

治胃反呕吐。

半夏（洗完用）二升，人参三两，白蜜一升。

以上药物以水一斗三升，和蜜扬之二百四十遍，煮药余三升，温服一升，其余分两服。

丁香吴茱萸汤

治呕吐哕，胃寒所致。

吴茱萸、草豆蔻、人参、苍术、黄芩各一钱，升麻七分，当归一钱半，柴胡、半夏、茯苓、干姜、丁香、甘草各五分。

将以上药物制为细末，每服半两，水二盏，煎至一盏，去渣，食前热服。忌冷物。

藿香安胃散

治脾胃虚弱，不进饮食，呕吐不待腐熟。

藿香一钱半，丁香、人参各二钱，橘红五钱。

将以上药物制为细末，每服二钱，以水二盏，加生姜三片，同煎至一盏，去渣凉服，食前服，和渣服亦可。

紫沉丸

治中焦吐食，由食积与寒气相格，故吐而疼。

砂仁、半夏曲各三钱，乌梅（去核）、丁香、槟榔各二钱，沉香、杏仁（去皮尖）、白术木香各一钱，陈皮五钱，白豆蔻、巴豆霜（另研）各五分。

将以上药物制为细末，加入巴豆霜令匀，以醋糊为丸如黍米大。每服五十丸。饭后姜汤下，愈则止。

红豆丸

治诸呕逆膈气，反胃吐食。

丁香、胡椒、砂仁、红豆各二十一粒。

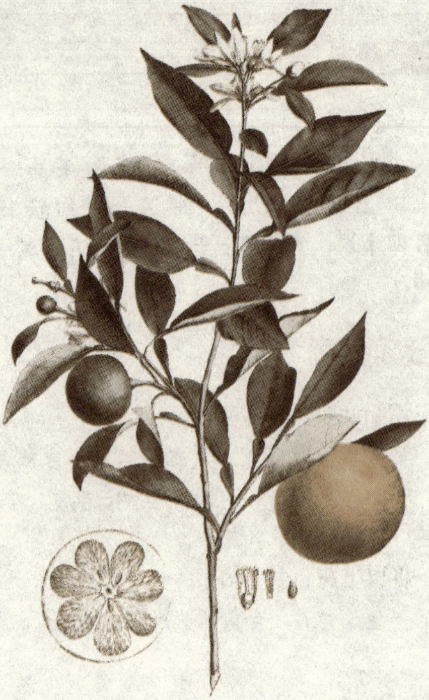

橙

橘及其栽培变种的干燥果皮即为陈皮，其味辛、苦，性温，能理气健脾，燥湿化痰。

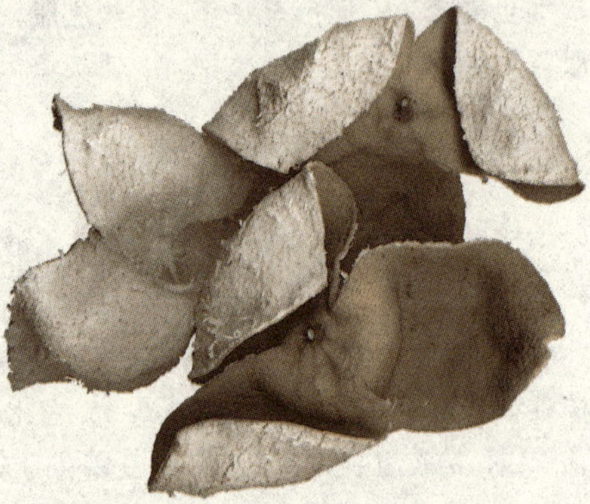

陈皮

将以上药物制为细末，以姜汁糊丸如皂角子大。每服一丸，以大枣一枚，去核填药，面裹煨熟，去面细嚼，以白汤送下，空腹一日三服。

猪苓散

猪苓、茯苓、白术各等分。

将以上药物杵为散，饮服方寸匕，一日三服。

▶ 漏气

症状表现为身体和后背都热，肘部和手臂牵引疼痛。呼吸不通畅，胸膈间感到闷，进食后立刻先呕吐然后下便，这就叫作漏气。

这是因为上焦伤风，腠理关闭，经气失去运行的通道使邪气停留在体内，可以服用麦门冬汤治疗。

麦门冬汤

治漏气。因上焦伤风，开其腠理，上焦之气悍滑疾，遇开即出，经气失道，邪气内着，故有是证。

麦门冬（去心）、生芦根、竹茹、白术各五两，甘草（炙）、茯苓各二两，人参、陈皮、葳蕤各三两。

将以上药物锉散，每服四大钱，以水一盏半，姜五片，陈米一撮，煎余七分，去滓热服。

▶ 走哺

症状表现为下焦实热，大小便不通，气逆不能顺畅，不断呕吐，这叫作走哺。可以服用人参汤治疗。

人参汤

治走哺。盖下焦气起于胃下口，别入回肠，注于膀胱，并与胃传糟粕，而下大肠。今大小便不通，故知下焦实热之所为也。

人参、黄芩、知母、葳蕤、茯苓各三钱，芦根、竹茹、白术、栀子仁、陈皮各半两，石膏一两。

将以上药物锉为散，每服四钱，以水一盏半，煎余七分，去滓温服。

▶ 吐食

症状表现为上焦气热往上冲，进食后就暴

吐，脉象浮而且洪大，适合先降气调和中焦脾胃之气，可以服用桔梗汤调木香散二钱，隔夜空腹服下，三服后，气逐渐下降后，呕吐也逐渐停止后，再去掉木香散，加上芍药二两，黄芪一两半，一起煎服，知道病情痊愈为止。如果大腑，即三焦干燥结块，饮食后不能下利，可以服用大承气汤去掉芒硝稍微使下，以稍微下利为度，然后再服前药补。如果大便又结块，再服用前方微下。《保命集》用荆黄汤调和槟榔散。中焦不调以致吐食，是因为积食又遇到寒气，所以呕吐而且痛，适合服用紫沉丸。《金匮》中建议服用大黄甘草汤，治疗食后呕吐，还可以治疗吐水。吐食而且脉弦者，是由于肝气胜过脾气所以才吐，是由于脾胃太虚，适合去风邪同时调节胃功能，可以服用金花丸、青镇丸治疗。《金匮》中建议服用茯苓泻泽汤，治疗胃病呕吐同时口渴总想饮水。

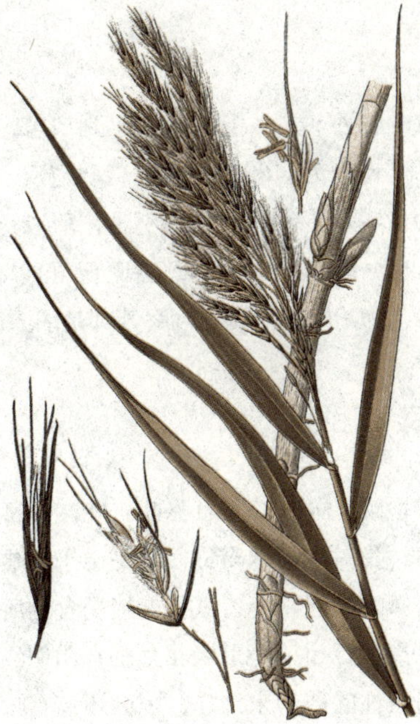

芦苇

新鲜或干燥的根茎入药，味甘，性寒。归肺、胃经。能清热泻火，生津止渴，除烦，止呕，利尿。

茯苓泽泻汤

治胃反。吐而渴欲饮水者。此汤主之。

茯苓半斤，泽泻四两，甘草、桂枝各二两，白术三两，生姜四两。

以上六味药，以水一斗，煮余三升。放入泽泻再煮，余二升半。温服八合。一日三服。

桔梗汤

治上焦气热上冲，食后暴吐，脉浮而洪。

桔梗、白术各一两半，半夏曲二两，陈皮（去白）、枳实（炒）、白茯苓、厚朴（姜制炒）各一两。

将以上药物制为粗末，每服一两，以水一盏，煎至七分，取清温服。

大承气汤

大黄四两，芒硝三两，枳实（炙）五枚，厚朴（炙去皮）半斤。

将以上四味药，以水一斗，先煮枳、朴，余五升，去滓后放入大黄，煮余二升，去滓后放入芒硝，再放火上至一两沸。温服分两服，得下后其余勿服。

大黄甘草汤

治疗食后即吐者，此汤可以。

大黄四两，甘草二两。

将以上二味药，以水三升，煮余一升，温服两服。

青镇丸

即小柴胡汤去大枣，加青黛、姜汁，蒸饼后制为丸。治呕吐、脉弦、头痛有汗。

▶ 干呕

《金匮》方说，有干呕、哕的症状，如果同时手足僵直者，可以服用陈皮汤。如果干呕的症状不能消除，可以取甘蔗汁温服半升，一日三次，或者加入生姜汁。也可以捣取葛根汁服用。

陈皮汤

陈皮四两，生姜半斤。

上药以水七升，煮余三升，温服一升，下咽即愈。

▶ 恶心

症状表现为恶心干呕，想吐却吐不出来，感到周围都在动，好像晕船，适合服用大半夏汤，或者小半夏茯苓汤，或者理中汤、治中汤都可以。

《金匮要略》中说，患者如果感到胸中似喘不喘，似呕不呕，似哕不哕，心中莫名其妙地感到糊涂无奈，可以服用生姜半夏汤治疗。如果胃气虚弱，身体感到沉重有痰，恶心想吐，这是因为有邪气羁绊在脾胃之间，应该先使脾胃充实，可以服用茯苓半夏汤治疗。

过去人有风症，不敢见风，眼睛发色发黑，胸中好像有痰，恶心想吐，吹风后只觉得皮肉发紧，手足难以举动，沉重得好像有石头，如果在温暖的室内，稍微出些汗，症状也能减些，但是一遇到风就又会复发。可以服用柴胡半夏汤治疗。

仲景说：患者如果想吐，此时不可以用下的方法，再用大黄甘草治疗食后就吐。为什么？因为想吐者，其病在上，可以因势利导，顺应病势治疗；如果以下的方法逆其病势，就会使闷塞昏然的情况加重，所以不能这样。如果已经吐了，但吐个没完，邪气有升无降，就可以逆病势而使用下法治疗，用大黄效果最好，所以此时就不禁止下法了。《孙子兵法》说：应该避开精锐，进攻其无力的地方，就是这个意思。

生姜半夏汤

半夏半升，生姜一斤。

上药以水三升，煮半夏，余二升，放入生姜汁，煮余一升半，放冷后，分四服，日三夜一服。如果症状停止，就停后服。

茯苓半夏汤

炒曲三钱，大麦（炒黄）半两，陈皮、天麻各二钱，白术、白茯苓、半夏各一两。

将以上药物制为粗末，每服五钱，以水二盏，加生姜五片，煎至一盏，去渣热服。

柴胡半夏汤

半夏二钱，苍术、炒曲各一钱，生姜三片，柴胡、藁本、升麻各五分，白茯苓七分。

将以上药物制为粗末，加水二盏，煎至五沸，去渣温服。

▶ 呕苦

《内经》说：多呕，呕时感到口苦，经常叹气，这是因为病邪在胆部，胃中逆反。胆液泄出则造成口苦，胃气逆则呕苦，所以也叫呕胆。又有话说：阳明经胜，就会呕苦，可以苦温、辛温的药物治疗。因为逆气呕苦都是因为燥热。

▶ 吐酸水

东垣说：病机说所有呕吐、吐酸，都是属于热病。我对此可以辩称，这是由于上焦受到外来病邪的损害，使胃气不能接受食物所以呕吐。《伤寒论》说：呕吐者虽然病在阳明经，也不可用烈性的药物来治疗，因为还没有传染到深处，所以三阴还没有受到病邪侵害，所以可见这个病还是外病。仲景用生姜、半夏治疗。孙真人说：呕者多用生姜，是治疗此病的圣药。呕吐酸水者，严重者酸水浸到心里，患者无法忍受这种痛苦；其次会吐出酸水，使上下牙酸涩不能合拢。如果以药性非常辛热的药物治疗就会减缓症状。吐酸，就是呕出酸水。酸味可以收气，肺金如果旺盛，就会生水。水乃金之子，子能令母实，所以用大咸热的药物泻其子，以辛热的药物为佐药泻肺实。

八味平胃散

厚朴（去皮，姜炒）、升麻、射干（米泔浸）、茯苓各一两半，大黄（蒸）、枳壳（去瓤，麦炒）、甘草（炙）各一两，芍药半两。

每服四钱，以水一盏，煎余七分，空心热服。

咽醋丸

吴茱萸（去枝梗，煮，晒干）、陈皮（去白）、黄芩（炒）各五钱，苍术七钱半，黄连（细切，用陈壁泥同炒）一两。

将以上药物制为细末，以曲糊丸如梧桐子大。

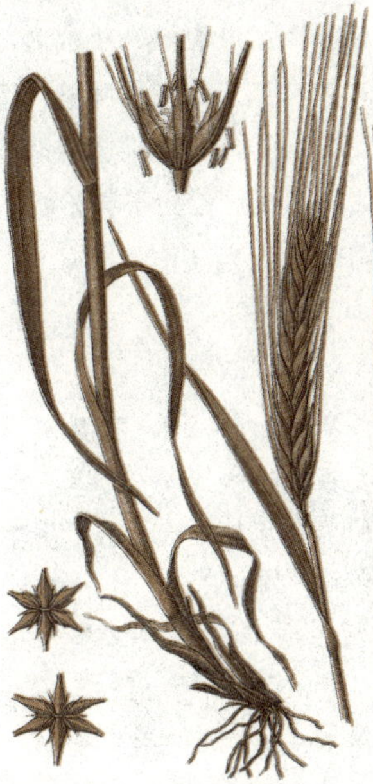

大麦

味甘、咸，性凉。入脾、胃二经。可和胃，宽肠，利水。治食滞泄泻，小便淋痛，水肿，汤火伤。

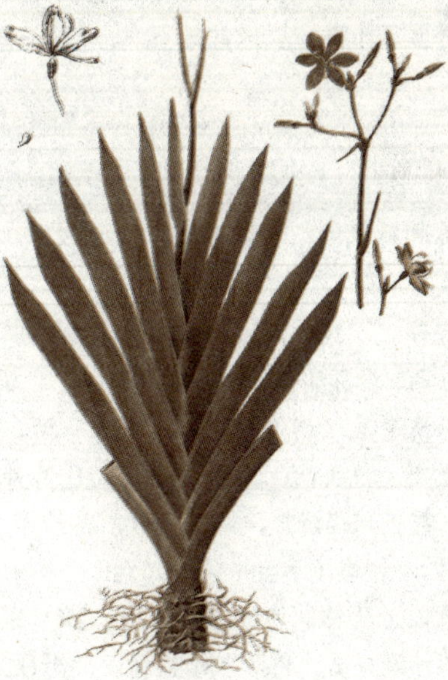

射干

干燥根茎入药，味苦，性寒，有毒。入肺、肝经。降火，解毒，散血，消痰。治喉痹咽痛，咳逆上气，痰涎壅盛，瘰疬结核，疟母，妇女经闭，痈肿疮毒。

神术丸

治疗停饮成癖块，时间长了以后造成呕吐酸水，停吐一段时间又复发，就好像雨水一定会产生水洼，不填满水洼，即不除去水就不能使身体机能正常运行。脾土怕湿，而有水就会湿，不如使脾脏干燥来除湿，好像以填土来去除水洼，这样疾病就一定能治好。

苍术（米泔浸）一斤，生芝麻（用水二盏，研细取浆）五钱，大枣（煮熟去皮核，研细）十五枚。

将以上药物以苍术焙干为末，然后以芝麻浆及枣肉和匀杵丸，如梧桐子大。每服五十丸，温汤下。忌桃、李、雀、蛤。初服觉燥，以山栀末一钱，汤调服。

干姜丸

干姜、枳壳、橘红、葛根、前胡各五钱，白术、半夏曲各一两，吴茱萸、甘草各二钱半。

将以上药物制为细末，加炼蜜制丸如桐子大。每服三十丸，以米饮送下。

新法半夏汤

治脾胃气弱。痰饮不散，呕逆酸水，腹肋胀痞，头旋恶心，不思饮食。

缩砂仁、神曲（炒）、陈皮（去白）、草果仁各一两，白豆蔻仁、丁香各半两，大半夏（四两，汤洗七次，切作两片，白矾末一两，沸汤浸一昼夜，洗去矾，俟干，一片切作两片，姜汁浸一昼夜，隔汤炖，焙干为末，姜汁拌成饼，炙黄用），甘草（半生半炙）二两。

将以上药物制为细末，每服二钱，先用生姜自然汁调成膏，再加入炒盐汤，随时服。

▶ 呕清水

《内经》说：太阴因过胜而引来报复之气，造成呕吐，唾液清痰很多，治疗时以甘热的药物为主。因为呕水属于湿症，可以用苍术丸治疗。《金匮》方中说，心胸中有痰和宿水，因为吐出水后，心胸有虚，导致气满不能进食，可以服用茯苓饮治疗。可以消痰气，增进饮食。又有话说：如果口渴想喝水，喝完就吐，这叫作水逆，可以服用五苓散治疗。《千金方》中治疗痰饮，如果随时可能吐水者，原因可能是饮用冷饮过量，导致脾胃虚弱，不能消化饮食，饮食进入胃后都变成冷水，所以不停吐。可以服用赤石脂散治疗。将赤石脂捣碎过筛服方寸匕，如果以酒下药就加到三匕，服尽一斤后，终身不吐痰水，也不会下利。

▶ 吐涎沫

《金匮》中对干呕吐逆，吐涎沫的治疗方是，以半夏干姜散治疗。半夏、干姜各等分，

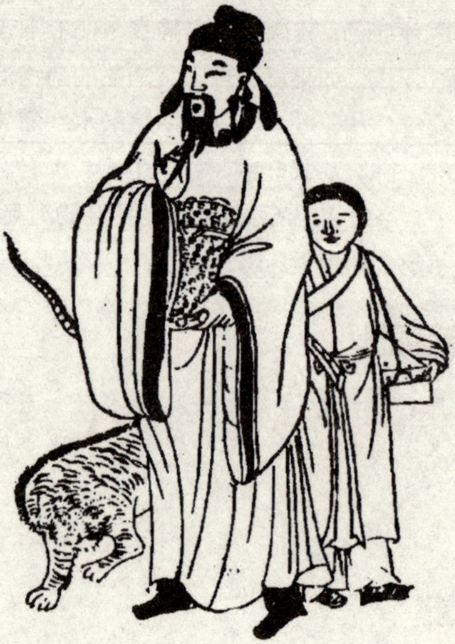

孙思邈画像

“药王”孙思邈是个长寿老人，相传其541或581出生，卒于682年，著有《千金要方》（即《千金方》）和《千金翼方》等医学著作，是唐代以前的医学成就的大总结。

杵为散，取一方寸匕，以浆水一升半，煎余七合，一顿服尽。如果干呕、吐涎沫、头痛者，服用吴茱萸汤治疗。妇女如果吐涎水唾液，医生用下法治疗，会使心下结痞，应该先治疗吐涎沫，服用小青龙汤治疗；涎沫停止了再治疗痞，可以服用泻心汤治疗。

半夏干姜散

治疗胃中有寒，干呕吐逆，吐涎沫。

半夏、干姜各等分。

以上二味研为粗末。每次一钱，用浆水一升半，煎余七合，一顿服之。

小青龙汤

麻黄、芍药、干姜、炙甘草、细辛、桂枝各三两，五味子、半夏（汤洗）各半升。

以上八味药，以水一斗，先煮麻黄至减二升，去上浮沫，放入诸药，煮余三升，去滓，

温服一升。

吴茱萸汤

吴茱萸（洗）一升，人参三两，生姜（切）六两，大枣（擘）十二枚。

以上四味药，以水七升，煮余二升，去滓，温服七合，一日三服。

泻心汤

黄连一两，去须，制为极细末，每服一字至半钱、一钱，临卧温水调下。

海藏说：易老的单方泻心汤原来出于此，治疗的其实是实邪，实则泻其子。

茯苓饮

茯苓、人参、白术各三两、枳实二两，陈皮五钱，生姜四两。

以水六升，煮余一升八合，分温三服，服药时间相距如人行八九里进之。

▶ 呕脓

仲景说：呕吐痈脓的症状，不要治疗呕，脓吐尽了自然就好了。但是《仁斋直指》说要以地黄丸汤治疗。

地黄汤

治脓血呕吐。

生地黄（洗，焙）、川芎各一两，半夏（制）、甘草（炙）各七钱半，南星（汤洗七次）、芍药、白芷、茯苓、北梗、前胡、知母、人参各半两。

每服三钱半，加姜五片，乌梅一个，煎服。

▶ 胃反

《金匮要略》说：发汗会使阳气衰弱，膈气虚，脉快。脉快就是因为有外来热邪，以致不能消化饮食，使胃中虚冷，胃气不足，所以早上吃了东西下午就吐，变成胃反。

《内经》说：厥阴过胜后的复气导致呕吐、饮食不入，或者入而复出，严重者甚至进入脾脏，造成食痹而吐。这是因为胃气逆，不能向下运行。如果脉象软而且散，就是患了食痹了。还有如果肺病传染到肝，叫作肝痹，也会因为胁痛而吐食。大概治疗胃反，就像前面治疗呕吐一样，根据气、积、寒三种情况分别治疗就可以了。

咽喉闭塞，胸膈膨胀而满，属于气滞，暂时可以服用香砂宽中丸，开导结散。然而服用耗气的药物过多，使中气不足不能自然运行而形成气滞的情况，也要补齐使身体自身恢复运行，可以服用补气运脾汤。因为有火逆而上冲，使人不能进饮食的情况，如果脉象洪大有力而且快的情况，可以服用滋阴清膈散，加上枇杷叶二钱，芦根一两。或者如果痰饮阻滞使脉象结涩，服用二陈汤加竹沥、姜汁。痰多，饮食刚进就被痰涎裹住不能消化的情况下，服用来复丹控制其痰涎。

如果因为脾胃的阳火内衰，脉象沉微而且迟，可以用辛香的药物温其气，服用丁沉透膈汤、五膈宽中散、嘉禾散之类药物，仍然要以滋阴的药物辅助。如果瘀血在膈间，阻碍气道而成块垒，可服用抵当丸，制成芥子大小，取三钱，去枕仰卧，将药细嚼慢咽，逐渐去除停积，到天亮后即下利出恶物，这是需要好好休息等待自愈。将五灵脂收拾干净制为细末，以黄犬胆汁调和成丸，和龙眼大小。每服一丸，以好酒半盏温服，不过三服就见效，也是去除瘀血的良药。

老子说：供应少能有收获，多了反而让人迷惑。噎食这种病症，在《内经》中原来没有太多描述，只讲了三阳结谓之膈。三阳，就是大肠、小肠、膀胱。结就是结热。小肠结热则血脉干燥，大肠结热则大便干燥，膀胱结热则津液干涸，三阳都结热就会大小便都秘涩。既然不能顺利下利，一定就会反而向上，这就是噎食不下，即使下了又会再吐的原因。胃是水谷的所在，应该每天接受新鲜食物来代替过去的，每天一次大便是正常情况。患噎病者，三、五、七日还不大便，就是不正常。这难道不是因为三阳经都结热于下，使大肠枯涸。王太仆也说：阳气太盛，所以结热使饮食不能进入。

昆布丸

治五噎，咽喉妨塞，食饮不下。

昆布（洗去咸水）、麦门冬（去心，焙）、天门冬（去心，焙）、诃藜勒（去核）各一两半，木通、川大黄（微炒）、川朴硝、郁李仁（汤浸，去皮，微炒）、桂心、百合各一两，羚羊角（屑）、杏仁（汤浸，去皮尖，麸炒黄）、紫苏子（微炒）、射干各半两、柴胡（去芦）、陈皮（汤浸，去白）、槟榔各二钱半。

将以上药物制为细末，加炼蜜和捣三百杵，制丸如梧桐子大。每服三十丸，随时服，以热酒送下。夜饭后用绵裹弹子大一丸噙化。

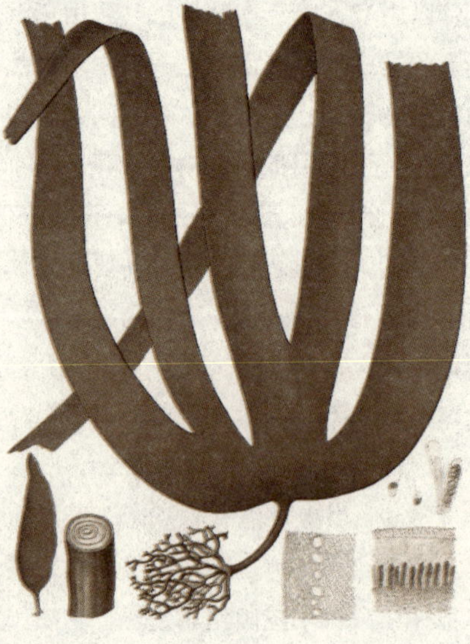

昆布

海带的一种，味咸，性寒，入肝、胃、肾经。可消痰软坚，利水消肿。用于瘿瘤瘰疬，水肿等症。

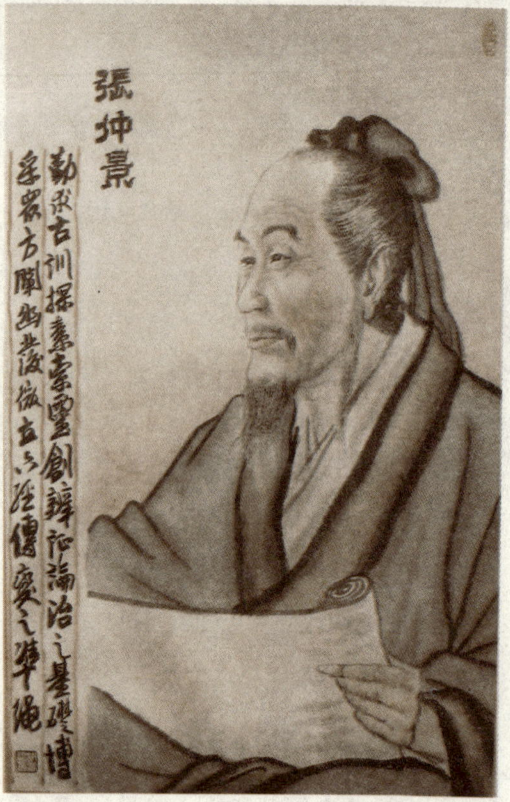

张仲景

名机，字仲景，东汉末年著名医学家，被人称为“医圣”；著有《伤寒论》和《金匮要略》二部中医经典。

香砂宽中汤

治气滞，胸痞噎塞，或胃寒作痛者。

木香（临服时，磨水入药三四匙），白术、陈皮、香附各一钱半，白豆蔻（去壳）、砂仁、青皮槟榔、半夏、曲、茯苓各一钱，厚朴（姜制）一钱二分，甘草三分。

以水二盅，加姜三片，煎余八分，加入蜜一匙，饭前服。

补气运脾汤

治中气不运，噎塞。

人参二钱，白术三钱，橘红、茯苓各一钱半，黄芪（蜜炙）一钱，砂仁八分，甘草（炙）四分。

有痰者加半夏曲一钱。

以水二盅，加姜一片，枣一枚，煎余八分，饭前后服。

滋血润肠汤

治血枯及死血在膈，以致饮食不下，大便燥结。

当归（酒洗）三钱，芍药（煨）、生地黄各一钱半，红花（酒洗）、桃仁（去皮尖，炒）、大黄（酒煨）、枳壳（麦炒）各一钱。

以水一盅半，煎余七分，加入韭菜汁半酒盏，饭前服。

人参利膈丸

治胸中不利，大便结燥，痰嗽喘满，脾胃壅滞，推陈致新，治膈气之圣药也。

木香、槟榔各七钱半，人参、当归（酒洗）、藿香、甘草、枳实（麸炒黄）各一两，大黄（酒湿，蒸熟）、厚朴（姜制）各二两。

将以上药物制为细末，滴水为丸如桐子大。每服三五十丸，饭后饮料送下。

滋阴清膈饮

治疗阴火上冲，或胃火太盛，饮食不入，脉洪数者。

当归、芍药（煨）、黄柏（盐水炒）、黄连各一钱半，黄芩、山栀、生地黄各一钱，甘草三分。

以水二盅，煎余七分，加入童便、竹沥各半酒盏，饭前服。

二陈汤

治痰饮为患，或呕逆恶心，或头眩心悸，或中脘不快，或食生冷，饮酒过度，脾胃不和，并宜服之。

半夏（汤洗七次）、橘红各五两，白茯苓三两，炙甘草一两半。

将以上药物粉碎，每服四钱，以水一盏，加姜七片，乌梅一枚，煎余六分，随时热服。

丁沉透膈汤

治脾胃不和，痰逆恶心，或时呕吐，饮食不进。十膈五噎，痞塞不通，都可以治疗。

白术二两，香附子（炒）、缩砂仁、人参各一两，丁香、麦蘖、木香、肉豆蔻、白豆蔻、青皮各半两，沉香、厚朴（姜制）、藿香、陈皮各七钱半，甘草（炙）一两半，半夏（汤洗七次），神曲（炒）、草果各二钱半。

将以上药物粉碎，每服四钱，以水一大盏，加姜三片，枣一枚，煎余七分，随时热服。

五膈宽中散

治七情四气伤于脾胃，以致阴阳不和，胸膈痞满，停痰气逆，遂成五膈。并治一切冷气。

白豆蔻（去皮）二两，甘草（炙）五两，木香三两，厚朴（去皮，姜汁炙熟）一斤，缩砂仁、丁香青皮（去白）、陈皮（去白）各四两，香附子（炒，去毛）十六两。

将以上药物制为细末，每服二钱，加姜三片，盐少许，随时以沸汤点服。

谷神嘉禾散

治脾胃不和，胸膈痞闷，气逆生痰，不进饮食，或五噎五膈。

白茯苓（去皮）、缩砂（去皮）、薏苡仁（炒）、枇杷叶（去毛，姜汁炙香）、人参（去芦）各一两，白术（炒）二两，桑白皮（炒）、槟榔（炒）、白豆蔻（炒，去皮）、青皮（去白）、谷蘖（炒）、五味子（炒）各半两，沉香、杜仲（去皮，姜汁、酒涂炙）、丁香、藿香、随风子、石斛（酒和炒）、半夏（姜汁捣和作饼，炙黄色）、大腹子（炒）、木香各七钱半，甘草（炙）半两，陈皮（去白）、神曲（炒）各二钱半。

每服三钱，以水一盏，加姜三片，枣二枚，煎余七分，随时温服。如果有五噎，加入干柿一枚；膈气吐逆，加入薤白三寸，枣五枚。

秦川剪红丸

治膈气成翻胃，服此吐出瘀血及下虫而效。

雄黄（别研）、木香各五钱，槟榔、三棱（煨）、蓬术（煨）、贯仲（去毛）、干漆（炒烟尽）、陈皮各一两、大黄一两半。

将以上药物制为细末，以面糊为丸如梧桐子大。每服五十丸，饭前用米汤送下。

芫花丸

芫花（醋炒）一两，干漆、野狼牙根、桔梗（炒黄）、藜芦（炒）、槟榔各半两，巴豆（炒黑）十粒。

将以上药物制为细末，以醋糊为丸如赤豆大。每服二三丸，加至五七丸，饭前以生姜汤下。此方常服，可以化痰、消坚、杀虫。

厚朴丸

主治翻胃吐逆，饮食噎塞，气上冲心，腹中诸疾。

厚朴、蜀椒（去目，微炒）、川乌头（炮，去皮）各一两五钱，紫菀（去土苗）、吴茱萸（汤洗）、菖蒲、柴胡（去苗）、桔梗、茯苓、官桂、皂角（去皮弦，炙）、干姜（炮）、人参各二两，黄连二两半，巴豆霜半两。

将以上药物制为细末，加入巴豆霜调匀，加炼蜜制丸如梧桐子大小。每服三丸，逐渐加至五到七丸，以下利为度，生姜汤送服。服药后就睡。

此方的疗效和《局方》中的温白丸相同，治疗处暑以后及秋冬时期的下痢非常有效。春夏季加黄连二两，秋冬季再加厚朴二两。如果治疗风邪，在春秋季除了黄连、厚朴外，再加菖蒲、茯苓各一两半。如果治疗风痛不愈，根据春秋加的药外，再加人参、菖蒲、茯苓各一两半，如果心下有积，加菖蒲、白茯苓为辅药。如果肝脏有积，加柴胡、蜀椒为辅药。如果肺有积，加黄连、人参为辅药。如果脾有积，加

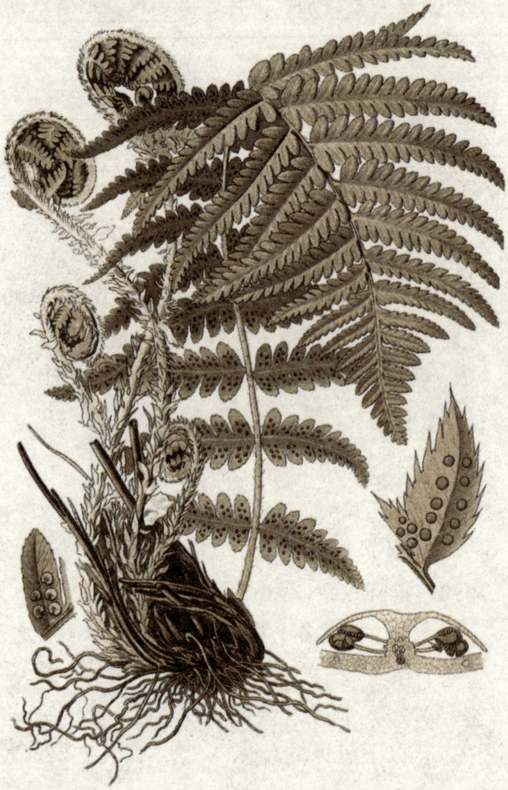

贯仲植株

干燥根茎入药，味苦，性微寒。有小毒。归肝、脾经。能清热解毒，凉血止血，杀虫。

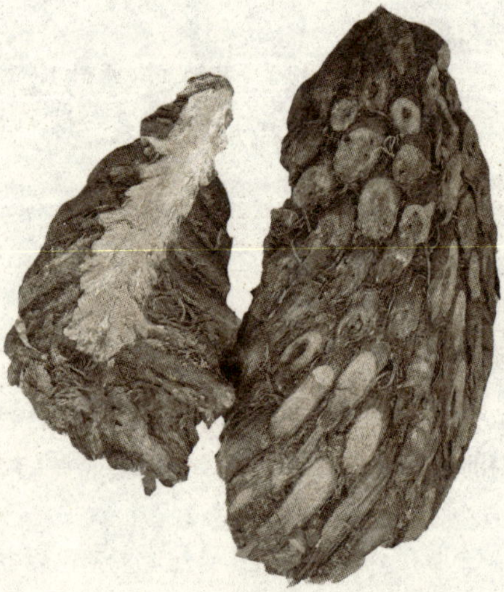

贯仲

茱萸、干姜为辅药。秋冬季久泻不止，可以加黄连、茯苓。

来复丹

治疗上盛下虚，里寒外热，伏暑泄泻如水。

硝石（同硫磺为末，入瓷盘内，以微火炒，用柳蓖搅，不可火太过，恐伤药力，再研极细，名二气末）一两，太阴玄精石（研，飞）、舶上硫磺（透明者）各一两，五灵脂（水澄去砂，晒干）、青皮（去白）、陈皮（去白）各二两。

将以上药物用五灵脂、二橘皮为末，然后加入玄精石末，及前二味药末，拌匀，好醋打糊为丸，如豌豆大。每服三十丸，空腹以米汤送服。

吴茱萸丸

调理理脾胃，胸膈不通，调中顺气。

吴茱萸、草豆蔻仁各一钱二分，橘皮、益智仁、人参、黄芪、升麻各八分，白僵蚕、泽泻、姜黄、柴胡各四分，当归身、甘草（炙）各六分，木香二分，青皮三分，半夏一钱，大麦一钱五分。

将以上药物制为细末，用汤浸蒸饼为丸，如绿豆大。每服三十丸，细嚼，以白汤送下。随时服用。

代抵当丸

此方可以活血逐瘀。

大黄（川产如锦纹者，去皮及黑心）四两，芒硝（如欲稳，以玄明粉代）一两，桃仁（麸炒黄，去皮、尖，另研如泥）六十枚，当归尾、生地黄、穿山甲（蛤粉炒）各一两，桂枝三到五钱。

将以上药物制为极细末，加炼蜜制丸，如梧桐子大；如果蓄血在上焦，药丸制如芥子大。每次一丸，临卧时去枕仰卧，以唾液咽之，令停留喉下，搜逐膈上之瘀积；病在中焦，离服药时间不可距离进食过近；病在下焦空腹服，都制丸梧桐子大，以百劳水煎汤下之。

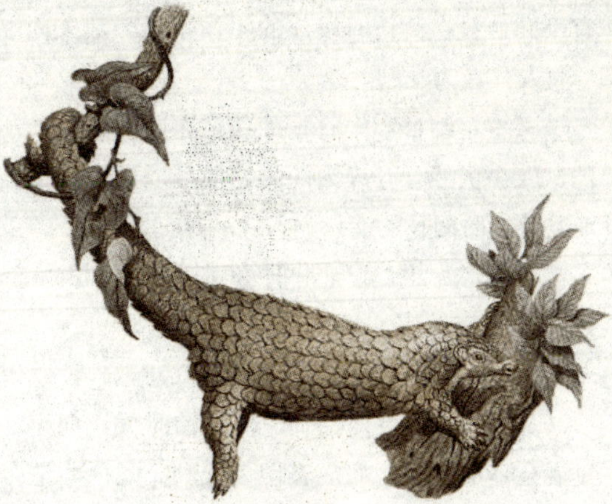

穿山甲

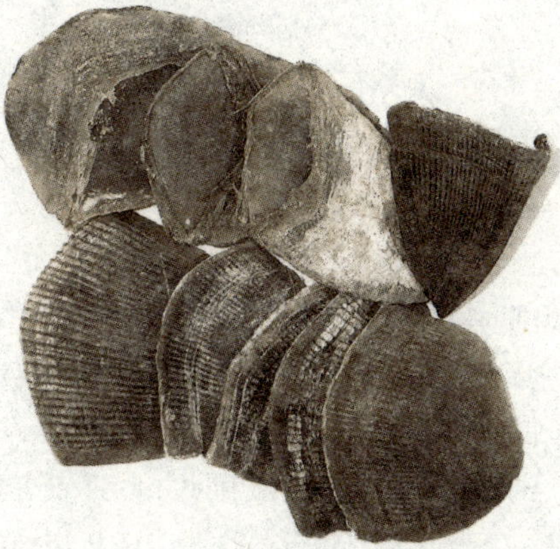

穿山甲

味咸，性微寒。归肝、胃经。能活血消癥，通经，下乳，消肿排脓。

吐利与霍乱

▶ 吐利

成无己说：如果有呕吐而且下利的状况，《内经》叫作吐利。

上吐下利，还有烦躁不安的情况的话，就叫作霍乱。这种病和吐利虽然症状相似，还是有不同。只在黄昏时发作的叫作霍乱，数天内一直发作者为吐利。

《本草纲目》中将霍乱和伤寒吐利合为一门，现在仍然分开成为两门，而且以发作缓慢而且持续时间长的症状列入吐利这门。

《脉经》说：心乘肝时必然出现吐利的症状。

《内经》说：气到厥阴，就形成呕泄。

又说：木太过使生长，生长的时候，向上发展会造成气逆，病症表现为吐利，是风木造成的吐利。

又有说法是：水太过了就会造成流动，流动的时候，漂泄沃涌，是寒水造成的吐利（漂泄造成泻利，沃涌造成吐沫）。

《金匮要略》说：干呕而且吐利的情况，可以服用黄芩加半夏、生姜汤治疗。黄芩汤也可以。

海藏说：上吐下泻不止，应该口渴而不渴。脉象细而微弱的患者，可以服用理中汤治疗。

丹溪说：泄泻或者呕吐，服用生姜汤调六一散。

洁古说：有痰而且泄利不止，严重者发呕想吐，下利却不能进食，这是由于风痰羁绊在脾胃之间，可以服用水煮金花丸治疗。

黄芩加半夏生姜汤

黄芩三两，甘草（炙）二两，芍药三两，半夏半斤，生姜四两，大枣二十枚。

将以上药物以水一斗，煮余三升，温服一升，白天两服，晚上一服。

黄芩汤

黄芩二两，人参、干姜各三两，桂枝一两，半夏半两，大枣十二枚。

将以上药物以水七升，煮余三升，温服，分三服。

理中丸

治胃寒而痞。

人参、甘草、白术、干姜各三两。

以上四味药物，捣碎过筛为末，加蜜调和制丸，如鸡子黄大。以沸汤数合，和一丸药研碎，温服之，一日三四次，晚上二服。如果腹中未热，可以加至三四丸。

六一散

即益元散。治疗伤寒表里俱热，烦渴口干，小便不通，及霍乱吐泻，下利肠，偏主石淋，及妇人产难，催生下乳，神效。

桂府滑石（腻白者）六两，粉草（研烂）一两。

将以上药物制为极细末，每服三钱，以白汤调下，新水也可以。如果加薄荷末少许，就叫鸡苏散；加青黛末少许，就叫碧玉散，治疗的病症相同。

水煮金花丸

治风痰。

半夏（汤洗）、天南星（洗）、寒水石（烧存性）各一两，天麻半两，雄黄一钱半，白面四两。

将以上药物制为末，滴水制为丸如桐子大。每服百丸，先煎浆水至沸腾，再放入药煮令浮为度，漉出，以生姜汤下药，饭前服用。

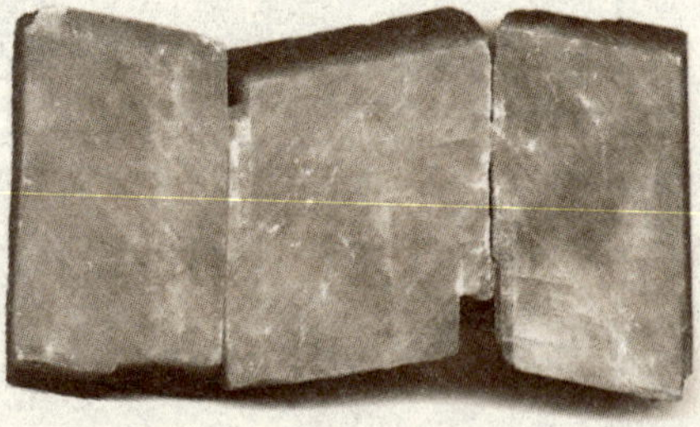

寒水石

天然矿石，味辛、咸，性寒。归心、胃、肾经。能清热泻火。

▶ 霍乱

陈无择说：霍乱患者，心腹突然疼痛，呕吐下利，怕冷发热，头痛眩晕，如果先是感到心痛然后就会呕吐，先感到腹痛就会下利，心腹都痛，就会吐利一起发作，严重者就会转筋并转移到腹部导致死亡。

这是因为阴阳反常不能协调，清浊相互触犯影响，导致阳气暴升，阴气突然下坠，阴阳不和，经络痞结，上下疾奔，应该对病情详细辨别后治疗。

造成这种疾病的因素有：如果是由于伤风而造成的霍乱就会怕风而且出汗；如果是由于伤寒造成的霍乱就会怕冷而且无汗；如果是因为受了湿气就会感到身体沉重；如果是因为受了暑气就会感到烦热；

另外还有：九气（怒、喜、悲、恐、寒、炅、惊、劳、思）导致内脏功能紊乱，造成痰涎聚集，体内痞膈不通，导致满闷，根据阴阳的胜复，一定会有吐利的情况；或者吃饱了油腻的食物，又过度饮食乳酪、冷食、冷饮、酒类，使胃发胀，脾脏又不好运转而停滞，一定会因为郁结而造成吐利，这不是由于以上所说的内因和外因。

霍乱是否还有其他原因，我曾在《内经》中查找，有病在太阴，就会形成中满、霍乱、吐下的症状。

如果脾脏郁滞，就会造成呕吐霍乱泄泻（上焦因湿土造成霍乱，就可以服用仲景五苓散、理中丸之类药物）。有一年，气候变化，土运不及，导致天气异常，风多，使人容易患霍乱。（上焦因为土虚而使风胜，引起霍乱，就可以服用罗谦甫所推荐的桂枝苓白术这类的药物）

如果有热，就会身体发烧、霍乱、呕吐、下利（上焦如果有霍乱症状，就可以服用《活人》记载的香薷散之类的药物）。

《灵枢》记载有足太阴经的别经，名公孙，在距离足大趾本节后方一寸处分出，走向足阳明经。其支脉进入腹腔，与肠胃相联络。其病症：气厥逆则挥霍缭乱，上吐下泻，实证见腹内绞痛，虚证见腹部胀气，可取足太阴络穴治疗。如果阴经中有清气，阳经中有浊气，营气顺脉，卫气逆脉而行，造成清浊气相互干扰，使肠胃功能混乱，就形成霍乱。可以取足太阴、阳明治疗。如果不能下，取足三里穴。

巢氏因为有这一条，就说霍乱是由于清浊二气相互干扰，使肠胃功能混乱，所以一吃东西脏腑就受不了，病情发作时心腹绞痛。

带有风邪的实证，身体发热，头痛、身体疼痛。虚者只会发生心腹疼痛。也有因为饮酒、食肉，或者生冷过度，再加上生活不规律，或者在潮湿的地方露宿，或者为了乘凉而不慎受风，使风冷之气侵入了三焦，传染到脾胃，以致饮食不能消化，这些都能够造成霍乱。

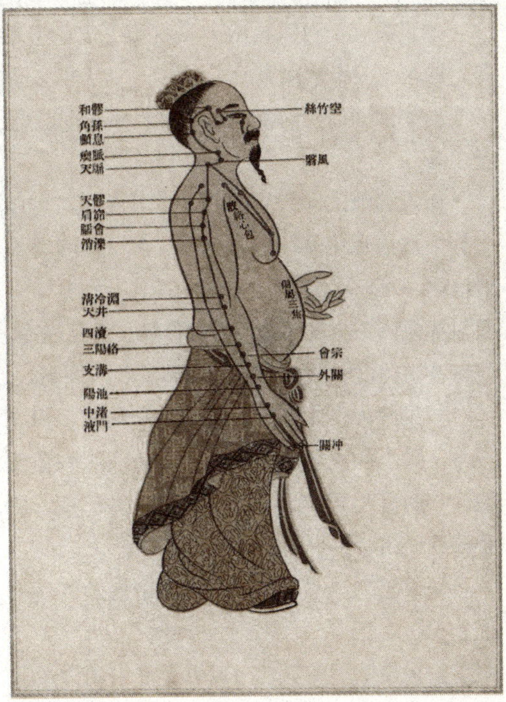

手少阳三焦经循行图　此经联系三焦、心包、耳、眼、肺、膈诸脏腑，主治其循行经过部位的病证。

自从巢氏的说法面世，后来的人都遵行这些言论，严格恪守，不再了解《内经》对此病的说明了。直到刘河间说，呕吐下利是霍乱，三焦是饮食消化运转的通道，热气太多就会造成消化失常。而吐泻霍乱，是因为火的性质是躁动的。世俗人认为这些是由于停食造成的观点是错误的。

加减理中汤

人参、干姜、白术各三钱，甘草（炙）一钱。以水二盅，煎至一盅，随时服用。

如果被受了寒湿气，可以加附子一钱，名叫附子理中汤。

如果因为霍乱吐泻者，加橘红、青皮各一钱半，名治中汤。

如果因为霍乱而造成心腹作痛，先频繁服用盐汤少许，等候吐出吐尽，就可以服用此药。

如果呕吐，可以再治中汤内加丁皮、半夏各一钱，生姜十片煎服。

如果泄泻，可以加橘红、茯苓各一钱，名补中汤。

如果溏泄，即大便稀，又总泄没完，可以再补中汤内加附子一钱；不喜饮食，是因为不能消化，可以再加砂仁一钱。

如果因为霍乱呕吐，心腹作痛，手足逆冷，将本方内的白术，加熟附子去掉，名四顺汤。

如果因为伤寒结胸，可以先加桔梗、枳壳等分，仍不能痊愈的患者，或者吐痢后胸痞欲绝，心胸高起急痛，手不可近者，加枳实、白茯苓各一钱，名叫枳实理中汤。

如果感到口渴，再于枳实理中汤内加瓜蒌根一钱。

如果霍乱后转筋者，可以在理中汤内加火石膏一钱。

如果感到脐上跳动不安，如有物捶捣，这是水气欲乘虚上冲，可以去白术，加官桂一钱半。肾怕干燥，所以去术；恐怕演变成奔豚，所以加官桂。

如果感到惊悸，可以加茯苓一钱。

如果感到口渴欲饮水，可以加白术半钱。

如果感到寒冷，可以加干姜半钱。

如果感到腹满，可以去白术，加附子一钱。

如果因为饮酒过多，以及食用大热的食物，引发鼻衄，可以加川芎一钱。

如果因为伤胃吐血，因为此药能理中脘，分利阴阳，安定血脉，所以只用本方就可以。

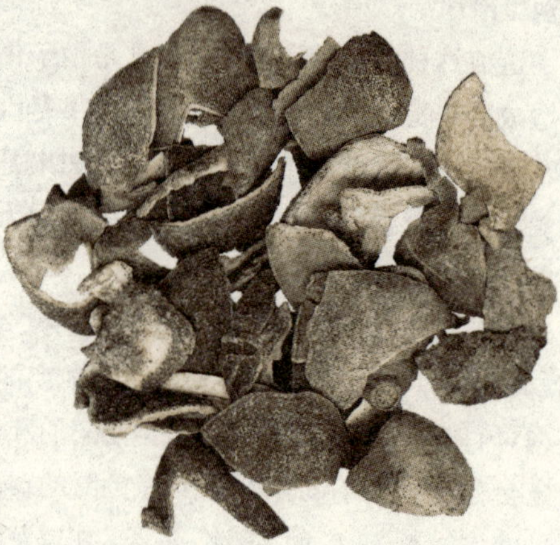

青皮

为橘的干燥幼果皮，味苦、辛，性温。归肝、胆、胃经。主治肝郁气滞症，脘腹疼痛，食积腹痛等症。

二香散

可以治疗暑湿相搏，霍乱转筋，烦渴闷乱。

藿香、白术、厚朴、陈皮、茯苓、半夏、紫苏、桔梗、白芷、香薷、黄连、扁豆各一钱，大腹皮、甘草各半钱。

以上药物以水二盅，加姜五片，葱白三根，煎至一盅，随时服。

香薷散

治阴阳不顺，清浊相干，气郁中焦，名为霍乱。此皆饱食多饮，复睡冷席，外邪内积，结而不散，阴阳二气，壅而不反，阳气欲降，阴气欲升，阴阳交错，变成吐痢，百脉混乱，荣卫俱虚，冷搏筋转，都适合服用此药。

厚朴（去皮，姜汁炒）、黄连（姜汁炒）各二两，香薷四两，甘草半两。

将以上药物制为末，每服四钱，以水煎，不能沾铁器，慢火煎之。兼治不时吐痢，霍乱，腹撮痛，大渴烦躁，四肢逆冷，冷汗自出，两脚转筋，痛不可忍者，须井中沉令极冷，一次服完就见效。

桂苓白术散

治冒暑饮食所伤，传受湿热内盛，霍乱吐泻，转筋急痛，满腹痛闷，小儿吐泻惊风，都适合服此方。

桂枝、人参、白术、白茯苓各半两，泽泻、甘草、石膏、寒水石各一两，滑石二两。

另一方，有木香、藿香、葛根各半两。

将以上药物制为细末，每服三钱，以白汤调下，或新汲水姜汤下药亦可。

桂苓甘露饮

流湿润燥，治痰涎，止咳嗽，调脏腑寒热呕吐，服之令人遍身气液宣平，还可以治疗水肿泄痢。

肉桂、藿香、人参各半两，木香二钱半，白茯苓（去皮）、白术、甘草、泽泻、葛根、石膏、寒水石各一两，滑石二两。

将以上药物制为末，每服三钱，以白汤或冷水下药。

诃子散

治老幼霍乱，一服即效。

诃子（炮，去核）、甘草（炙）、厚朴（姜制）、干姜（炮）、神曲（炒）、草果（去壳）、良姜（炒）、茯苓、麦芽（炒）、陈皮（各等分）。

将以上药物制为细末，每服二钱，等待发病不可忍耐时，用水煎，加入盐少许服之。

七气汤

治疗七气郁结在五脏之间，互相刑克，阴阳不和，挥霍变乱，吐痢交作。

半夏（汤泡）、厚朴、白芍药、茯苓各二钱，桂心、紫苏、橘红、人参各一钱。

将以上药物作一服，用水二盅，生姜七片，红枣一枚，煎至一盅，不拘时服。

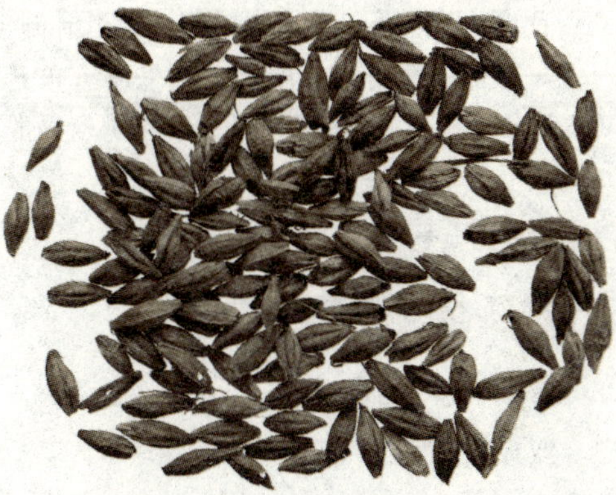

麦芽

为发芽的成熟麦粒，味甘，性平。归脾、胃、肝经。能消食健胃，回乳消胀。

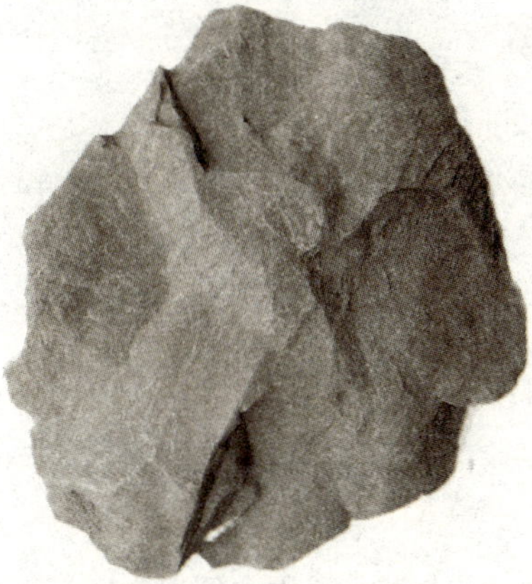

滑石

一种天然矿石，味甘、淡，性寒。归膀胱、肺、胃经。能利尿通淋，清热解暑，收湿敛疮。

吴茱萸汤

治疗冒暑伏热，腹痛作泻或痢，并饮水过度，霍乱吐泻，其证始因饮冷，或冒寒，或忍饥，或大怒，或乘舟车，伤动胃气，令人上吐下泻并行，头旋眼晕，手脚转筋，四肢逆冷，用药迟慢，须臾不救。

吴茱萸、木瓜、食盐各半两。

将以上药物同炒令焦，先用瓷瓶盛水三升，煮令百沸，下入药煎至二升以下，服用时倒出一盏，冷热随病患喜好服之。如果没有前药，可以用枯白矾为末，每服一大钱，以沸汤调服。或者用盐一撮，醋一盏，同煎至八分，温服。或盐梅咸酸等物皆可服。

四君子加白芍药高良姜汤

四君子汤一两，白芍药、良姜各五钱。

同前法煎服。

四君子加姜附厚朴汤

四君子汤一两，生姜、附子（炮）、厚朴（姜制）各三钱。

同前法煎服。

木瓜汤

治吐泻不已，转筋扰闷。

酸木瓜一两，茴香（微炒）二钱半，吴茱萸（汤洗七次）半两，甘草（炙）二钱。

以上药物锉散，每四钱，加姜五片，紫苏十叶，空腹急煎服。

▶ 转筋

陈氏说：转筋，是因为阳明经虚，宗筋失养，病传至胃与大肠。如今突然吐泻，致使丧失津液。外感四气，内伤七情，饮食甜腻，使诸脉受阻，宗筋失于调养，一定会导致挛缩。严重者阴缩舌卷，这样就很难治了。

刘宗浓说：冷热不能调和，阴阳相搏，所以转筋痉挛疼痛，严重者全身都转筋，这是阴阳之气混乱不调，使风寒趁机侵入，筋脉失去血气的滋养形成痉挛收缩急痛。又有人论述说转筋都是因为上火。丹溪说这是属于血热。

通常霍乱时容易发生此症，严重者难以救治，必须紧急抢救。可以用木瓜煮汁饮下，或香薷煮汁饮下。烧栀子二十枚，研成末用烧开过的水调和服下。以上疗法适合感到热的患者。或者理中汤去掉白术，加上生附子一枚。或者理中汤加冻胶锉炒一钱，或者以造曲、蓼汁加热浸泡，或者用浓盐汤浸泡，仍然趁热紧紧缚住小腿。如果转筋转到腹部或者全身都转筋，就不能治疗了。以上适合感到冷的患者。

《直指方》木瓜汤

取皂角末，约一小豆许，放入鼻中使打喷嚏。用蓼花一把，去两头，以水二升半，煮余一升半，一顿服之。

木瓜煎

治吐泻转筋，闷乱。

吴茱萸（汤炮七次）、生姜（切）各二钱半，木瓜（木刀切）一两半。

每服二三钱，用水煎。

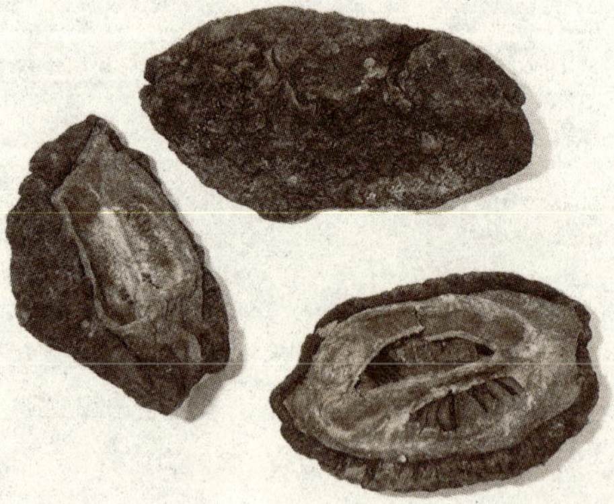

木瓜

味酸，性温。入肝、脾经。平肝和胃，去湿舒筋。治吐泻转筋，湿痹，脚气，水肿，痢疾。

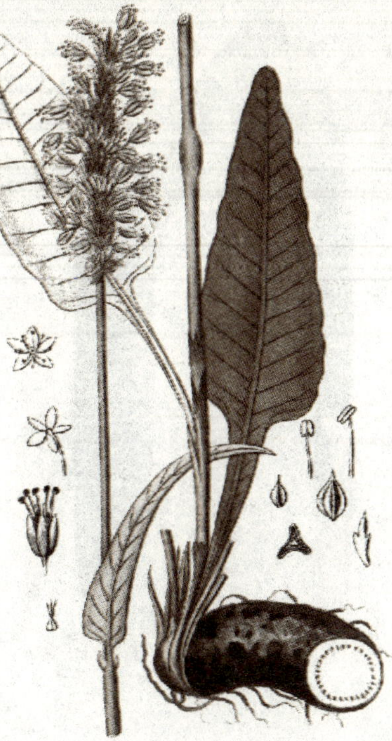

香蓼

花入药，味辛，性温。能理气除湿；健胃消食。

▶ 烦渴

陈氏说：阴阳不调和，清浊相干，导致饮食不能正常运化，小便闭塞，丧失津液，使肾脏枯燥，自然会多饮水缓解，所以造成烦渴。可以服用止渴汤。霍乱造成的烦渴，可以服用增损缩脾饮治疗，能解伏热，消暑毒，止吐利。

霍乱之后，服用热性药物太多，也容易令人烦躁口渴，也适合服用此方。

霍乱吐泻后，因烦渴而多饮水，适合服用茯苓泻泽汤。如果霍乱愈后感到烦热口渴，同时小便不利，适合服用小麦门冬汤。如果霍乱后感到恶心，不想进食，口干而且渴，适合服用白术散。霍乱之后，如果下利不止而且出血，应该服用止血汤或赤石脂汤。洁古老人说：因为霍乱转筋而吐泻不止，说明病在中焦，这是因为阴阳混杂而不调和所造成的，还会感到疼痛。此病紧急，需要及时治疗，不能服用一点粥饮，饮食一旦入胃就必死无疑。

止渴汤

人参（去芦）、麦门冬（去心）、茯苓（去皮）、桔梗、瓜蒌根、葛根、泽泻、甘草（炙）各五钱。

将以上药物制为细末，每服二钱，随时以蜜汤调下。

增损缩脾饮

草果、乌梅、甘草、砂仁各四两，干葛二两。

每服五钱，加生姜五片同煎以水浸极冷，旋旋服之，随时服用。

茯苓泽泻汤

茯苓八两，泽泻四两，甘草（炙）、桂心各二两，白术三两。

每服四钱，加生姜三片同煎，饭前服。另一方，有小麦五两。

小麦门冬汤

即六君子汤加小麦、麦门冬、乌梅、生姜。

白术散

治脾寒虚劳，呕吐不食，腹痛泄泻，胸满喜噫。

白术、人参、草果仁、厚朴（制）、肉豆蔻（面裹煨熟，取出去面，用豆蔻）、陈皮（净）、木香麦（炒）各一两，甘草（炙）半两。

将以上药物粉碎，每服四钱，以水一盏，姜五片，枣一枚，煎服，随时服用。

乌梅散

此方可以治霍乱下焦虚寒，或便利后见血。

乌梅肉（微炒）、黄连（去须，微炒）、当归（微炒）、附子（炮裂，去皮脐）、熟艾各七钱半，阿胶（捣碎，炒令燥）、肉豆蔻（去壳）、赤石脂各一两，甘草（炙）半两。

将以上药物制为细末，随时服用，以粥饮调下二钱。

止血汤

当归（焙）、桂心（去粗皮）、续断各三两，生地黄（焙）、干姜（炮制）各四两，阿胶（炙，令燥）、蒲黄、甘草（炙）各二两。

将以上药物捣碎过筛，每服三钱，以水一盏，煎余七分，去滓温服，一日三服。

赤石脂汤

治疗霍乱，下焦热结，或痢下脓血烦痛。

赤石脂四两，升麻、白术各一两半，乌梅（去核，炒干）、干姜（炮裂）各一两，陈廪米（微炒）。

将以上七味药粉碎，以水一斗煮米，取熟后去米下药，煮余二升半，分为三服。

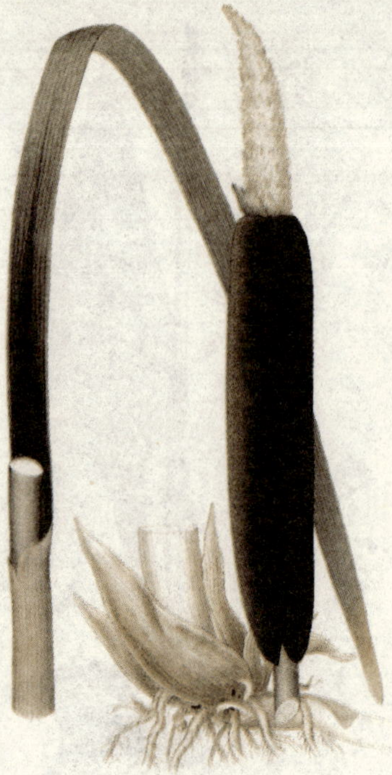

蒲黄

干燥花粉入药，主治出血症，瘀血痛证，血淋尿血。

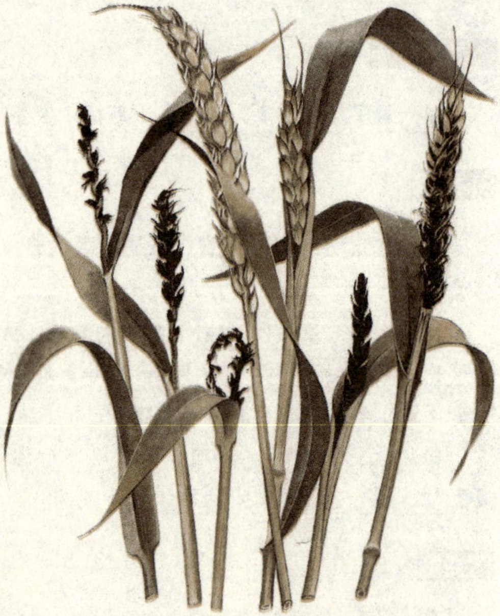

小麦

味甘，性微寒、无毒。主治心神不宁，失眠，妇女脏燥，烦躁不安，精神抑郁。

▶ 干霍乱

如果忽然感到心腹胀满绞痛，欲吐却吐不出，欲泻却泻不出，烦躁心乱，俗称这种疾病为绞肠沙。

丹溪说：通过呕吐或者提气治疗，是最好的方法。吐这种疗法有发散的功效。有用解散的方法者，不用药性凉的药，只是二陈汤加川芎、苍术、防风、白芷。戴复庵的治疗方法是：先以浓盐汤一次服下，然后再服用苏合香丸，吞下来复丸，再服用藿香正气散加木香、枳壳各半钱。还可以服用厚朴汤、活命散、冬葵子汤。或者针刺委中穴，十个指头都出血就好了。

二陈汤

治痰饮为患，或呕逆恶心，或头眩心悸，

或中脘不快，或食生冷，饮酒过度，脾胃不和，都可以服用此方。

半夏（汤洗七次）、橘红各五两，白茯苓三两，炙甘草一两半。

将以上药物粉碎，每服四钱，以水一盏，加姜七片，乌梅一枚，煎至六分，可以随时热服。

厚朴汤

治干霍乱。

厚朴（去皮，生姜汁涂炙令香）、枳壳（去瓤，麸炒）、高良姜、槟榔、朴硝各七钱半，大黄（炒）二两。

将以上药物捣碎过筛，每服三钱，以水一盏半，煎余一盏，温服。

活命散

治脾元虚损，霍乱不吐泻，腹胀如鼓，心胸痰壅。

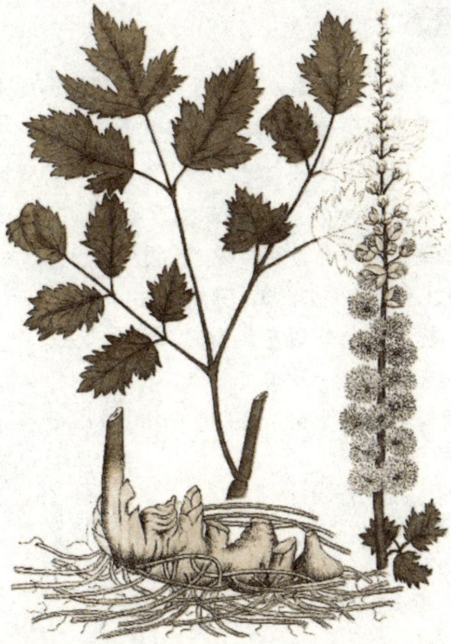

升麻

干燥根茎入药，主治外感表症，麻疹不透，齿痛口疮，气虚下陷，脏器脱垂，崩漏下血。

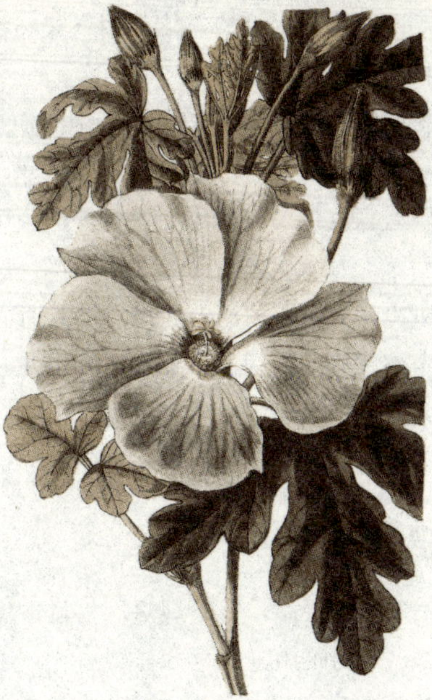

冬葵

干燥成熟种子入药，味甘、涩，性凉。归大肠、小肠、膀胱经。能利尿通淋，下乳，润肠。

丁香七粒，菖蒲根半两，甘草（炙）一两，生姜半两，盐一合。

将以上药物锉碎，用童便一盏半，煎余一盏，分二次温服。

冬葵子汤

治疗干霍乱，大小便不通，手足俱热，闷乱。

冬葵子、滑石（研）、香薷各二两，木瓜（去皮瓤）一枚。

将以上药物捣碎过筛，每服五钱，以水二盅，煎余一盅，温服，一日四五服。

▶ 妊娠霍乱

如果先有吐的症状或者因为腹痛吐利，这是因为有热；如果头痛、身体疼痛而且发热，是因为受了风邪；如果风邪损伤了皮肤，就会造成气不能正常发散，而风热上冲就会造成头痛。如果风邪进入肠胃，就会造成泄利呕吐，情况严重者会手足逆冷，这是阳气突然消耗过多，称为四逆。

妊娠期如果得此症非常容易造成流产。

薛氏说：如果内伤饮食，外感风寒，可以服用藿香正气散。如果因为饮食停滞，可以服用平胃散。如果脾胃突然受伤，使阳气虚弱，手足厥冷，必须服用温补之药。治疗时一定要详细考察致病的原因，不要影响到胎儿。可以服用人参散、人参白术散、缩脾饮、木瓜煎、竹茹汤、四君子汤、理中丸、香薷饮。

人参散

治邪热客经络，痰嗽烦热，头目昏痛，盗汗倦怠，一切血热虚劳。

黄芩半两，人参、白术、茯苓、赤芍药、半夏、曲、柴胡、甘草、当归、干葛各一两。

每服三钱，以水一盏，加姜四片，枣二枚，煎至七分，随时温服。

人参白术散

治脾胃虚弱，吐泻作渴，不食。

白术、茯苓、人参、甘草（炒）、木香、藿香各五分，干葛一钱。

将以上药物用水煎服。吐得严重者，加生姜汁频繁服用。

木瓜煎

治吐泻转筋，闷乱。

吴茱萸（汤炮七次）、生姜（切）各二钱半，木瓜（木刀切）一两半。

每服二三钱，用水煎服。

竹茹汤

治疗因胃热呕。

干葛、半夏（姜汁半盏，浆水一升，煮耗一半）各三钱，甘草二钱。

将以上药物制为末，每服五钱，以水一盅，加姜三片，竹茹一弹大，枣一枚，同煎至七分，去渣温服。

香薷饮

治疗伏暑引饮，口燥咽干，或吐或泻，并皆治之。一方，又加黄连四两，用姜汁同炒令黄色，名黄连香薷散。如有搐搦，加羌活煎服。

香薷（去土）一斤，白扁豆（微炒）半斤，厚朴（去皮，姜汁炙熟）半斤。

将以上药物粉碎，每服三钱，以水一盏，加酒少许，煎至七分，沉冷后，随时服用。

▶ 产后霍乱

陈氏说：因为脏腑虚弱受损，导致饮食不能正常消化，又被冷风所伤，所以才得此症。如果出现发热而且喜欢饮水的症状，可以服用五苓散。如果感到冷而且不多饮水，可以服用理中丸。虚冷者可以加附子，来复丹更好。

来复丹

治疗上盛下虚，里寒外热，伏暑泄泻如水。

硝石（同硫磺为末，入瓷盘内，以微火炒，用柳篦搅，不可火太过，恐伤药力，再研极细，名二气末）一两，太阴玄精石（研，飞）、舶上硫磺（透明者）各一两，五灵脂（水澄去砂，晒干）、青皮（去白）、陈皮（去白）各二两。

将以上药物用五灵脂、二橘皮为末，然后加入玄精石末，及前二气末，将其拌匀，好醋打糊为丸如豌豆大。每服三十丸，以空心米饮下药。

见血诸症的简易疗法

东垣说：鼻出血是出自肺，可以服用犀角、升麻、栀子、黄芩、芍药、生地、紫参、丹参、阿胶之类药物治疗；咯血或吐血是肾有病，可以服用天门冬、麦门冬、贝母、知母、桔梗、百部、黄柏、远志、熟地黄之类药物治疗；如果有寒症，可以服用干姜、肉桂之类药物治疗；痰涎中有血者是脾脏有病，可以服用葛根、黄芪、黄连、芍药、甘草、当归、沉香之类药物治疗；呕血是胃有病，实症者可以服用犀角地黄汤治疗，虚症可以服用小建中汤加黄连治疗。

海藏说：胸中有聚集的残火，腹中有积累很久的湿气，上下隔绝，脉络部分阴阳不通，可以服用苦热的药物安定中焦，以辛热的药物发散于外，以甘温的药物使湿气上升，以辛润的药物使燥火下降，化严肃为春温，变凛冽为和气，使病邪随汗排出而痊愈。然而剩下的病毒就像土里埋藏的草，还有存留，全身的阳气还没有平复，胸中微感烦躁而喜欢冷饮，但是食用了冷食或服用冷药后又消磨了阳气，使存留的湿气又有机会发作，脉象变得弱，弦细而且慢，因而有受激变成衄血、唾血的情况。这是心肺受邪。在下演变为便血、尿血的情况，这是肾肝受邪。如果三焦出血，颜色发紫而且不鲜，这是沉重的寒湿之气变成毒素，凝结堵塞了运化的通道，受到血液浸染。如果看到出血，不详细追查致病原因就使用凉性的药物，就会造成病变。如果病属阳证就会溢出鲜血，病属阴证就会下利，呈猪肝色。

▶ 九窍出血

可以服用南天竺饮。或者用血余灰，自己的头发更好，没有的话就用父子这样亲人的头发，其次用男孩胎发，再其次用乱发，用皂角水洗净，晒干烧灰成末，每二钱以茅草根、车前草煎汤调服。荆叶捣碎取汁，以酒和服。刺蓟一握绞汁，以酒半盏和服。如果没有生的，把干的捣干制成末，以冷水调服三钱。

南天竺饮

治血妄行，九窍皆出，服药不止者。

南天竺草（生瞿麦是，如拇指大，锉碎）一把、生姜（如拇指大）一块、山栀子（去皮）三十枚，灯心（如小拇指）一把，大枣（去核）五枚，甘草（炙）半两。

将以上药物取水一大碗，煎至半碗，去渣，可以随时温服。

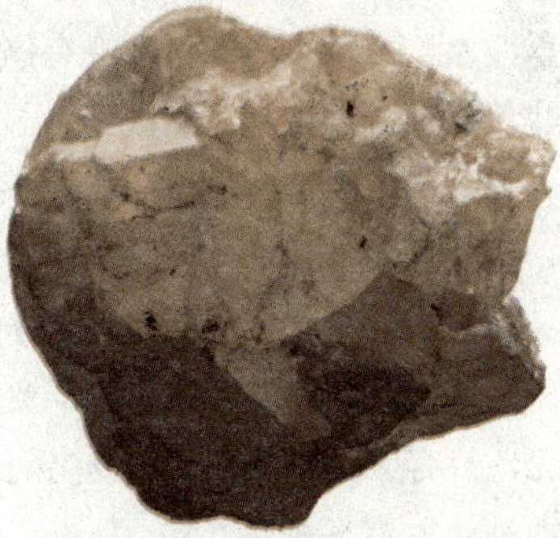

硫磺

一种天然矿石，味酸，性温，有毒。外用止痒杀虫疗疮。内服补火助阳通便。

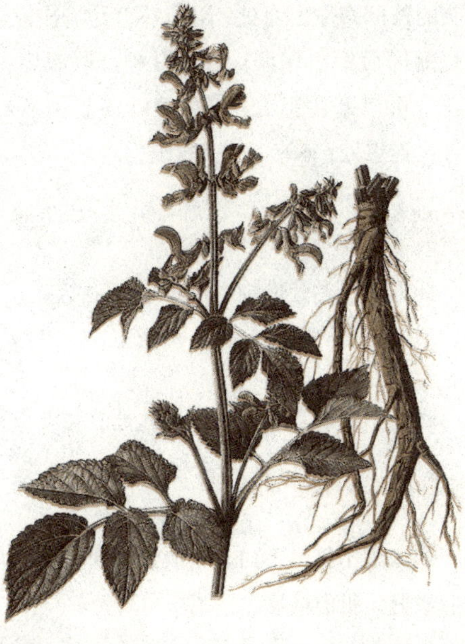

紫参

干燥全草入药，性平，味苦、辛。能清热解毒，活血理气止痛。

▶ 血从毛孔出

名曰肌衄。用人中白，不论多少，刮在新瓦上，用火焙干，研磨极细，每服二钱，加入麝香少许，以温酒调和服下。外面以男胎发烧灰敷之。如果没有见效，就以郁金制末调入水，以鹅翎扫患处就好。

《九灵山房集》说：湖心寺僧人履师，偶然挠到身上一个疥，突然就开始出血，血量很多，好像泉水一样涌出，一天都没有停止，怎么治疗也没见效。邀请吕元膺去看时，履师已经衰弱得没有力气说话。探他的脉搏，只有尺脉可见，而且细微如蛛丝，其他脉都没有。

吕元膺说，脉是血气的表现，如今突然出血过多，所以血气都一下子衰弱了。然而还有尺脉可见，只有服用补气血的药物泻阴火，所以开了四神汤加荆芥穗、防风，昼夜不停地服用，次日脉搏就出来了，再服一剂十全大补汤就痊愈了。

凡是九窍出血都可以用下列办法：可以用墙头的苔藓塞住出血处；用车前草汁滴出血处；火烧莲房后用水调服；锅底黑灰可以服用；石榴花片可以塞住患处；生莱菔汁滴患处；火烧龙骨吹到患处；水煎茅花可以吃。

茜根汤

此方可以治疗吐血、咯血、呕血等症。

四物汤加童便浸香附一钱五分，茜草根二钱。

将以上药物忌铁，可以水煎，二、三服立愈。

生血地黄百花丸

治诸虚不足，下血、咯血、衄血、肠内痔，虚劳寒热，肌肉枯瘦。

生地黄（捣汁）十斤，生姜（捣汁）半斤，藕（捣汁）四斤，白沙蜜四两，无灰酒一升。

以上五味药，用银器或砂锅，放入水熬至二碗许，待逐渐成膏状时，取一半以瓷器收之，一半放入干山药末三两，再熬一二十沸，然后再放入后药。

当归（焙）、熟地黄（焙）、肉苁蓉（酒浸，焙）、破故纸、阿胶（麸炒）、黄芪（蜜炙）、石斛（去根，焙）、覆盆子、远志（去心）、麦门冬（去心）、白茯苓（去皮）、枸杞子以上各二两。

将以上药物制为细末，以山药膏子和丸如梧桐子大。每服五十丸，用温酒调地黄膏子送下，空心饭前服，一日进三服。

生地黄饮子

治诸吐血、下血、溺血、衄血。

生地黄、熟地黄、枸杞子、地骨皮、天门冬、黄芪、芍药、黄芩、甘草各等分。

将以上药物锉碎，每

服一两，以水二盏，煎余七分，饭后温服。如果脉象微弱，身凉怕风，加桂半钱，吐血者多有此证。

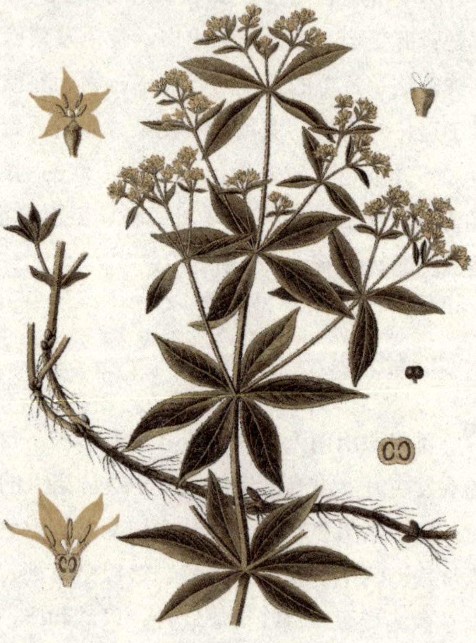

茜草

干燥根茎入药，味苦，性寒。归肝经。能凉血化瘀止血，通经。

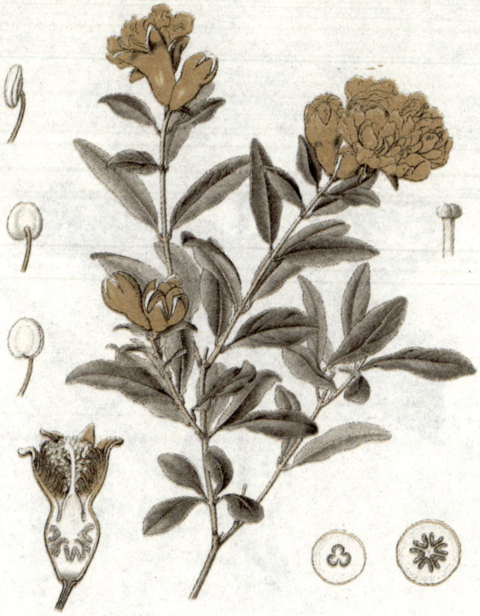

石榴花

味酸、涩，性平，能止血明目。

必胜散

治男女血妄行，吐血、呕血、咯血、衄血。

人参、当归、熟地黄、小蓟（并根用）、川芎、蒲黄（炒）、乌梅肉。

将以上药物等分，制为粗末，以水煎，去滓温服，随时服用。

柏皮汤

治衄血、吐血、呕血，皆失血虚损，形气不理，羸瘦不能食，心忪少气，燥渴发热。

生地黄、甘草、黄柏、白芍药各一两。

将以上药物粉碎，用醇酒三升，浸泡一夜，以铜器盛，放在米饮下蒸一顿饭时间，取渍汁半升服，饭后服用。根据病情增减。《肘后》中用熟地黄，水、酒煎，然后服用其清汁。

犀角地黄汤

治主脉浮，客脉芤，浮芤相合，血积胸中，热之甚，血在上焦，此药主之。

犀角、大黄各一钱，黄芩三钱，黄连二钱，生地黄四钱。

以水二盅，煎至一盅，饭后服。

茅花汤

茅花，每服三钱，以水一盏半，煎至七分，随时温服。

舌出血

香参丸

治心脏热盛，舌上出血。

人参、生蒲黄、麦门冬（去心）、当归（切，焙）各半两，生地黄（焙）一两，甘草（炙）二钱半。

将以上药物制为细末，加炼蜜和丸，如小弹子大。每服一丸，以温水化下，一日三四服。

齿出血

郁金散

治齿出血。

郁金、白芷、细辛各等分。

将以上药物制为细末，用来擦牙，或仍以竹叶、竹皮浓煎，加入盐少许含在口中，或用盐敷亦可。

耳出血

柴胡清肝散

治肝胆三焦风热疮疡，或怒火憎寒发热，或疮毒结于两耳前后，或身外侧至足，或胸乳小腹下，或两股内侧至足等证。

柴胡、黄芩（炒）、人参各三分，山栀（炒）、川芎（各五分），连翘、桔梗各四分，甘草三分。

▶ 吐血

人参饮子

治脾胃虚弱，气促气虚，精神短少，衄血、吐血。

人参（去芦）二钱，五味子二十粒，黄芪（去芦）、麦门冬（去心）、白芍药、当归身各一钱半，甘草（炙）一钱。

将以上药物作一服，以水二盅，煎至一盅，饭前服用。

▶ 咳嗽出血

补肺汤

治肺气不足，久年咳嗽，以致皮毛焦枯，唾血腥臭，喘乏不已。

钟乳（碎如米粒）、桑白皮、麦门冬（去心）各三两，白石英（碎如米粒）、人参（去芦）、五味子（拣）、款冬花（去梗）、肉桂（去粗皮）、紫菀（洗去土）各二两。

将以上药物制为粗末，每服四钱，以水二盏，加姜五片，大枣一枚，粳米三十余粒，煎一盏，饭后温服。

▶ 咯血

白及枇杷丸

白及一两，枇杷叶（去毛，蜜炙）、藕节各五钱。

将以上药物制为细末，另以阿胶五钱，锉如豆大，蛤粉炒成珠，以生地黄自然汁调之，放置火上顿化，加入前件为丸，如龙眼大。每服一丸，噙化。

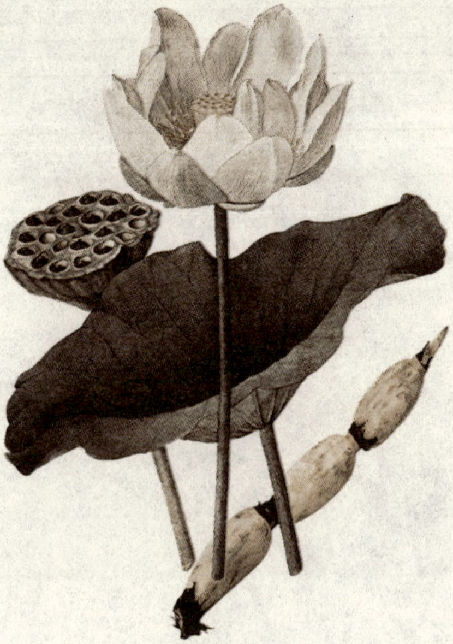

莲藕

▶ 溲血

胶艾汤

阿胶（碎，炒燥）、芎、甘草（炙）各一两，当归、艾叶（微炒）各三两，白芍药、熟干地黄各四两。

每服三钱，以水一盏，酒六分，煎余八分，空腹稍热服。

▶ 下血

赤小豆当归散

赤小豆（水浸令芽出，曝干）五两，当归一两。

将以上药物捣为末，以浆水调服，每服方寸匕，一日三服。

▶ 蓄血

地黄汤

治病患七八日后，两手脉沉迟细微，肤冷，脐下满，或喜或妄，或狂或躁，大便实而色黑，小便自利者，这是蓄血症的症状。若年老及年少气虚弱者，宜此方主之。

生地黄（自然汁一升，如无生地黄，只用生干地黄末，一两），生藕（自然汁半升，如无藕，以蓟刺汁半升，如无蓟刺汁，用蓟刺末一两），蓝叶（一握，切碎，干者末，一两），虻虫（去足翅，炒黄）三十个，大黄（锉如骰子大）一两，桃仁半两，水蛭（麸炒）十个，干漆（炒烟尽）半两。

将以上药物同放一处，放水三升半，用慢火熬至二升，放冷后，分三服。先服一服，如果半日许血还未下，再服一服。此地黄汤比抵当汤丸其实药效更轻也。如无地黄与藕汁，添水一升同煎也可。

▶ 痔疮

《巢氏病源》有五痔的论述：肛门边生了鼠乳，突出来露在外面，经常流出脓血，这是牡痔；肛门边肿大，生疮而且出血的情况，叫作牝痔；肛门边生疮，又痒又痛又出血的情况，是脉痔；肛门边有肿，好像里面有核，而且疼痛，同时发寒热出血的情况，叫作肠痔；大便时同时出血的情况，叫作血痔；还有酒痔，是在肛门旁边生疮，也会出血；还有气痔，会造成大便难而出血，同时肛门也会突出来，长时间不能缩回去。

所有的痔都是因为伤风、房事不慎、醉饱后行房，以致使血气受损而随经脉流溢，渗漏到肠间，感染到下部，很久不能痊愈，后来演变成为痔。

《圣济总录》中叙述痔的形状，说是由五脏形成的疾病，由大肠承担了后果，可以说是概括了此病的始末了。像《内经》所说的因为饱食，使筋脉横满解裂，血深入大肠成为痔。

又有说法是少阴的报复之气形成痔。

又有说法是小肠有热毒就会吐出体外形成痔。

还有的说法是督脉生病就会形成瘘痔。因为督脉自从会阴到二阴之间的位置，然后绕到其后，绕臀部。督脉，和冲任本是一脉，开始和阳明合筋，在阴器处交汇，所以属肾而强。

由于或者醉饱入房，使精气脱泻，使脉空虚，酒毒便乘机侵入，感染到脉络；或者因为行房是忍精不泄，或者服用药物固精，使之停积于脉，流到二阴之间，根据经过的是大肠还是肛门的分别来区分痔的种类。

凡是痔突出在外面，或者翻开像莲花，然后便血疼痛，不可以坐卧，严重者需要用药，早晨上药一次，中午上药一次，晚上再一次，

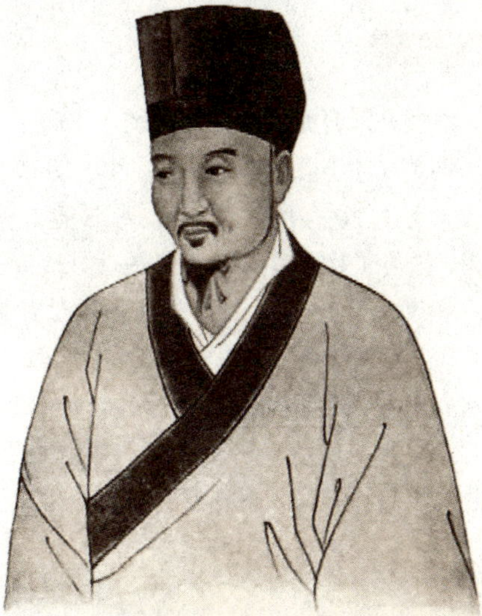

巢元方

隋代著名医学家（605 — 618 年），其著的《巢氏病源》（又名《诸病源候论》）是我国医学史上第一部系统总结疾病病因、病理、证候的专著。

等到晚上看到痔头冒出黄水膏好像泉涌，当天晚上就不能再上药了，要等到黄水流完，次日可以看痔缩小到一半。如果再上药，等一两天就好。

如果年龄长者因为外肾牵引而疼痛，可以用火将手烘热，放在大小便间暖之，疼痛很快就能停止。如果黄水没有流尽，可以再敷药一日，必须勤用，找个懂外科的人早晚照顾，等黄水流完去尽，就是病根去了。

所用药物为水澄膏、枯药，待痔头枯落再用荆芥汤洗。然后用大黄丸，以防肛门急燥，使大便时不要感到涩痛而已。还可以龙石散，用龙骨出火毒，软石膏出火毒，以白芷、黄丹作末，愈合疮口。又用导赤散，用生地黄、木通、黄芩等分煎，以防小便赤涩。还可以用双金散，用黄连、郁金等分为末，用蜜水调敷痔头，有小痛即敷之。若得脑子末敷最好。痔头收敛时，可服用十宣散，以生气血。或者国老汤，这是生甘草治痔本药，煎水熏洗，还可以生肌解石毒，可以治疗疮极痒。

秦艽白术丸

治痔并漏有脓血，大便燥硬，作痛不可忍。

秦艽（去芦）、桃仁（去皮尖，另研）、皂角仁（去皮，烧存性）各一两，当归梢（酒洗）、泽泻、枳实（麸炒黄）、白术各五钱，地榆三钱。

将以上药物制为细末，以和桃仁泥研匀，煎熟汤打面糊为丸，如芡实大，令药光滑，焙干。每次服用五七十丸，空腹服，过会儿吃些食物压之。忌生冷硬物冷水菜之类，并湿面及五辛辣热大料物，违反了规则服药就无效了。

秦艽苍术汤

秦艽（去苗）、桃仁（去皮尖，另研）、皂角仁（烧存性，末）、苍术（制，各一钱半），防风、黄柏（酒洗。若大肠头沉重者，湿胜也，更加之。如天气大热，或病患燥热喜冷，以意加之）五分，当归梢（酒洗）、泽泻各一钱，梭身槟榔（末）五分，大黄（虽大便过涩，亦不宜多用）少许。

将以上药物除了槟榔、桃仁、皂角仁三味外，其余药物都粉碎如麻豆大，都作一服，以水三盏，煎至一盏二分，去滓，加入槟榔等三味，再上火煎至一盏，空腹等候宿食消尽热服之，过会儿吃些食物压之，使药性不至于伤到胃。服药日忌食生冷、硬物、冷菜之类，及酒、湿面、大料物、干姜之类，否则其药无效。如有白脓，加入白葵花（五朵去萼），青皮（半钱，不去白）同煎。又用木香（三分）为细末，同槟榔等三味，再上火同煎，根据上法服饵。此药一服立愈，如果病情严重，服两次就愈。

红花桃仁汤

黄柏、生地黄各一钱半，猪苓、泽泻、苍术、当归梢、汉防己、防风各一钱，麻黄、红花、桃仁各半钱。

以上药物以水三盏，煎余一盏，稍热时饭前服。

秦艽当归汤

大黄（煨）四钱，秦艽、枳实各一钱，泽泻、当归梢、皂角仁、白术各五分，桃仁二十枚，红花少许。

以上药物以水三盏，煎余一盏，饭前稍热服。

当归郁李仁汤

郁李仁、皂角仁各一钱，枳实七分，秦艽、麻仁各一钱半，当归尾、生地黄、苍术各五分，大黄（煨）、泽泻各三分。

将以上药物除皂角仁另外制为末外，余药用水三盏，煎至一盏，去渣，加入皂角仁末，空腹饭前服。

秦艽羌活汤

羌活一钱二分，秦艽、黄芪各一钱，防风

七分，升麻、炙甘草、麻黄、柴胡各五），藁本三分，细辛、红花各少许。

以上药物以水二盏，煎至一盏，空腹服。

搜风顺气丸

治痔漏，风热秘结。

车前子一两五钱，大麻子（微炒）、大黄（半生半熟）五钱，牛膝（酒浸）、郁李仁、菟丝子（酒浸）、枳壳、山药各二钱。

将以上药物制为末，加炼蜜制丸如桐子大。每服三十丸，以温汤下。

秦艽防风汤

治痔漏，每日大便时发疼痛，如无疼痛者，非痔漏也，此药治疗。

秦艽、防风、当归身、白术各一钱五分，炙甘草、泽泻各六分，黄柏五分，大黄（煨）、橘皮各三分，柴胡、升麻各二分，桃仁三十个，红花少许。

以上药物以水三盏，煎余一盏，稍热空腹服。

槟榔散

治疗风气稽留下部，结成牝痔，生疮下血，肿痛。

槟榔（锉，炒）、泽泻（酒浸）、瞿麦、甜葶苈（隔纸炒）、防己、藁本（去苗土）、陈皮（去白，炒）、郁李仁（同陈皮炒）、滑石（各半两），芫花（醋拌炒黄）、木香各一两，干漆（炒烟尽）一钱二分半。

将以上药物制为细末，每服二钱，随时可服，以温酒调下，一日三次。

榼藤散

治痔下血不止，生疮肿痛。

榼藤子（取仁）、龟甲（醋炙）、黄芪、槐子（炒）、川大黄（炒）、蛇蜕（烧灰）各一两，藁本、桂心各半两，当归（锉，炒）、蜂房（炙）各七钱半，猪后悬蹄甲（炙焦黄）七枚。

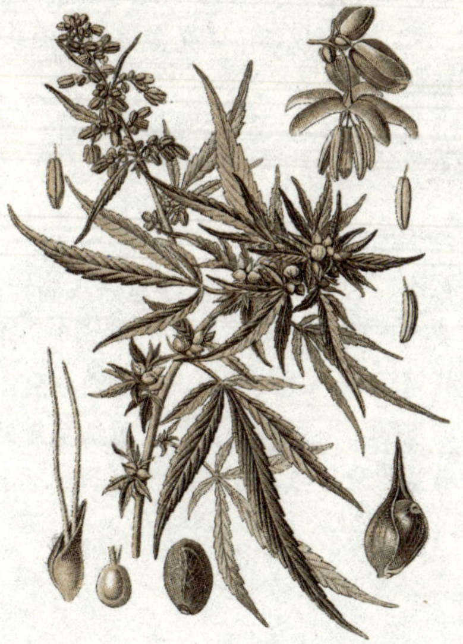

火麻

干燥成熟果实入药，味甘，性平。归脾、胃、大肠经。能润肠通便。

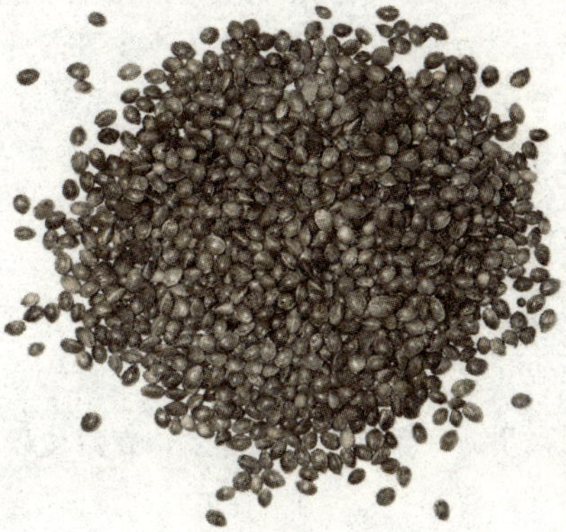

麻仁

将以上药物制为细末，每服二钱，饭前以米饮下。

麝香散

此方可以治牝痔及一切内外痔，疼痛不可忍。

用新黄大瓜蒌一枚，以刀开下顶子，不去瓤，选不蛀皂角子填满，以开下顶盖合，另外用纸筋泥固济，泥约三指厚，以炭火簇合烧令红，放一地坑内出火毒，一宿后取出，加入麝香末一钱，研令极细，以瓷盒盛，每服一钱匕，以米饮调下。

水澄膏

是护肉的药物、

郁金、白及两味，各自等分，制为细末。等痔突出时侧卧，用盐水洗干净擦干，用净水调和蜂蜜调匀，放入药末，一起敷在肛门四周完好的皮肤上，留痔头在外，用纸盖着药，用毛笔蘸温水涂湿纸，令纸保持湿润。然后再用枯药。

枯药

好白矾四两，通明生砒二钱半，朱砂一钱。

上药生研如粉细。先用砒末放在容器中，然后用白矾末盖之，放在置火上，用东西盖上，令烟飞出，使药物附着容器壁上凝结成枯矾，再取出制为细末，先看痔头大小多寡，将矾末放在掌中，加朱砂少许，二味以津唾调匀得所，用蓖子调涂痔头上，周围都涂遍，一日三次，需要仔细详看痔头颜色，等到其转焦黑，就取落之。到了晚上，就会有黄水膏流出，以多为好，这些都是毒水，流出才好，不要惊疑。午夜再上药一次，次日依旧上三次，有小疼不妨。换药时，用新瓦器盛净水或温水，在痔边以笔轻

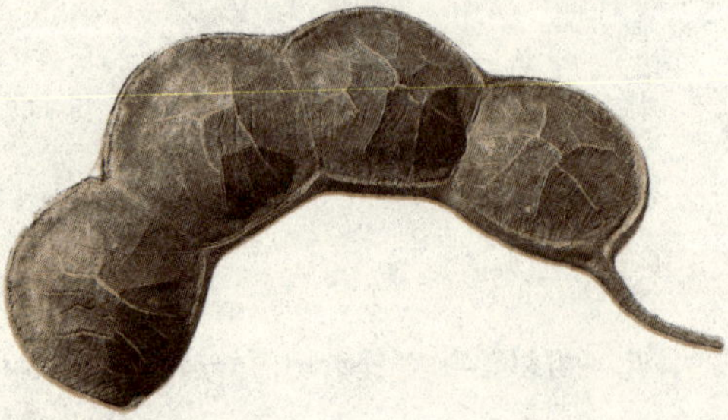

榼藤豆荚

子能入药，味涩甘，性平，无毒。入胃、肝、大肠经。可治便血，血痢，黄疸，脱肛，痔疮，喉痹。

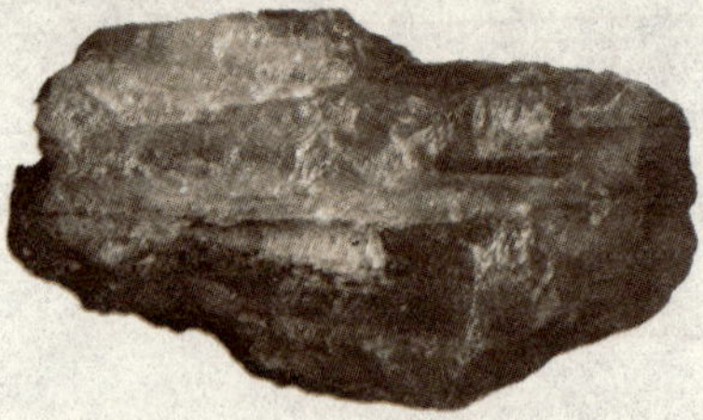

白矾

一种天然矿物经加工提炼而成的结晶，入药可祛痰燥湿、解毒杀虫、止泻止血。

手刷洗旧药，然后上新药，仍用前护药。老弱人用药要全无疼痛感，只增加朱砂末于矾末内，自然力慢，中间不可以停药，但可以减少遍数，直等到痔头焦枯，方可停药。

荆芥汤

荆芥锉碎，以水三碗煎，常常煎下，洗痔完毕，依旧倒入瓶内，以火煨之，可用三五次。

龙石散

龙骨（煅过，去火毒）、香白芷、好黄丹、软石膏（煅过，去火毒）。

将以上药物等分，制为极细末后，待痔头落尽，以此药收敛疮口。

十宣散

人参、当归（酒拌）、黄芪（盐水拌炒）各一钱，甘草、白芷、川芎、桔梗（炒）各一钱，厚朴（姜汁制炒）五分，防风、肉桂各三分。

将以上药物作一剂。加水二钟，煎余八分服用。

国老汤

可以治疗痔疮，以及痔疮经枯痔后已落，疮口收敛时其痒异常。解砒毒。生肌。

甘草（生，锉）不拘多少。

上药用水一两碗，放入瓶中煎，常常熏洗患处，温热随意。

拥有一双明亮的眼睛

▶ 眼睛出毛病的原因

《黄帝内经》说：瞳仁体现的是阴气，白眼球的红色脉络体现的是阳气。所以阴阳均衡，才能使眼睛精光四射。这就是眼睛所包含的阴阳学说。又说：人躺下时血液回归到肝脏，肝脏得到血液后供应到眼部，所以眼睛才能看。还有这样的论述：肝气通到眼睛，所以要肝脏正常才能使眼睛看的东西，分辨五色，还受心脏影响。

《内经》说：心脏是脉络的聚集处。所有脉络都通往眼睛。东垣又说眼睛受脾脏的影响。他的论述如下。

李东垣说：五脏生成篇中说，所有的脉络都通往眼睛。眼睛得到血液的供应才能看到事物。《针经九卷》中大惑论中说：心事繁杂，饮食失节，过度劳累，会使脾胃虚弱。心火太盛，就会百脉沸腾，血脉逆行，堵塞了孔窍，天气迷蒙则日月不明啊。

五脏六腑的精气，都来自于脾土而向上到达眼睛。脾，是诸阴之首。眼睛，是血气集中体现的地方。所以脾虚则五脏的精气都失去管理，不能到达眼睛。心，是君火，主管人的神，适合静养安定，平时由相火代替行使职责。相火，指周身的脉络，这些脉络都通向眼睛。

如果过于劳累，必然使血脉妄行，而且因为邪气侵害使血脉受损，所以很多病就产生了。

▶ 治疗眼病的原则

很多医生不管调理脾胃和养血安神，治病都是治标不治本，这都是不懂此病的发生道理啊。

阳主发散，阳虚则会眼神楞而且急，睫毛倒卷。阴主收敛，如果阴虚而不能收敛，就会瞳子散大，造成眼昏眼花。眼睛的内眼角，是太阳经发起的地方，血多气少。眼睛的外眼角，是属于少阳经，血少气多。目上网，属于太阳经，也是血多气少。目下网，属于阳明经，血气都多。然而阳明经发起于眼睛两边，在鼻梁中交汇，和太阳、少阳经都聚集到眼睛，只有足厥阴经是连到目系的脉络。所以血太过的话，太阳、阳明经就会过实。血不够的话，是厥阴经太虚。所以出血者，是病在太阳经和阳明经，因为这两个经脉血多的缘故啊。少阳经不能出血，因为血少。如果针刺太阳、阳明，出血后眼睛会看得更清楚，刺少阳经出血后会更昏。要知道不能刺得太过或者不到，要恰到好处以养血脉。

血太多就会溢出，太少又会干枯。人感觉热的时候就会血液运行快速而且量多，感觉寒冷的时候血液运行就迟缓而且少，这是常理。眼睛，是肝的状况在外面的表现。肝主目，在五行中也属木。

木这种东西呢，太过茂盛就会遮住阳光，太衰弱就会枯萎。眼睛里的五轮，是五脏六腑的精华，脉络聚集的地方。其中白轮属肺金，肉轮属脾土，赤脉属心火，黑水神光属肾水也属肝木，这些都是世俗人都知道的事。但是眼睛得病之后，却不知道为什么。其实眼睛如果不是因为上火就不会生病，所以《内经》说：热太多了就会肿。凡是眼睛突然红肿，怕光难睁，流泪不止，突然长翳或者眼睛似被遮挡而看不清，这些都是上火的原因。治疗上火的办法，是服用咸而且性冷的药物，利用呕吐的办法败火。

常见眼病的治疗

目痛

补肝散

治因肝虚而目睛疼，冷泪不止，筋脉痛及羞明怕日。

夏枯草五钱，香附子一两。

将以上药物制为末，每服一钱，腊茶调下，随时服用。

止痛散

治两额角痛，目睛痛，时见黑花，及目赤肿痛，脉弦，作内障也，得之于肌饱劳役。

柴胡一两半，甘草（炙）七钱半，瓜蒌根二两，当归一两，黄芩（一半酒浸，一半炒）四两，生地黄一两。

将以上药物制为粗末，每服三钱，加水一盏半，姜三片，枣一枚，临睡前热服。如果小便不利，加茯苓、泽泻各五钱。

目赤

还阴救苦汤

治疗眼睛久病，白睛微变青色，黑睛稍带白色，黑白之间赤环如带，谓之抱轮红，视物不明，昏如处于雾露中，睛白高低不平，其色如死，甚不光泽，口干舌苦，眵多羞涩，此症说明上焦应有热邪。

升麻、苍术、桔梗、甘草（炙）、柴胡、防风、羌活各半两，细辛二钱，藁本四钱，川芎一两，红花一钱，当归尾七钱，黄连、黄芩、黄柏、知母、连翘、生地黄各半两，龙胆草三钱。

将以上药物制为散剂，每服七钱，以水二盏，煎至一盏，去滓热服。

上方以升麻、苍术、甘草这些补元气的药物为君，为受损者温补。以柴胡、防风、羌活、细辛、本诸升阳化滞为臣，为结者发散。以川芎、桔梗、红花、当归尾诸补行血脉为佐，为停滞者运行。以黄连、黄芩、黄柏、知母、连翘、生地黄、龙胆草诸去除热邪药物为使，以除外界的病邪。奇经客邪之病，强阳搏实阴之病，服此药也很有效。

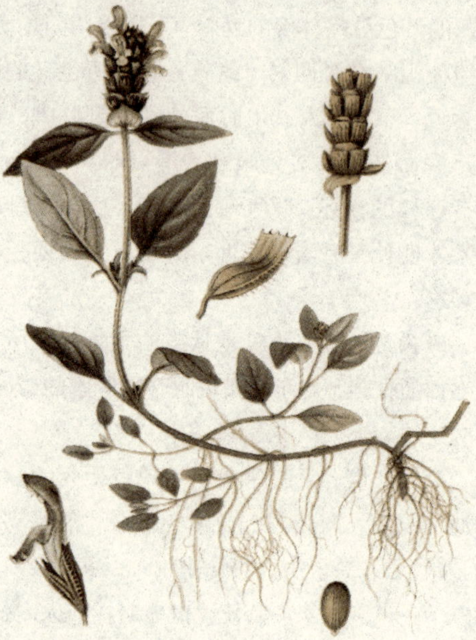

夏枯草

味苦性辛，寒。入肝、胆经。可清肝，散结。治瘰疬，瘿瘤，乳痈，乳癌，目珠夜痛，羞明流泪，头目眩晕，口眼歪斜，筋骨疼痛，肺结核，急性黄疸型传染性肝炎，血崩，带下。

菊花决明散

治证同上。

草决明、石决明（东流水煮一伏时，另研极细入药）、木贼草、防风、羌活、蔓荆子、甘菊花、甘草（炙）、川芎、石膏（另研极细入药）、黄芩各半两。

将以上药物制为细末，每服二钱，水一盏半，煎余八分，连末服，饭后服用。

上方以明目除翳药物为君，是草决明、石

决明、木贼草也。以散风升阳药物为臣者，是防风、羌活、蔓荆子、甘菊花也。以和气顺血药物为佐者，是甘草、川芎也。以疗除邪热药物为使者，是黄芩、石膏也。内急外弛之类的疾病，也可以治疗。

目肿胀

金丝膏

治风热上攻，目赤肿痛。

黄连（去须）二两，大黄、黄柏（去粗皮）、龙胆草、山栀仁、当归各一两，青竹叶（切）一百片，大枣（去核）二十枚，灯芯草（切）、硼砂（明者）、乳香（研）各二钱五分。

将以上药物用水五升，不拘冬夏，浸一时辰后取出，放在银石器内慢火熬，不要令大沸，候泣尽汁，灭火放冷，然后用绢绞取汁，放在无风尘处澄一时辰，去滓，于银器内用慢火熬令减半，再加入白蜜半斤同搅，候有蜜者，以手挑起，有丝则止，放冷，再以夹绢袋滤过，用瓷盒盛之。每次取约一茶脚，研龙脑一字极细，加入膏同研一二千遍令匀，取少许点之。

琥珀煎

治风毒冲目，肿赤痒痛。

乳香（另研）二钱，蕤仁（另研）半两，滑石（另研）、铅丹（另研）各二两，黄连（另研）、青皮各一两，黄芩（去黑心）、白蜜各四两，木鳖子（去壳）十枚，槐枝、柳枝（并用新青者各一十枝，每枝长一寸半）。

以上将槐、柳枝、青皮、黄芩、滑石以水三碗，同煎至两碗，去滓，放入乳香、蕤仁、铅丹、木鳖子与蜜，同熬如琥珀色，然后放入黄连末，再煎至一碗半，用熟绢滤去渣，放入瓷器内密封，以绳系，坠井底一宿，出火毒。每次用铜箸点，以感到目涩为度。熬点时俱忌铁器。

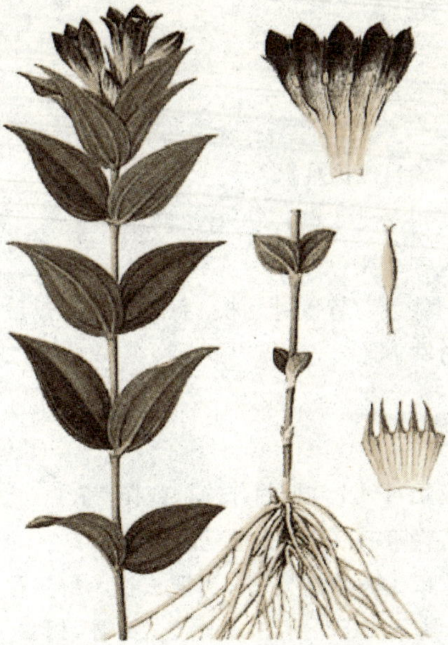

龙胆草

味苦，性寒。可清热燥湿，泻肝胆火。用于湿热黄疸、阴肿阴痒、带下、强中、湿疹瘙痒、目赤、耳聋、胁痛、口苦。

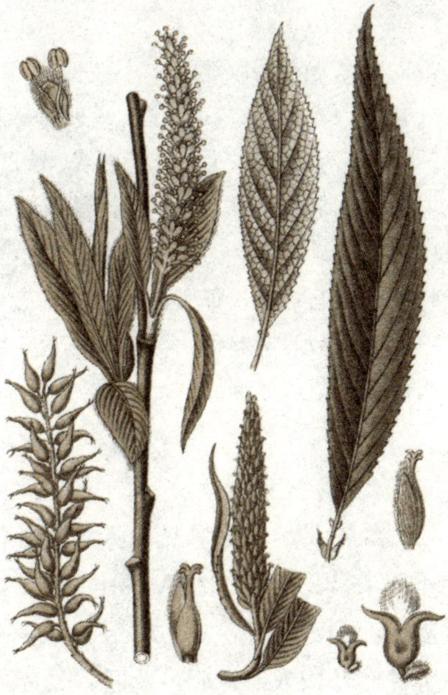

柳枝

味苦，寒，无毒。入足阳明、厥阴经，有祛风、利尿、止痛、消肿等作用。

目痒

驱风一字散

治目痒极难忍。

川乌头（炮）、川芎、荆芥各五钱，羌活、防风各二钱半。

将以上药物制为末，每服二钱，饭后以薄荷汤调下。

四生散

治肾风上攻眼目作痒，或作昏花。

白附子、黄芪、独活、蒺藜各等分。

以上药物制为末，每服二钱，用猪腰子一枚，批开入药，湿纸包裹煨熟，细嚼，以盐汤下，或者风癣酒下。

外障

羌活除翳汤

治太阳寒水，翳膜遮睛，不能视物。

麻黄根二钱半，薄荷叶二钱，生地黄（酒洗）一钱，当归根、川芎各三钱，黄柏四钱，知母（酒制）五钱，荆芥穗（煎成方入）、藁本各七钱，防风一两，羌活一两半，川椒五分，细辛少许。

将以上药物粉碎，每服三钱，以水三大盏，煎至一盏半，加入荆芥穗，再煎至一盏，去滓，饭后稍热服。忌酒湿面。

流气饮

治肝经不足，内受风热上攻，眼目昏暗，视物不明，常见黑花，当风多泪，怕日羞明，堆眵赤肿，隐涩难开，或生障翳，倒睫拳毛，眼弦赤烂，及妇人血风眼，及时行暴赤肿眼，眼胞紫黑，应作眼病，并宜服之。

大黄（煨）、川芎、菊花（去梗）、牛蒡子（炒）、细辛（去苗）、防风（去苗）、山栀子（去皮）、白蒺藜（炒，去刺）、黄芩（去芦）、蔓荆子、荆芥（去梗）、木贼（去根节）、甘草（炙）、玄参（去芦）各一两，草决明一两半，苍术（米泔浸一宿，控炒）三两。

将以上药物捣罗为末，每服二钱半，临睡前时用冷酒调下。如果小儿患病，只令乳母服之。

内障

人参补胃汤

治劳役所伤，饮食不节，内障昏暗。

黄芪、人参各一两，炙甘草八钱，蔓荆子二钱半，黄柏（酒拌四遍）、白芍药各三钱。

将以上药物粉碎，每服三五钱，以水二盏，煎至一盏，去滓，饭前后稍热服，临卧前服。三五服后，两目广大，视物如童时，觉两脚踏地，不知高下，这是因为在冬天多服升阳药故也。病情减弱后停止服用，待五七日后再服。此药春季服，乃时药也。

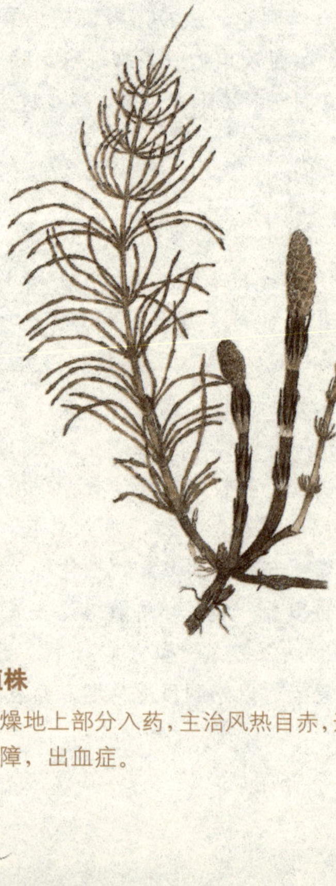

木贼植株

干燥地上部分入药，主治风热目赤，迎风流泪，目生翳障，出血症。

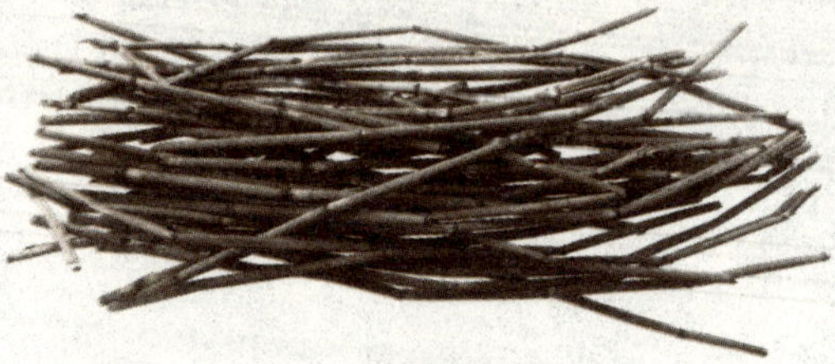

木贼

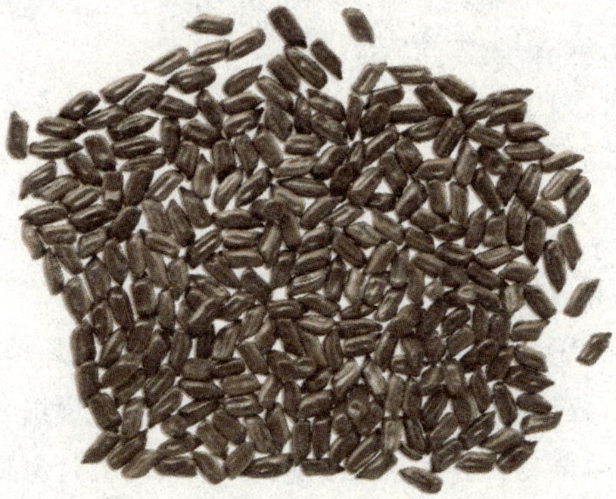

决明子

为植物决明的种子，味甘、苦、咸，性微寒。归肝、大肠经。能清热明目，润肠通便。

黄芩黄连汤

黄芩（酒洗炒）、生地黄（酒洗）、草龙胆（酒洗炒四次）各一两，黄连（去须，酒洗炒）七钱。

将以上药物粉碎，每服二钱，以水二盏，煎数沸，去滓，再煎至一盏，趁热服。午后、晚间俱不可服，唯午饭时服之方效。

内外障通治方

远志丸

清心明目，益肝退翳。

远志（水浸，去心晒干，姜汁蘸焙）、车前子、白蒺藜（炒，去刺）、细辛各七钱半，全蝎五枚，蝉壳（洗，焙）一两，熟地黄（洗，焙）、茯神（去木）、川芎、人参、茺蔚子、芦荟（研）、琥珀、生地黄、蔓荆子各半两。

将以上药物制为细末，加炼蜜为丸，如梧子大。每服五十丸，空腹用米饮，临睡用菖蒲汤下。

明目地黄丸

治男女肝肾俱虚，风邪所乘，热气上攻，目翳遮睛，目涩多泪。

牛膝（酒浸）三两，石斛、枳壳（炒）、杏仁（去皮，炒）、防风各四两，生熟地黄各一斤。

将以上药物制为末，加炼蜜制丸，如梧子大。每服三十丸，饭前以盐汤下。

雀盲

决明夜灵散

治目至夜则昏，虽有灯月，亦不能睹。

石决明（另研）、夜明砂（另研）各二钱，猪肝（生用，不食猪者，以白羯羊肝代）一两。

以上二药末和匀，以竹刀切将肝切作两片，以药铺于一片肝上，以另一片合之，用麻皮缠定，勿令药泄出，取淘米泔水一大碗，放在沙罐内，不要沾铁器，再加肝药于中，煮至小半碗，临睡前连肝药汁服之。

上方以决明镇肾经益精药物为君，夜明沙升阳主夜明药物为臣，米泔水主脾胃为佐，肝与肝合，引入肝经为使。

泻肺饮

治肝虚雀目，恐变成内障。

防风（去杈）、黄芩（去黑心）、桔梗（炒）、芍药、大黄（炒）各一两。

将以上药物锉碎，每服三钱匕，以水一盏半，煎至一盏，加入芒硝半字，去滓放温，饭后临睡前服。

目疮疣

防风散结汤

治目上下睫隐起肉疣，用手法除病后服之。

防风、羌活、白芍药、当归尾、茯苓、苍术、独活、前胡、黄芩各五分，炙甘草、防己各六分，红花、苏木各少许。

以上作一服，水二盏，煎至一盏，热服，渣再煎。

上方以防风、羌活升发阳气药物为君。白芍药、当归尾、红花、苏木破凝行血药物为臣。茯苓泻邪气，苍术去上湿，前胡利五脏，独活除风邪，黄芩疗热滋化为佐。甘草和诸药，防己行十二经为使。病在上睫者，加黄连、柴胡，以其手少阴足厥阴受邪也。病在下睫者，加本、蔓荆子，以其手太阳受邪也。

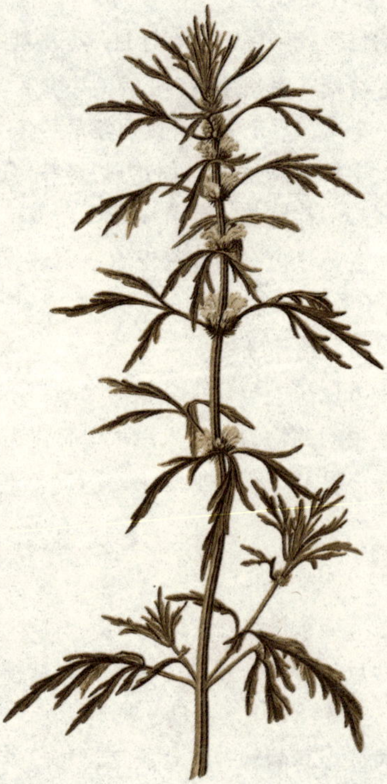

益母草

干燥成熟种子即为“茺蔚子”，味辛、苦，性微寒，能活血调经，清肝明目。

耳病不可怕

中医眼中的耳病

耳属于少阴肾经。

《中藏经》中说：肾，是精神的发源之地，性命的根本，向外通到耳部。

《素问》说：肾的通窍在耳，肾脏调和耳朵就能听到五音。

《灵枢·师传》说：肾，主在外，使能听得远，根据耳的好坏可以知道人身体的情况。耳朵偏向牙车之前的人肾好。牙车，就是颊车穴，在耳下面颊部，上颌角前上方约一横指处。耳朵偏高者肾有些偏移不正，耳朵高者肾也高，耳向后陷者肾也靠下，耳坚者肾也坚，耳薄不坚者肾也脆弱。

《玄珠》中说：耳薄而且发黑或发白者，是肾脏衰败的象征。

耳也属手少阴心经。

《素问》中说：南方色属红，可以感应心脏，通窍开在耳。又说：手少阴经络交汇在耳。

耳还属手太阴肺经。

王太仆说：手太阴肺络，交汇于耳中，肺虚则少气，不能传达消息而造成耳聋。又属足厥阴肝经。

《素问》说：肝病气逆则使耳聋不聪。朱丹溪说：耳聋属于热症，是少阳、厥阴经热多。

又属于足少阳三焦胆经和手太阳小肠经的交汇。

《素问》说：一阳独啸，即是耳鸣，这是少阳经气不足，最终会导致耳聋。胆及三焦经脉都通到耳，所以气逆向上导致耳中鸣。又说：少阳经主胆，其脉循胁络通向耳，所以伤寒三日后少阳经就会受伤，导致胸胁疼痛而耳聋，九日后少阳病势衰微，耳聋稍微好些。

《灵枢》说：手太阳经生病，会造成耳聋，眼睛发黄。

耳还属于手足阳明大肠胃经。

《素问》说：头痛耳鸣，九窍不利，这是因为肠胃方面生了病。

《灵枢》说：耳聋而且疼痛者，是手阳明经的问题；聋而不痛者，是足太阳膀胱经的问题。

《素问》说：太阳经有病造成耳鸣的原因，是由于阳气过盛而使万物向上蒸腾。

耳还属手足少阴心肾，太阴肺脾，足阳明胃经这些经络。

▶ 常见耳病的治疗

耳聋

桂星散

辣桂、川芎、当归、石菖蒲、细辛、木通、木香、白蒺藜（炒，去刺）、麻黄（去节）、甘草（炙）各一钱，白芷梢、天南星（煨裂）各一钱半。

以水二盅，葱白二根，紫苏五叶，姜五片，煎至一盅，饭后服。一方，加全蝎去毒一钱。

磁石羊肾丸

治风虚不爽，时有重听，或有风痹之状。

磁石（火醋淬七次，用葱子一合，木通三两，入水同煎一昼夜，去葱、木通）二两，川椒（去目）、石枣（去核）、防风、远志肉、白术、茯苓、细辛、菟丝子（酒浸）、川芎、山药、木香、鹿茸（酒浸一宿，炙）、当归、黄芪、川乌（炮）各一两，石菖蒲一两半，肉桂六钱半，熟地黄（九蒸）二两。

将以上药物制为细末，用羊肾两对，去膜，以酒煮烂，和诸药末合捣，配同煮肾酒打糊和丸，如梧子大。每服百十丸，空腹温酒、盐汤任下。仍服清神散，二药相间服。忌食牛肉、鸡鸭子。

清神散

治气壅，头目不清，耳常重听。

甘菊花、白僵蚕（炒）各半两，羌活、荆芥穗、木通、川芎、防风各四钱，木香一钱，石菖蒲、甘草各一钱半。

将以上药物制为细末，每服二钱，饭后以茶清调饮。

鱼脑膏

治风聋年久及耳鸣。

生鲤鱼脑二两，当归（切，焙）、细辛（去苗荚）、附子（炮，去皮脐）、白芷、菖蒲各半两。

以上除鱼脑外，其余药物制为细末，将鱼脑放在银器中，加药在内，以微火煎，出香后滤去滓，倾入瓷器中候凝，然后制丸如枣核大，

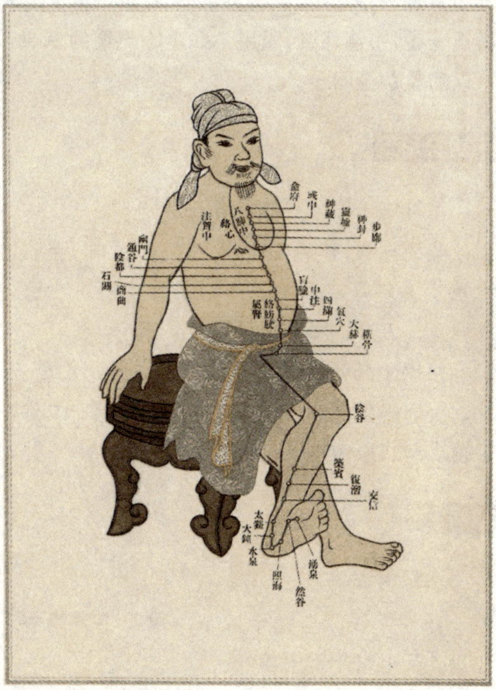

足少阴肾经循行图

人体十二经脉之一，共54穴，主要治疗妇科、前阴、肾、肺、咽喉病证。

以绵裹塞耳中。一方，无菖蒲，有羊肾脂，同鱼脑先熬，次下诸药。

耳鸣

龙齿散

治肾虚热毒乘虚攻耳，致耳内常鸣如蝉声，不可专服补药。

龙齿、人参、白茯苓、麦门冬（去心）、远志（去心）各半两，丹砂、铁粉、龙脑、牛黄、麝香（俱另研）各二钱半。

将以上药物制为细末，研匀，每服半钱匕，饭后用沸汤调服，一日三次。

芎归饮

川芎、当归、细辛各半两，石菖蒲、官桂、白芷各三钱。

每服三钱，以水二盏，加紫苏、姜、枣，煎至一盏，去滓，随时服用。如虚冷严重的患者，可以酌量加生附子。

柴胡聪耳汤

治耳中干耵，耳鸣致聋。

柴胡三钱，连翘四钱，水蛭（炒，另研）半钱，虻虫（去翅足，研）三个，麝香（研）少许，当归身、人参、炙甘草各一钱。

将以上药物除另研外，以水二盏，加姜三片，煎至一盏，稍热下水蛭等末，再煎一二沸，饭前后稍热服。

麝香散

治耳内虚鸣。

麝香半钱，全蝎十四个，薄荷（裹麝香，全蝎，瓦上焙干）十四叶。

将以上药物制为细末，滴水捏作挺子，塞耳内，极妙。

耳痛

生犀丸

治耳中疼痛。

犀角（镑）、牛黄（研）、南星、白附子（炮）、干姜（炮）、丹砂（研）、没药（研）、半夏（汤洗）、龙脑（研）、乳香（研）、乌蛇（酒浸，去皮骨，炙）、官桂各二钱半，防风、当归（焙）、麝香（研）各半两。

将以上药物制为细末，加炼蜜为丸，如桐子大。每服二十丸，空腹以温酒送下。

解热饮子

治气虚热壅，耳内聋闭彻痛，脓血流出。

赤芍药、白芍药各半两，当归、川芎、炙甘草、大黄（蒸）、木鳖子（去壳）各一两。

将以上药物锉散，每服四钱，加水一盏，煎至七分，饭后临卧服。

黍粘子汤

治耳内痛生疮。

桔梗半两，桃仁一钱，柴胡、黄芪各三分，连翘、黄芩、黍粘子、当归梢、生地黄、黄连各二分，蒲黄、炙甘草、草龙胆、昆布、苏木、生甘草各一分，红花少许。

以水二盏，煎至一盏，去滓，饭后稍热服。忌寒药利大便。

耳痒

透冰丹

治一切风毒上攻，头面肿痒，痰涎壅塞，心胸不利，口舌干涩，风毒下疰，腰脚沉重，肿痛生疮，大便多秘，小便赤涩，及治中风瘫痪，一切风疾。

川大黄（去粗皮）、山栀子（去皮）、蔓荆子（去白皮）、白茯苓（去皮）、益智子（去皮）、威灵仙（去芦头，洗，焙干）、白芷各半两，香墨（烧醋淬讫，细研）、麝香（研）各一钱，茯神（去木）半两，川乌（用河水浸半月，切作片，焙干，用盐炒）二两，天麻（去苗）、仙灵脾叶（洗，焙）各半两。

上为细末，炼蜜和如麦饭相似，以真酥涂杵臼，捣万杵，然后等待干，然后旋入蜜拌均匀，和成剂，每服旋丸如梧子大，用薄荷自然汁同温酒化下两丸。如卒中风，涎潮昏塞，煎皂荚、白矾汤，放温化四丸灌之。瘫缓风，每日服三五丸，渐觉有效。常服一丸，疏痰利膈，用温酒下，食后服。小儿惊风，入腻粉少许，薄荷汁化下半丸，立效。治瘰，葱汤下一丸。忌动风毒物。

耵耳

通气散

郁李仁（去皮，研）、芍药、人参各半两，大黄、山芋、官桂（去皮）各一两，槟榔三枚，牡丹皮、木香、细辛（去苗）、炙甘草各二钱半。

将以上药物制为细末，研匀，每服一钱匕，空腹温酒调服。

蔓荆子散

治内热耳出脓汁。

蔓荆子、赤芍药、生地黄、桑白皮、甘菊花、赤茯苓、川升麻、麦门冬（去心）、木通、前胡、炙甘草各一钱。

以水二盏，加姜三片，红枣二枚，煎至一盏，饭后服。

红绵散

白矾二钱，胭脂二字。

将以上药物研匀，先用绵杖子沾去脓及黄水尽，用别绵杖子引药入耳中，尽量捅到底。

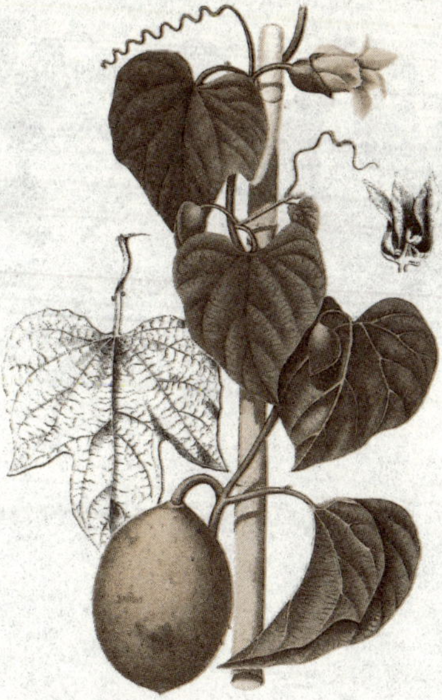

木鳖子植株

成熟种子入药，味苦、微甘，性凉。有毒。归肝、脾、胃经。能攻毒疗疮，消肿散结。

耳内疮

曾青散

雄黄七钱半，曾青五钱，黄芩二钱半。

将以上药物制为细末，研匀，每次用少许，放入耳中。有脓汁，用绵杖子拭干用之。

黄连散

黄连半两，枯白矾七钱半。

将以上药物制为细末，每次用少许，以绵裹纳耳中。

柴胡栀子散

治三焦及足少阳经风热，耳内作痒生疮，或出水疼痛，或胸乳间作痛，或寒热往来。

柴胡、栀子（炒）、牡丹皮各一钱，茯苓、川芎、芍药、当归、牛蒡子（炒）各七分，甘草五分。

将以上药物以水煎服。如果感觉太阳头痛，可以加羌活。

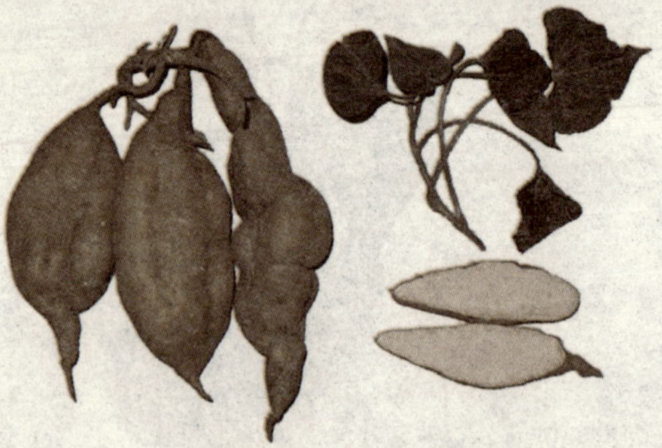

山芋

即红薯，有补虚乏，益气力，健脾胃，强肾阴的功效，

鼻子有病怎么办

▶ 中医眼中的鼻病

中頞，也叫作頞，就是鼻山根，俗称鼻梁。属于足阳明胃经和督脉交汇处，也属手太阴经。

《素问》说：西方属白色，通到肺，开窍在鼻，怕热。

《灵枢》说：肺病患者，因为喘息而鼻孔张大。又说：肺虚则造成鼻塞不利，肺部如果调和就能使鼻子正常发挥作用而得问香臭。

乔岳说：肺坏死就不会再有鼻涕，鼻孔发黑干燥，肺金坏死还会造成肝木反而过盛，以致凌驾肺金，使面色发青。

东垣说：伤风，就会使鼻中出粗气，闭口不开，因为肺气通向上。

鼻还属手少阴心经。

李东垣说：鼻本来主肺，但之所以可以闻到香臭，是因为鼻通心，庚金生于天干的己。

《素问》说：五气从鼻进入，藏于心肺，心肺如果有病，鼻子就会失去功能。

鼻还属于手足阳明大肠胃经、督脉的交汇处。

刘河间说：因为伤风而使寒气侵入腠理就会形成鼻塞，因为寒有收敛的作用，使阳气不能通畅。

《素问》说：患伤寒两天使阳明经受损，阳明经主肉，其脉在面颊下鼻旁边，所以如果鼻干就导致不能躺下。

王海藏说：石膏可以发汗，性质辛寒，通到手太阴经，仲景治疗伤寒阳明经证就用它，为什么？因为胃脉运行在身体前部，胸为胃和肺的房舍，如果邪热在阳明经，就会使肺受到热邪的伤害，所以要用辛寒的药物来清肺，所以叫作白虎汤。

《素问》又说：运气到阳明经时，会造成鼽嚏。鼽，鼻窒。嚏，喷嚏。

小儿的鼻叫作明堂。

明堂，就是鼻。明堂广大者高寿，小者寿短，而且易生疾病。这是相家看相的说法。还需要参考面部的其他部位。

鼻属足太阴脾经。《素问》说：脾热病患者，鼻先发红。

脸颊下鼻孔两旁五分位置，叫迎香穴，属手足阳明大肠胃经的交汇处，向上直接通到眼睛的瞳仁。鼻还属足阳明胃经和阴跷脉交会处。如果别的地方没事，只有鼻尖颜色青黄者，此人必有淋病。鼻尖微微发白者，是失血过多。发红，是因为血热。发黄，意味小便艰难。

▶ 常见鼻病的治疗

鼻塞

丽泽通气汤

羌活、独活、防风、升麻、葛根各八分，麻黄（存节，冬加之）四分，苍术一钱二分，川椒四分，白芷、黄芪各一钱六分，甘草（炙）八分。

将以上药物作一服，水二盏，生姜三片，

枣二枚，葱白三寸，同煎至一盏，去滓，稍热服，食远。忌一切冷物，及风寒凉处坐卧行住。

温肺汤

升麻、黄芪、丁香各二钱，葛根、羌活、甘草（炙）、防风各一钱，麻黄（不去节）四钱。

将以上药物制为粗末，分二服，每服水二大盏，葱白二茎，煎至一盏，去滓，稍热饭前后服。

御寒汤

治寒气风邪，伤于皮毛，令人鼻塞，咳嗽上喘。

黄芪一钱，人参、升麻、陈皮各五分，甘草（炙）、款冬花、佛耳草、防风各三分，黄连、黄柏、羌活、白芷各二分，苍术七分。

以水二大盏，煎至一大盏，去滓，稍热服药时间不可距离进食过近。

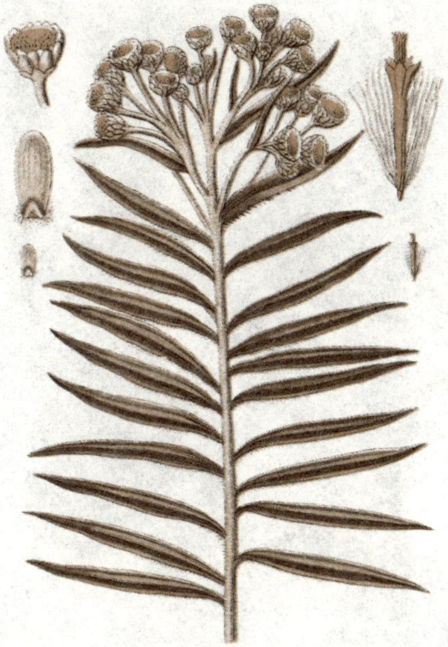

佛耳草

全草入药，味甘，性平。入肺经。可以化痰，止咳，祛风寒。治咳嗽痰多，气喘，感冒风寒，蚕豆病，筋骨疼痛，白带，痈疡。

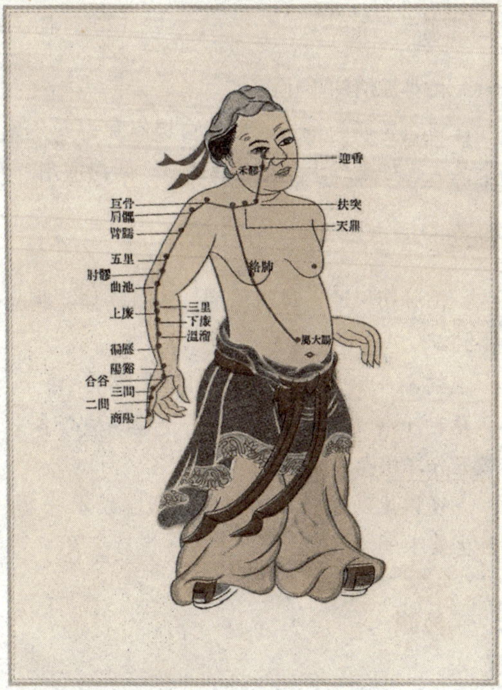

手阳明大肠经循行图

人体十二经脉之一，共二十穴，为阳气盛极的经络，主治阳症实症，也治发热病，与肺相表里。

鼻鼽

细辛膏

治疗鼻塞脑冷，清涕常流。

细辛、川椒、川芎、黑附子（炮，去皮脐）、干姜、吴茱萸各二钱半，桂心三钱三分，皂角屑一钱六分半。

将以上药物用猪脂二两煎油，头一宿以米醋浸药，再猪油内同煎，以附子色发黄为度，以绵蘸药塞鼻中。

塞鼻桂膏

治鼻塞常有清涕。

桂心、细辛、干姜（炮）、川椒（去目并合口者，炒出汗）各半两，皂荚二钱半。

将将以上药物制为细末，以羊脂和成膏。每次使用如枣核大，以绵裹，塞鼻中。

白芷丸

治鼻流清涕不止。

将白芷研为细末，以葱白捣烂和为丸，如小豆大。每服二十丸，茶汤送下，随时服用。

细辛散

治肺伤风冷，鼻流清涕，头目疼痛，胸膈不利。

细辛一两，附子（炮，去皮脐）、白术、诃藜勒（煨，去核）、蔓荆子、芎、桂心各七钱五分，枳壳（麸炒）、炙甘草各半两。

将以上药物粉碎，每服三钱，以水一盏，加生姜半分，煎至六分，去滓，饭后温服。

鼻渊

防风汤

治胆移热于脑，则辛鼻渊，浊涕不止，如涌泉不藏，久而不已，必成衄血之疾。

防风（去芦）一两半，黄芩、人参、炙甘草、川芎、麦门冬（去心）各一两。

将以上药物制为细末，每服二钱，以沸汤点服，饭后服用，一日三次。

苍耳散

治鼻流浊涕不止，名曰鼻渊。

辛夷仁半两，苍耳子（炒）二钱半，香白芷一两，薄荷叶五分。

将以上药物制为细末，每服二钱，用葱、茶清饭后调服。

辛夷散

治鼻中壅塞，涕出不已，或气息不通，不闻香臭。

辛夷仁、细辛（去土叶）、藁本（去芦）、升麻、川芎、白芷、木通（去节）、防风、甘草，各等分。

将以上药物制为末，每服二钱，饭后以茶清调服。

鼻痔

羊肺散

羊肺一具，白术四两，苁蓉、木通、干姜、川芎各一两。

以上五味制为细末，以水量打稀稠得所，灌肺中，煮熟焙干，细研为末，食后米饮服二钱。

消鼻痔方

苦丁香、甘遂各二钱，青黛、草乌尖、枯白矾各二分半。

将以上药物制为细末，加入麻油搜令硬，不可烂，旋丸如鼻孔大小，用药纳入鼻内，令至痔肉上，每日一次。

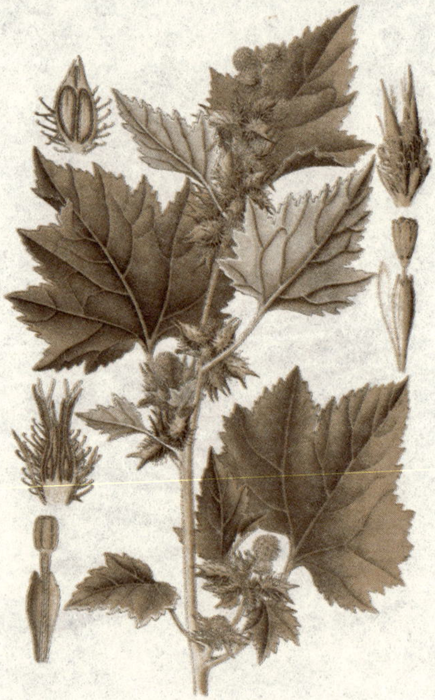

苍耳

干燥带苞成熟果实入药，味苦、辛，性寒，有毒。祛风散热，解毒杀虫。治头风，头晕，湿痹拘挛，目赤、目翳，风癞，疔肿，热毒疮疡，皮肤瘙痒。

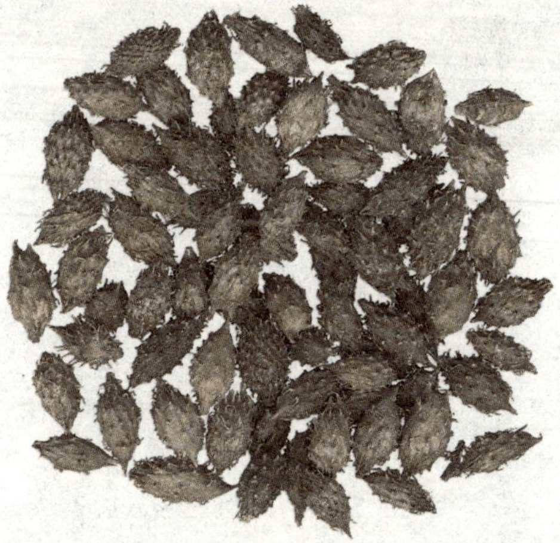

苍耳子

又方

治鼻中窒塞，气息不通，皆有肉柱，若不得出，终不能瘥，余药虽渐通利，旋复生长，宜用此药。

地胆二十枚，白雄犬胆一枚。

以上先捣地胆为末，纳犬胆中，以绳系定三日，乃于日出时，令病患西首卧中庭，以鼻孔向日，旁边的人以旧毛笔粘药，涂入鼻孔中，一日一度，至五六日，当鼻孔里近眼痛，此是欲落，更敷三四次，渐渐在打嚏时落下，取将捐于四通道上。柱落后，急以绵塞之，慎风。

鼻疮

乌犀丸

乌犀（镑）、羚羊角（镑）、牛黄（研）、柴胡（净）各一两，丹砂（研）、天门冬（去心，焙）、贝母（去心，炒）、胡黄连、人参各半两，麦门冬（去心，焙）、知母各七钱半，黄芩、炙甘草各二钱半。

将以上药物制为细末，研匀，加炼蜜制丸，如梧子大。每服二十丸，空腹以温酒送下。

地黄煎

治鼻生疮，痒痛不止。

生地黄汁、生姜汁各一合，苦参（锉）一两，酥三合、盐花（后入）二钱。

将以上药物中，地黄汁、生姜汁浸苦参一宿，以酥和，放于铜石器中煎九上九下，候汁入酥尽，去滓，倒入盒中，每用少许滴于疮上。诸风热疮亦佳。其盐花至半却下。

鼻疳蚀

椿根汤

治疳蚀口鼻。

椿根（去皮切）一升，葱白（细切）半升，豆豉半升，盐半合，川椒（去目并合口者，炒出汗）一合。

将以上药物合和，以醋及清泔各三升，煎数十沸，去滓，约一升，分三服，有恶物下即效。小儿量大小加减。

乌香散

治鼻疳，侵蚀鼻柱。

草乌（烧灰）、麝香（研）各等分。

将以上药物研极细，以少许贴疮上。

鼻干无涕

犀角散

治肺热，心神烦闷。

犀角屑、木通、升麻、赤茯苓、黄芪、马牙硝、杏仁（去皮尖双仁，炒黄）各半两，麦门冬（去心）一两，朱砂（研）、龙脑（研）、炙甘草各二钱五分。

将以上药物制为细末，每服一钱，饭后竹叶汤调下。

桑根白皮散

治肺脏积热，皮肤干燥，鼻痛无涕，头疼心闷。

桑根白皮、木通、大黄（锉，炒）各二两，升麻一两半，石膏、葛根各三两，甘草（炙赤）一两。

每服三钱，以水一盏，煎至六分，饭后温服。

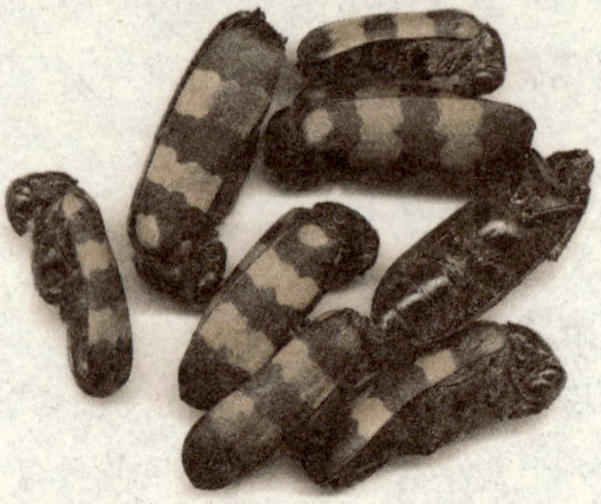

地胆

即斑蝥虫，味辛，性热。有大毒。归肝、肾、胃经。主治癥瘕、经闭，痈疽恶疮，顽癣，瘰疬等。

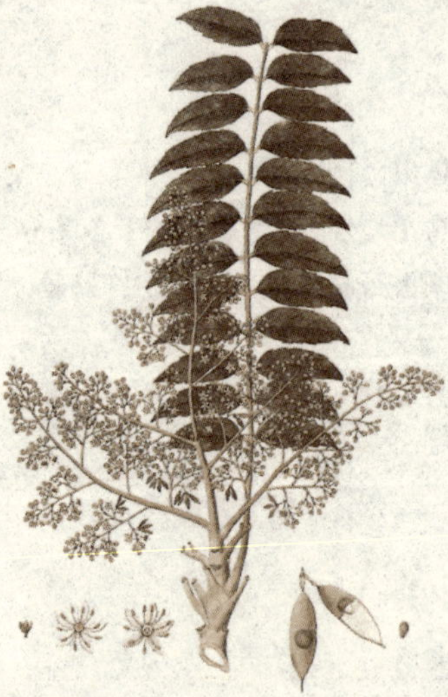

臭椿

根皮和茎入药，有燥湿清热、消炎止血的效用。

鼻痛

人参顺气散

治感风头疼，鼻塞声重，及一应中风者，先宜服此药疏通气道，然后进以风药。

干姜半两，人参、川芎（去芦）、炙甘草、干葛、苦梗（去芦）、厚朴（去皮，姜制）、白术（去芦）、陈皮（去白）、白芷各一两，麻黄（去节）一两半。

将以上药物粉碎，每服三钱，以水一盏，姜三片，枣一枚，薄荷五七叶，同煎八分，随时热服。如感风头疼，咳嗽鼻塞，加葱白煎。

白芷散

白芷、杏仁（汤泡，去皮尖）、细辛各一钱，全蝎（焙）二个。

将以上药物制为细末，以麻油调敷。

鼻赤

升麻防风散

升麻、防风、人参各一两，蝎尾（炒）半两，雄黄二钱，牛黄一钱，甘草、朱砂各二钱五分，麝香一钱，僵蚕（炒）半两。

将以上药物锉碎，加炼蜜制丸如樱桃大，朱砂为衣。每服一丸，薄荷汤送下。

栀子仁丸

治肺热，鼻发赤瘰。

栀子仁不拘多少。

将以上药物制为细末，以黄蜡为丸，如桐子大。每服二十丸，饭后以茶、酒任下。

口腔好身体才健康

口，脾之所主，受胃大肠脉的影响。

《内经》说：中央黄色，和脾脏相通，开窍在口部，精气藏于脾。又说：脾气通到口部，脾脏调和口就可以体味到五味，所以说脾主口。

《内经》还说：胃属足阳明经脉，在口下承浆穴交汇。脾热口就会感到甜，心热口就会感到苦，肺热口会感到辛辣，肾热就会感到口咸，胃热就会感到口中淡。

▶ 常见口腔疾病的治疗

口糜

胡黄连散

胡黄连五分，藿香一钱，细辛、黄连各三钱。

将以上药物制为末，每服半钱，干散在口内，漱后吐之。

必效散

白矾、大黄各等分。

将以上药物制为细末，临卧时干贴，沥涎尽，温水漱之。

黄柏散

黄柏（蜜涂炙干，去火毒）、白僵蚕（直者，置新瓦上，下以火爆断丝，去火毒）各等分。

将以上药物研极细，取少许放疮上及舌上，吐涎化之。

口疮

三补丸

黄芩、黄连、黄柏各等分。

将以上药物制成末，加水调和成丸。每服三十丸，以白汤送服。

金花丸

黄连、黄柏、黄芩、栀子、大黄（便秘加之）。

将以上药物等分，制末，加水调丸。每服三十丸，白汤送下。

黄连升麻汤

升麻一钱半，黄连三钱。

将以上药物制为细末，以绵裹含，津咽。

绿袍散

黄柏四两，炙甘草二两，青黛一两。

以上先取二味制为末，加入青黛同研匀，干贴。

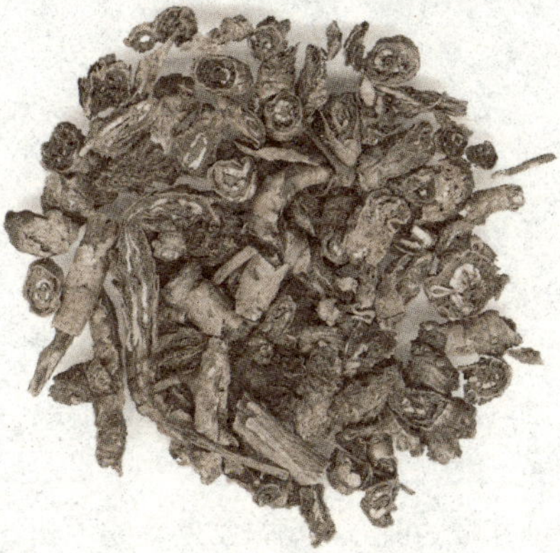

胡黄连

为植物胡黄连的干燥茎根，主治骨蒸潮热，小儿疳热，湿热泻痢等症。

口臭

加减甘露饮

治男子妇人小儿胃客热，口臭牙宣，赤眼口疮，一切疮疼已散未散，皆可服之。

丹溪云：甘露饮，心肺胃药也。

熟地黄、生地黄、天门冬（去心）、黄芩、枇杷叶（去毛）、山茵陈、枳壳、金钗石斛各一两，甘草、犀角各五钱。

将以上药物制为末，每服二钱，以水一盏，煎至七分，去渣，饭后临睡前温服。小儿一服分作两服，根据病情斟酌服用。

加减泻白散

桑白皮三钱，地骨皮一钱半，炙甘草一钱半，知母七分，黄芩五分，五味子二十一粒，麦门冬五分，桔梗二钱。

将以上药物粉碎，加水二盏，煎至一盏，去滓温服，饭前后服，一日二服。忌酒、湿面及辛热之物。

咽喉——水谷必经的通道

中医眼中的咽喉疾病

咽，属于手太阳小肠经、少阴心经、足太阴脾经、厥阴肝经的交会处。

咽在喉的前方，用来帮助食物下咽。杨上善说：喉咙之后的部位不再属于咽。

咽还属足阳明胃经。

《灵枢》说：足少阴生病的患者，口热舌干，咽肿，上气，咽的时候感到干燥而且痛。

咽还属于足阳明胃经。

《灵枢》说：阳明之脉向上通到心，循着咽，从口出去。

咽还属于足厥阴肝、少阳胆经。

《素问》说：肝，是中焦的将啊，和胆相互依存，咽是它的使者。

《灵枢》说：足少阳经的正经，从上挟着咽喉，从腮颊出来。

《素问》又说：一阴一阳为病，其脉代绝，这是由于阴气到达心脏，上下失去正常规律，出入没有知觉，使咽喉干燥，这是病在脾土。

注：一阴是指厥阴脉，和一阳少阳脉都是肝木之气。木克土，所以咽喉病虽然发生在脾上，其实是肝胆的问题。

咽属于手少阴心经、足太阴脾经的交汇处。

喉，属手太阴肺经、足阳明胃经、少阴肾经、厥阴肝经、任脉的交汇处。

《灵枢》说：手太阴的正经，从缺盆穴出，

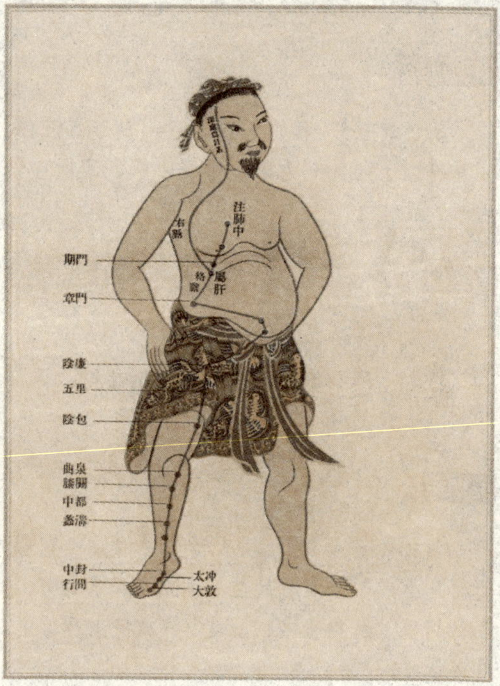

厥阴肝经循行图

人体十二经脉之一，共 28 穴，主治肝胆病症、泌尿生殖系统、神经系统、眼科疾病和本经经脉所过部位的疾病。

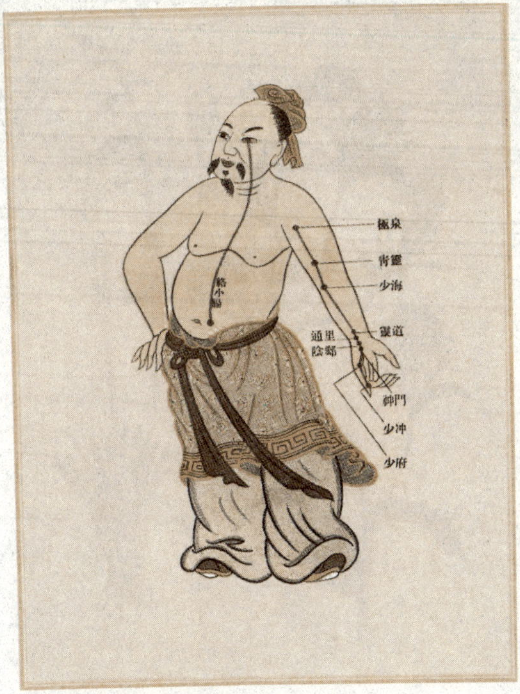

手少阴心经循行图

亦为人体十二经脉之一，共 9 穴，主治心、胸、神志及经脉循行部位的其他病证。

循喉咙的路线。

《素问》说：喉主天气，天气通到肺部，所以喉属于肺系。

又属手少阴心经，少阳三焦经。

《灵枢》说：手少阴的正经，从上走喉咙，从面而出。

《素问》说：心咳这种病的症状是心痛，喉间好像有东西哽住，严重者甚至咽肿喉咙麻痹。

张洁古说：三焦通到喉咙，喉咙运转正常声音就清朗，不正常声音就难听暗哑而且发热，喉咙紧闭。

《内经》说：咽喉是水谷必经的通道；喉咙，是气通过此处上下的通道；会厌，是声音的门户；悬雍，是声音的关卡。

咽与喉，会咽与舌，这四者同在一起，而各有各的功能。喉可以纳气，所以喉气向上通。咽可以纳食，所以咽气通向下。会咽是向上的隘口，主管开阖，关闭时饮食就能向下走，不关时喉咙一定会错位。舌头抵住上腭时，会咽就会关闭喉咙。这四者相互合作，缺一就会不能进食而饿死了。

▶ 常见咽喉病的治疗

喉痹

甘桔汤

治风痰上壅，咽喉肿痛，吞吐有碍。

苦桔梗一两，炙甘草二两。

每服三钱，以水一盏，煎余七分，饭后温服。

荆芥汤

治咽喉肿痛，语声不出，咽之痛甚。

荆芥半两，桔梗二两，甘草一两。

将以上药物锉散，每服四钱，加水一盏，姜三片，煎余六分，去滓温服。

半夏桂枝甘草汤

治暴寒中人咽痛。

半夏、桂枝、甘草各二钱半。

以水二盏，生姜五片，煎至八分，去滓，慢慢呷之。

咽痛

龙麝聚圣丹

治心脾客热，毒瓦斯攻冲，咽喉赤肿疼痛，或成喉痹，或结硬不消，愈而复发，经久不瘥。或舌本肿胀，满口生疮，饮食难咽，以上症状都适合服用此方。

南硼砂（研）、川芎各一两，生地黄、犀角屑、羚羊角屑、琥珀（研）、玄参、桔梗、升麻、铅白霜（研）、连翘各五钱，赤茯苓、马牙硝、脑子（研）、人参、麝香各三钱，朱砂（飞）、牛黄（研）各二钱。

将以上药物制为细末，加炼蜜制丸，每两作十丸，用金箔五十片为衣。每服一丸，薄荷汤或新汲水化下，或细嚼，或噙化津液咽下皆可，饭后临睡前服。

祛毒牛黄丸

治大人小儿咽喉肿痛，舌本强硬，满口生疮，涎潮喘急，饮食难进，胸膈不利。

牛黄（研）三钱半，人参、琥珀（研）、犀角（取细末）、桔梗、生地黄（沉水者佳）、硼砂各半两，雄黄（飞）一两，玄参、升麻各三钱，蛤粉（水飞）四两，寒水石（烧赤，去火毒）二两，朱砂（飞研，七钱），铅白霜脑子（各一钱）。

将以上药物制为细末，加炼蜜制丸，如小弹子大，金箔为衣，放入瓷器内收好。每服一丸，浓煎薄荷汤化下，或新汲水化服也可以，饭后服，每日进二三服，噙化亦得。

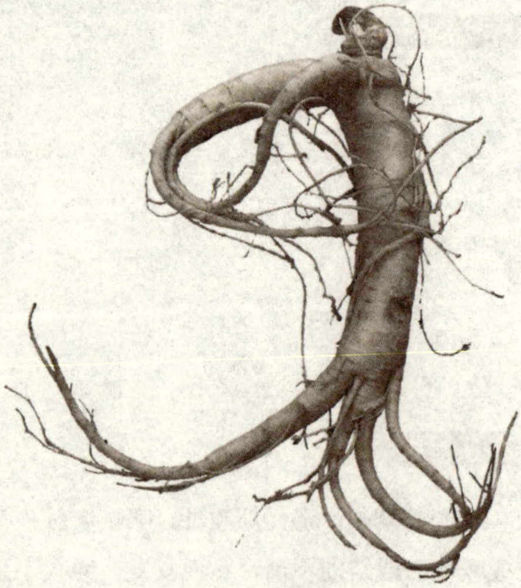

人参

能大补元气，补脾益肺，生津益血，安神增智，古人云：乃补气之圣药，活人之灵苗也。

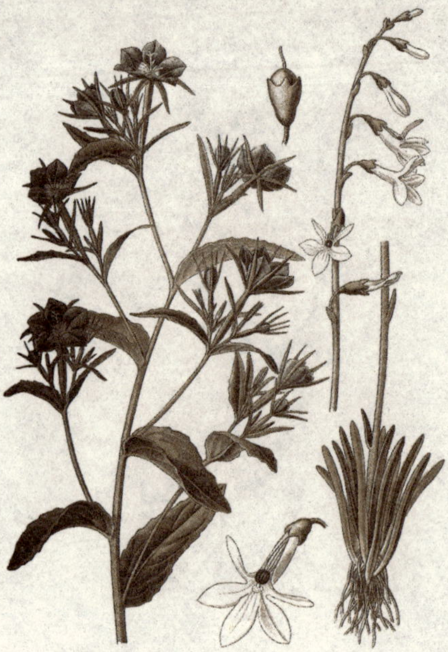

桔梗

根入药，性平，味苦辛。入肺、胃经。能宣肺、祛痰、利咽、排脓。

乳蛾

罗青散

治单双乳蛾。

蒲黄五钱，罗青、盆硝（研）各三钱，甘草二钱。

将以上药物制为细末，每服一钱，以冷蜜水调，细细咽之；如吞不下，可用鸡翎蘸药，在喉内扫之，立刻见效。

粉香散

吹乳蛾即开。

白矾三钱，巴豆（去皮油）三粒，轻粉、麝香各少许。

将以上药物放铁器上熬矾令沸，加入巴豆在矾内，候枯，去巴豆不用，将矾研末，加入粉、麝，吹喉中。

玄参散

治悬痈痛，不下食。

玄参一两，升麻、射干、大黄各半两，甘草二钱半。

将以上药物制为细末，每服三钱，用水一盏煎至七分，放温，时时含咽，良验。

咽喉生疮

黄芪散

治咽喉生疮疼痛。

黄芪、槟榔、紫菀（洗去土）、牛蒡子、栀子仁、赤茯苓、甘草（生用）各半两，麦门冬（去心）、玄参各一两，川升麻、黄芩各三钱。

将以上药物锉碎，每服一钱，以水一盏，煎至六分，去滓温服。

桃红散

治喉中生疮，肿赤紫色，咽嗌痛，咽物有妨。

金箔十片，银箔十片，铅白霜少许，寒水石四两，太阴玄精石（二味捣碎，放入一盒子内，火烤令通赤，取出，埋地土内出火毒，研细）二两，马牙硝（研）、丹砂（研）、甘草（炙，为末）各一两。

将以上药物制为细末，研匀，每服一字，以甘草水调下；或以稀糯米粥丸，如豌豆大，含化咽津。

琥珀犀角膏

治咽喉口舌生疮菌。

真琥珀（研）、犀角（屑，生用）各一钱，人参（去芦）、酸枣仁（去皮，研）、茯神（去皮木）、辰砂（研）各二钱，片脑（研）一字。

将以上药物制为细末，研匀，加炼蜜和为膏，以瓷器收贮。候其疾作，每服一弹子大，以麦门冬去心，浓煎汤化下，一日连进五服。

咽中如梗

射干散

治咽喉中如有物妨闷，噎塞疼痛，咽物不下。

射干、枯梗、川升麻、犀角屑各三钱，木香、木通（锉）各半两，紫苏子（炒）、诃黎勒（去核）、槟榔、枳壳（去穰，麸炒）、赤茯苓、炙甘草各一两。

将以上药物锉细，每服三钱，以水一盏，煎至八分，去滓，随时温服。

含化龙脑丸

治咽喉中有物如弹丸，日数深远，津液难咽，作渴疼痛，即须深针肿结处，散尽毒瓦斯。

龙脑（研）、麝香（研）各二钱半，川升麻、马牙硝、钟乳粉、黄芪各一两，川大黄（微炒），炙甘草各半两，生地黄（取汁和药）五两。

将以上药物制为细末，研匀，加入地黄汁和炼蜜和丸，如弹子大。随时服用，以绵裹一丸，噙化咽津，以咽喉通利为度。

木香散

治咽喉中如有物噎塞，吞不能入，吐不能出。

木香半两，紫雪、射干、羚羊角屑、犀角屑、槟榔各一两，玄参、桑根白皮、川升麻各一两半。

将以上药物锉碎，每服三钱，以水一盏，煎至六分，去渣，随时温服。

中医研究的重点——伤寒

▶ 什么叫伤寒

伤寒或说伤寒病，原先出自中医学的范畴，有广义与狭义的区别。广义伤寒是一切外感热病的总称。狭义伤寒是外感风寒之邪，感而即发的疾病。

《难经·五十八难》:“伤寒有五，有中风，有伤寒，有湿温，有热病，有温病。”其中“伤寒有五”之伤寒为广义伤寒，五种之中的伤寒为狭义伤寒。

有关伤寒的记载，始见于《内经·素问》。继后，《难经》明确指出，伤寒的涵义有广有狭，广义伤寒包括狭义伤寒以及中风（感受风邪所致的外感病，不同于杂病中风）、温病、热病、湿温等疾病，即以伤寒名称兼赅风、湿、热等病邪所致的多种外感疾病。汉代张仲景“勤求古训，博采众方”，以六经证治为纲要，撰写了《伤寒论》一书，使中医学理法方药得到和谐统一，从而奠定了辨证论治的基础，无论对外感热病和其他系统疾病，都有重要的指导意义。

现代西医学传入东方后，其中细菌学有种伤寒杆菌造成之疾病，亦称为伤寒病。中西医学对伤寒的概念并不相同，不可混淆。

▶ 内伤外感伤寒的辨别

凡是得了伤寒，很少有不发热的，其中内伤外感是得病的关键原因。

脉象显现人迎大于气口就是外感，气口大于人迎就是内伤，外感的症状是发冷发热交替发作。外感的症状是怕冷，即便靠着火也还是感觉冷；内伤虽然也是怕冷，但得到温暖就好了；外感怕风，一切风寒都不能忍受；内伤虽也怕风，但是只怕从门缝中吹过来的贼风；外感的症状显示在鼻，所以呼吸不正常；内伤的症状显示在口，所以口里尝不出滋味，腹中也感到不调和；外感世邪气太多，所以说话声音大而且严厉；病情是先轻然后加重，内伤是元气不足，所以懒于说话，时常感到胆怯，病情先重然后减轻；外感的症状是头痛，而且常常作痛；内伤的症状是头痛，有时发作有时停止；外感的症状是手背发热而手心不热；内伤的症

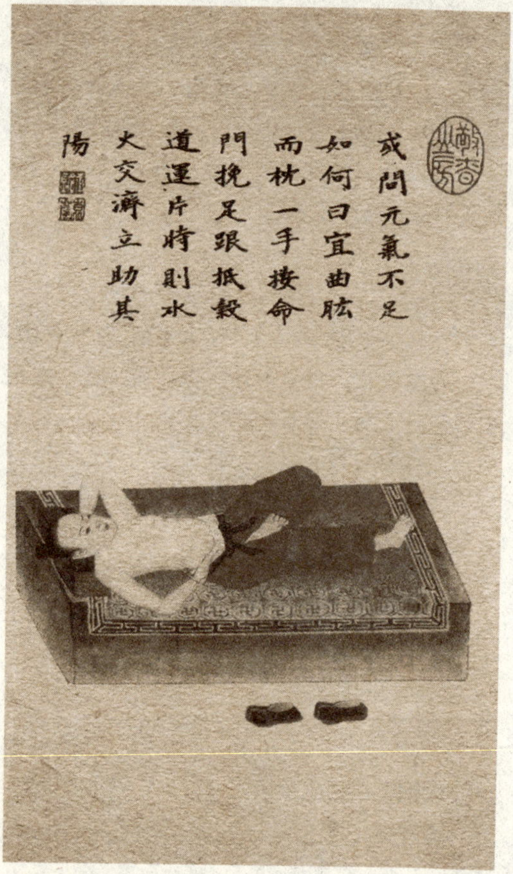

元气不足

气，是人体最基本的物质，由肾中的精气、脾胃吸收运化水谷之气和肺吸入的空气几部分结合而成；元气不足即导致气虚，也就是所谓的亚健康。中医在辨证的基础上，既给出了调理的处方，也创制了一套吐纳导引的方法。

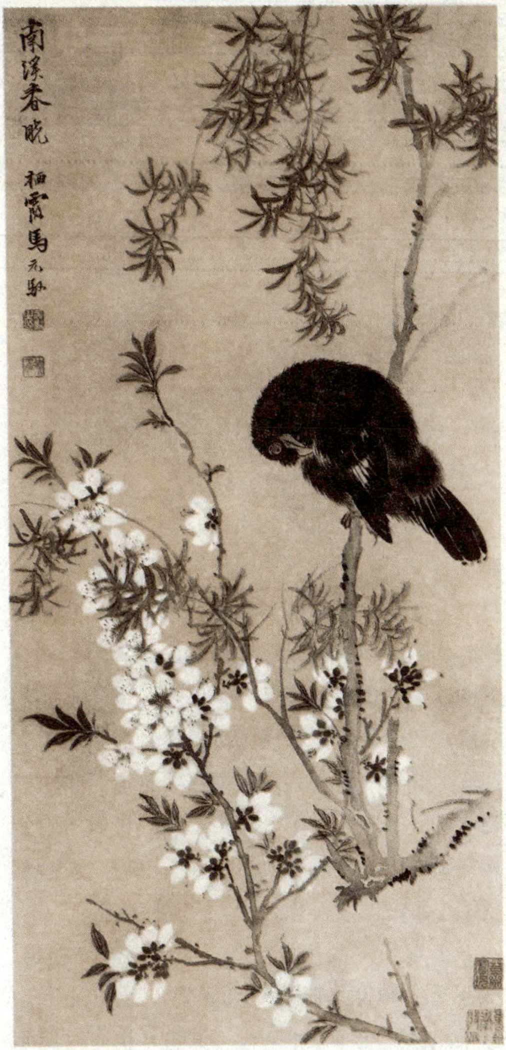

南溪春晓图

雪融花开，鹳鸟栖枝，然而暖中还寒，仍需防治伤寒病。

状是手心发热而手背不热。

东垣关于辨识伤寒的方法就是这些，是有内伤而无外感，还是有外感而无内伤，以此辨别就立刻清楚了！

如果既有内伤又有外感，二者皆病者，其脉象和症状必然都会一起出现，从而复杂难辨，特别要细心考察。如果显现出内证多，就是内伤重而外伤轻，适合先补养；如果是外证多，就是外感重而内伤轻，适合以发散和解为第一步。这是东垣没有说到的地方。

▶ 伤寒类伤寒的辨别

世人相传，因为痰、饮、香港脚、虚烦这四种疾病类似伤寒，王叔和又因为痉、湿、霍乱等疾病和伤寒症状相似，而将其列入到伤寒论中。然而以表现出的症状相比较，相似者又何止这几种疾病！

因为内伤而劳倦，症状也很像伤寒。现在将冬温等疾病和伤寒的差别罗列在后面。

自从霜降以后，因为天气寒冷而受寒而病者，就是伤寒。脉象浮紧，无汗，这是伤寒的脉象；脉象浮，但脉缓，这是伤风。

霜降以后，天气应该寒冷却不冷，反而更加温暖，因而穿衣盖被都减了，以致导致受寒而得病，这是冬温。感染时气耳病会身上出斑；伤寒还没有解热就又遇到温热，是温毒。

春天是天气和暖，有人发高热，口渴而不怕冷，这是温病，如果以辛温发汗的药物治疗就糟了！

如果天气还冷，冰雪还没有解冻，受寒而生病，这也叫伤寒。

三月以后，八月以前，天气有时候会突然变冷，因此受寒而得病者，这属于时行寒疫。夏至以后，时令炎热，有人发高烧，感到烦渴而不怕冷者，所得为热病。

热病和中暑很相似，但是热病的脉盛，中暑脉虚。夏天有病，会头痛、胡言乱语、无缘无故地出汗，身体也不怎么发热，两小腿发冷，四肢沉重、胸腹满的患者，这是温湿病的特征。

如果有人被湿气所伤，因而中暑，湿热相搏，所以出现以上症状，千万不要以发汗的方法治疗。其中头痛、身体发热、无故出汗和伤寒相同，而脉象中尺脉和寸脉都浮，身体沉重迟缓，只是想睡，鼻息重、打鼾，开口说话吃力，手足瘫痪或软弱无力，这都是风温。此时不可发汗治疗。

如果患者出现呕吐而且下利、头痛、身体疼痛、怕冷、发热的症状，这是霍乱。身体发热而脚冷、头颈强急、怕冷，如果出现有时头部发热、面色发红而且眼中发红，头部突然发晕、不能开口说话、身体僵直的情况，这是痉病。怕冷、无汗为刚痉，怕风、有汗为柔痉，躺下时仰面、睁眼者为阳证，躺下时以侧躺的姿势，而且闭眼为阴证。

脉象浮紧快为阳证，脉象沉、细、涩为阴证；口中干燥口渴为阳证，口中舒适为阴证。阳证容易治疗，阴证治疗时会很费力。

头疼发热的症状和伤寒相同，但是身体不感到疼痛，右手气口脉紧而且盛，右关脉象短滑，左手脉象平和的患者是伤于饮食。一定会同时出现中脘痞闷、噫气作酸，或者怕闻到食物的味道，或者想吐又吐不出来，或吐不完的症状，还会停食而且感到冷。患者的左右手人迎气口脉象一定都大，有烦热的感觉，和伤寒相似，只是脉象不浮紧，头不疼、身体不感到疼痛、不怕冷，或者烦的时候头也痛，烦的感觉停止时痛也跟着停止，以上症状为虚烦。

出现怕冷发热、怕风、无故出汗、胸满、气往上冲到咽，不能休息的症状，看起来和伤寒很相似，然而头不痛颈不僵直，也有时感到头痛，但平时行动如常，其脉象紧而不大，这是痰症。

痰在上焦，则会形成寸口脉象沉滑或沉浮；如果痰在中焦，右手关脉的脉象就会滑大，如果还有气郁的情况就会脉象沉而且滑，有夹食脉象就会出现短而且滑的现象。凡是脉象显示弦脉或滑脉，就是有痰饮，偏弦的情况说明有饮证，脉象沉而且弦者是有悬饮；体内感到疼痛，脉象显示左右关脉大，或者关上脉象浮而且大，或者眼下方好像被灰烟熏过，这都是痰症的症状。

发热、怕冷、头疼、肢解疼痛、呕吐恶心的情况和伤寒很相似，然而病从脚部显现，脚膝肿痛或痉痛，或者肿满，或者枯细，大便也坚硬，这是香港脚的症状。

《伤寒论》说脉浮，当发热而且寒战，怕冷好像还有疼痛，但是饮食如常，出现这种情况，就是体内有蓄积和脓。这就是说有内痈。《素问》说：肝满、肾满、肺满这些都是实证，会造成发肿。王注说，满就是脉气满实，肿就是痈肿大，咳嗽时胸中就感到隐隐作痛，心胸皮肤粗糙不平，发冷时全身颤动而且脉快，咽部干燥但不口渴，所出的唾液浓浊腥臭，吐好像米粥一样形态的脓，这是肺痈。小腹感到沉重，下按时感到疼痛，小便频而且淋沥，时时出汗，怕冷而且身体皮肤粗糙不平。腹部皮肤紧而且好像有肿块，脉象滑而且快，这是肠痈。

胃脘处隐隐作痛，手不能碰触，胃脉象沉而细，因为气逆，所以人迎脉盛，这是胃脘痈。是内伤还是外感，可以根据人迎和气口的脉象来辨别，内伤的患者脉象显示人迎脉平，而胃脘痈证的脉象显示人迎脉盛，这和伤寒是很不同的，应该详细分辨。京口钱氏未出阁的女儿，患肠痈发热，被庸医误诊成伤寒治疗，不让进饮食，过了十余天简直都快死了，有一日下了几升脓出来，才知道是痈症，但已经来不及抢救了。如果就像伤寒一样发热，其实此人可能是从高处掉下来，受了跌打损伤，或者此人是因为大怒而动气呼叫，没有其他事情引起发病，小便也很正常，口也不感到渴，按心下，或胁下，或者脐腹有些地方有疼痛的地方，甚至手不能碰触，这是蓄血症。

身体劳逸失节，饮食不当，七情房事过度都会伤害到身体，造成淤血。我的朋友缭仲，经常服用滋补丸，数量多至数两，忽然一天发热，服用了解热的凉药，热度反而有加无减，感到身体沉重发困，就快支持不住了，我用蓄血法治疗他。刚刚煎药，朋友闻到味道就说：多么香啊。服了药就立刻退热，次日便下一斗左右黑色粪便，然后就好了。伤寒中也有蓄血症，应该从这一科寻找治疗方法。

四时伤寒不同

冬为伤寒

从霜降以后到春分以前，凡是接触冒犯霜、露，身体被寒气侵袭而病者，就叫作伤寒。

春为温病

从立春这个节气后，没有突然而至的严寒，又没有冰雪，有人突然发热生病，这是属于冬天时阳气伏于内而春天时候阳气就发于外，成为温病。《内经》说：冬天必然伤于寒冷，春天必然伤于温病。李明之说：冬天被寒气所伤，原因大半是因为在冬天的某些天气像秋天一样温和。应该寒冷时却变得温暖，就是火胜而水亏了！水既然已经亏了，则所获胜的火生土，使土又过多了。所生的病就是金不足所导致。火土相互配合，造成湿热相助，所以患病为温病。那么之所以不在冬天生病而在春天生病，是因为其性寒，水位居东方卯的位置才能得到权力。

寒冷的时令竟然在春天重新显现，使腠理开泄，少阴不能藏精，再加上房事不节而劳伤，或者是辛苦的人阳气泄出外，体内的肾水又亏，在春天的时候就容易患上温病。阳气外泄了，什么能使身体有抵抗力呢？肾水都消耗完了，什么能够滋养身体呢？这两者本来同样是生长运化的根源所在，源头都枯竭了，木又能够依赖什么生长呢？身体还有所存的，不过就是热而已。患此病时，木如果勉强生长，就造成温病。所以说，患太阳病发热，口渴而不怕冷的患者，就是温病。可以这样解释：太阳病患者，脉象浮，头颈疼痛要部僵硬。

伤于寒者应该怕冷。如果不怕冷，感到口

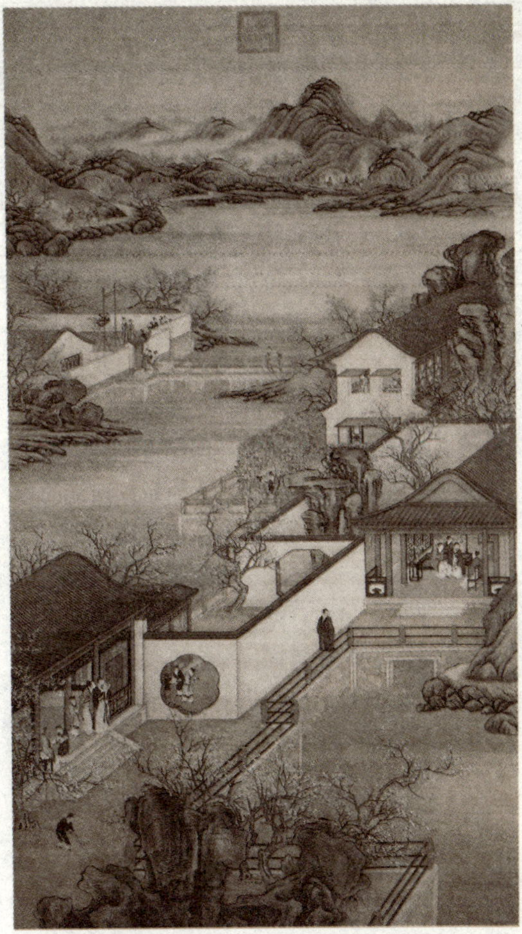

十二月令图轴之二月

立春过后，室外阳气健旺，而人体若不藏好肾水，极易导致阴阳失衡，换得温病。

渴，就是病情已经转移成为阳明症，病邪已经由体表感染到体内了！如今不怕冷，就不是伤寒症，像是阳明症和太阳症都有，那就不是伤寒症中的阳明症。所以说这是温病。《活人书》说：夏至以前发热，怕冷、头疼、身体疼痛、脉象浮紧，就是温病。春天患的伤寒叫作温病，冬天患上伤寒，但是由于病情轻微，在夏至以前才发病也叫作温病。这也是因为借了春天的温暖之气而发作的。治疗温病和治疗冬天的伤寒和夏天的热病不同。因为此病发热的程度轻。（初春和秋末的时候，阳气还在体内，病情稍轻，即使不用药物治疗，五六天后也能自己痊愈）

治疗春温可以服用升麻解肌汤、柴胡桂枝汤最好。发热比较严重的话可以服用小柴胡汤。不感到口渴，体表有微热者服用小柴胡加桂枝汤。有咳嗽的情况可以服用小柴胡加五味子。感到烦渴发热却不怕冷的患者可以服用竹叶石膏汤。然后服用麻黄桂枝汤和大青龙汤。在西北这两个方位照此行事没有不见效的。如果在江淮地带，地域温暖，只有冬天和初春可以如此服用。从春末到夏至以前，桂枝麻黄汤、大青龙汤内药物最好有所加减。按照《活人书》中所说，温病有两种情况，服用升麻解肌的药物者，是地道的伤寒。怕冷而不感到口渴的患者，因为发病在温暖的时令，所以叫作温病，服用竹叶石膏汤就好。这也是张仲景所说的口渴而不怕冷的温病。以上要仔细分辨不要弄错了。然而不怕冷而感到口渴的温病，却是四季都有，不仅仅是在春天才得。

升麻解肌汤

此方可以治疗伤寒，温病，天行头痛、壮热。

葛根一两，麻黄（去节汤泡）七钱半，黄芩、芍药各半两，桂心、甘草（炙）各二钱半。

将以上药物粉碎，每服四钱，以水一盏半，枣一枚，煮余八分，一日三次。三四日不解，脉浮者，宜重服取汗。脉沉实者，宜下之。

小柴胡汤方

柴胡半斤，半夏（汤洗）半升，人参、甘草、黄芩、生姜各三两，大枣（擘）十二枚。

以上七味药物，以水一斗，二升，煮余六升，去滓，再煎余三升。温服一升，一日三服。

竹叶石膏汤

竹叶二把，石膏一斤，半夏（洗）半斤，人参三两，甘草二两，粳米半升，麦门冬（去心）一升。

将以上七味药物，以水一斗，煮余六升，去滓，放入粳米，待煮米熟汤成，去米温服一升，一日三服。

大青龙汤

麻黄（去节）六两，桂枝（去皮）二两，甘草（炙）二两，杏仁（去皮尖）四十枚，生姜（切）三两，大枣（擘）十二枚，石膏（碎）鸡子大。

以上七味药，以水九升，先煮麻黄，减一升，去上浮沫，放入其他诸药，煮余三升，去滓，温服一升，取微似汗，汗出多者，温粉扑之，一服就出汗者需停后服，如果再服使汗过多，会亡阳遂（一作逆）虚，恶风烦躁，不得眠也。

夏为暑病

中暑中热名字好像一个意思，其实并不是一种病。如果冬天受了寒，到夏天才发病变成热病，这是由于过时而发，病邪从内发向外。这就是所说的晚发。这不是突然中暑热一下子得病可以比。或者说，刚刚中暑得病，其脉象虚；晚发的病，其脉象盛。治疗的方法有清热，有解肌。太阳中热，就是中暑，患者应该表现为出汗多，怕冷，发热而且口渴。

成无己说：出汗、怕冷、发热而且不渴者，是中风。出汗、怕冷、发热、口渴者，是中暑。

太阳经中暑者，发热、怕冷、身体感到沉重而且疼痛，其脉象弦、细、芤、迟，小便之后寒战，汗毛耸立，手足逆冷。稍微劳累就发热，开口说话前板牙发燥。如果出汗，就会更加怕冷。如果用温针治疗就会更加发热；下得多了，又会淋沥。

成无己说：病邪有在体表，有在里者，就是表里都有病。发热、怕冷、身体沉重疼痛者，就是中暑。脉象弦、细、芤、迟者，是中暑。小便完仿佛打寒战，手足逆冷者，是太阳经中气不足；微有劳累身体就发热，就是稍微惊动

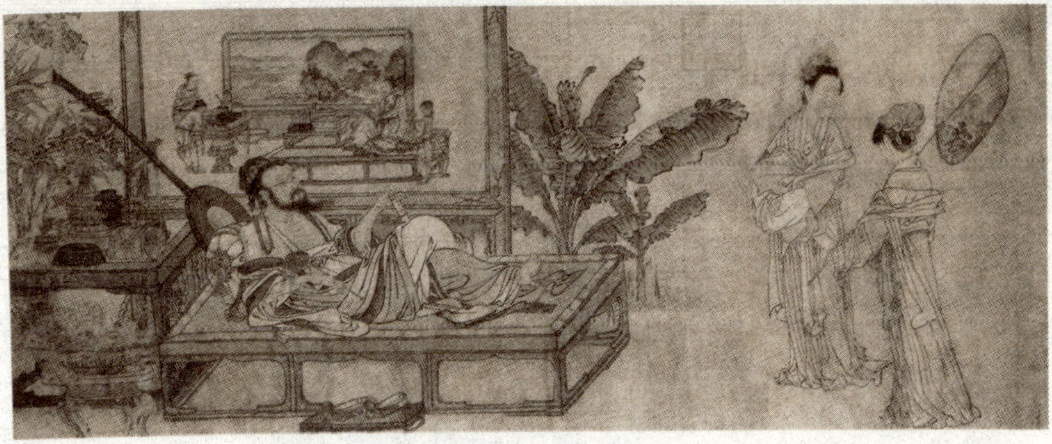

消夏图

夏热发汗，中暑在所难免，却不能单纯地过量补水，以免损伤脾胃阳气。

阳经就会发作是气不足；开口前板牙干燥者，是有热。

《内经》说：因为中暑而烦，就会喘。喘不能停止，牙齿干燥者，如果以发汗来去表邪，就会造成外虚，所以更加怕冷。如果用温针治疗助阳，就会火热内攻，所以发热更加严重。如果以下的方法治疗以除里热，就会造成内虚，使膀胱干燥，小便淋沥。

徐氏说，此条无法治疗，东垣认为可以用清暑益气汤治疗。

太阳中发热者，身体发热，疼痛沉重，而脉象微弱。这是由于夏日伤于水，使水运行到了皮肤中造成的。

成无己说：脉象虚，身体热，是因为伤暑。如果身体热、脉象微弱、身体疼痛者，是因为伤于水。可以服用夏天暑热时以水灌溉而得到的瓜蒂制成散，或者说是五苓散的药物治疗。

中暑和伤寒相似但又有不同。

张氏说：清邪居上，浊邪居下。风寒湿邪都是大地的浊邪，所以都在足经。只有暑气是源于天的气，为清邪，所以居手少阴心经。其症状和伤寒很相似，其实不同。伤寒症患者虽然怕冷发热，但发病之初还不至于烦渴，中暑却不同，刚一发病就口渴，所以不同于伤寒。而且伤寒的脉象必浮盛，中暑的脉象必虚弱，或者弦细芤迟。假如太阳经病，颈背僵直，出汗、怕风，在炎热的暑天发病时岂不是和中暑一样吗？唯有不渴这个症状与中暑区别开来，所以还是服桂枝加葛根汤治疗。凡是在夏秋炎热季节发病的患者一定要详细推敲病情，就不会弄错了。

瓜蒂散

瓜蒂（炒黄），赤小豆各一分。

将以上药物研为细末，取一钱用豉一合，汤七合，先将药物浸泡。须臾煎成稀糜，去渣，取汁相和，趁温一次顿服。如果不吐，可以少少加得，快吐乃止。诸亡血虚家不可与服。

五苓散

可以治疗蓄水证。小便不利，头痛微热，烦渴欲饮，甚则水入即吐，舌苔白，脉浮。水湿内停。水肿，泄泻，小便不利，以及霍乱。痰饮。脐下动悸，吐涎沫而头眩，或短气而咳者。

猪苓（去皮）十八铢，泽泻一两六株，白术十八铢，茯苓十八铢，桂枝（去皮）半两。

将以上药物捣为散，以白水饮和服方寸匕，一日三服，多饮暖水，汗出则愈，如法将息。

秋为疟

夏天伤于暑，秋天就是伤于疟。疟病的脉象是阴阳都盛。偏重于阴者变为温疟。凡是伤寒病，前热还没有消除，其脉象阴阳都盛，就是寒邪转变成温疟了。此病如出现寒热往来，口苦、胸胁满者，可以服用小柴胡汤加芍药少加桂枝治疗。如果热多就用双倍柴胡。寒多就用双倍桂枝。如果发热严重而且口渴心烦，可以服用人参白虎汤再少加些薄桂。如果只有发热，不感到冷，就不用桂，如果还是感到冷的话就一定要放些。如果热多就服用小柴胡汤和白虎汤。痰多而热少服用小柴胡汤合二陈汤。如果饮食少胃弱，可以加白术。心下有痞加枳实、黄连。脉虚者要加双倍人参。口渴者去掉半夏加上瓜蒌根。如果体内蓄积着邪热，会造成大便秘。脉象滑、大而且有力者，以大柴胡汤下之。

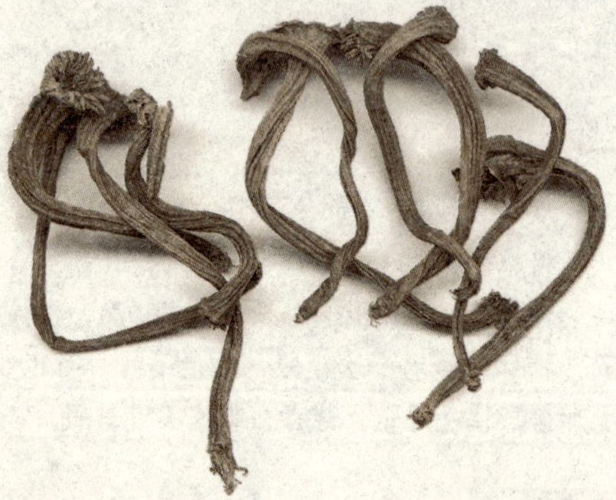

瓜蒂

味苦，性寒，有毒。入脾、胃经。治痰涎宿食，壅塞上脘，胸中痞梗，风痰癫痫，湿热黄疸，四肢浮肿，鼻塞，喉痹。

一年之中，无论老幼，所患疾病症状都很相似，这就是疫。

春天应该暖，反而冷；夏天应该热，反而凉；秋天应该凉，反而热；冬天应该寒冷，反而温。这些都是不合时令。所以一年中如果老幼都患相似的疾病，就是流行时疫。后来的人称呼一些病为温疫、寒疫、时气、大头寒等，其实都是疫。俗称的瘟病其实就是温病在流传的过程中传错了名字！

白虎汤

白虎，是西方金神也。应秋而来，患者肺热甚于内者，可以寒下之；热甚于外者，可以凉解之；其有中外俱热，内不得泄，外不得发，非此汤不能解。因暑气得秋而止，故曰此汤处暑，而以白虎名，是谓能止热也。

知母六两，石膏一斤，甘草，二两，糯米六合。

将以上四味药物，以水一斗，煮米熟汤成，去除渣滓，温服一升，一日三服。

大柴胡汤

治疗因少阳阳明合病。往来寒热，胸胁苦满，呕不止，郁郁微烦，心下痞硬，或心下满痛，大便不解或协热下利，舌苔黄，脉弦数有力。

柴胡半斤，半夏（洗）半升，黄芩、芍药各三两，生姜（切）五两，大枣（擘）十二枚，枳实（炙）四枚。

以上七味，以水一斗，二升，煮余六升，去滓，再煎温服一升，一日三服，一方有大黄二两，若不加大黄恐怕不为大柴胡汤也。

▶ 太阳病的疗法

《内经》说：太阳经受病，头颈会感到僵硬疼痛而且怕风寒，不感染到经络的情况当然有，然而还是感染的多啊！

像《内经》所说，患伤寒第一天时，病邪侵入到太阳经，如果脉象正常就是不会感染，如果想吐又烦躁、脉象显示脉快而且急，就是会感染到其他经。又说：患伤寒二三日，如果阳明经合少阳经不见有异常，就是没有感染。

治疗太阳经的方法，有出汗、吐下、温和、解调，还有针刺都有。因为太阳经患病不是由一处患病又传染到多处。虽然可以使用发汗解肌的治疗方法，但是症状有轻重的不同，脉象有沉浮的不同，用药时必须要根据脉象显示出的病情程度酌情考虑。

如果发热、怕冷、脉象浮紧，可以服用麻黄汤；无故出汗、怕风、脉象浮缓，可以服用桂枝汤；这是脉象和表现症状统一考虑治疗的定法。又比如项背僵硬，有汗而且怕风的情况，可以服用桂枝加葛根；脉象微弱而且怕冷，可以服用桂枝麻黄各半汤；如果发热、怕冷，热多而寒少，脉象微弱，可以服用桂枝二越婢一汤；如果脉象浮紧，有无故出汗、小便多、心烦、微感怕冷、脚痉挛的症状，可以服用桂枝加附子汤。

又比如已经发汗了还要再发汗，就会出现汗出如水，漏泄不止、怕风、小便难、四肢微急难以屈伸的情况，可以服用桂枝加附子汤；

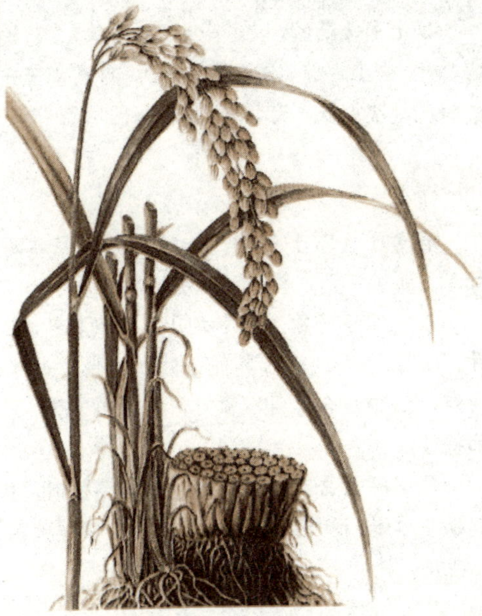

糯稻

脱壳的米即为“糯米”，是一种温和的滋补品，有补虚、补血、健脾暖胃、止汗等效用。

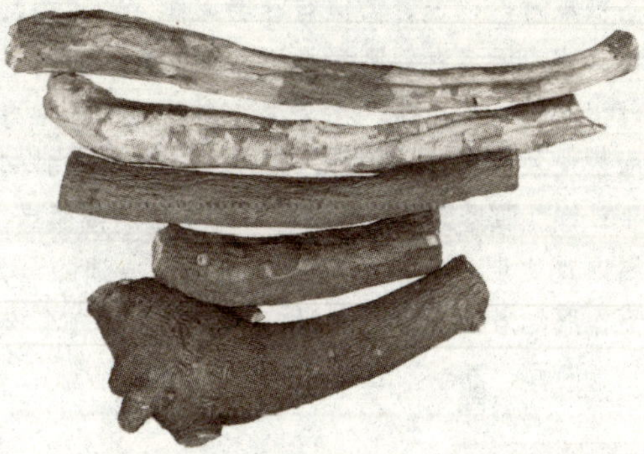

赤芍

长于清热凉血，活血散瘀，清泄肝火，主治血热、血瘀、肝火所致诸证。

如果服了桂枝汤后出汗很多，脉象洪大，仍可以再服用桂枝汤；如果出现疟疾的症状，一日两次发作，适合服用桂枝二麻黄一汤。

仲景发汗剂二十七汤，其中所治疗的五十九种症状，应该精心鉴别。什么症状可以服用青龙汤，什么症状可以服用五苓散，什么症状服用茯苓甘草汤之类药物，依据是病情的轻重，所以治疗起来也分缓急。清

碧杜先生说：伤寒阳热之证，感染到其他经，造成的症状会各自不同，治疗时是采用发汗、呕吐、下利三种方法的哪一种也不同，选择错误的话造成患者的死亡是易如反掌！这不像阴寒病邪只会停留在一经，不会感染别处，治疗起来相对容易，不过是根据寒邪的轻重，用温药治疗是肯定的方法。

发汗法

桂枝汤

桂枝（去皮）三两，芍药三两，甘草（炙）二两，生姜（切）三两，大枣（擘）十二枚。

将以上五味药物，粉碎后以水七升，用微火煮余三升，去滓，适寒温合适时服一升，之后过会儿再服热稀粥一升余，以助药力，

盖被取汗，以遍身微似有汗者为佳，不可令汗出如水，汗多淋漓则病必不除。如果一服药后汗出病瘥，停后服，不必尽剂，若不出汗，再服依前法，仍旧不出汗，再服，每服相隔时间半日许，服尽三服。若病重者，一日一夜服尽，周时观之服，一剂尽病，症状还没有消除者，更作服，若汗不出，乃服至二三剂，禁食生冷粘滑肉面、五辛、酒酪、臭恶等物。

桂枝加葛根汤

风寒客于太阳经输，营卫不和证。桂枝汤证兼项背强而不舒者。解肌发表，升津舒经。

桂枝二钱，芍药二钱、生姜三钱，炙甘草二钱，大枣三枚，葛根四钱。

以上六味药，以水一斗，先煮麻黄、葛根，至减二升，去上沫；放入其他药；煮余三升，

去滓，温服一升。覆取微似汗，不须啜粥，余如桂枝法将息及禁忌。

桂枝加厚朴杏子汤

于桂枝汤方内，加厚朴二两，杏仁五十个，去皮尖，余根据前法。

桂枝加附子汤

于桂枝汤方内，加附子一枚，炮，去皮，破八片，余根据前法。术附汤方，附于此方内，去桂枝，加白术四两，根据前法。

桂枝去芍药汤

于桂枝汤方内，去芍药，其余根据前法。

桂枝去芍药加附子汤

于桂枝汤方内，去芍药，加附子一枚，炮，去皮，破八片，余根据前法。

桂枝麻黄各半汤

桂枝（十六铢，去皮）一两，芍药、生姜（切）、甘草（炙）、麻黄（、去节）各一两，大枣（擘）四枚，杏仁（，汤浸，去皮尖及两仁）二十四个。

将以上七味药物，以水五升，先煮麻黄一二沸，去上沫，然后放入诸药，煮余一升八合，去滓，温服六合。

桂枝二麻黄一汤方

桂枝（去皮）一两十七铢，芍药一两六铢，麻黄（去节）十六铢，生姜（切）一两六铢，杏仁（仁，医统本作人。去皮尖）十六个，甘草（炙）一两二铢，大枣（擘）五枚。

以上七味药物，以水五升，先煮麻黄一二沸，去上浮沫，放入诸药，煮余二升，去滓，温服一升，一日两次。

葛根汤

发汗解毒，升津舒筋。外感风寒表实，恶寒发热，头痛，项背强几几，身痛无汗，腹微痛，或下利，或干呕，或微喘，舌淡苔白，脉浮紧者。

葛根四钱，麻黄（去节）三钱，桂枝（去皮）二钱，生姜（切）三钱，甘草（炙）二钱，芍药二钱，大枣（擘）十二枚。

以上七味药物，以水一斗，先煮麻黄、葛根，减二升，去上浮沫，放入其他诸药，再煮余三升，去滓，每次温服一升，覆取微似汗。

麻黄汤

麻黄（去节）三两，桂枝（去皮）二两，甘草（炙）一两，杏仁（泡去皮尖）七十个。

以上四味药物，以水九升，先煮麻黄减二升，去上浮沫，放入其他诸药，煮余二升半，去滓，温服八合，复取微汗，不须再吃粥，余如桂枝法。

凡用麻黄去节，先滚醋，汤略浸片时，捞起以备后用，庶免大发，如冬月严寒，腠理致密，当生用。

小青龙汤

治疗因伤寒心下有水气，咳而微喘，发热

不渴，服汤已渴者，此寒去欲解也

麻黄（去节）、芍药、干姜、细辛、桂枝（去粗皮）各三两，五味子、半夏（汤洗）、甘草各二两。

将以上八味药物，以水一斗，先煮麻黄减二升，去上浮沫，放入诸药，煮余三升，去滓，温服一升。

麻黄杏仁甘草石膏汤

麻黄（去节）四两，杏仁（去皮尖）五十枚，甘草（炙）二两，石膏（碎绵裹）半斤。

以上四味药物，以水七升，先煮麻黄减二升，去上沫，放入诸药，煮余二升，去滓，温服一升。

桂枝去芍药加蜀漆龙骨牡蛎救逆汤

桂枝（去粗皮）、生姜（切）、蜀漆（洗去腥）各三两，牡蛎（熬）五两，龙骨四两，甘草（炙）二两，大枣（劈）十二枚。

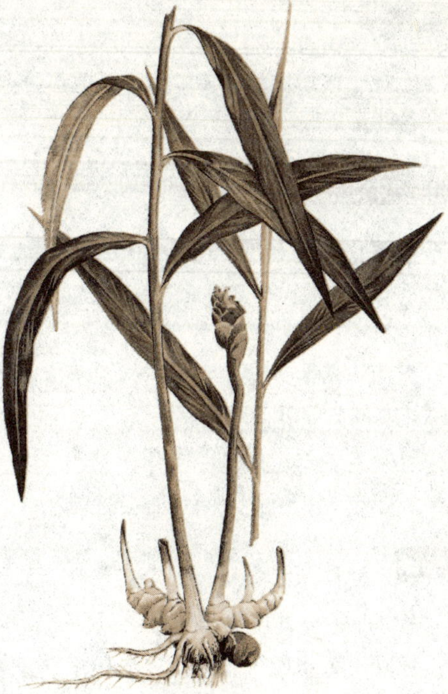

姜

将以上药物制为末，以水一斗二升，先煎蜀漆，减二升后放入诸药，煎余三升，去滓，温服。

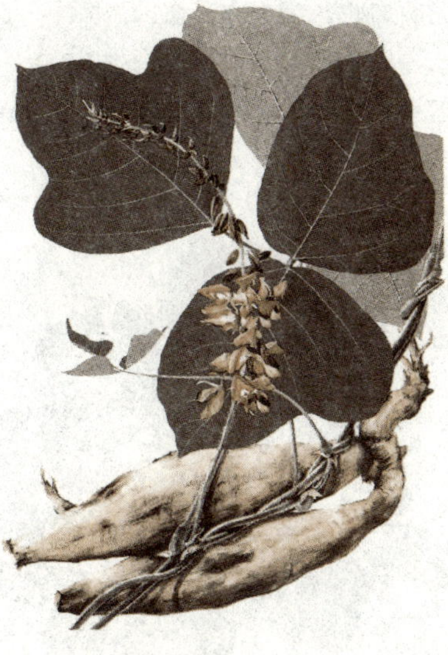

野葛

干燥块根入药，味甘、辛，性平。入脾、胃经。味甘、辛，性平。入脾、胃经。可升阳解肌，透疹止泻，除烦止温。治伤寒、温热头痛项强，烦热消渴，泄泻，痢疾，瘢疹不透，高血压，心绞痛，耳聋。

吐法

栀子豉汤

治疗发汗吐下后，余热郁于胸膈，身热懊憹，虚烦不得眠，胸脘痞闷，按之软而不痛，嘈杂似饥，但不欲食，舌质红，苔微黄，脉数。

栀子（擘）十四枚，香豉（绵裹）四合。

以上二味药，以水四升，先煮栀子得二升半，放入豉，煮余一升半，去滓，分为二服，温进一服，得吐者止后服。

栀子甘草豉汤

于栀子豉汤中加甘草一两余依前法得吐止服。

栀子生姜豉

于栀子豉汤中加生姜二两，其他都依照前法，得吐止后服。

栀子厚朴汤方

治疗伤寒患者下后心烦，即微烦。腹满，卧起不安者，烦而加之腹满，则卧起俱不宁矣。厚朴、枳实，以治腹满。

栀子（擘）十四枚，厚朴（姜炙）四两，枳实（水浸去苏炒）四枚。

将以上三味，以水三升半，煮余一升半，去滓，分二服温进。一服得吐者止后服。

瓜蒂散

瓜蒂（炒黄），赤小豆各一分。

将以上药物研为细末，取一钱用豉一合，汤七合，先将药物浸泡。须臾煎成稀糜，去渣，取汁相和，趁温一次顿服。如果不吐，可以少少加得，快吐乃止。诸亡血虚家不可与服。

下法

调胃承气汤

治疗因为阳明病而胃肠燥热证。大便不通，口渴心烦，蒸蒸发热，或腹中胀满，或为谵语，舌苔正黄，脉滑数；以及胃肠热盛而致发斑吐衄，口齿咽喉肿痛等。

大黄（宜酒浸。盖邪气居高，非酒不到，譬如物在高巅，人迹所不及，必射而取之，故用酒浸引上，若生用苦泄峻下，则遗高分之邪热所以愈，后或目赤，或喉闭，或头肿膈上，反生热证）一两，甘草（炙。甘以缓之）半两，芒硝（辛以润之咸以软之）九钱。

将以上药物粉碎，以水一盏，煮大黄甘草至七分，去滓，加入芒硝，再上火微煮，令沸，少少温服。

柴胡加芒硝汤

和解少阳，兼以泻热去实。

柴胡二两十六铢，黄芩一两，人参一两，甘草（炙）一两，生姜（切）一两，半夏（本云五枚，洗）二十铢，大枣（擘）四枚，芒硝二两。

以上药物中除芒硝，将其余七味，以水四升，煮余二升，去滓，放入芒硝，再煮微沸，分温再服。如不解，再服。

桃仁承气汤

治疗伤寒蓄血，热结膀胱，其人如狂，但小腹结血，下者愈。

桃仁一钱，甘草一钱，芒硝二钱，大黄四钱。

将以上药物制一服，以水二钟，煎至一钟，饭前服用。

抵当丸

治疗患伤寒有热，小腹满痛，小便不利今反利为有血也，当下去其血。

大黄三钱，水蛭（炒，去子杵碎，刿，再放入石灰，再炒，去灰）七枚，虻虫（去翅足，炒）七枚，桃仁（去皮尖）八个。

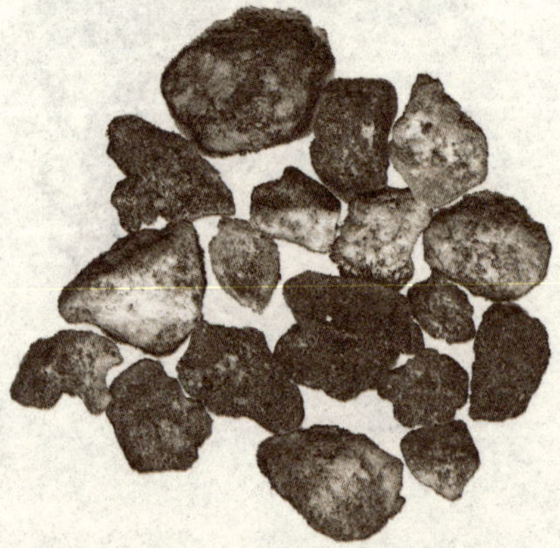

芒硝

可泻热通便，润燥软坚，清火消肿。用于实热便秘，大便燥结，积滞腹痛，肠痈肿痛；外治乳痈，痔疮肿痛。

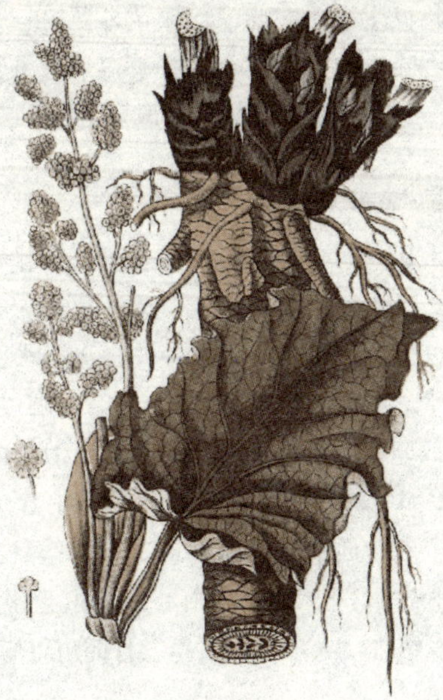

大黄

干燥根及茎根入药，味苦，性寒。用于实热便秘，积滞腹痛，泻痢不爽，湿热黄疸，血热吐衄。

将以上药物制为末，以水和作一丸。水一大钟，煎至七分，随时顿服，以利下血，不可再服。

大陷胸汤

大黄（去皮）六两，芒硝一升，甘遂（为末）一钱。

以上三味，以水六升，先煮大黄取二升，去滓，纳芒硝煮一二沸纳甘遂末温服一升，得快利止后服。

大黄黄连泻心汤

大黄二两，黄连一两。

上二味以麻沸汤二升渍之须臾绞，去滓，分两次温服。

附子泻心汤

大黄、黄连、黄芩各一两，附子（炮去皮脐破别，煮取汁）一枚。

将以上药物粉碎，以麻沸汤二升趁热浸泡很久后绞干，去滓，放入附子汁，分温两服。

因伤寒大下后又发汗，心下结痞，怕寒者，是表热未解。此时不可攻痞，当先解表。表解乃可攻痞。解表适合服用桂枝汤。

成无己说：本因下后成痞者，当服泻心汤除之。

温法

甘草干姜汤

甘草（炙）四两，干姜（炮）二两。

将以上药物粉碎，以水三升，煮余一升五合，去滓，分温两服。

芍药甘草汤

调和肝脾，缓急止痛。治伤寒伤阴，筋脉失濡，腿脚挛急，心烦，微恶寒，肝脾不和，脘腹疼痛。

芍药、甘草。

将以上二味药物等分，水煮，去滓，分温两服。

干姜附子汤方

干姜一两，附子（去皮破八片生用）一枚。

以上二味药物，以水三升，煮余一升，去滓，一次服尽。

茯苓桂枝甘草大枣汤

茯苓半斤，桂枝（去粗皮）四两，甘草（炙）二两，大枣（掰）十五枚。

以上四味药物，以甘烂水一斗，先煮茯苓，减二升后放入诸药，煮余三升，去滓，温服一升，一日三服。

作甘烂水法：取水二斗置大盆内，以杓扬之，水上有珠子五六千颗相逐取用之。

厚朴生姜甘草半夏人参汤

治汗后腹胀满。

厚朴（炙）、生姜（切）各八两，半夏（洗）半升，甘草（炙）二两，人参一两。

将以上药物以水一斗，煮余三升，去滓。温服一升。一日三服。

朴姜夏草人参汤，理气调中补泄。汗后虚邪为腹胀，补虚泄满此方良。

真武汤

治疗太阳病发汗，汗出不解，其人仍发热，心下悸，头眩，身瞤动，振振欲擗地者。或少阴病，二三日不已，至四五日，腹痛，小便不利，四肢沉重疼痛，自下利者，此为有水气，其人或咳，或小便不利。或下利，或呕者俱可治疗。

茯苓、芍药三两，白术二两，生姜三两。

将以上五味药，以水八升，煮余三升，去除渣滓，温服七合，一日三服。

和解

小柴胡汤

柴胡半斤，半夏（汤洗）半升，人参、甘草、黄芩、生姜、各三两，大枣（擘）十二枚。

以上七味药，以水一斗二升，煮余六升，去除渣滓，再煎余三升，温服一升，一日三服。

柴胡加龙骨牡蛎汤

半夏（汤洗）二合，柴胡四两，大黄二两，人参、桂枝（去粗皮）、茯苓、龙骨、铅丹、牡蛎（熬）、生姜、各一两半，大枣六枚。

以上十一味，以水八升，煮余四升后，放入切如棋子的大黄，再煮一二沸，去滓，温服一升。

柴胡桂枝干姜汤

柴胡半斤，瓜蒌根四两，桂枝（去粗皮）三两，牡蛎（熬）、干姜、黄芩各二两，甘草（炙）一两。

将以上七味药物，以水一斗二升，煮余六升，去除渣滓，再煎余三升，温服一升，一日三服。初服会感到微烦，再服即会汗出而愈。

半夏泻心汤

半夏（洗）半升，黄芩、干姜、人参、甘草（炙）各三两，黄连一两，大枣（擘）十二枚。

以上七味药物，以水一升，煮余六斗，去除渣滓，再煮余三升，温服一升，一日三服。

若加甘草即甘草泻心汤，可以治疗痞硬吐利；若加生姜即生姜泻心汤，可以治疗痞硬噫气。辛入肺而散气，以半夏之辛散结气；苦入心而泄热，黄芩黄连之苦入心；痞热，脾欲缓急，食甘以缓之，人参甘草大枣之甘即可以缓脾。

柴胡桂枝汤

桂枝（去皮）、黄芩、人参各一两半，甘草（炙）一两，芍药、生姜（切）各一两半，大枣（擘）六枚，柴胡四两，半夏二合半。

以上九味药物，以水七升，煮余三升，去除渣滓，温服。

黄芩汤

黄芩三两，芍药、甘草各二两，大枣（擘）十二枚。

以上四味药物，以水一斗，煮余三升，去除渣滓，温服一升，白天两次，晚上一次。

调法

赤石脂禹余粮汤

赤石脂（碎）一斤，禹余粮（碎）一斤。

以上二味药物，以水六升，煮余二升，去滓，分三服。

旋复代赭石汤

旋复花、甘草（炙）各三两，人参二两，

代赭石一两，生姜（切）五两，半夏（汤洗）半升，大枣（擘）十二枚。

上七味，以水一斗，煮余六升，去滓，再煎余三升，温服一升，一日三服。

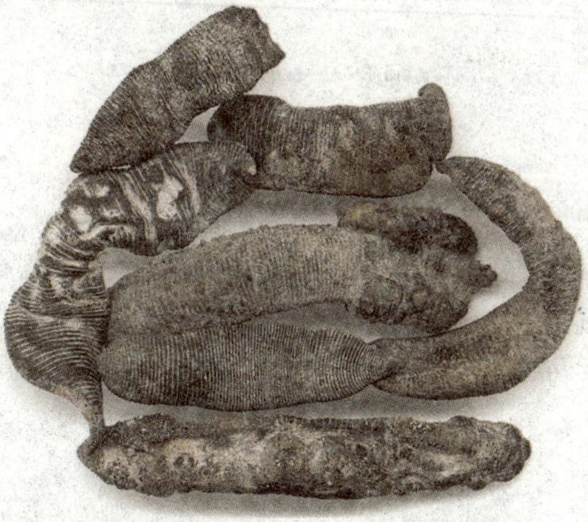

水蛭

味咸苦，性平，有毒。治蓄血，症瘕，积聚，妇女经闭，干血成痨，跌扑损伤。

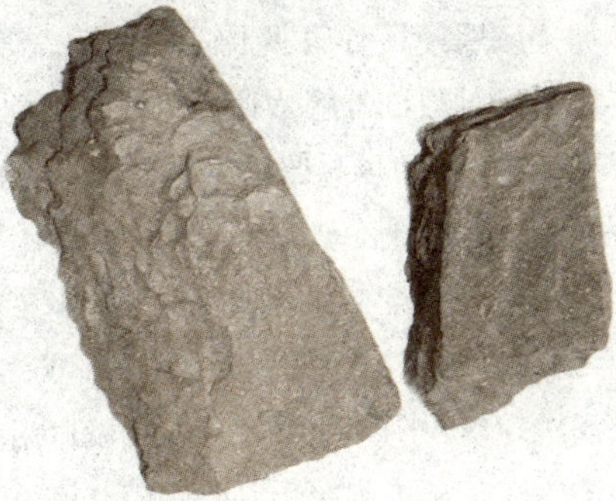

代赭石

一种天然矿石，味苦，性寒。归肝、心经。能平肝潜阳，重镇降逆，凉血止血。

黄连汤

黄连、甘草（炙）、干姜（炮）、桂枝（去粗皮）各三两，人参（二两），半夏（洗）半升，大枣（擘）十二枚。

以上七味药物，以水一斗，煮余六升，去除渣滓，温服一升，白天三服，晚上二服。

▶ 中风的调养

患太阳病，出现发热出汗、怕风、脉象缓的症状，叫作中风。

成无己说：尺脉和寸脉都浮者，是太阳经受病，太阳经主体表，为诸阳经的主气。脉象浮头颈僵直疼痛而且怕冷的症状，都是太阳病的表症。患者但凡有一毫头痛，就说明病在体表。

成无己说：风为阳，寒为阴。风能伤卫，所以表现出发热出汗怕风的症状，就是卫中风。荣受病症状则是发热但是无汗，不怕风而怕寒；卫病则发热出汗，不怕寒而怕风。以卫为阳，因为卫是体现在身体外部的表征，如果病了就不能维持外部的正常运行，造成皮肤腠理粗疏，所以会出汗而且怕风。伤寒表现出脉紧，伤风表现出脉缓，这是因为寒性力量强大而且移动快，而风的性质是解散和缓的原因。

太阳病患者，表现出头痛发热，出汗怕风的症状，可以服用桂枝汤治疗。太阳病患者表现出发热出汗，这是因为荣弱卫强，所以出汗。如果想祛除邪风，适合服用桂枝汤。

成无己说：太阳中风，风侵袭卫则造成卫实而荣虚。荣，属阴，卫，属阳。发热出汗，是因为阴弱阳强。《内经》说：阴虚时，阳必然趁虚而入。所以少气时会发热出汗，这时应服用桂枝汤以解散风邪，调和荣卫。

太阳中风，表现为阳浮而且阴弱。阳浮的患者，会无故发热；阴弱的患者，会无故出汗。表现出怕寒怕风，又发热，打喷嚏而且干呕的症状者，可以服用桂枝汤。

阳，是保护卫，阴是保护荣的。阳脉浮的患者是卫中风。阴脉弱的患者，是荣气弱。风侵袭到卫，就会造成卫实而荣虚，所以造成发热，无故出汗。

《内经》说：太阳病患者如果出现发热出汗的症状，是荣弱而卫强。瑟瑟的样子，表明

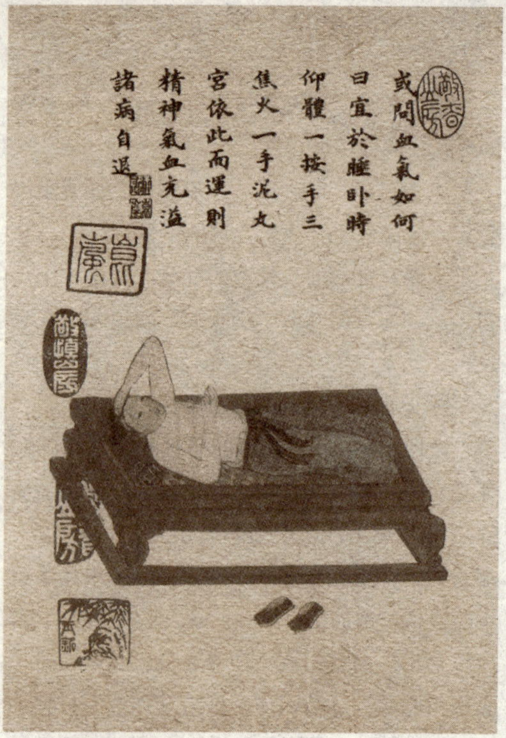

古代导引图之养血气

荣卫即血气，荣是血的循环，卫是气的周流。荣气行于脉中，属阴，卫气行于脉外，属阳。荣卫二气散布全身，内外相贯，运行不已，对人体起着滋养和保卫作用。

了体有不足，是怕冷的证候；淅淅，是怕风的样子。卫虚就会怕风，荣虚就会怕寒。

荣弱卫强，怕寒又怕风者，无故出汗，所以会皮肤松弛，腠理粗疏，这也是怕风的表现。口一开一合，是发热，好像鸟儿在张合翅膀，这就是说明热在体表。打喷嚏又干呕的患者，是被风顶住而气逆。可以服用桂枝汤，调和荣卫而且散风邪。

患者内脏没有其他病的时候，发热，无故出汗而且不能愈合者，这是因为卫气不和的原因。如果在之前发汗治疗就会痊愈了。适合服用桂枝汤治疗。

。时时发热无故出汗。有时发热，无故出汗，有时就会停止，就是因为有时发作有时停止，所以病情留连难以痊愈。当他开始发热出汗时，不要给他药，应该或是发作前，或是发作停止后服药，所以叫作先其时。

《素问》中说：在病情发作最严重时服药一定会损伤身体；在病情沉伏时治疗会容易的多。

▶ 阳明病的调养

病在阳明经，是因为胃实，这属于正阳阳明经发病。治疗病在阳明经应该用下的方法。病情轻微者用大柴胡汤，病情严重的用大小承气汤治疗。此病邪发自阳明经，通过其他经传到腑脏。

《内经》说：阳明经病者，脉象迟，虽然出汗但不怕冷者，比如感到身体沉重，气短腹满。如果出现潮热的症状，这就是要痊愈的表现，可以攻里。如果手足出汗很多，这就是大便已经变硬，可以服用大承气汤治疗，调节胃气，不要使患者大泄。

如果阳明经还有病邪未解，没有感染到腑脏，还是可以通过外解治疗。即使有感觉胀满大便又不通，也可以只服用小承气汤稍微下利。到底病邪进入胃部还是在经，这需要详细考察。

阳明病很少有自身无故发病的，多半是从少阳经感染，造成太阳阳明经合病。可以服用葛根汤治疗。少阳阳明经合病，可以服用黄芩芍药汤治疗。从少阳经传到阳明经，还没有发生合病的情况者，还按照治疗阳明病的方法治疗，方法有发汗、吐、下、温和、解、刺。

▶ 伤寒在六经中的转化和表现

黄帝问说：伤寒病有太阳病、阳明病，有正阳阳明病、少阳阳明病，为什么这样呢？回答道：太阳阳明病者，脾中缺少津液。

《内经》说，脉象浮而且涩，脉象浮是说明胃气强，涩是说明小便频。浮涩相搏，就会

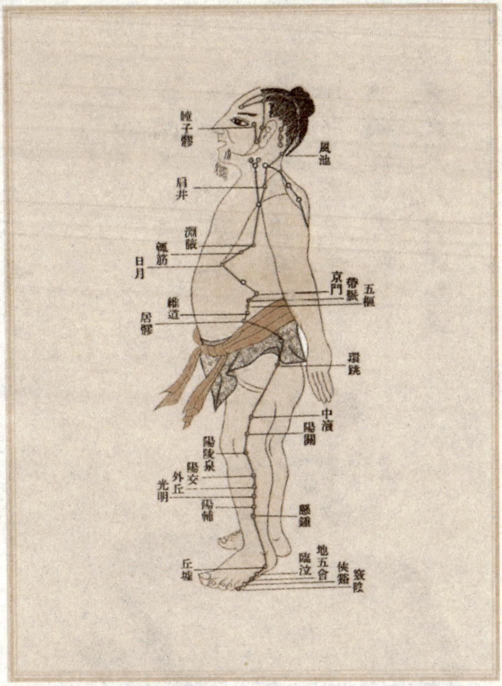

足少阳胆经循行图

人体少阳经有两条，即手少阳三焦经和足少阳胆经，少阳属于太阳、阳明之间，所以其病症也加“半表半里症”。

造成大便难，胃里的津液少。此时可以服用麻仁丸治疗。太阳病，三天发汗不能解热，热度还是很高，这是病在胃部。可以服用调胃承气汤治疗。

正阳阳明经患病，是胃实的原因。少阳阳明患病，已经发了汗，小便也利，只是胃中感觉躁动，烦热不安，这是因为大便难的原因。

适合服用小承气汤微微稀释大便。而且因为病在少阳，所以不可以再下利。

《本草经疏》说，用大黄时，以酒浸后可以治疗太阳经病，用酒洗后可以治疗阳明经病。治疗病的严重程度全在于用酒的多少。

又说，太阳阳明病、正阳阳明病、承气汤中所用的大黄，都需要用酒浸。只有少阳阳明经是下经，所以在小承气汤中的大黄不用酒浸。以此类推，太阳阳明经病应该服用调胃承气汤，其中的大黄需要酒浸，正阳阳明病应该用大承气汤，其中的大黄需要酒洗；少阳阳明病应该用小承气汤，其中的大黄不但不用酒浸或洗，而且因为少阳病禁止下汗，所以要去掉芒硝的强烈药效，而且还要少用。

为什么会得阳明病呢？太阳病发汗时，如果大便利和小便利，这会损失津液，使胃中干燥，所以病邪转移到阳明经。不大便，就会造成胃中的食物不能泄出来，成为内实。胃中既无津液，再加上体内蓄热，大便自然艰难，这就是因为阳明经病而造成的内实。

患伤寒，如果表现出脉浮而缓，手足温暖的症状，是病邪侵袭到了太阴经。太阴经发病者应该身体发黄，如果小便自利者就不会发黄，如果病情到了第七八天，大便变硬，这就成了阳明病。

成无己说，脉象浮是说明病为阳邪，脉象缓是说明病为脾脉。伤寒表现出的脉象为浮缓，说明太阴经有客热；如果病邪在三阳经，就会导致手足发热；病邪在太阴经，则手足温；病邪在少阴经或厥阴经，则手足发冷。如今手足温暖，可知病邪是在太阴经。太阴属土，遭受病邪侵袭后，颜色会发于外，应该出现身体发黄的症状。小便利者，说明热没有积蓄在体内，身体就不会发黄。病情发展到第七八天时，大便变硬，这是因为太阴经中的病邪已经传入腑脏，转到阳明经了。

阳明病

阳明病患者如果能进饮食就称为中风，不能进饮食就叫作中寒。

成无已说：阳明病以是否能进饮食来区分，胃是收纳饮食的地方，受到风邪或寒邪者，因为风是阳邪，而阳气能帮助消化饮食，所以中风的患者，能进饮食；寒邪为阴邪，阴邪不能帮助胃消化食物，所以伤于寒邪者不能进饮食。

阳明病患者，只感到头眩但不怕冷，所以

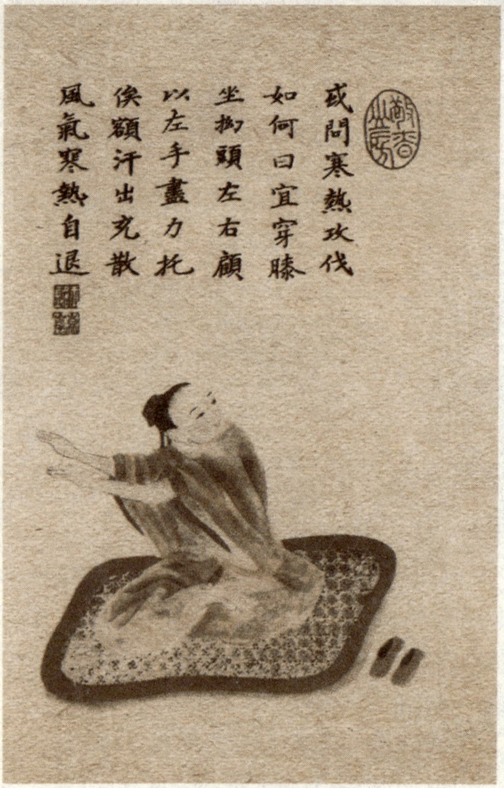
或問寒熱攻伐
如何曰宜穿膝
坐抝頭左右顧
以左手盡力托
俟額汗出充散
風氣寒熱自退

古代导引图之寒热攻伐

胃中寒热两气相搏，势必导致饮食艰难，古人在使用验方调理的同时，也采用相应的吐纳导引法加以辅助治疗。

能进食而且咳嗽，此人一定会咽痛，如果没有咳嗽的症状，咽就不痛。

目眩的这个“眩”字，从目从玄，是说眼中有黑暗。头眩的眩字当作“若药不瞑眩”的眩字解释。此处之眩，意为混乱。就是说头好像晕高时的感觉，愦乱不能宁静。看书应该灵活地看，不能拘泥于成法。阳明病患者身体不感到沉重，只是头眩而不怕冷的情况，是阳明中风，使风气向上攻的缘故。

《内经》说：中风者，风邪攻胃，使胃气上逆，则造成严重咳嗽使咽受伤，如果胃气不上逆就不会咳，咽也不痛。胃气主呕，肺气主咳，成无己以胃气上逆来解释咳嗽恐怕不对。因为风邪是会侵袭到肺的。肺虽然不属足经，但肺主气，风就是气类。

阳明病患者，不能进食，如果以苦寒的药物去热，一定会造成呕吐。之所以如此，是因为胃中本来就是虚冷的。本来就虚，又用寒药伤胃，自然会呕吐。

成无己说：不能进食，是胃中本来就寒，又用去热的药物使胃虚，虚和寒两相搏击，所以会呕吐。

《内经》说：关脉弱，胃气虚，有热也不能用寒药。否则热去了又会生寒。

阳明病患者，脉象迟者难进饮食，饱则会感到微烦和头眩，一定会造成小便难。这就是要变成谷疸了，虽然下便，但腹满不能消除，这都是脉迟的症状。

成无己说：患阳明病者脉象迟，是因为病邪刚侵入，还没有化成热。胃中有寒，饮食就不能太饱，否则头眩，这是因为胃气和寒气相搏。寒热相搏，一定会造成小便难。小便利者身体不会发黄，因为胃气可以泄出来。小便不利，则胃气在体内酝酿变成热，没有机会泄出，身体一定会发黄。因为这是由于胃气造成的热，所以叫作谷疸热。本来是说实者下之则愈，但是脉象迟显示出病为寒症，即便下之，也只能增加寒邪，腹满并不会减。所以《内经》说：脉迟，也还不能攻。

阳明病想要痊愈，时间多在下午三点到晚上九点（申时至酉时）。阳明燥，而下午三点到晚上九点时正是金旺的时刻，所以利于病情的恢复。

阳明病患者面色发红者也不能攻，否则必会发热，肤色发黄，小便不利。

成无己说：阳明病患者面色红，是有热在经。不可以用下法，下之则使胃气虚，损耗身体津液，使经中的热邪趁虚进入胃，造成发热。使肤色发黄小便不利。还有说法，下得太早，就会造成结胸。

阳明病患者心下硬满者，不可以攻，否则

下利不止会造成患者的死亡。下利停止就是痊愈了。

阳明病患者腹满者，是邪气进入腑脏，可以用下法。心下硬满是邪气进入还浅，没有都进入腑脏，不能立刻用下法。如果下利能停止，就是邪气去了，正气安定而痊愈。如果下利不能停止，就是正气耗尽会造成死亡。

太阴病

太阴这种病，症状是腹满而且呕吐，饮食不能消化，下利很严重，时时感到腹中疼痛，适合理中。阴经有病很少用桂枝汤，但是如果患此症而脉浮，就可以用桂枝汤微微发汗。如果一直非常怕冷，就非得服用理中四逆汤不可了。

三阴患病都会有怕冷的症状，喜欢穿厚衣服就是怕冷。如果因腹满而下之，必然又会造成胸下有硬块，如此又适合服用泻心汤。虽然用泻心汤，但这是由于误用下法才导致的，并非由经传染过去的热邪。三阴虽然都有热邪感染所以产生热证，但是病邪在何经致病，治疗还是需要详细考察。天阴经的治疗方法有汗、下、温、和解。

成无己说：太阴病，是阳邪感染到体内所致。太阴经的脉分布于胃中，邪气拥塞形成腹满，向上顶使得不能下降者，呕吐使患者不能进食；因为下利而使气不能上升者，下利会更加严重，还会腹痛。这是因为阴寒聚结在体内而形成的腹痛，会经常发作。如果是阳邪侵入到体内，虽然疼痛但不会经常痛，只是有时痛。如果以下法治疗，会把阴邪留在胸下，成为结硬。

《内经》说：病由阴经发作，反而用下的方法治疗，所以成为痞）自利而不感到口渴者，病在太阴。脉象浮而且缓，手足温暖者，下后腹满，时时疼痛者，病都在太阴。太阴病的脉象浮者，可以发汗治疗，适合服用桂枝汤。

病如果在太阳，则会脉象浮，无汗，此时适合服用麻黄汤。

本来所患为太阳病，医生反而用下的方法治疗，因而造成腹满时时作痛，使疾病转化为太阴病。此时可以服用桂枝加芍药汤治疗。腹极满而且痛者，可以服用桂枝加大黄汤治疗。

如果邪气侵入到体内，则形成腹痛。而且这样形成的疼痛，不会常常发作，可以用辛温德药物调和。体内有阴寒的患者，疼痛起来无休无止，而且还能造成下利。应该服用热性的药物温暖。大便干燥，有宿食。因而造成疼痛者，是因为不能大便而腹满疼痛，一定要以下的方法治疗。

《内经》说：所有的疼痛都是因为实证，这种疼痛可以随着下利而减轻。虽然都是里症，治疗的方法却各个不同。

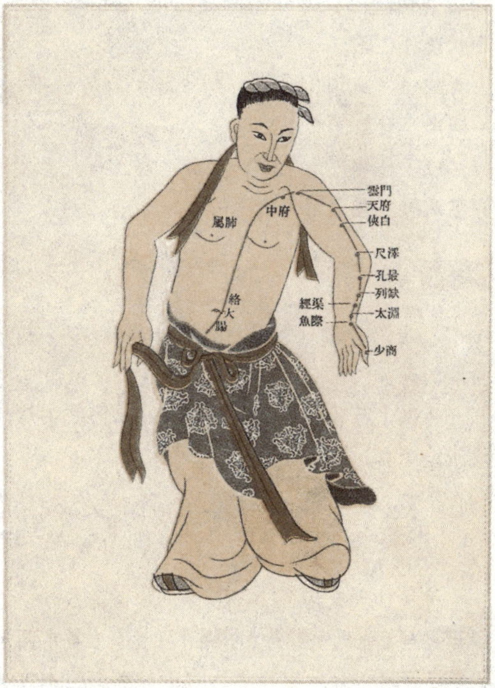

手太阴肺经循行图

由六经所划分的六种类型病证相互联系，相互传变的，病变由太阳→阳明→少阳→太阴→少阴→厥阴的发展演变，反映了邪气由表入里，由阳入阴，正气渐衰的过程。

伤寒的疗法

发汗

桂枝加芍药汤

桂枝、生姜各三两半，甘草（炙）二两，芍药六两，大枣（擘）十二枚。

以上五味药物，以水七升，煮余三升，去滓，分温三服。

温法

四逆汤

少阴病。四肢厥逆，恶寒踡卧，呕吐不渴，腹痛下利，神衰欲寐，舌苔白滑，脉微；或太阳病误汗亡阳。

附子（生用，去皮、破八片）一枚，干姜一两半，甘草（炙）二两。

以上药物以水三升，煮余一升二合，去滓，分温两服。强人可大附子一枚，干姜三两。

理中汤

人参、干姜（炮）、甘草（灸）各一两，白术二两。

将以上药物锉碎，每服四钱，水煎，去滓，温服。

下法

桂枝加大黄汤

桂枝（一两）芍药（一两半）甘草（炙半两）大黄（半两，大便实痛者加一两，虚者照本方）

将以上药物粉碎，加大枣三枚，生姜四片，水煎温服。

和解

栀子柏皮汤

栀子（擘）十五个，甘草（炙）一两，黄柏二两。

以上三味药物，以水四升，煮余一升半，去滓，分温两服。

茵陈五苓散

利湿退黄。

茵陈蒿末十分，五苓散五分。

以上二味，饭前服用，饮方寸匕，空腹时用米饮送服，一日三次。

合病并病汗下吐

表里合病必下利

太阳经与阳明经合病，必定会出现下利，可以服用葛根汤治疗。如果不下利，只呕吐者，可以服用葛根加半夏汤治疗。太阳经与少阳经合病，出现下利者，可以服用黄芩汤。如果出现呕吐，服用黄芩加半汤、生姜汤治疗。阳明经与少阳经合病者，一定会下利，脉象滑而快者是因为有宿食。可以服用大承气汤下利。

太阳经和阳明经合病，造成胸满而且喘者，不可以用下法。适合服用麻黄汤解肌。太阳经和阳明经合病，下利者可以服用葛根汤；不下利但是有呕吐症状者可以服用葛根加半夏。(或者说由于太阳症的表邪还没有解，又感染到阳明经，形成里症。结果二阳合病，发热非常严重。这是表邪趁虚攻于里，所以可以用下的方法治疗。如果不下利，只是呕吐，是邪气虽然侵入身体，但还没有进入到胃。

只是由于气逆所以呕吐。所以可以服用葛根汤加半夏止呕。庞氏说，外症的表现必然有头痛、腰疼、肌肉疼、眼睛疼、鼻子干的症状。脉象浮，就说明太阳经病了。尺寸脉俱长者，是阳明受病；头腰是代表太阳经受病，肌肉和鼻子是代表阳明受病）太阳和少阳合病，自己下利者，可以服用黄芩汤。如果出现呕吐的症状，可以服用黄芩加半夏汤。（或者说，这是表实里虚，导致热邪趁虚攻入里，所以自己下利。如果还兼有痰饮，就会造成呕吐）阳明经和少阳经合病，必然会导致下利。脉长者，就是顺脉；脉眩者，是互相克贼。脉象滑而且快者，是有宿食，可以服用大承气汤（或者说，阳明属土，少阳属木，脉弦说明木乘土。脉象没有显示弦脉的是土不负。所以适合用下法）。三阳合病，症状为腹满、身体沉重、难以转侧、口麻木不仁、乱语、遗尿，此时不可以用发汗的方法治疗。如果有自汗的症状，可以服用白虎汤。三阳合病者，脉象浮大，可以见到关上脉，只是想睡觉，闭着眼就会出汗。可以服用白虎汤。

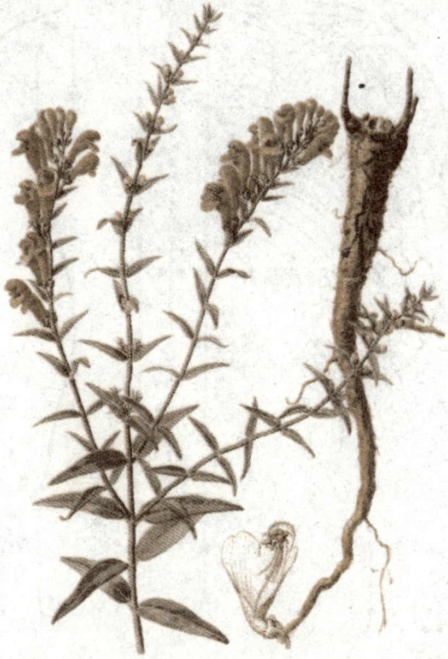

黄芩

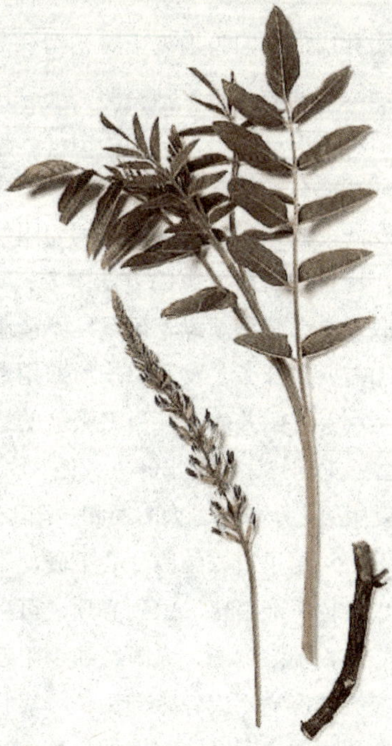

甘草

黄芩汤

清热止利，和中止痛。

黄芩三两、芍药二两、甘草（炙）二两、大枣（擘）十二枚。

以上四味药物，以水一斗，煮余三升，去滓，温服一升，一日两次，晚上一服。

并病是因出汗不透彻

两阳经一起病，是因为太阳经出汗不透彻，所以感染到阳明经。如果表现出无故出汗，不怕冷，就是太阳经的症状还没有结束。如果脸色发红，烦躁，短气，汗更多，那两阳经都会痊愈。二阳经一起病，如果其中的太阳经的症状已经结束了，只有潮热和乱语的症状，就可以用下的方法治疗，然后就可以痊愈。太阳经合少阳经都病，会颈项眩晕，心下有硬块，好像结胸，此时可以针刺胸俞穴和肝俞穴，就可以痊愈了。

二阳并病，是因为当太阳经初得病时，发汗没有彻底，使病邪感染到阳明。继续微微发汗，不怕寒，可以服用大柴胡汤治疗。如果太阳症的症状没有结束，就不可以下法治疗。可以稍微发汗，假如面色发红，是因为阳气蕴积在体表，应该通过解、熏的方法解表；如果发汗不彻底，患者感到烦躁、短气，不能感觉疼痛，更加需要发汗了。发汗完毕后服用葛根二阳汤使下利。二阳并病时，当太阳症的症状消除后，会感觉潮热、手足出汗、大便难、乱语，此时可以服用大承气汤。太阳经和少阳经并病，反而用下法，结果造成结胸，心下硬，下利不止，连水浆也不能消化，感到心烦，可以服用生姜泻心汤、小陷胸汤。太阳经和少阳经并病者，颈项僵硬疼痛，或者感到头晕，症状好像结胸，心下痞硬，可以针刺大椎穴第一间肺俞穴和肝俞穴，不可发汗，发汗就会造成乱语不止。太阳经和少阳经并病，心下硬、颈项僵直而头晕者，可以刺大椎穴、肺俞穴，一定不能用下法。

曾经觉得合病和并病之间的区别特别难以辨明，现在终于可以解释出来了。合病者，是二阳经、或三经同时受到病邪的侵袭，但是没有发生感染；

并病者，是一阳经先受病邪的感染后又感染到另一经，病情出现感染的情况。而且就像太阳阳明经并病这一疾病，如果开始的症状还没有消除，是还没有感染，还有表症。张仲景所说的，太阳症不消除，面色发红，阳气积蕴在体表不能发散，就会烦躁气短。还是应该以各半汤来发汗。如果是并病，就是已经传染过了，就是张仲景说的太阳症结束后，出现潮热、手足出汗、大便硬而乱语。治疗的方法是使用下法，可以服用承气汤。以上可知，如果发生感染就会使病邪进入腑脏，不发生感染就不会进入腑脏。所以张仲景论太阳阳明合病，只列举出三证。如前面所说太阳阳明经并病，就说明了此病的感染情况。又比如阳经之间互相发生合病，都会出现下利的情况，张仲景对于太阳阳明经的合病，治疗方法主要是服用葛根汤；太阳少阳经合病，治疗方法主要是服用黄芩汤；少阳阳明经合病，治疗方法主要是服用承气汤。至于太阳少阳并病，出现的症状是头颈僵直疼痛，头晕，好像结胸，心下痞硬，应当针刺大椎穴、肺俞穴、肝俞穴，不可以发汗或使下；太阳阳明经并病上面已有说明，但三阳合病，张仲景没有背僵直怕冷的描述。虽然另有口渴而干燥、心烦、后背微微怕冷的描述，这也是属于太阳症而非三阳合病。《活人》说三阳合病者，如果感到后背怕冷者就不是此症。三阳如果与三阴合病，就是荣卫皆病，所以没有三阴合病的说法。

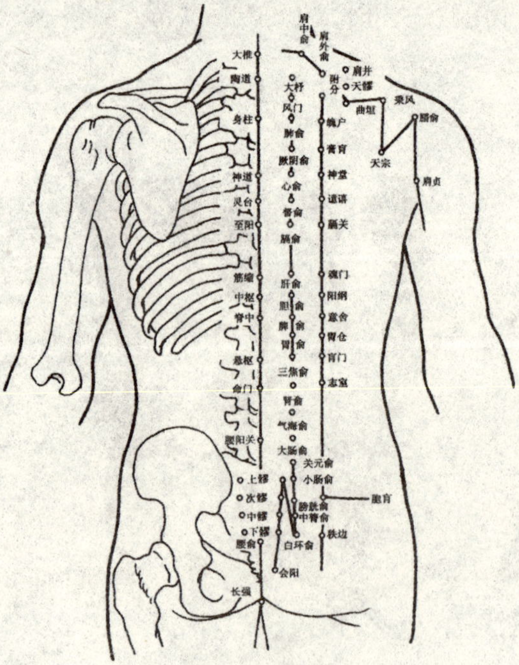

背部穴位图